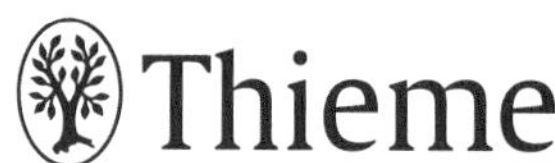

Tapen und Trainieren

Muskuläre Defizite identifizieren und beheben

Stephan Mogel

530 Abbildungen

Georg Thieme Verlag
Stuttgart • New York

Stephan **Mogel**
Landstr. 74
5430 Wettingen
Schweiz

Bibliografische Information der Deutschen Nationalbibliothek
Die Deutsche Nationalbibliothek verzeichnet diese Publikation in der Deutschen Nationalbibliografie; detaillierte bibliografische Daten sind im Internet über http://dnb.d-nb.de abrufbar.

Ihre Meinung ist uns wichtig! Bitte schreiben Sie uns unter:
kundenservice.thieme.de

Wichtiger Hinweis: Wie jede Wissenschaft ist die Medizin ständigen Entwicklungen unterworfen. Forschung und klinische Erfahrung erweitern unsere Erkenntnisse, insbesondere was Behandlung und medikamentöse Therapie anbelangt. Soweit in diesem Werk eine Dosierung oder eine Applikation erwähnt wird, darf der Leser zwar darauf vertrauen, dass Autoren, Herausgeber und Verlag große Sorgfalt darauf verwandt haben, dass diese Angabe **dem Wissensstand bei Fertigstellung des Werkes** entspricht.
Für Angaben über Dosierungsanweisungen und Applikationsformen kann vom Verlag jedoch keine Gewähr übernommen werden. **Jeder Benutzer ist angehalten**, durch sorgfältige Prüfung der Beipackzettel der verwendeten Präparate und gegebenenfalls nach Konsultation eines Spezialisten festzustellen, ob die dort gegebene Empfehlung für Dosierungen oder die Beachtung von Kontraindikationen gegenüber der Angabe in diesem Buch abweicht. Eine solche Prüfung ist besonders wichtig bei selten verwendeten Präparaten oder solchen, die neu auf den Markt gebracht worden sind. **Jede Dosierung oder Applikation erfolgt auf eigene Gefahr des Benutzers.** Autoren und Verlag appellieren an jeden Benutzer, ihm etwa auffallende Ungenauigkeiten dem Verlag mitzuteilen.

Rüdigerstr. 14
70469 Stuttgart
Deutschland
www.thieme.de

Umschlaggestaltung: Thieme Gruppe
Umschlagfotos: Kirsten Oborny und Stephan Mogel
sowie verwendetes Foto: ©eplisterra/stock.adobe.com
Fotos: Kirsten Oborny und Stephan Mogel
Satz: Druckhaus Götz GmbH, Ludwigsburg, gesetzt in 3B2, Version 9.1 Unicode
Druck: Aprinta Druck GmbH, Wemding

Printed in Germany

DOI 10.1055/b-006-161651

ISBN 978-3-13-242109-7 1 2 3 4 5 6

Auch erhältlich als E-Book:
eISBN (PDF) 978-3-13-242110-3
eISBN (epub) 978-3-13-242111-0

Die abgebildeten Personen haben in keiner Weise etwas mit der Krankheit zu tun.

Datenschutz
Wo datenschutzrechtlich erforderlich, wurden die Namen und weitere Daten von Personen redaktionell verändert (Tarnnamen). Dies ist grundsätzlich der Fall bei Patienten, ihren Angehörigen und Freunden, z. T. auch bei weiteren Personen, die z. B. in die Behandlung von Patienten eingebunden sind.

Der Autor

Der Autor dieses Buches ist Stephan Mogel. Er ist MAS-Physiotherapeut, Sportphysiotherapeut, Sportosteopath in eigener Praxis. Gründer der Regenbogenpraxis GmbH und Kinesio Schweiz GmbH, Athletiktrainer von diversen Nationalteams und Leistungssportler sowie Buchautor. Seit 2004 doziert er an zahlreichen Ärztefortbildungen und physiotherapeutischen Fortbildungsinstituten im In- und Ausland. Er arbeitet unter anderem mit innovativen physiotherapeutischen Behandlungsstrategien wie Vitality Flossing und Kinesio-Taping.

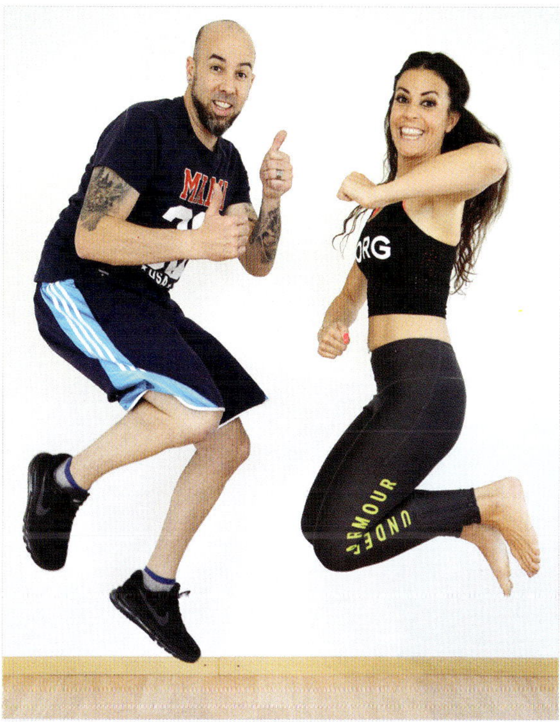

Autor Stephan Mogel und Model Marisa Bianco (Foto: Kirsten Oborny)

▸ **Lebenslauf**

- 2001: Staatsexamen an der SRH Gruppe Karlsbad-Langensteinbach
- 2001–2003: Physiotherapeut in der RehaClinic Freihof Baden
- 2003: Manual Therapie
- 2003–2011: Chefphysiotherapeut im Medizinischen Zentrum Baden
- 2004: SPT Education Sportphysiotherapeut
- 2004: Instruktor für Kinesio-Taping
- 2005: Gründung der Kinesio Schweiz GmbH
- 2006: Swiss Volley National Mannschaft
- 2006: Sportosteopathie
- 2007: Golfphysiotherapeut
- 2011: MAS in Health & Fitness an der Universität Salzburg
- 2011: Swiss Ice Hockey National Team
- 2011–2013: Reha Aktiv Dättwil
- 2013: Co-Autor Kinesiologisches Taping in der manuellen Therapie und Osteopathie
- 2014: Gründung der Regenbogenpraxis GmbH
- 2015: Master in Vitality Flossing
- 2018: Autor von Tape und Training

Inhaltsverzeichnis

Kapitel 1

Einleitung

1 Einleitung

1.1 Geschichte zum Kinesio-Tape

In vielen medizinischen Berufen, ob Arzt, Physiotherapeut, Osteopath, medizinische Praxisangestellte, Ergotherapeut, Masseur, Kinesiologe oder Hebamme, ist das Kinesio-Tape nicht mehr wegzudenken. Beim Kinesio-Tape geht es um einen sehr alten und traditionellen Therapieansatz. Die Kinesio-Tape-Methode wurde in den frühen 70er-Jahren von Dr. Kenzo Kase entwickelt. Dr. Kenzo Kase ist Chiropraktiker, zertifizierter Akupunkteur und Moxatherapeut. Er erkannte, dass seine manuellen Behandlungen zwar effektiv waren, aber leider meist nur temporär anhielten. Aus diesem Grund wollte er seinen Patienten ein Rezept anbieten, mit welchem er ihnen auch zwischen den Behandlungen wirksame Hilfe gewähren konnte. Sein Ziel war es, die Wirkung seiner Behandlung über mehrere Tage hinauszuzögern. Somit begann er, nach einer erfolgreichen Lösung zu forschen, und erfand 1979 das Kinesio-Tape. Es handelt sich dabei um ein elastisches Klebeband aus Baumwolle, Elastin und einer Acrylklebebeschichtung. Grundlage für diese Technik waren die Kenntnisse über die Funktion unserer Haut als größtes Reflex- und Sinnesorgan und die Anpassungsfähigkeit unserer Muskulatur. Ziel des Tapens ist es, körpereigene Heilungsprozesse zu nutzen. Es handelt sich beim Kinesio-Tape um ein speziell angefertigtes Produkt aus Baumwolle, welches eine maximale Dehnbarkeit von 130–140 % aufweist, dies soll der Elastizität der menschlichen Epidermis entsprechen. Bei der Produktion orientiert sich der Erfinder an Struktur und Charakter der Epidermis. Diese Eigenschaften lassen verschiedene Anlagetechniken zu, welche sich durch das Maß an Vordehnung des Tapes und des Applikationsgebiets unterscheiden. Durch die hautähnliche, elastische Beschaffenheit sind selbst bei zirkulären Applikationen keine vaskulären Stauungen oder neuralen Kompressionen zu erwarten. Dr. Kenzo Kase verfolgte das Ziel, körpereigene Heilungskräfte zu aktivieren und im übertragenen Sinne seine Hände dem Patienten mit nach Hause zu geben.

Die fünf Wirkungsweisen des Tapes bestehen aus der Normotonisierung, der Verbesserung der arteriovenösen Mikrozirkulation, der gesteigerten Lymphabflussaktivität, der Schmerzlinderung und der positiven Beeinflussung der Gelenkfunktionen. Die Wirkung erklärt sich v. a. durch die Aktivierung der Exterozeptoren und Propriozeptoren, welche zu einer Verbesserung der Körperwahrnehmung führen. Eine neutrale Acrylklebebeschichtung, welche auf der Klebeseite des Tapes in regelmäßiger Schicht wellenförmig aufgetragen ist, gewährleistet die Haftung auf der Haut. Die Klebeeigenschaft dieser Beschichtung wird durch Körperwärme verstärkt und lässt in der Regel weder im Kontakt mit fließendem Wasser noch in einer Umgebung mit hoher Luftfeuchtigkeit nach. Die Haut nimmt auf Grund der Luft- und Wasserdurchlässigkeit des Kinesio-Tapes keinen Schaden und allergische Reaktionen sind eher selten. Eine Applikationsdauer von mehreren Tagen ist daher, wenn indiziert, durchaus möglich. Häufig dauert die Anwendung vier Tage bis eine Woche, das Kinesio-Tape kann aber auch abhängig von der Belastung nur einige Stunden – z. B. bei sportlicher Belastung – eingesetzt werden (▸ Abb. 1.1). Das originale Kinesio-Tape (▸ Abb. 1.2) existiert in vier verschiedenen Farben: Pink, Hellblau, Schwarz und Beige.

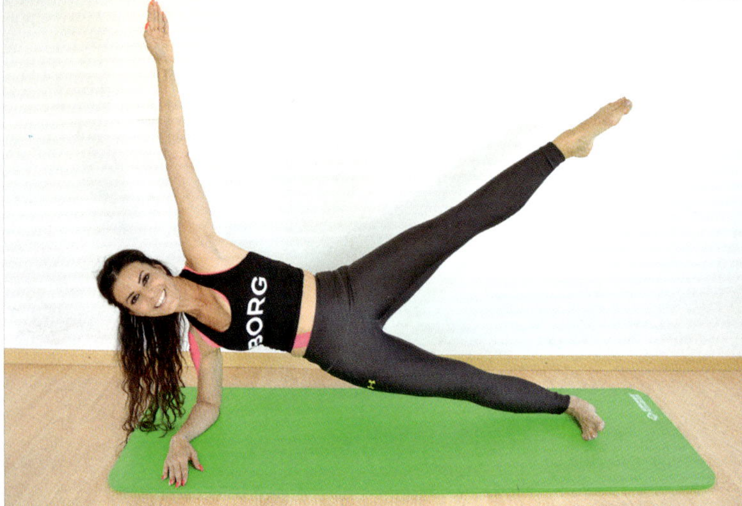

Abb. 1.1 Seitstütz mit abduziertem Bein, Tape zur Stabilisationsunterstützung für Schulter und Rumpf (Deltamuskel und M. obliquus externus) (Foto: Stephan Mogel)

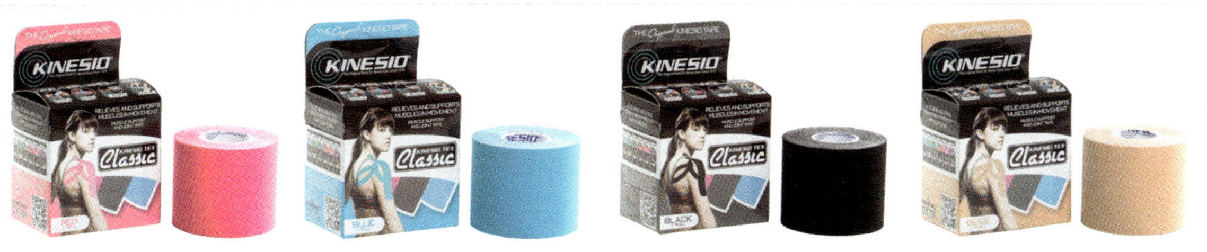

Abb. 1.2 Die beschriebenen Techniken im Kap. 1.2 funktionieren vor allem durch die perfekt abgestimmten Verhältnisse von Baumwolle und Elasthan in dem von Dr. Kenzo Kase entwickelten Kinesio Tex Tape (Quelle: Kinesio IP, LLC, mit freundlicher Genehmigung)

1.2 Wirkungsweisen des Kinesio-Tapes

Die von Kenzo Kase beschriebenen Wirkungsweisen lauten wie folgt:

- Normotonisierung der Skelettmuskulatur
- Verbesserung der Mikrozirkulation
- Verbesserung des lymphatischen Abflusses
- Reduktion der Schmerzafferenzen aus dem Gebiet
- Unterstützung der physiologischen Gelenkstellung

1.2.1 Normotonisierung der Skelettmuskulatur

Die Tonusregulation muskulärer Strukturen erfolgt durch Applikation der Muskeltechnik im Verlauf einer muskulären Struktur (▶ Abb. 1.3). Sie kommt zustande durch die sogenannten „Convolutions" – wellenförmige Abhebungen (▶ Abb. 1.4) der bei Applikation gedehnten Haut unter dem ungedehnt applizierten Tape. Nachvollziehbar sind Zug- und Druckeinwirkungen unmittelbar auf die Epidermis und, wahrscheinlich in abgeschwächter Form, auf weiter subkutan gelegene Gewebsschichten, wie z. B. oberflächliche Muskelfaszien. Die Erklärung, dass subkutan gelegene Muskelfaszien die mechanischen Reize des Tapes aufnehmen und auf den Muskel übertragen, erscheint plausibel. Hypothetisch werden dadurch im Muskelgewebe enthaltene Propriozeptoren und in der Haut liegende Exterozeptoren aktiviert und setzen eine Tonusregulation des Muskels in Gang. Die Verbesserung der muskulären Eigenschaften beruht v. a. auf der intra- und intermuskulären Koordinationssteigerung. Hierbei werden v. a. die Rekrutierung, Frequentierung und Synchronisierung der Muskelfasereigenschaften beeinflusst. Auch werden der Muskelspindelreflex und die inhibitorische Eigenschaft des Golgi-Sehnenapparates positiv unterstützt.

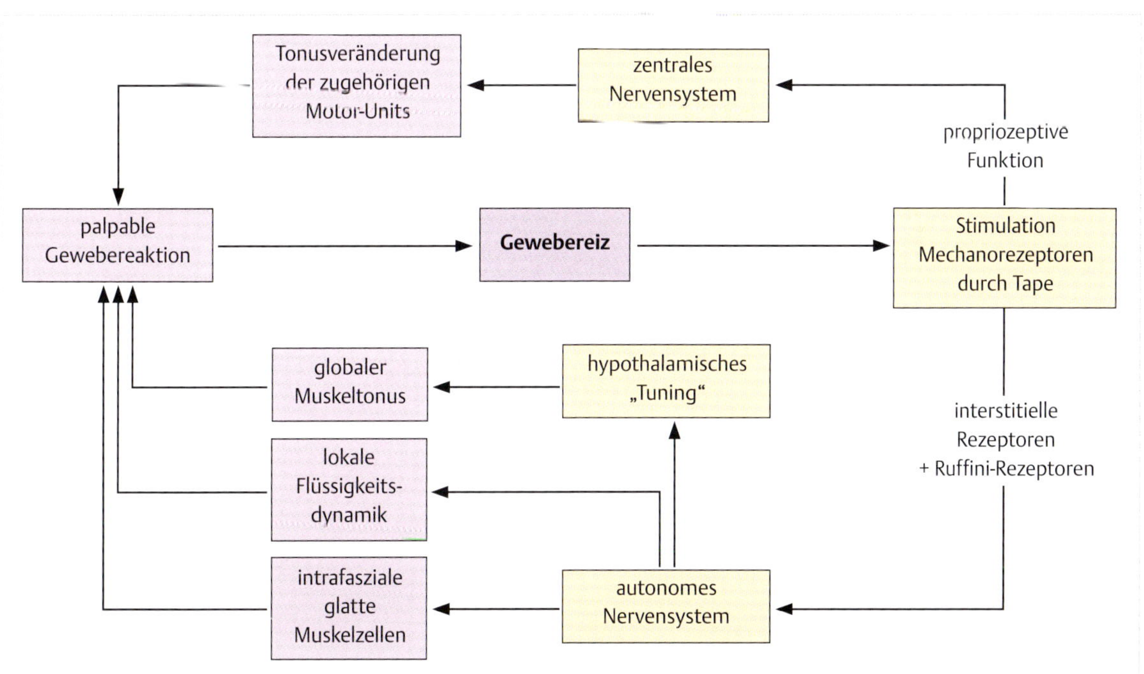

Abb. 1.3 Mögliche durch die therapeutischen Reize ausgelöste Abläufe im Bindegewebe (Seifert S. Kinesiologisches Taping in Osteopathie und Manueller Therapie. Stuttgart: Thieme; 2015)

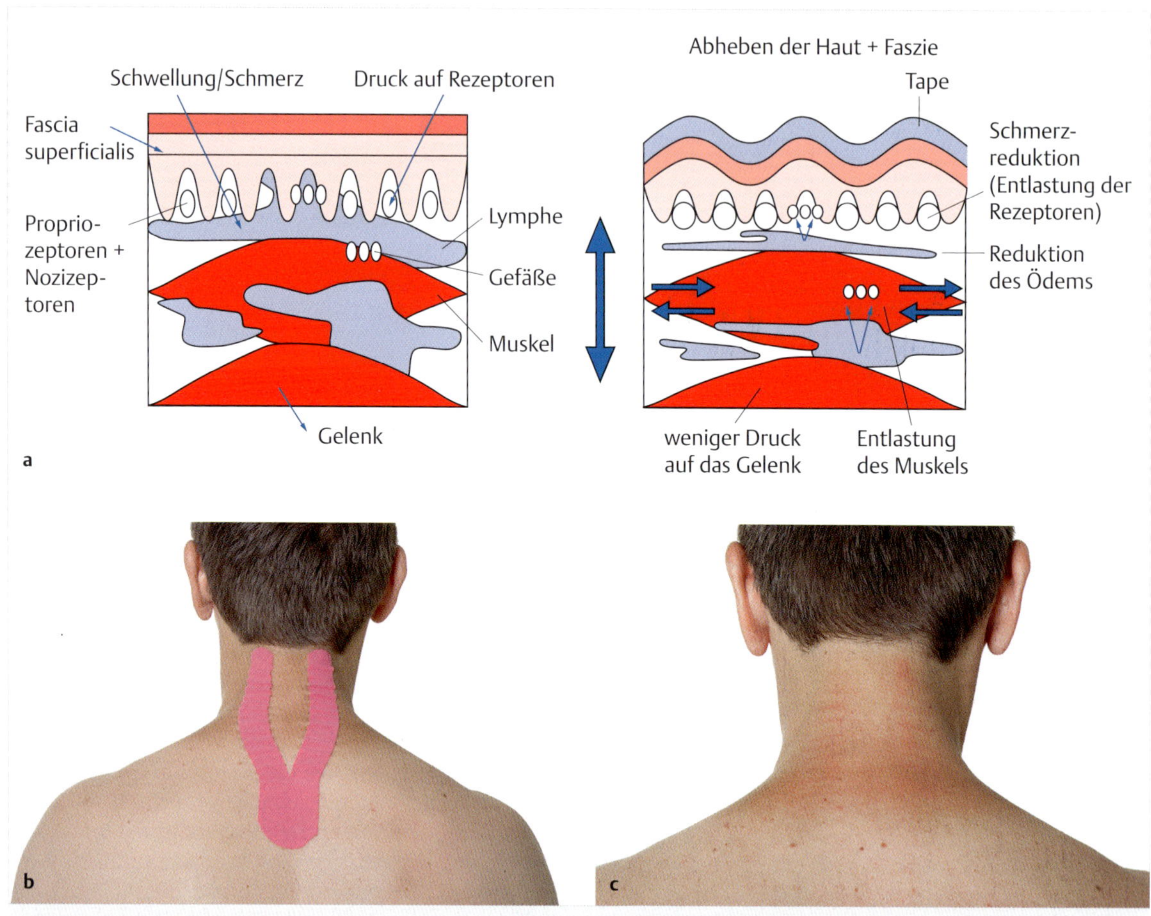

Abb. 1.4 Verbesserung der Mikrozirkulation. a Wirkung des Tapes auf veränderte, schmerzhafte Hautbereiche (Seifert S. Kinesiologisches Taping in Osteopathie und Manueller Therapie. Stuttgart: Thieme; 2015). b Tape an HWS mit Convolutions. c Wirkung – Hyperämisierung durch mechanischen Effekt.

1.2.2 Verbesserung der Mikrozirkulation und des lymphatischen Abflusses

Bei entsprechender Applikation, Muskeltechnik oder Lymphtapetechnik kommt es zu sogenannten „Convolutions“ (▶ Abb. 1.4) der Haut unterhalb des Tapes. Jene gewellte Abhebung der Haut bewirkt eine Vergrößerung des subkutanen Raumes, wodurch die Gefäße hypothetisch auseinandergezogen werden („artifizielle Dilatation“) und dadurch der Abtransport von entzündungsfördernden und neuroaktiven Stoffen im subkutanen Gewebe begünstigt werden soll. Gleichzeitig kommt es zu einer Druckentlastung auf die darunter liegenden Exterozeptoren. Die Technik zur Aktivierung des lymphatischen Systems folgt ebenfalls dem Prinzip der „Convolutions“, allerdings mit anderer Applikationstechnik. Ein Tape wird in Tentakelform (▶ Abb. 1.5) auf einer Seite mehrmals der Länge nach eingeschnitten, so dass auf der anderen Seite nur noch ein kurzes Stück als Basis belassen wird. Die Basis wird im Verlauf der Lymphbahnen am nächstgelegenen Hauptlymphknoten angebracht und die einzelnen Zügel der „Lymph-Tape-Applikation“ werden in distaler Richtung ebenfalls im Verlauf der Lymphbahnen geklebt. Physiologisch gesehen fördert der Prozess die Ausschwemmung von Abfallpartikeln aus dem Gewebe und steigert die Resorption ebendieser in venöse Kapillarschenkel oder Lymphkollektoren. Die Lymphkollektoren, welche die lymphpflichtige Last aufnehmen und an die proximalen Lymphkapillaren weiterleiten, werden gemäß ihren anatomischen Eigenschaften durch die schwellungsbedingte Raumerweiterung, also durch einen überhöhten Flüssigkeitsgehalt im interstitiellen Gewebe, geöffnet. Ein anderer Erklärungsansatz wäre, dass die Lymphkollektoren über die Exterorezeptoren in der Haut, welche durch das Kinesio-Tape stimuliert werden, durch den lympheeigenen Schrittmacher aktiviert werden. Das wird auch als Frank-Starling-Mechanismus bezeichnet.

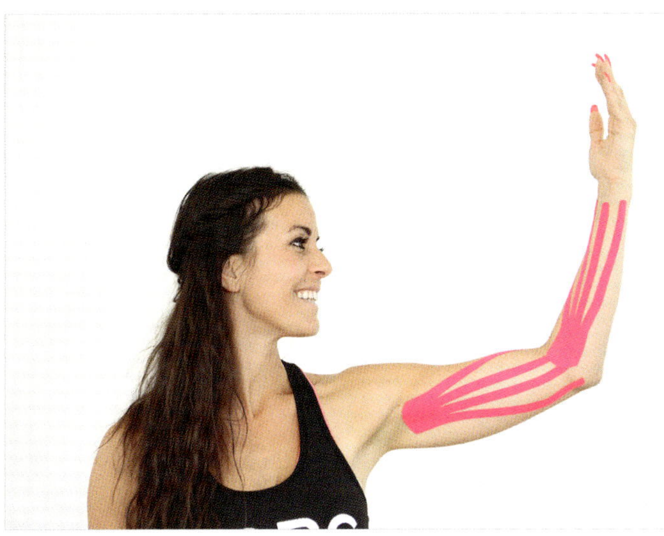

Abb. 1.5 Lymphanlage mit F-Shape (Foto: Stephan Mogel)

1.2.3 Reduktion der Schmerzafferenzen aus dem Applikationsgebiet

Das Prinzip der Schmerzreduktion wird einerseits mit dem Effekt des Gate Control von Melzack und Wall erklärt (Melzack u. Wall 1965). Der Gate-Control-Effekt kommt zustande, indem das auf der Haut haftende Tape die subkutanen Rezeptoren mit konstantem Druck stimuliert. Die schnell leitenden Aδ-Nervenfasern jener Rezeptoren, welche unter anderem den Druck des Kinesio-Tapes registrieren, verursachen im Hinterhorn des Rückenmarks eine Überlagerung der weniger schnell leitenden Schmerzafferenzen der C-Nervenfasern aus demselben Gebiet. Dadurch könnten nozizeptive Kreisläufe unterbrochen oder vermindert werden. Der Effekt des Gate Control bildet die Grundlage vieler therapeutischer Interventionen. Zusätzlich soll wiederum die Erweiterung des subkutanen Raumes unterhalb der Applikation des Kinesio-Tapes eine Reduktion des Drucks auf subkutane Nozirezeptoren bewirken.

1.2.4 Unterstützung der physiologischen Gelenkstellung und Förderung der Propriozeption

Als eine weitere Wirkungsweise des Kinesio-Tapes werden eine verbesserte Exterozeption und Propriozeption durch vermehrte sensible Afferenzen in der Applikationsregion beschrieben. Das Gelenk wird schon stark positiv beeinflusst durch die bereits erläuterten Wirkungsweisen. Vor allem mit der Normotonisierung, der Beseitigung der Muskeldysbalancen, wird die Funktion des Gelenks deutlich verbessert. Die Durchblutungsverbesserung und die Schmerzlinderung unterstützen diesen Vorgang. Ein Gelenk, welches in einer funktionellen Einschränkung reduziert ist, ist meistens auf eine muskuläre Dysbalance zurückzuführen. Das Gelenk verändert seine Funktion nicht ohne muskuläre Beteiligung, es sei denn, es ginge ein traumatisches Ereignis voraus. Dem Kinesio-Tape wird eine unterstützende Wirkung auf das Bewegungsausmaß eines Gelenks zugeschrieben. Damit das Bewegungsausmaß eines Gelenks durch die Applikation eines elastischen Tapes unterstützt wird, muss die Applikation großflächig ausfallen, um so viele Exterozeptoren wie möglich zu stimulieren. Mit dem Tape soll mechanisch, funktionell oder passiv ein Gelenk in seiner pathologischen Stellung in die physiologisch korrekte anatomische Stellung bewegt werden. Mechanisch wird auf das Tape maximaler Zug ausgeübt, welcher das Gelenk dann in die entsprechende Stellung drückt oder es daran hindert, in eine pathologische Stellung zu gehen. Kenzo Kase spricht dann von den Korrekturtechniken.

1.3 Körperballontheorie

Die Körperballontheorie (▶ Abb. 1.6, ▶ Abb. 1.7) ist ein Erklärungsmodell, das ursprünglich aus Japan kommt. Anhand dieses Modells können funktionelle Zusammenhänge einfach erklärt und mögliche funktionelle Störungen und ihre Zusammenhänge erkannt werden, um diese spezifisch und effektiv zu behandeln. Sie dient der Auffindung von Störfeldern und der Bestimmung des Zielgewebes, welches mit dem Tape behandelt werden soll. Gleichzeitig wird damit bestimmt, mit welcher Technik auf das Gewebe Einfluss genommen werden soll. Ein gesunder Körper hat keine Einziehungen oder Überdehnungen der Haut (▶ Abb. 1.6). Es wird angenommen, dass sowohl Überdehnungen der Haut (Expansionen) als auch Einziehungen (Shrinking) Abschwächungen in der dazugehörigen Muskelkette zur Folge haben (▶ Abb. 1.7). Häufig sind

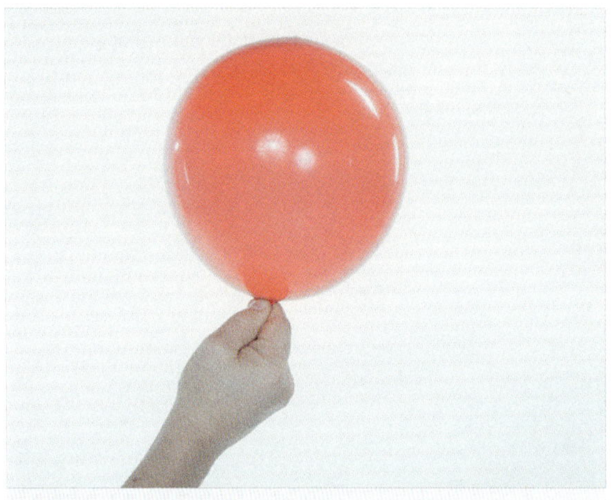

Abb. 1.6 Luftballon als Symbol für die menschliche Haut (Seifert S. Kinesiologisches Taping in Osteopathie und Manueller Therapie. Stuttgart: Thieme; 2015)

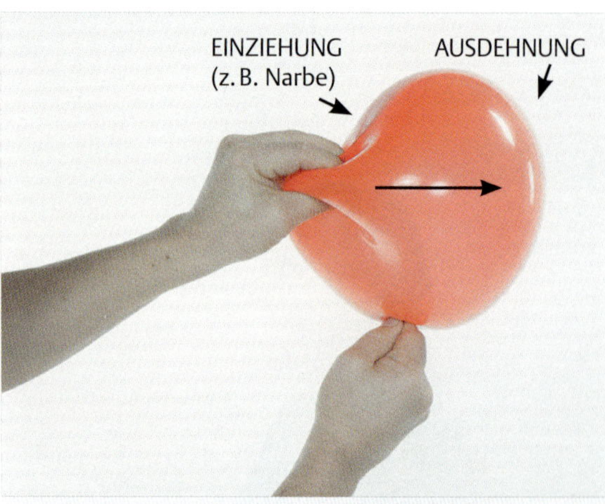

Abb. 1.7 Überdehnungen (Expansionen) und Einziehungen (Shrinking) der Haut anhand eines Luftballons verdeutlicht (Seifert S. Kinesiologisches Taping in Osteopathie und Manueller Therapie. Stuttgart: Thieme; 2015)

Ausdehnungen und Einziehungen der Haut gleichzeitig an verschiedenen Körperstellen abgeschwächt. Die Zone, in der die dazugehörige Muskelgruppe abgeschwächt ist (manuelle Muskelüberprüfung = MFT < 5; siehe Kap. 1.4, Screeningtests mit Hautverschiebung), ist das schwache Glied in der Muskelkette und sollte mit dem Tape behandelt werden. Ziel ist es nicht, v. a. die symptomatische Muskulatur (verspannte Muskulatur) zu behandeln, sondern die dafür verantwortliche Muskulatur ausfindig zu machen (abgeschwächter Muskel, welcher dann kompensiert wird). Durch die richtige Auswahl der Tapeanlage lassen sich oft sofort erstaunliche Erfolge erzielen.

In der Osteopathie findet man in der Befundung von Muskelsystemen häufig Parallelen zur Körperballontheorie. So hat z. B. Struyf-Denys (2000), die als erste die den ganzen Körper umfassenden Muskelketten beschrieben hat, auch festgestellt, dass die äußere Form des Körpers von den inneren Einflüssen geprägt wird (▶ Abb. 1.8). Ausdehnungen der Haut kommen häufig vor bei: Humeruskopfvorstand, intraartikulären Ergüssen, Ödem, Hämatom, Triggerpunkten, Plattfuß, Knickfuß, Hallux valgus, X-Bein und O-Bein, Skoliose, Hyperkyphose, BWS etc. Einziehungen der Haut kommen häufig vor bei: Narben, Trichterbrust, faszialen Verklebungen, hypertonen Muskeln, Fascia thoracolumbalis.

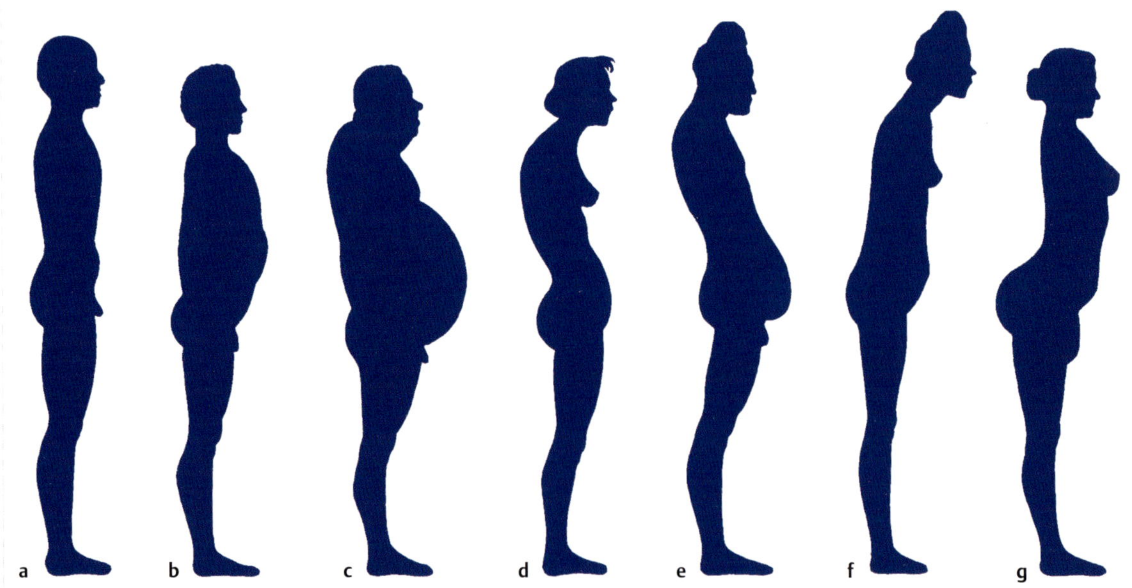

Abb. 1.8 Die verschiedenen Körperformen und Haltungen sind Ausdruck der vielen Kompensationen, die der Organismus besitzt (Seifert S. Kinesiologisches Taping in Osteopathie und Manueller Therapie. Stuttgart: Thieme; 2015)

1.4 Screeningtests mit Hautverschiebung

Der Screeningtest ist eine Überprüfung der aktiven und passiven Beweglichkeit. Ziel dabei sollte sein, die Bewegung festzustellen, welche in Bezug auf das Beschwerdebild des Patienten am meisten eingeschränkt ist. Das können Bewegungen sein wie z. B. das Laufen, eine Kniebeuge, der Einbeinstand, das Hinsetzen und Wiederaufstehen, des Schlüpfen mit dem Arm in den Ärmel einer Jacke, die Ausholbewegung beim Werfen, das Vorbeugen des Rumpfs oder die Überprüfung der Beweglichkeit nach der „Neutral-Null-Messmethode". Durch die Inspektion und das Feststellen von Überdehnung und/oder Einziehung kann schon die Region festgelegt werden, welche dadurch eingeschränkt sein könnte. Wenn die eingeschränkte Bewegung erkannt ist, wird als Nächstes getestet, ob diese Bewegung mittels Hautverschieblichkeit fazilitiert und verbessert werden kann. Dabei wird mit der Hand leicht die Körperregion berührt, welche vermutlich die Bewegung am meisten begrenzt. Die Haut (Epidermis) wird dann in verschiedene Richtungen geschoben, bis die Richtung der Hautverschieblichkeit herausgefunden wird, welche die Bewegung am meisten fördert. Findet man nicht direkt die entsprechende Hautregion, dann muss dies so oft auf verschiedenen Körperregionen wiederholt werden, bis die entsprechende Region gefunden ist (Hilfestellung gibt uns dabei die Körperballontheorie). Die Verschiebung gibt dann Auskunft darüber, welche Tapetechnik erforderlich ist und wo der Beginn des Tapes liegt. Für die Muskeltechnik (Grundtechnik) bedeutet das: Dort, wo der Schub der Haut zur Verbesserung führt, dort ist der Beginn (Anker) des Tapes.

Hier ein paar Screeningtests als Beispiel:

▸ **Der Upper-Spine-Test.** Der Upper-Spine-Test umfasst die Flexion und Extension in der Halswirbelsäule (HWS). Geprüft werden Qualität und Quantität der Bewegungen. Der Patient steht oder sitzt und führt die Bewegung selbstständig durch; dabei wird beobachtet, ob der Patient die Bewegung spontan, flüssig und vollständig durchführt. Ein zögerliches Verhalten oder eine zahnradartige Bewegung wie auch eine Bewegungseinschränkung gibt einen sicheren Hinweis auf eine Funktionsstörung in der HWS. Jetzt wird diese Bewegung abermals untersucht, aber dabei verschiebt der Therapeut verschiedene Hautareale so lange in verschiedene Richtungen (▸ Abb. 1.9), bis er eine Region ausmacht, bei der er mit der Verschiebung der Haut die Bewegungsstörung deutlich verbessert. Das wird durch weniger zögerliche Bewegung deutlich, weniger zahnradartig und deutlich größeres Bewegungsausmaß. Die häufigsten Regionen dafür liegen v. a. im Bereich der kurzen Nackenflektoren, des M. sternocleidomastoideus, der Mm. scalenii, des M. splenius cervicis und der supra- und infrahyoidalen Muskulatur.

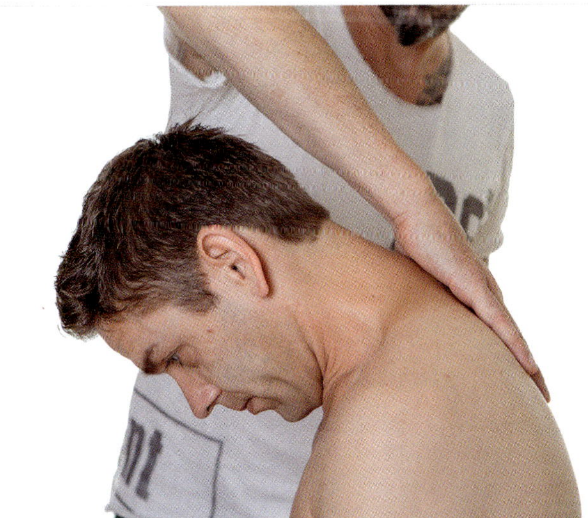

Abb. 1.9 Upper-Spine-Test mit HWS-Flexion und Verschiebung der Haut im zervikothorakalen Übergang (Foto: Kirsten Oborny)

► **Der Wright-Test.** Dieser Test wird zur Überprüfung des Glenohumeralgelenks, des skapulothorakalen Gelenks und allen Schultermuskelketten eingesetzt. Der Patient sitzt auf einem Stuhl oder einer Behandlungsbank. Der Arm ist adduziert und im Ellenbogen 90° gebeugt. Der Therapeut nimmt die Hand des Patienten mit einem Lumbrikalgriff. Dann wird eine Dorsalextension im Handgelenk eingestellt und der Arm in eine horizontale Abduktion und Außenrotation geführt (Cocking Position, ► Abb. 1.10). Beurteilt wird die Bewegung im Seitenvergleich und nach Qualität und Quantität. Die Endposition entspricht der verriegelten Stellung (Maximale Closed Packed Position) des Glenohumeralgelenks. So erhält man eine gute Aussage über die Stabilität der kapsulären Strukturen der Schulter. Ziel ist es, eine Möglichkeit der Bewegungsverbesserung zu finden. Zielgebiet des Kinesio-Tapes ist die Region, welche mit der Hautverschieblichkeit zur Verbesserung geführt hat. Die häufigsten Muskelregionen sind die Bereiche vom M. infraspinatus, M. supraspinatus, M. pectoralis major, M. latissimus dorsi, M. serratus anterior und superior, die ventralen und dorsalen Kapselanteile und der M. biceps brachii.

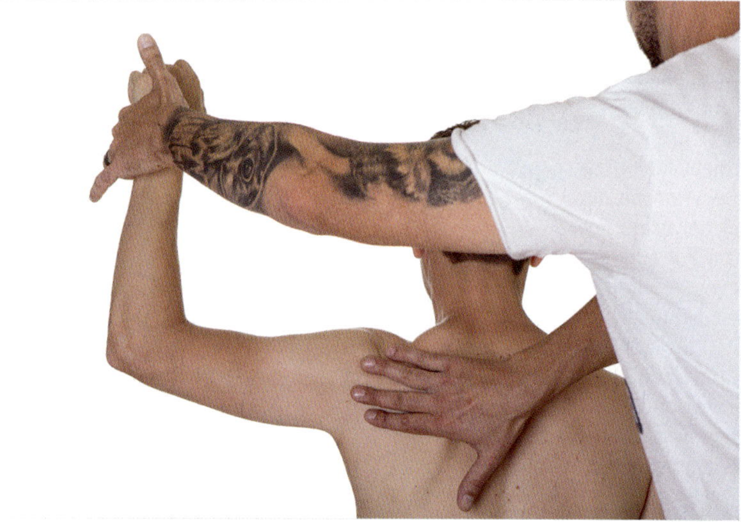

Abb. 1.10 Wright-Test mit Verschiebung der Haut an der Skapula (Foto: Kirsten Oborny)

► **Der Lower-Spine-Test.** Der Lower-Spine-Test wird eingesetzt, um die LWS zu überprüfen. Dabei liegt der Patient entspannt auf dem Rücken. Der Patient sollte eigenständig aus dieser Position hoch in den Langsitz kommen; dabei versucht er, sich so weit zu krümmen, wie ihm das möglich ist. Beurteilt werden wieder die Qualität und Quantität der Bewegungsausführung. Anschließend versucht der Therapeut wieder, mit seiner Hand herauszufinden, auf welcher Haut-Muskel-Region und in welche Richtung er die Haut zur Bewegungsverbesserung verschieben muss. Eine Testvariante kann der Finger-Boden-Abstand sein (► Abb. 1.11), sehr gut geeignet für Patienten in stehenden Berufen. Mögliche Teststrukturen sind M. sacrospinalis, Fascia thoracolumbalis, M. quadratus lumborum, M. iliopsoas, M. rectus abdominis, Mm. obliquus abdomimus externus und internus und M. biceps femoris.

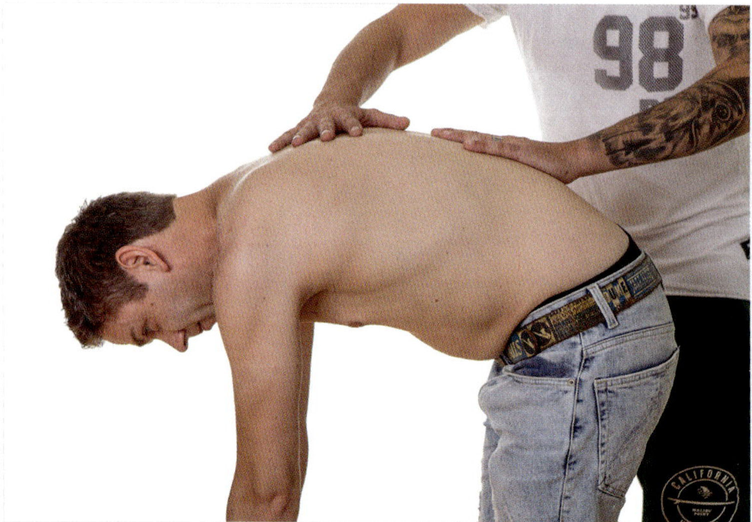

Abb. 1.11 Test des Finger-Boden-Abstands mit Verschiebung der Haut am thorakolumbalen Übergang (Foto: Kirsten Oborny)

▶ **Der SLR-Test.** Dieser Test beurteilt die Bewegung und Spannungsverhältnisse der dorsalen Faszienstrukturen (inkl. der LWS). Der Patient liegt auf dem Rücken und der Therapeut hebt das Bein passiv/assistiv über die Ferse in Richtung maximaler Hüftflexion bis zum ersten Gewebswiderstand. Bei ca. 45°–70° wird die Bewegung häufig gebremst, der Patient spürt in der Kniekehle ein leichtes Ziehen und reagiert mit Abwehrspannung oder Ausweichbewegung über eine Knieflexion. Wichtig ist dabei wiederum sowohl der Seitenvergleich als auch die Beurteilung über die Bewegungsqualität und -quantität (▶ Abb. 1.12). Der Therapeut versucht wieder, mittels Hautverschieblichkeit herauszufinden, wo er die Bewegung am meisten faszilitiert. Die dafür häufigsten Regionen sind der Tractus iliotibialis, der M. biceps femoris, die Lumbalfaszie, die Achillessehne, die Adduktoren, die Abduktoren, der M. iliopsoas und die Bauchmuskeln.

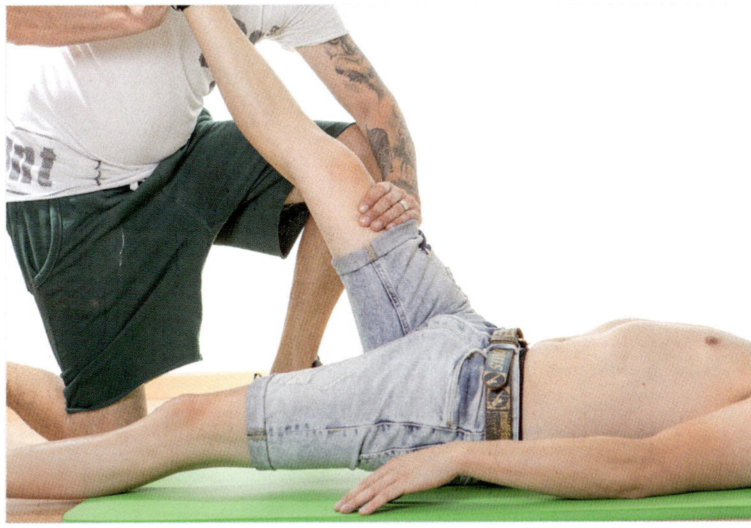

Abb. 1.12 SLR-Test, Bein gestreckt aus Rückenlage abheben mit Verschiebung (Foto: Kirsten Oborny)

▶ **Krafttest.** Krafttests dienen der Bestimmung der Kraftfunktion einzelner Muskeln und helfen dabei zu erkennen, wie gut oder schlecht ein einzelner Muskel arbeitet. Es gibt sowohl manuelle als auch maschinelle Tests. Ich bevorzuge manuelle Tests, z. B. Muskelfunktionstests nach Janda (▶ Abb. 1.13) (s. Kap. 1.8.5).

Mobilitätseinschränkung und Kraftdefizit führen häufig zu Krankheit und Isolation. Somit war es schon immer ein Ziel oder Teil der Medizin, Bewegung und Kraft zu fördern, um das maximale Potenzial unseres Körpers ausnutzen zu können. Durch verschiedene Veränderungen in unserem Körper kommt es im Sinne der Ökonomisierung häufig zur Abschwächung verschiedener Skelettmuskeln. Gründe dafür können sein: Unterforderung, Nichtgebrauch dieser Strukturen, ständige Überlastung, schlechtes oder inkorrektes Bewegungsverhalten, einseitiges Training und zu monotones Verhalten im Alltag. Unsere geistige Situation spielt hierbei auch eine große Rolle, Stress ist oft die Ursache von geistiger Überforderung und muskulärem Abbau. Auch die Art und Weise, wie wir uns ernähren, liefert unserem Körper den Nährboden für Abbau oder Aufbau.

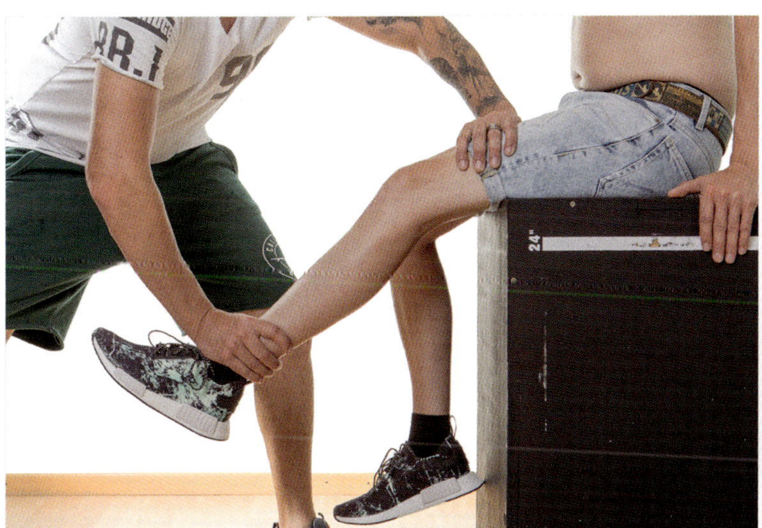

Abb. 1.13 Krafttest Quadrizeps im Sitz (Foto: Kirsten Oborny)

1.5 Kinesio-Tape-Techniken

Das Kinesio-Tape hat mechanisch gesehen auf Grund seiner Eigenschaften (Baumwolle und Elastin) drei Wirkungsweisen. Es kann die Epidermis abheben, verschieben und/oder Druck geben.

Kenzo Kase beschreibt daher fünf Kinesio-Tape-Techniken:

1. Muskeltechnik
2. Spacetechnik
3. Faszientechnik
4. Korrekturtechnik
5. Lymphtapetechnik

1.5.1 Muskeltechnik

▶ **Anker.** Der Anker wird in neutraler Position geklebt. Er wird dort gesetzt, wo der Schub der Haut/Faszie zur Verbesserung geführt hat (Beispiel: Die Nackenflexion wird besser durch Schub der Haut im Nacken nach kranial, dann ist der Anker kranial). Der Anker bei der Muskeltechnik sollte mindestens 5 cm lang sein und bei längeren Tapes, wie z. B. beim M. trapezius pars ascendens, eher sogar 10 cm. Der Anker ist das Punctum fixum.

▶ **Zügel.** Der Zügel wird über den zugehörigen Muskel geklebt. Er entspricht dem Zielgewebe, auf welches am meisten Einfluss genommen wird. Der Teil vom Tape wird unter maximaler Vordehnung des Muskels ohne Zug auf dem Tape auf die Haut geklebt (▶ Abb. 1.14). Die Länge des Zügels ist abhängig von der Länge des dazugehörigen Muskels. Der Zügel ist das Punctum mobile und zieht daher zum Anker hin.

▶ **Ende.** Die Enden werden ohne Zug auf die vorgedehnte Muskulatur geklebt. Das Ende ist 5 cm lang und schließt das Tape ab. Anker und Ende werden mit der Schere abgerundet, was einen längeren Tragekomfort gewährleistet.

▶ **Ziel.** Die Muskeltechnik ist die Grundtechnik und sollte immer geklebt werden. Ihre Wirkung auf die Epidermis besteht im Verschieben und Abheben. Sie verbessert die inter- und intramuskuläre Koordination des geklebten Muskels. Durch die anlagebedingten Convolutions (▶ Abb. 1.15) kommt es zur einer Druckentlastung der Exterozeptoren und damit zu einer Durchblutungsförderung und Lymphabflusssteigerung.

1.5.2 Spacetechnik

▶ **Anker.** Einen klassischen Anker gibt es bei dieser Technik nicht, gestartet wird direkt über dem Zielgewebe mit dem Zügel.

▶ **Zügel.** Der Zügel wird mit maximal 50 % Zug auf dem Tape auf sein Zielgewebe geklebt. Das Zielgewebe sollte in neutrale Position eingestellt sein, so dass die Haut in der Region eine glatte Oberfläche darstellt (▶ Abb. 1.16). Der Zügel ist das Punctum fixum. Der Zügel entspricht der Größe der dazugehörigen Region.

▶ **Enden.** Die Enden werden ohne Zug auf das Tape auf die entspannte Haut geklebt. Die Enden sind das Punctum mobile und ziehen auf den Zügel zurück. Sie sind 5 cm lang.

▶ **Ziel.** Die Spacetechnik ist eine Technik, die eine abhebende Wirkung hat. Diese Technik verstärkt die abhebende Funktion der Muskeltechnik, wird aber nie ohne ein Muskeltape appliziert. Hauptansatzpunkt dieser Technik sind alle Regionen, die mehr Platz brauchen, z. B. Schwellung, eingezogenes Gewebe (Faszie), Golgi-Sehnenapparat.

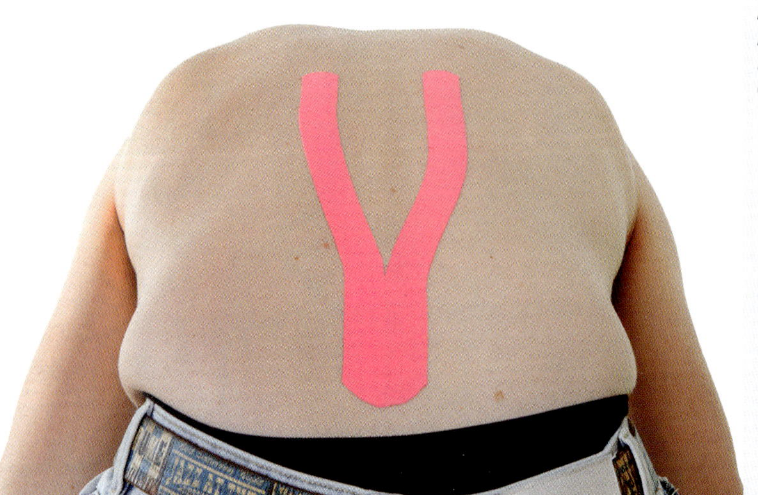

Abb. 1.14 Beispiel für eine Muskeltechnik: Anlage des Zügels auf vorgedehnter Haut an der LWS (M. sacrospinalis) (Foto: Kirsten Oborny)

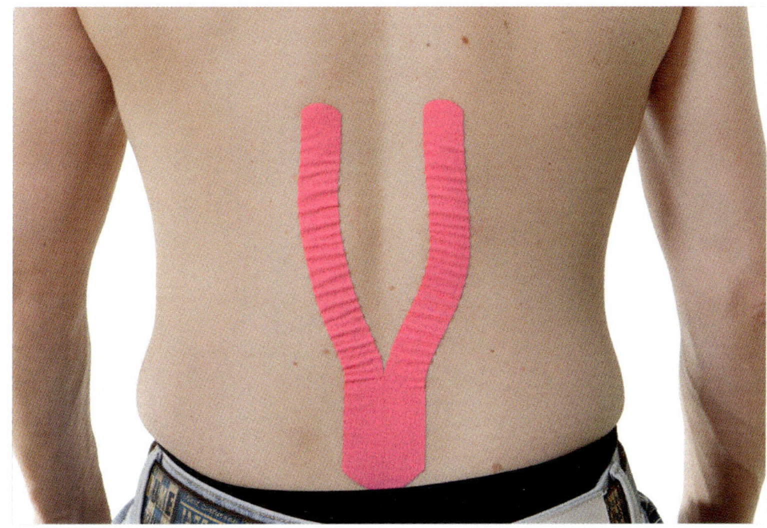

Abb. 1.15 Durch die Rückkehr in die aufrechte Position entstehen sogenannte Convolutions (Foto: Kirsten Oborny)

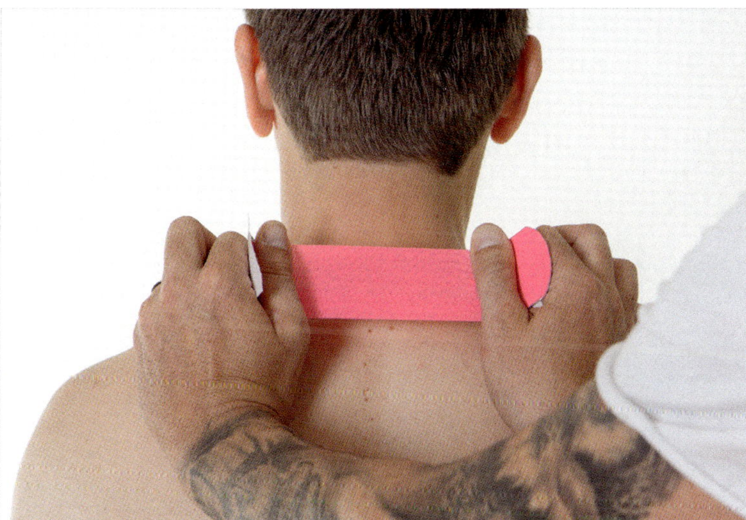

Abb. 1.16 Beispiel für eine Space-Technik: Dehnung des Tapes auf maximal 50 %; das Zielgewebe befindet sich in neutraler Position, sodass die Haut eine glatte Oberfläche bildet (Foto: Kirsten Oborny)

1.5.3 Faszientechnik

▸ **Anker.** Bei der Faszientechnik ist der Anker im Vergleich zur Muskeltechnik klein (2 cm).

Der Anker wird etwas hinter das Zielgewebe in neutraler Haltung geklebt. Bei dieser Technik wird der Anker mit dem Zügel gezogen und somit wird der Anker im Gegensatz zur Muskeltechnik in die Richtung angelegt, in die man ziehen will (Beispiel: Wenn der Zug am Ellenbogen nach medial die gewünschte Verbesserung bringt, dann ist der Anker lateral zu setzen; ▸ Abb. 1.17). Der Anker ist somit das Punctum mobile.

▸ **Zügel.** Die Zügel werden nun in neutraler Stellung mit maximal 50 % Zug, ohne die Haut in merkliche Falten zu legen, aufgebracht. Der Zug sollte immer tangential zur Oberfläche ausgeübt werden (▸ Abb. 1.18). Die Zügel bilden das Punctum fixum und ziehen den Anker in die gewünschte Position. Die größte Wirkungsstelle des Tapes liegt genau am Übergang vom Anker zum Zügel. Meistens wird als Schnitttechnik ein Y-Cut benötigt.

▸ **Enden.** Die Enden werden in neutraler Position ohne Zug abgelegt. Sie sollten ebenso wie der Anker 2 cm lang sein.

▸ **Ziel.** Die Faszientechnik ist die Technik, mit der die Haut am meisten in die gewünschte Richtung verschoben werden kann. Mit dieser Technik können Spannungszonen entlastet und Gewebe in unterschiedlicher Tiefe modelliert werden. Sie wird als Unterstützung zur Muskeltechnik eingesetzt.

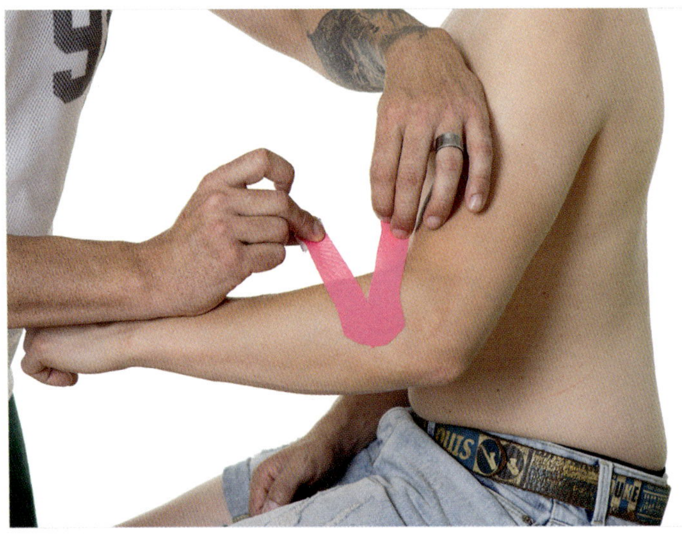

Abb. 1.17 Beispiel für eine Faszientechnik am Ellenbogen: Anker angeklebt, Zügel auf maximal 50 % Spannung gebracht (Foto: Kirsten Oborny)

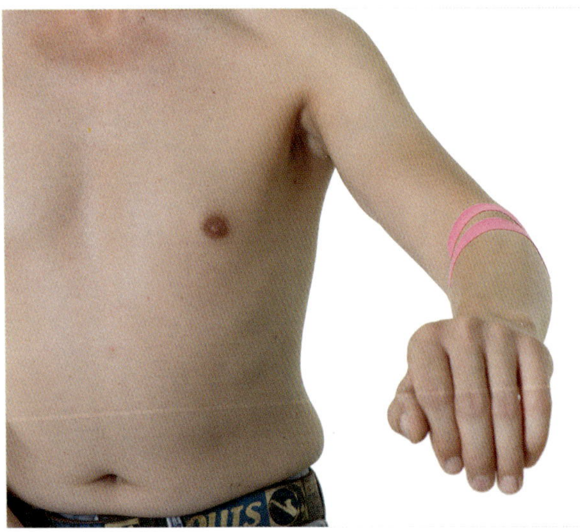

Abb. 1.18 Bei der Faszientechnik werden die Zügel tangential zur Oberfläche aufgeklebt, ohne die Haut merklich in Falten zu legen (Foto: Kirsten Oborny)

1.5.4 Korrekturtechnik

► **Anker.** Bei der Korrekturtechnik ist der Anker 5 cm groß und wird auf die neutrale Hautposition geklebt. Er wird neben das Zielgewebe gesetzt und kann, während der Zügel angelegt wird, in die Gegenrichtung geschoben werden. Anker und Zügel bilden das Punctum fixum.

► **Zügel.** Die Zügel werden mit maximalem Zug auf dem Tape (100 % Zug, siehe ► Abb. 1.19) auf die Haut geklebt. Die zu beklebende Struktur ist in neutraler Position eingestellt und die Länge des Zügels ist abhängig von der betroffenen Struktur. Der Zügel bildet das Punctum fixum.

► **Enden.** Die Enden werden ohne Zug auf die Haut abgelegt und sind 5 cm lang.

► **Ziel.** Die Korrekturtechnik gibt durch den maximalen Zug auf dem Tape einen Druck in das entsprechende Gewebe. Diese Technik wird v. a. eingesetzt, um Sehnen zugzuentlasten, um Stellungen von Knochen zu verändern (z. B. Humeruskopf nach dorsal drücken).

1.5.5 Lymphtapetechnik

► **Anker.** Der Anker ist immer beim nächstgelegenen Lymphknoten anzubringen. Der Anker wird auf die entspannte Haut geklebt und gut angerieben, um den Kleber zu aktivieren. Der Anker ist das dicke Ende des Tapes und wird nicht eingeschnitten, er bildet das Punctum fixum (► Abb. 1.20).

► **Zügel.** Die Zügel werden aufgefächert in 4–6 Zügel und werden in das angeschwollene Gebiet gelegt. Sie sollten

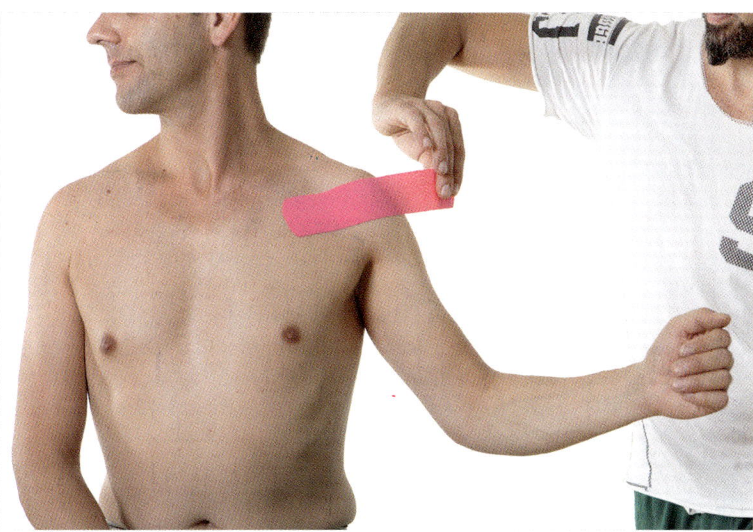

Abb. 1.19 Beispiel für eine Korrekturtechnik am Schultergelenk: Das Tape wird am Zügel zu 100 % gedehnt; dadurch wird der Humeruskopf nach dorsal gezogen (Foto: Kirsten Oborny)

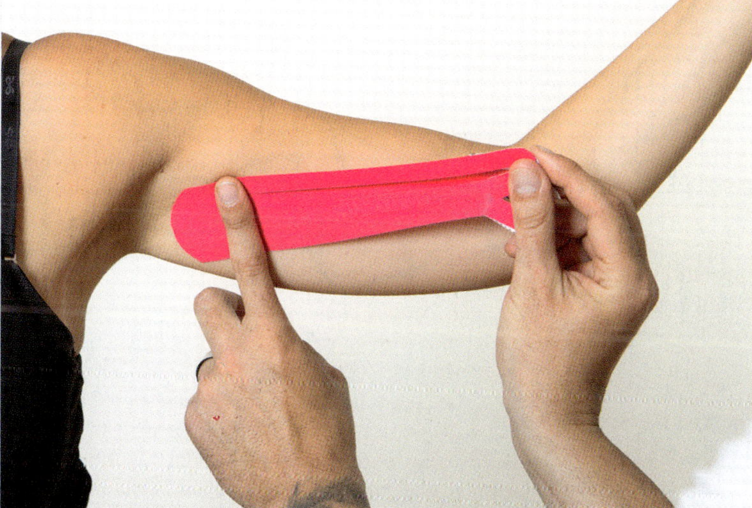

Abb. 1.20 Beispiel für eine Lymphtapetechnik am Oberarm (Foto: Kirsten Oborny)

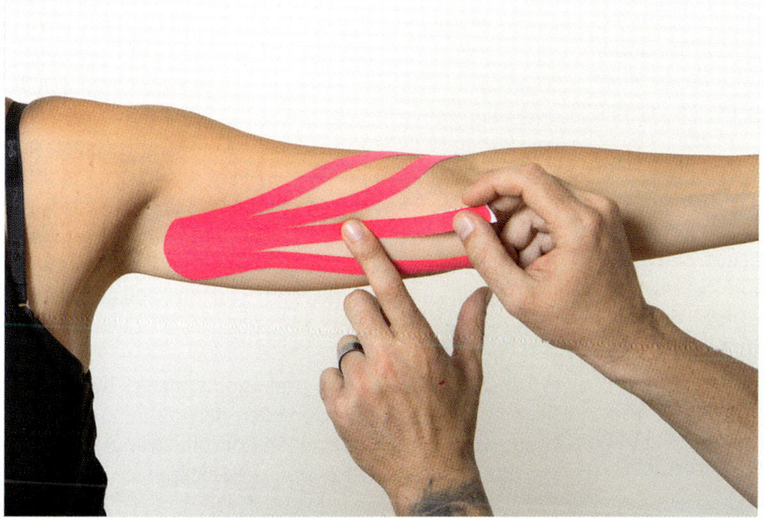

Abb. 1.21 Auffächerung der Zügel beim Lymphtape (Foto: Kirsten Oborny)

dieses großflächig abdecken und werden einzeln nacheinander auf die gedehnte Haut, ohne Zug auf dem Tape, angeklebt. Durch die dadurch entstehenden Abhebungen (Convolutions) bekommt man eine Druckentlastung der Exterozeptoren und somit die Verbesserung der Angiomotorik (▶ Abb. 1.21). Je nach Größe der Schwellung müssen evtl. mehrere Lymphfächer gelegt werden.

▶ **Enden.** Die Enden werden ebenfalls ohne Zug auf das Tape auf die gedehnte Haut geklebt.

▶ **Ziel.** Ziel dieser Technik ist es, alle abschwellenden Mechanismen zu aktivieren und die Fließeigenschaften des Lymphsystems zu fördern. Auch können Wasserscheiden überbrückt werden, indem die rudimentär noch vorhandenen Anostomosen im Bauchnabelbereich und im Sternumanfang reaktiviert werden. Die Angiomotorik im lymphatischen System wird gefördert und ein bestehender Lymphstau wird aufgehoben.

1.6 Wichtigste Fakten zur Bindegewebsphysiologie nach Frans van den Berg

1.6.1 Wundheilung und deren Phasen

Die Wundheilung wird in vier Phasen eingeteilt, welche Frans van den Berg wie folgt beschreibt. Die Phasen von fan den Berg heißen:

- Entzündungsphase
- Proliferationsphase
- Remodelierungsphase/Konsolidierungsphase
- Umbauphase

▶ **Vaskuläre Entzündungsphase.** Hauptziel dieser Phase ist es, die Blutung durch das Auslösen einer Blutgerinnung zu stoppen. Wichtig ist jetzt, den Druck auf das Gefäßsystem so gering wie möglich zu halten, damit zuerst die Gefäßkontraktion und später der Thrombus das Gefäß verschließen können. Aus diesem Grund ist die geschädigte Struktur in dieser Phase höher zu lagern als das Herz – zur Blutdrucksenkung –, ebenso ist eine leichte Kompression sinnvoll. Kontraproduktiv wären zu diesem Zeitpunkt die Applikation von Wärme sowie auch alle anderen Faktoren, die den Blutdruck ansteigen lassen. In dieser Phase kommen alle bekannten Zeichen einer Entzündung vor wie Rötung, Erwärmung, Schwellung, Schmerzen und eine gestörte Funktion. Diese Veränderungen sind normale Zeichen eines physiologischen und vom Gewebe gewollten Prozesses und werden durch die Freisetzung von Schmerz- und Entzündungsmediatoren – Prostaglandin 2, Histamin, Substanz P, Bradykinin, Thromboxan, Prostacyclin, Serotonin usw. – verursacht.

▶ **Zelluläre Entzündungsphase.** In der zellulären Phase kommt es zu einer Einwanderung von Zellen ins Verletzungsgebiet. Diese Myofibroblasten sind im Gegensatz zu den normalen Bindegewebszellen mobil.

▶ **Proliferationsphase.** Die zweite Phase der Wundheilung ist die Proliferationsphase, sie liegt etwa zwischen dem 5. und 21. Tag. In dieser Phase wird durch die stark gesteigerte Produktion von Matrixkomponenten – überwiegend Kollagen Typ III – die Wunde geschlossen. Damit das Gewebe wieder den gleichen Aufbau wie vorher erhält, muss es mit normalen physiologischen Belastungsreizen konfrontiert werden. Auch in dieser Phase der Therapie ist es weiterhin wichtig, Schmerzgrenzen zu respektieren. In der Medizin und auch in der Physiotherapie gibt es immer noch die Meinung, dass man Gewebe zur Heilung „zwingen" kann. Äußerungen wie „Therapie hilft nur, wenn sie wehtut" oder „Böses mit Bösem vertreiben" existieren leider noch immer und oft werden Therapien unter Schmerzen durchgeführt. Oder Patienten bekommen vor der Therapie schmerzhemmende Medikamente, damit sie die Behandlung besser aushalten, mit der Begründung, dass man der Schmerzchronifizierung vorbeugen möchte, die bekanntlich dann entsteht, wenn Patienten ständig oder immer wieder mit starken Schmerzen konfrontiert werden. Ein Argument für die Durchführung von Therapien unter Schmerzen ist, man wolle der Bildung von Narben vorbeugen. Diesen beugt man aber viel besser vor, wenn man den Patienten dazu animiert, sich selbst regelmäßig im schmerzfreien Bereich zu bewegen. Merkt der Patient, dass die Bewegungen schmerzfrei möglich sind, wird er viel eher bereit sein, sie oft am Tag zu wiederholen. Zudem wird der Patient sehr schnell merken, dass der schmerzfreie Bewegungsbereich ständig größer wird. In der Proliferationsphase wird die Wunde stabilisiert und durch die Aktivität der Myofibroblasten zusammengezogen. Man spricht von einer Wundkontraktion, die man auch bei größeren Verletzungen der Haut sehen kann. Die Wundränder werden zusammengezogen und die Wunde wird dadurch schneller geschlossen. Narben im Bindegewebe, der Sehnen, Bänder und Bandscheiben – nicht zu vergleichen mit Hautnarben – entstehen, wenn in der Proliferationsphase die normalen physiologischen Belastungen nicht auf das heilende Gewebe einwirken konnten. Es kommt dann zu einer Ablagerung von kollagenen Molekülen ohne jegliche Ausrichtung und Organisation. Wichtig ist daher ab Mitte der Proliferationsphase, die Reize auf das jeweilige Gewebe anzupassen. Das bedeutet Zugbelastungen für ein Kollagengewebe vom Typ I und Druckbelastung für ein Kollagengewebe vom Typ II.

▶ **Konsolidierungsphase und Umbauphase.** In der Umbauphase wird manchmal neben der Proliferations- und Umbauphase noch von einer Konsolidierungsphase gesprochen. Grundsätzlich sind die Übergänge im Rahmen der Wundheilung fließend. Am Ende der Proliferationsphase ist die Wunde mit dem Kollagen Typ III geschlossen. In der anschließenden Umbauphase wird Kollagen Typ III in Kollagen Typ I umgebaut. Das Kollagen Typ III ist viel dünner als Kollagen Typ I und hat demzufolge natürlich eine deutlich geringere Belastbarkeit. Damit Kollagen Typ III in Kollagen Typ I umgebaut werden kann, muss das Gewebe langsam stufenweise mit einer ansteigenden Belastung konfrontiert werden. Für die Zelle bedeutet diese Belastung eine potenzielle Bedrohung, auf die sie mit einer Schutzreaktion reagiert, in diesem Fall mit einer verstärkten Kollagenproduktion. Wie weit man in der Therapie die Belastung steigern sollte, ist sehr stark davon abhängig, welche Belastbarkeit das Gewebe des Patienten braucht. Unsportliche Menschen, deren Beruf auch nicht mit körperlicher Belastung verbunden ist, brauchen weniger Belastung als Sportler und Bauarbeiter. Damit das Gewebe auf die applizierten Belastungsreize mit einer adäquaten Wundheilung und Reparatur reagiert, müssen bestimmte Bedingungen im Gewebe erfüllt werden.

1.6.2 Zusammenfassung der verschiedenen Bindegewebs-Wundheilungsphasen

Wie lange die Wundheilungsphasen dauern, hängt stark von dem verletzten Gewebe ab. ▶ Tab. 1.1 gibt eine Übersicht über die wichtigsten Gewebearten.

1.6.3 Kollagen und seine Bedeutung fürs Training

Das Kollagen ist die Grundvoraussetzung dafür, wie stabil ein Gewebe sein kann. Es bindet Wasser im Gewebe und stellt das Grundgerüst der verschiedenen Gewebsarten dar. Es gibt viele verschiedene Kollagentypen. Die zwei wichtigsten sind laut Frans van den Berg das Kollagen Typ I und II. Beide Typen unterscheiden sich durch ihre Belastbarkeit. Somit ist das Kollagen Typ I ein Gewebetyp, welcher auf Zug belastbar ist, und das Kollagen Typ II ist auf Druck belastbar. Daraus ergibt sich: Das Kollagen Typ I kommt am häufigsten in Sehnen, Bändern, Kapseln, Diskus (Annulus fibrosus), Muskeln und Bindegewebe vor und das Kollagen Typ II in Knorpeln, Meniskus, Diskus (Discus intervertebralis) und Knochen. Aus dieser Kenntnis und dem Verständnis aus den Wundheilungsphasen wird klar: Wenn ein Gewebe vom Typ I verletzt wurde, muss dieses bis zur Mitte der Proliferationsphase zugentlastet werden und ein Typ II druckentlastet. Allerdings muss, sobald die Mitte der Proliferationsphase überschritten worden ist, das jeweilige Gewebe mit dem spezifischen Reiz trainiert und stimuliert werden, damit das Gewebe in seiner Weiterentwicklung den Reiz bekommt, den es braucht, um ein Muskel, ein Knochen, eine Kapsel oder eine Sehne zu werden.

1.7 Bewegungsanalyse

Um eine eingeschränkte oder unfunktionelle Bewegung gezielt behandeln zu können, muss diese exakt bestimmt werden. Hier werden ein paar Fakten zur Bestimmung von Funktionsverlusten dargestellt. Eine weitere Hilfestellung kann das ICF-Modell sein.

▶ **Anamnese des Patienten**

- Name, Alter und Geschlecht
- Beruf
- Hobby
- Was sind seine funktionellen Beschwerden und wie äußern diese sich?
- Welche Bewegungen macht der Patient?
- Welche Überlastungen oder Einseitigkeiten sind zu erkennen?

▶ **Screeningtest**

- Aktive und passive Bewegungsanalyse (Bewegungstest Neutral Null)
- Krafttest der entsprechenden Muskulatur (Krafttest nach Janda MFT)

Tab. 1.1 Heilungsphasen verschiedener Strukturen.

Struktur	EPV (in d)	EPZ (in d)	Proli. (in d)	Konsolidierungsphase (in d)	Umbauphase (in d)
Meniskus	2	3	65	0	500
Bandscheibe	2	3	16	7	500
Kapsel	2	3	37	0	300
Bänder	2	3	37	0	300
Sehnen/Knochen	3	2	23	14	300
Sehne extrinsisch	3	2	7	21	500
Sehne intrinsisch	0	0	63	21	500
Muskel	2	3	0	11	300

EPZ: vaskuläre Entzündungsphase, EPZ: zelluläre Entzündungsphase, Proli.: Proliferationsphase

▸ **Erörterung der Bewegungsstörung**
- bei Stabilitäts- oder Mobilitätsproblem: Stabi.- und Mobi.-Test
- Koordinationsproblematik: z. B. Balancetest (Einbeinstand)
- Ausdauerdefizit: UKK-Walking-Test, IPN-Test, Laktattest
- Kraftverlust: Bestimmung des Kraftdefizits
- Schnelligkeitseinbuße: Frequentierungstest (Tapping)
- Reaktionsverlust: Reaktionstest (Zeit)

▸ **Arbeitsweise der betroffenen Muskulatur**
- Statisch: haltende Arbeit der Muskeln
- Dynamisch (konzentrisch): beschleunigende Arbeit
- Dynamisch (exzentrisch): abbremsende Arbeit
- Explosiv: sehr schnelle/reaktive Arbeit

▸ **Trainingskonzeption**
- Zielgerichtetes Training, exakt orientiert am individuellen Problem (Koordinations-, Konditions-, Hypertrophie-, IMK-, Schnelligkeits- oder Plyometrietraining)

1.8 Anleitung zum zielorientierten individuellen Training

1.8.1 Die Trainingsprinzipien und ihre Bedeutung

Die nachfolgenden Trainingsprinzipien stellen für mich bis heute die wichtigsten Grundlagen für eine individuelle und zielorientierte Trainingsplanung dar. Auch wenn mich Trainer wie Marc Versteegen, Kelly Sterret und Shawn T stark beeinflusst haben, sind dies immer meine Grundpfeiler geblieben.

▸ **Das Reizschwellengesetz.** Spezifische Reize bewirken spezifische Anpassungsreaktionen.

Der menschliche Organismus passt sich den Belastungen an, denen er ausgesetzt ist. Wird ein bestimmter Muskel regelmäßig stark beansprucht, so passt er sich diesen Belastungen an und wird stärker. Wird er nicht belastet, so bildet er sich zurück (Atrophie). Damit ein Muskel, bzw. der gesamte Organismus, sich in seiner sportlichen Leistungsfähigkeit steigern kann, benötigt er Trainingsreize. Diese Reize müssen eine individuelle, v. a. vom Trainingszustand abhängige, Schwelle überschreiten, um wirksam zu sein. Der Trainingsreiz darf aber auch nicht zu stark sein, da sonst eine Funktionsschädigung stattfindet. Die Auswirkungen gleicher Reize können je nach Trainingszustand völlig unterschiedliche Auswirkungen haben. So kann das gleiche Training beispielsweise bei einem untrainierten Freizeitsportler eine deutliche Leistungssteigerung bewirken, während es bei einem Leistungssportler nur unterschwellig wirkt und so noch nicht einmal zur Leistungserhaltung beiträgt. Der Belastungsreiz muss daher immer dem Trainingszustand des Sportlers angepasst werden, um eine Leistungssteigerung zu erreichen. Dabei gibt es allerdings eine individuelle Obergrenze, bei der das Leistungspotenzial des Sportlers ausgeschöpft ist und auch optimale Trainingsreize zu keiner weiteren Leistungsverbesserung führen. Der Athlet ist dann austrainiert.

▸ **Das Prinzip der optimalen Gestaltung von Belastung und Erholung.** Nach einer wirkungsvollen Trainingsbelastung (Trainingseinheit) benötigt der Organismus eine bestimmte Zeit zur Wiederherstellung (Regeneration), bevor die nächste gleichartige Belastung erfolgen sollte. Biologische Grundlage ist das Phänomen der Superkompensation, demzufolge es nach einem entsprechend starken Belastungsreiz nicht nur zur Wiederherstellung des Ausgangsniveaus, sondern zu einer Überkompensation kommt. Nun gilt es, den richtigen Zeitpunkt abzuwarten, um eine Summation von Superkompensationseffekten zu erzielen. In der Praxis ist das Finden des optimalen Zeitpunkts für einen neuen Belastungsreiz schwierig, da hier noch eine Reihe anderer Faktoren, wie die individuelle Anpassungsfähigkeit, die Ernährung und andere trainingsbegleitende Maßnahmen, eine zentrale Rolle spielen.

▸ **Das Prinzip der progressiven Belastungssteigerung.** Bei Trainingsbelastungen, die über eine längere Zeitdauer gleich bleiben, passt sich der Körper so an, dass gleich bleibende Trainingsreize nicht mehr überschwellig stark wirken oder sogar unterschwellig werden. Deshalb ist es für eine weitere Leistungssteigerung erforderlich, die Trainingsbelastung in gewissen Zeitabständen zu steigern. Dabei kann die Belastungssteigerung kontinuierlich oder sprunghaft erfolgen. Die kontinuierliche Form findet dabei v. a. im gesundheitsorientierten Fitnesstraining Anwendung. Im Leistungssport erfolgt die Steigerung der Belastung zeitweise auch sprunghaft, um auch auf einem hohen Leistungsniveau noch eine Anpassung erzielen zu können. Dabei besteht jedoch ein höheres Risiko, die Grenzen der Belastbarkeit zu überschreiten. Dass die Belastungssteigerung dabei progressiv erfolgen muss, ist biologisch mit der Tatsache zu begründen, dass die biologische Kurve der Adaptation einen nicht linearen, sondern parabolischen Verlauf zeigt, weil der Organismus bei hohem Anpassungszustand geringere Antwortreaktionen gibt.

▸ **Das Prinzip des wirksamen Belastungsreizes.** Um trainingswirksam zu sein, muss ein Trainingsreiz eine bestimmte Intensitätsschwelle überschreiten, da sonst keine Anpassungsreaktion ausgelöst wird. Man unterscheidet dabei in der Regel zwischen vier verschiedenen Reizschwellen (Reizstufenregel):
- unterschwelliger Reiz – bleibt wirkungslos
- überschwelliger, geringer Reiz – erhält das Trainingsniveau

- überschwelliger, mittlerer bis starker Reiz – ist die optimale Reizintensität
- überschwelliger, zu starker Reiz – schädigt das System

Der individuelle Schwellenwert hängt dabei v.a. vom Trainingszustand des Sportlers ab, ist zum Teil aber auch genetisch vorherbestimmt.

► **Das Prinzip der Belastungsvariation.** Gleichartige Trainingsreize über einen längeren Zeitraum können zu einer Stagnation führen. Durch Veränderung des Belastungsreizes kann dies verhindert werden. Dabei ist nicht nur eine Variation der Intensität, sondern auch der Trainingsinhalte, der Bewegungsdynamik und der Pausengestaltung (also auch der Trainingsmethoden und Belastungskomponenten) möglich. Biologisch stellen Variationen für den angesprochenen Bereich (Muskel, vegetatives Nervensystem) eine Unterbrechung der Belastungsmonotonie dar (die Muskulatur wird „irritiert") und verursachen als ungewohnte Belastungsreize neue Homöostasestörungen mit nachfolgenden Anpassungen. Eine wesentliche Rolle spielt dieses Prinzip im Hochleistungstraining, weil dort auf Grund der erforderlichen Spezialisierung die Variation der Belastungskomponenten, -inhalte und -methoden nicht mehr gegeben ist, das Eintreten von Leistungsbarrieren andererseits geradezu nach Variation des Trainings verlangt. Die Variation ist dann im Rahmen eines vorgegebenen Intensitätsbereichs möglich und auch wirksam.

► **Das Prinzip der Wiederholung und Kontinuität.** Ein einmaliges Training löst noch keine erkennbaren und v.a. keine dauerhaften Anpassungen aus. Ein regelmäßiges Training ist notwendig, weil der Organismus zunächst eine Reihe von Umstellungen einzelner Funktionssysteme durchlaufen muss, um eine stabile Anpassung erreichen zu können.

Die metabolischen (Stoffwechsel) und auch enzymatischen Umstellungsvorgänge vollziehen sich dabei relativ schnell (2–3 Wochen). Für strukturelle (morphologische) Änderungen sind bereits längere Zeitspannen (mindestens 4–6 Wochen) anzusetzen, die steuernden und regelnden Strukturen des Zentralnervensystems benötigen die längste Anpassungszeit (Monate).

► **Das Prinzip der Periodisierung und Zyklisierung.** Insbesondere im Leistungssport ergibt sich das Problem, dass ein Sportler nicht ganzjährig im Hochleistungszustand sein kann, da er sich damit im Grenzbereich seiner individuellen Belastbarkeit befindet. Deshalb ist eine Aufteilung des Trainingsjahres in verschiedene systematische Schwerpunktphasen erforderlich (Makrozyklus). Typischerweise erfolgt folgende Einteilung:

- Vorbereitungsperiode (aufbauende Phase)
- Wettkampfperiode (stabilisierende Phase)
- Übergangsperiode (reduzierende Phase)

Diese Phasen des Makrozyklus werden wiederum selbst in belastungssteigernde, belastungserhaltende und belastungsreduzierende Phasen unterteilt (Meso- und Mikrozyklus).

► **Das Prinzip der Individualisierung und der Altersgemäßheit.** Alle Trainingsreize müssen so gestaltet sein, dass sie der jeweiligen individuellen Belastbarkeit, Akzeptanz und Bedürfnislage des Sportlers entsprechen. Dies beinhaltet die Beachtung folgender Faktoren:

- individuelle Trainingsziele (z.B. Verbesserung der Leistungsfähigkeit, Fettreduktion, Körperformung, Muskelzuwachs)
- individuelle Belastungsverträglichkeit, sowohl im orthopädischen Bereich (z.B. wirbelsäulenschonende Übungen bei Rückenbeschwerden) als auch im internistischen Bereich (z.B. Vermeidung von hohen Blutdruckwerten bei älteren Sportlern)
- biologisches Alter (dies kann durchaus dem kalendarischen Alter widersprechen)
- Trainingsvorerfahrung und Trainingszustand
- psychische Komponenten (z.B. Trainingsmotivation oder Leistungsbereitschaft)
- Geschlecht (z.B. Menstruation bei Frauen)
- genetische Voraussetzungen (z.B. vorherrschender Typ von Muskelfasern Slow- oder Fast-Twitch)

► **Das Prinzip der richtigen Belastungsabfolge.** Während einer Trainingseinheit kommt es zur Ermüdung des Zentralnervensystems. Diese Ermüdungserscheinungen müssen innerhalb einer Trainingseinheit berücksichtigt werden. Daher ist es sinnvoll, dass sich der Sportler nach dem Aufwärmen mit Übungen höchster Beanspruchung für das Zentralnervensystem befasst. Diese Beanspruchung sollte im Laufe des Trainings immer mehr abnehmen.

► **Das Modell der Homöostase und Superkompensation.** Grundlage der oben genannten Prinzipien sind biologische Anpassungsprozesse im Körper. Diese werden im sogenannten Modell der Superkompensation dargestellt und beziehen sich auf Abläufe der Energiebereitstellung im Körper. Die Fähigkeit zur Adaptation (Anpassung) stellt beim Menschen ein Grundphänomen des Überlebens dar. Dabei geht das Modell der Homöostase und Superkompensation (auch Überkompensation genannt) von der Annahme aus, dass der Körper sich in einer ständigen Balance befindet, der sogenannten Homöostase. Nach einem überschwelligen Trainingsreiz (siehe Prinzip des wirksamen Belastungsreizes, Reizschwellengesetz) wird das Gefüge der Homöostase aus dem Gleichgewicht gebracht. Der Körper gerät daher in ein Ungleichgewicht (Heterostase). Der Heterostase folgt der Adaptationsprozess, dieser mündet schließlich wieder in einer Homöostase, nun aber auf einer höheren Ebene.

▶ **Verteiltes vs. massiertes Lernen.** Vor allem wenn es beim Training um die Entwicklung von Fertigkeiten geht, spielen neben den biologischen Anpassungsprozessen auch Lernprozesse eine Rolle. Während es bei Superkompensation um einen wellenförmigen Anstieg der Leistung geht, erreicht man bei Lernprozessen Lernplateaus, die nur durch massiertes Training aufzubrechen sind. Hierbei bedient man sich häufig des Blocktrainings, um auf eine höhere Lernstufe zu kommen.

1.8.2 Das Belastungsgefüge im Training (Pudi)

Das Belastungsgefüge besteht aus:

▶ **P = Pause.** Pause bedeutet, wie viel Zeit vergehen soll, bis der nächste Satz gestartet wird. Es wird mit einer vollständigen oder mit einer lohnenden Pause gearbeitet. Und es geht um die Gestaltung der Pause nach den einzelnen Übungen.

▶ **U = Umfang.** Der Umfang steht für die Anzahl der Wiederholungen. Es sollen pro Satz 8 oder 12 Wiederholungen ausgeübt werden. Die Anzahl der Wiederholungen

Tab. 1.2 Belastungskomponenten verschiedener Trainingsarten

Belast.-Komp.	Koord.	KA.	Hyp.	IMK.	Misch.	Plyo.
Intensität	50 %	60 %	70–75 %	90–100 %	80–100 %	100 %
WDH/Serie	10	20	8–12	1–3	1–7	10–12
Sätze/Dauer	3	4	3–5	3	7	3–5
Serien Pause	20–30s	0,5–1s	2–3 min	5–7 min	3–5 min	10 min
Tempo	langsam	langsam	zügig	explosiv	schnell	explosiv
Sättigung	2 Wochen	4 Wochen	10–12 Wochen	6–8 Wochen	10–12 Wochen	4 Wochen

Koord. = Koordinationstraining; KA = Kraftausdauer; Hyp. = Hypertrophie, IMK = intramuskuläres Krafttraining; Misach. = Mischmethode; Plyo. = Plyometrie, Reaktivmethode

Tab. 1.3 Anteile verschiedener Faktoren an den unterschiedlichen Trainingsinhalten

Kraftfähigkeit:	Koord.	KA.	Hyp.	IMK.	Misch.	Plyo.
Maximalkraft		+	+++	++	+	
Schnellkraft			+	++	+	
Dyn. Kraftmax.			+	+++	+	+
Explosivkraft				+++	+	+
Reaktivkraft				+		+++
Kraftausdauer	+	+++	+	+	+	
Koordination	+++	++	+	+	+	+
Einflussgrößen der Kraftfähigkeiten						
Tendomuskulär			+++	+	++	
Muskelmasse	+	++	+++	+	+	
FT.-Fasern				+	+	+++
Elastizität Muskel	+		++		+++	
Enzymaktivität	+	++		+		
Kapillarisierung	+	+	+			
Neuronale Faktoren						
Willkürliche Aktivierung		+++	+	+		
Voraktivierung/Reflexsteigerung		+	++	+	+++	
Wundheilungsphasen						
Entzündungsphase	++	+				
Proliferationsphase	+++	+++	+			
Konsolidierungsphase	+	+	+++	++	++	+
Umbauphase	+	+	++	+++	+++	+++

Koord. = Koordinationstraining; KA = Kraftausdauer; Hyp. = Hypertrophie, IMK = intramuskuläres Krafttraining; Misch. = Mischmethode; Plyo. = Plyometrie, Reaktivmethode

sind abhängig vom Trainingsmodus, d. h., man muss wissen, was das Trainingsziel ist: Hypertrophie, intramuskuläres Koordinationstraining oder Plyometrie.

▶ **D = Dauer.** Die Dauer steht für die Zeit der Belastungseinwirkung. Das heißt, wie lange soll eine Übung dauern, wie viel Sätze werden trainiert?

▶ **I = Intensität.** Intensität beschreibt den Anstrengungsgrad und die Art und Weise, wie eine Übung ausgeführt werden sollte, das bedeutet, wie viel Gewicht eingesetzt wird oder mit wie viel Belastung trainiert werden soll und wie labil eine Unterstützungsfläche sein soll.

1.8.3 Die Trainingsmodalitäten

- Koordinationstraining (Koord.)
- Kraftausdauer (KA.)
- Hypertrophie (Hyp.)
- intramuskuläres Krafttraining (IMK.)
- Mischmethode (Misch.)
- Plyometrie, Reaktivmethode (Plyo.)

1.8.4 Training und seine Bedeutung

Aus meiner Erfahrung ist es sehr wichtig, im Training immer an seine Grenzen zu gehen, aber selten darüber hinaus – Training darf wehtun, aber es sollte sich auf einen gut aushaltbaren Schmerz im Sinn von ziehendem, brennendem oder krampfendem Charakter beschränken. Einschießende, bohrende oder elektrisierende Schmerzen sind zu vermeiden. Egal in welcher Trainingsmethode man sich befindet, es gilt immer, dass die Übung unter höchster Qualität und Quantität ausgeführt werden soll. Wenn das nicht mehr eingehalten werden kann, der Patient die Bewegung nicht mehr korrekt ausführt, sie abbricht oder kompensiert, dann ist die Belastung zu groß und muss unbedingt angepasst werden. Wichtig fürs Training ist das Ziel, welches man erreichen möchte und mit welcher Methode man dorthin gelangt. Hierbei stellt die Sportartanalyse eine gute Grundlage. Man sollte sich im Klaren sein, wie die betroffene Struktur zu belasten ist, ob auf Kompression oder Zug, schnell oder langsam und in welcher Phase wir uns in der Wundheilung befinden. Die Methoden unterstützen die Förderung und das Training von spezifischen Strukturen, wie z. B. ein Hypertrophietraining (konzentrisches Training) die Muskulatur stärkt oder das IMK-Training (exzentrisches Training) v. a. die Bänder, Gelenkkapseln und die Sehnen kräftigt. Werden all diese Aspekte berücksichtigt, dann ist man auf dem richtigen Weg, ein spezifisches und individuelles Training für den Patienten auf sein jeweiliges Problem zu gestalten. Für die richtige Übungsauswahl ist das Buch eine Hilfestellung für den therapeutischen und medizinischen Alltag.

1.8.5 Muskelfunktionstest nach Janda und seine Bedeutung

Der Muskelfunktionstest nach Vladimir Janda ist eine Untersuchungsmethode, die über die Kraft einzelner Muskeln oder Muskelgruppen, die eine funktionelle Einheit bilden, und über das Ausmaß von Läsionen peripherer motorischer Nerven Auskunft gibt. Sie ermöglicht außerdem die Analyse einfacher motorischer Stereotype, bildet die Grundlage für die analytisch vorgehende Physiotherapie und ist zugleich Hilfsmittel zur Bestimmung der Leistungsfähigkeit eines getesteten Körperteils. Janda geht bei seinem Muskelfunktionstest davon aus, dass stets eine gewisse Muskelkraft erforderlich ist, um ein Körperteil durch den Raum zu bewegen. Grundsätzlich können folgende Stufen der Muskelkraft unterschieden werden:

- Die Muskulatur ist imstande, einen der Bewegung von außen entgegengesetzten Widerstand zu überwinden.
- Die Muskulatur kann nur noch die Schwerkraft überwinden.
- Die Muskulatur kann Körperteile nur noch unter Ausschluss der Schwerkraft überwinden.
- Es kommt nur eine Muskelanspannung zustande, eine Bewegung bleibt dagegen aus.

Der Muskelfunktionstest ist eine analytische Methode. Er dient grundsätzlich nur der Kraftbestimmung einzelner Muskelgruppen, jedoch ist er auch eine Untersuchung bestimmter, genau definierter, verhältnismäßig einfacher motorischer Stereotype.

Janda beschreibt die Muskelkraft mittels sechs Grundstufen. Jeder Grundstufe ist ein spezieller Prozentwert der maximalen Muskelleistungsfähigkeit zugeordnet:

- Stufe 5: N (normal) Volle, normale Muskelkraft (100 % der Norm), normal kräftiger Muskel bedeutet nicht, dass der Muskel in allen Funktionen normal ist (z. B. Ermüdbarkeit). Ein maximaler Widerstand kann im vollen Bewegungsausmaß überwunden werden.
- Stufe 4: G (good) Circa 75 % der normalen Muskelkraft, d. h., mittelgroßer Widerstand kann in vollem Bewegungsausmaß überwunden werden.
- Stufe 3: F (fair) Circa 50 % der normalen Muskelkraft, d. h., Bewegung kann gegen die Schwerkraft in vollem Bewegungsmaß ausgeführt werden.
- Stufe 2: P (poor) Circa 25 % der normalen Muskelkraft, d. h., Ausführung der Bewegung in vollem Bewegungsausmaß möglich, jedoch nicht gegen die Schwerkraft.
- Stufe 1: T (trace) Spur einer Anspannung; circa 10 % der normalen Muskelkraft.
- Stufe 0: Z (zero) Beim Bewegungsversuch keine Muskelkontraktion möglich.

1.8.6 Das Kraftdefizit

Die Differenz zwischen isometrisch und exzentrisch mobilisierter Maximalkraft wird auch als autonom geschützte Reserve oder Kraftdefizit bezeichnet. Ein großes Kraftdefizit deutet auf eine schlechte willkürliche Aktivierbarkeit des vorhandenen Potenzials hin, ein kleines Kraftdefizit entsprechend auf eine gute willkürliche Aktivierbarkeit. Die Höhe des Kraftdefizits ist von praktischer Bedeutung: Weist ein großes Kraftdefizit auf eine schlechte willkürliche Aktivierbarkeit des vorhandenen Potenzials hin, sollten in erster Linie die Trainingsmethoden zur Anwendung kommen, welche die Aktivierung verbessern. Dies sind die Methoden mit maximalen und supramaximalen Kontraktionen (IMK-Training), welche in der Wirkung v. a. die neuronalen Einflussgrößen des Kraftverhaltens trainieren, also Rekrutierung, Frequenzierung und Synchronisation. Ist das Kraftdefizit eher klein (5–10 %), sollten die Methoden aus dem Krafttraining zum Einsatz kommen, welche die Absolutkraft günstig beeinflussen. Das sind Methoden der submaximalen Kontraktionen bis zur Erschöpfung mit der Wirkrichtung einer Muskelquerschnittsvergrößerung (Hypertrophietraining). In der Praxis hat sich ein einfaches Verfahren zur Einschätzung des Kraftdefizits etabliert. Dazu werden mit einer Gewichtslast, welche 90 % der konzentrischen Maximalkraft entspricht, so viele Wiederholungen wie möglich durchgeführt. 3–5 mögliche Wiederholungen entsprechen der Norm. Mehr Wiederholungen deuten auf ein großes Kraftdefizit und eine verbundene schlechte willkürliche neuromuskuläre Aktivierung hin. Weniger Wiederholungen weisen hingegen auf ein kleines Kraftdefizit und eine gute neuromuskuläre Aktivierung hin. Der Zusammenhang zwischen der Anzahl möglicher Wiederholungen bei 90 % der Maximalkraft und dem Kraftdefizit kann erklärt werden. Werden viele motorische Einheiten gleichzeitig mit einer hohen Frequenz aktiviert, ermüden die eingesetzten Muskelfasern schnell und es können nur wenige Wiederholungen durchgeführt werden. Werden weniger motorische Einheiten gleichzeitig mit geringer Impulsfrequenz eingesetzt, werden ermüdete Muskelfasern durch nachfolgend aktivierte, bei den ersten Wiederholungen noch inaktive Fasern ersetzt und es können mehr Wiederholungen durchgeführt werden.

Praktisches Vorgehen zur Bestimmung des Kraftdefizits am Beispiel eines Squats (siehe Übung 1, ▶ Abb. 4.24). Zuerst muss das Maximalgewicht bestimmt werden. Das heißt, das Gewicht, bei welchem der Squat bei maximaler Qualität genau noch eine Wiederholung ganz durchführen kann. Dann hätten wir die maximale Leistung für diese Übung, man spricht von 100 %. Dann wird das Gewicht für 90 % ausgerechnet und geschaut, wie viele Wiederholungen mit diesem Gewicht möglich sind. Erwartet werden 3–5 Wiederholungen, das wäre der Normbereich. Bei mehr oder weniger Wiederholungen sprechen wir dann von einem Kraftdefizit und sollten mit der entsprechenden Methode die dazugehörige Muskulatur trainieren.

Tab. 1.4 Ungefähre Anzahl durchführbarer Wiederholungen bei verschiedenen Gewichtsintensitäten

Wiederholungen	Intensität in % des 1-Wiederholungs-Maximums
1	100
2	95
3–5	90
5–8	85
8–10	80
10–12	75
12–15	70
15–18	65
20	60
30	55

Kapitel 2

Tape und Training der oberen Extremität

2

2 Tape und Training der oberen Extremität

2.1 M. infraspinatus

2.1.1 Anatomie in vivo

Der M. infraspinatus (▶ Abb. 2.1) ist ein wichtiger Schultermuskel. Er gehört zu der Rotatorenmanschette und ist ein wichtiges Glied für die Stabilität der Schulter. Seine Funktion ist die Außenrotation v. a. bei über 90° Flexion und Abbduktion des Arms in der Schulter. Er spielt eine große Rolle in der Ausholphase (Late-Cocking-Phase) beim Wurf. Er verläuft von der Fossa supraspinata zum Tuberculum majus humeri.

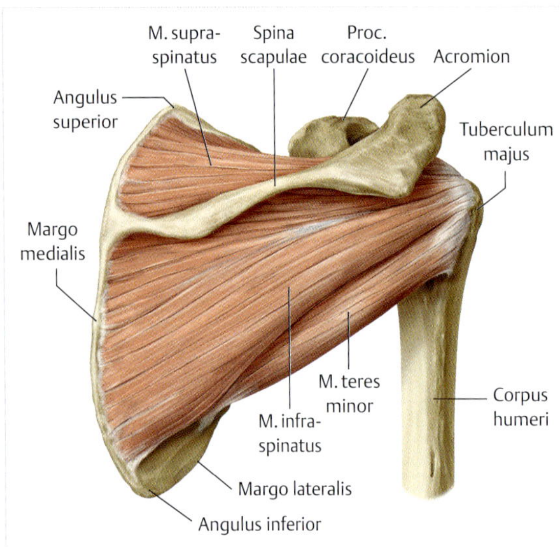

Abb. 2.1 M. infraspinatus (Abb. aus: Schünke M, Schulte E, Schumacher U. Prometheus. LernAtlas der Anatomie. Allgemeine Anatomie und Bewegungssystem. Illustrationen von M. Voll und K. Wesker. 5. Aufl. Stuttgart: Thieme; 2018)

2.1.2 Mögliche Beschwerden bei Dysfunktion des Muskels

Bei einer Dysfunktion des Muskels kommt es zu einer massiven Instabilität v. a. bei Überkopfbewegungen. Meist werden diese Schmerzen in der ventralen Schulterregion verursacht.

2.1.3 Kinesio-Tape-Applikation Muskeltechnik M. infraspinatus

- **Vorbereitung:** Schnitttechnik Y-Cut.
- **Ausgangsstellung des Patienten für den Anker:** Der Patient sitzt auf der Bank, den Arm in neutraler Stellung neben dem Körper.
- **Anlage des Ankers:** Der Anker wird entweder auf dem medialen Rand der Skapula oder am Tuberculum majus humeri angebracht (▶ Abb. 2.2). Dies ist abhängig von Screening-Test und der faszialen Verschiebung.
- **Tipp:** Der Anker kann das größere Ende sein oder, wenn an der Skapula begonnen wird, können es die beiden kleinen Enden sein, mindestens 5 cm lang (▶ Abb. 2.3).
- **Ausgangsstellung des Patienten für den Zügel:** Der Patient geht mit der betroffenen Handseite auf die gegenüberliegende Schulter, um die Region des M. infraspinatus maximal vorzudehnen.
- **Anlage des Zügels:** Dann werden die Zügel ohne Zug auf die Haut geklebt. Danach muss das Tape gut angerieben werden, um eine möglichst gute Aktivierung des Acrylklebers zu bekommen.
- **Tipp:** Erst das Papier bis auf die letzten 2 cm vom Tape entfernen, dann das Tape auf die Haut kleben.

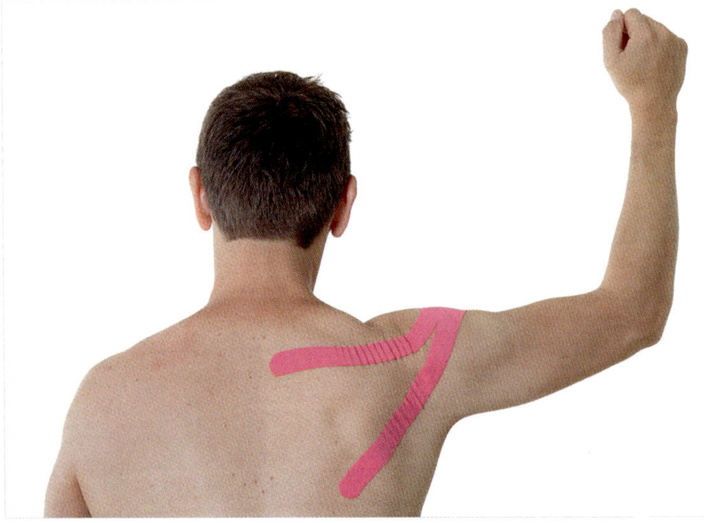

Abb. 2.2 Fertige Kinesio-Tape-Applikation: Muskeltechnik M. infraspinatus (Foto: Kirsten Oborny)

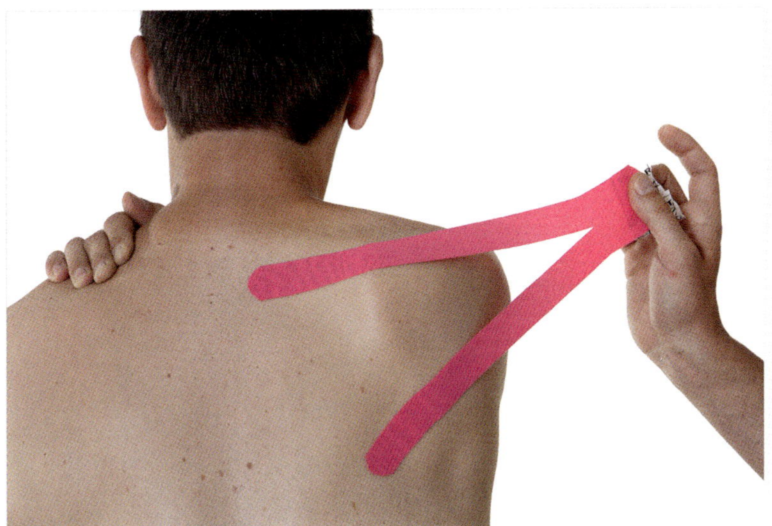

Abb. 2.3 M. infraspinatus: Zügel der Muskeltechnik mit Anker an der Skapula (Foto: Kirsten Oborny)

2.1.4 Training für den M. infraspinatus

▸ **Übung 1, Außenrotation Überkopf aus Bauchlage**

▸ **Ziel.** Diese Übung eignet sich hervorragend, um den M. infraspinatus möglichst isoliert zu trainieren. Aufgrund der Bauchlage kann kaum über Ausweichbewegungen im Rumpf kompensiert werden und gleichzeitig wird eine gute kontrollierte Ausholbewegung gewährleistet. Da dieser Muskel v. a. abbremsend in der Wurfbewegung tätig ist und genau in dieser Situation die meisten Verletzungen entstehen, ist es sinnvoll, hier exzentrisch betont zu trainieren. Dieser Muskel muss ausdauernd, exzentrisch und sehr schnell zuckend aktiviert werden.

▸ **Ausgangsstellung.** Der Patient liegt auf dem Bauch, der betroffene Arm ist über den Kopf gestreckt mit 90° Abduktion in der Schulter und 90° Flexion im Ellenbogen. Der Arm wird wie der Kopf leicht über dem Boden gehalten, das Kinn ist ans Brustbein gezogen. Der nicht betroffene Arm liegt neben dem Körper. Der Bauch ist leicht eingezogen und die Beine total entspannt.

▸ **Ausführung.** Nun wird der Ellenbogen leicht auf den Boden aufgestützt und der Unterarm bewegt sich nach hinten in die Außenrotation. Der Oberarm bleibt dabei in seiner Position unverändert. Es ist wichtig, die Bewegung bis ans maximale Ende auszuführen, dort kurz zu bleiben und dann zurück in Richtung Boden zu kommen. Allerdings den Boden nur berühren, nicht mehr ablegen, so lange, bis der Arm nicht mehr abgehoben werden kann (▸ Abb. 2.4).

▸ **Steigerung.** Die Übung kann gesteigert werden, indem man den Ellenbogen zusätzlich vom Boden abhebt und ihn über dem Boden hält. Wenn das gut geht, kann man mit Gewichten in der Hand arbeiten (▸ Abb. 2.5).

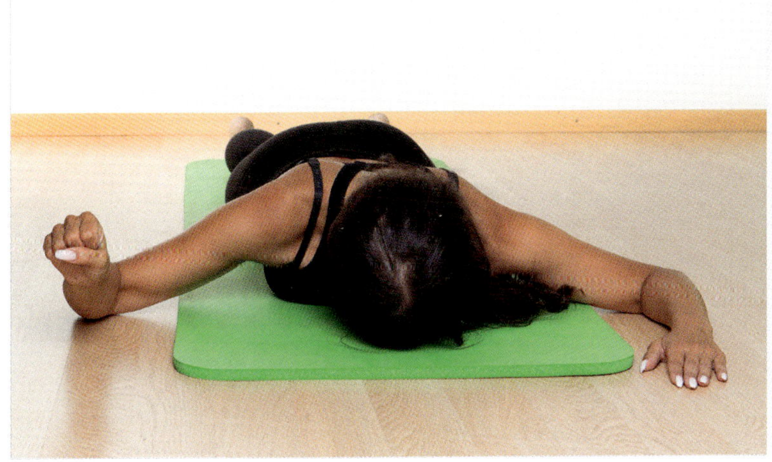

Abb. 2.4 M. infraspinatus: Außenrotation in Bauchlage (Foto: Kirsten Oborny)

▸ **Tipps.** Diese Übung sollte auf Grund der Arbeitsweise des Muskels exzentrisch betont werden. Somit wäre es sinnvoll, einen Rhythmus 1:3 zu wählen. Das heißt, innerhalb von einer Sekunde in die Bewegung hineingehen, aber für den Rückweg 3 Sekunden Zeit lassen. Achtung, keine Ausweichbewegungen in der Wirbelsäule zulassen (▸ Abb. 2.6) und nicht mit dem kontralateralen Arm abstützen.

▸ **Variation.** Übung auf einer Pilatesrolle ausführen (labile Unterlage), Rhythmus verändern oder auf eine Body Bar ausweichen (▸ Abb. 2.7).

▸ Übung 2, Außenrotation aus der maximalen Innenrotation im Stand

▸ **Ziel.** Diese Übung fördert das Full Range of Motion für die Rotation gegen die Schwerkraft im Stand. Sie eignet sich v. a. gut, um das neu erlernte Bewegungsausmaß durch das Kinesio-Tape zu automatisieren und als vertrauensvolle Bewegung abzuspeichern. Sie ist gegen die Schwerkraft ausgerichtet und kommt somit sehr nah an die Ausholbewegung beim Wurf heran.

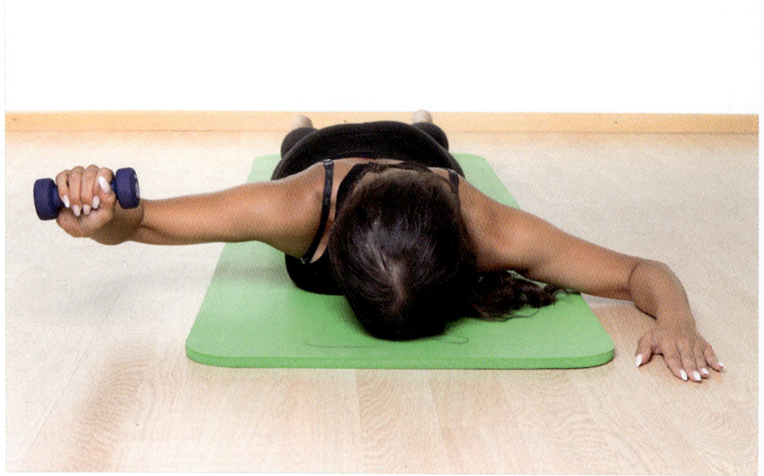

Abb. 2.5 M. infraspinatus: Außenrotation in Bauchlage mit Gewicht (Foto: Kirsten Oborny)

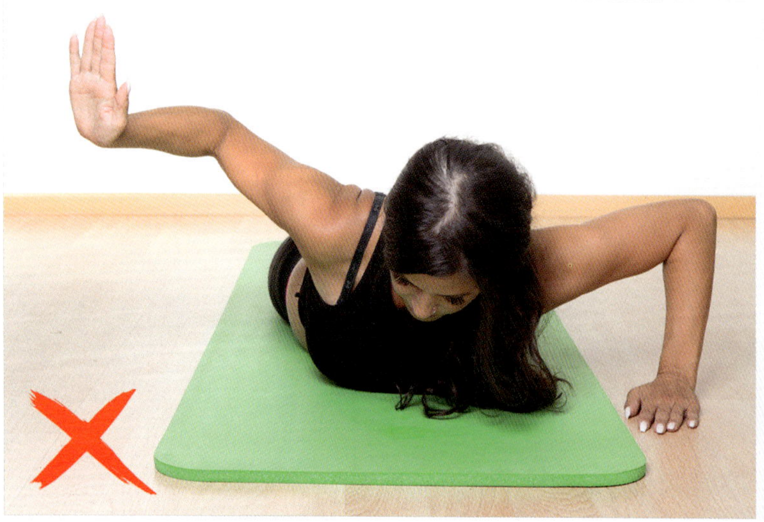

Abb. 2.6 M. infraspinatus – Außenrotation in Bauchlage: Fehlerhafte Ausführung (vermehrtes Hohlkreuz, Rotation der Wirbelsäule, mit kontralateralem Arm abgestützt) (Foto: Kirsten Oborny)

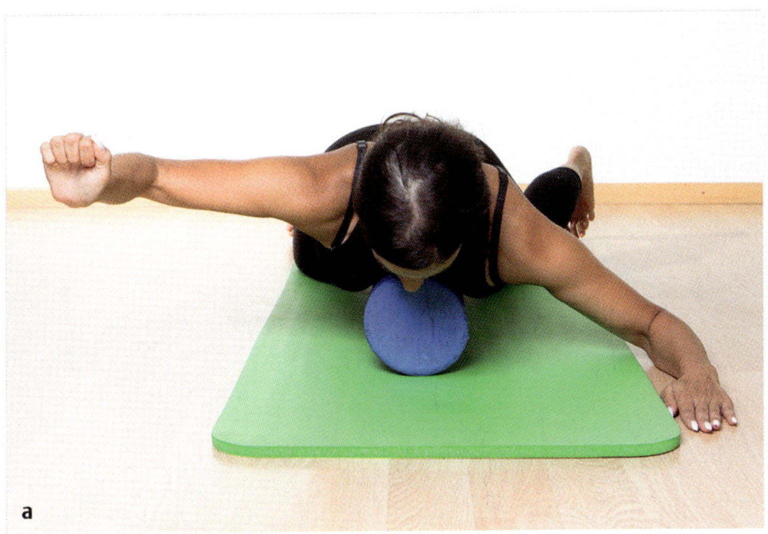

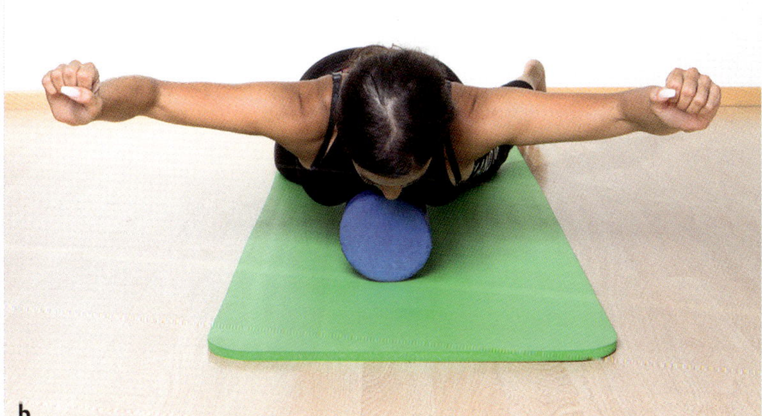

Abb. 2.7 M. infraspinatus – Außenrotation in Bauchlage auf Pilatesrolle (evtl. auch mit Bodybar):
a einarmig (Foto: Kirsten Oborny)
b beidarmig (Foto: Kirsten Oborny)

▸ **Ausgangsstellung.** Der Patient steht hüftbreit und hat sein Körpergewicht auf beiden Beinen gleichermaßen verteilt. Er hebt beide Arme bis 90° Abduktion hoch, mit 90° gebeugten Ellenbogen, die Hände sind zur Faust geschlossen und schauen nach vorne (▸ Abb. 2.8). Hand, Unterarm und Oberarm sind auf der Schulterebene eingestellt. Der Rumpf ist stabil, d. h., der Bauchnabel ist leicht nach innen und oben gezogen, das Brustbein wird nach vorne oben gedrückt, dabei sollen sich die Schulterblätter nicht auseinanderbewegen.

▸ **Ausführung.** Nun bewegt der Patient seine Unterarme, so weit er kann, ohne die stabile Rumpfposition zu verändern, nach kranial und kaudal (▸ Abb. 2.9 und ▸ Abb. 2.10). Der Oberarm bleibt während dieser Bewegung ruhig im Raum gehalten, immer auf Höhe der Schulter.

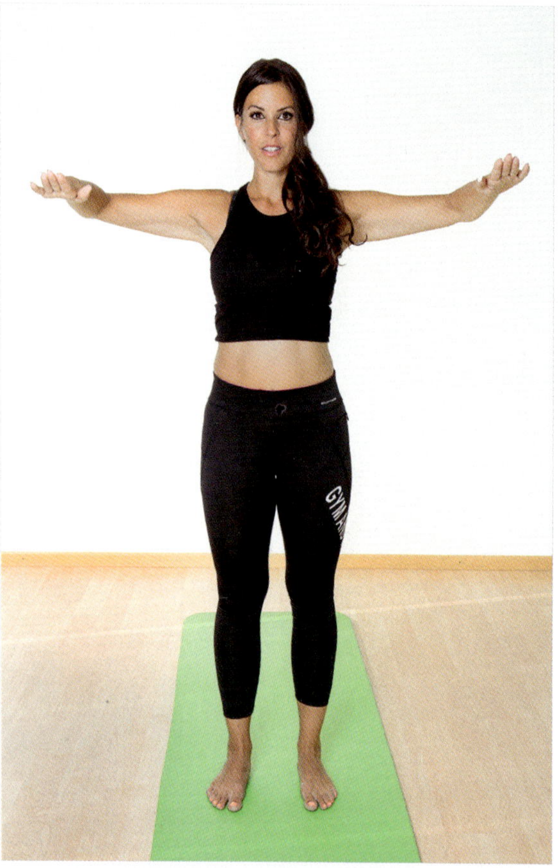

Abb. 2.8 M. infraspinatus – Außenrotation aus maximaler Innenrotation im Stand: Ausgangsstellung (Unterarme parallel zum Boden) (Foto: Kirsten Oborny)

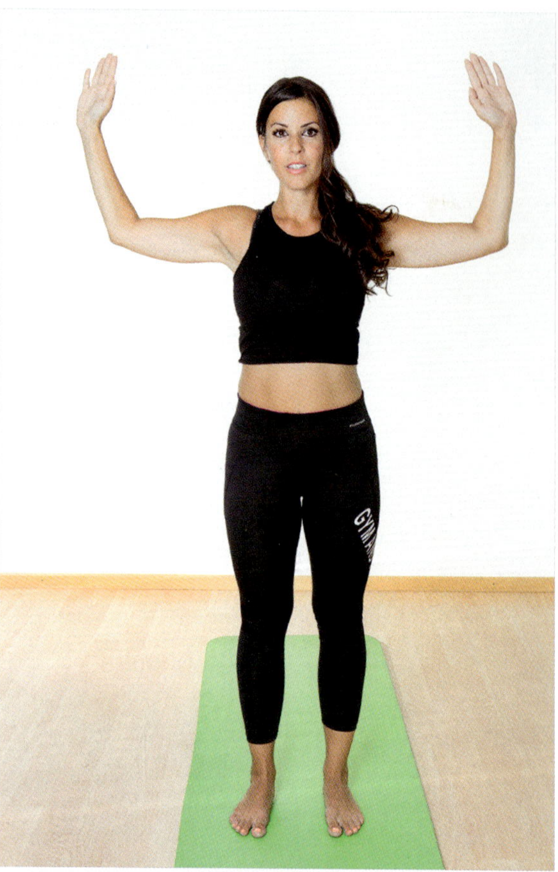

Abb. 2.9 M. infraspinatus – Außenrotation aus maximaler Innenrotation im Stand: maximale Außenrotation beidseits (Ausholbewegung) (Foto: Kirsten Oborny)

▸ **Steigerung.** Die Übung kann mit Gewichten (▸ Abb. 2.11) gesteigert werden. Um eine mögliche exzentrische Betonung zu bekommen, kann der Arm mit Schwung nach kranial bewegt werden und dann in Zeitlupe nach kaudal (Rhythmus 1:5). Das exzentrische Training für den M. infraspinatus ist v. a. sehr wichtig für die Wurfbewegung.

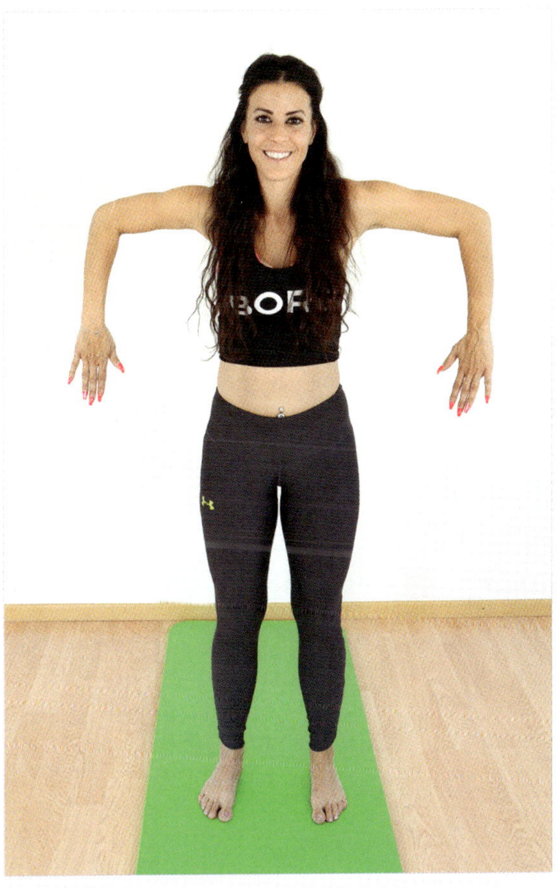

Abb. 2.10 M. infraspinatus – Außenrotation aus maximaler Innenrotation im Stand: maximale Innenrotation beidseits (Foto: Stephan Mogel)

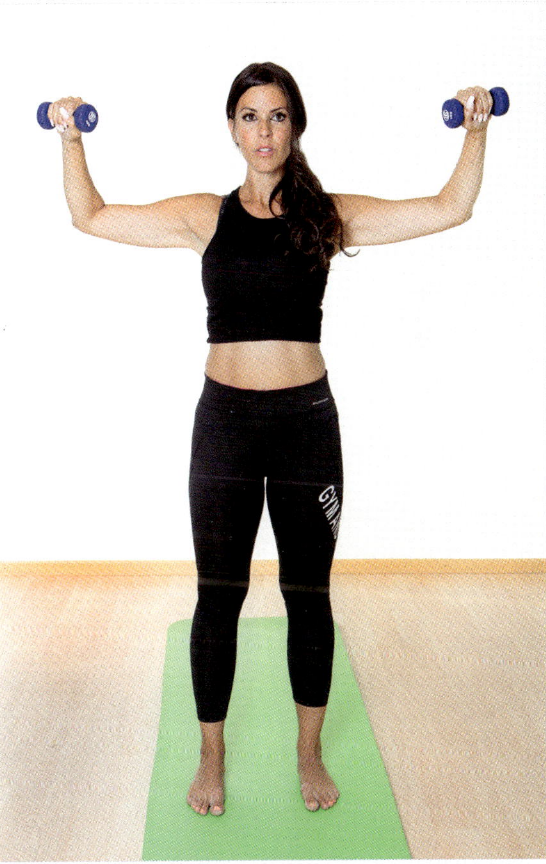

Abb. 2.11 M. infraspinatus – Außenrotation aus maximaler Innenrotation im Stand: Steigerung mit Gewichten (Foto: Kirsten Oborny)

▶ **Tipps.** Es ist darauf zu achten, dass die Schulter während der Bewegung nicht in die Protraktion geht. Ebenfalls sollte die LWS nicht ins vermehrte Hohlkreuz ausweichen. Der Kopf bleibt an Ort und Stelle, das Kinn tendenziell ans Brustbein gezogen. Häufigster Fehler ist das Absinken (▶ Abb. 2.12) der Oberarme bei zunehmender Anstrengung. Eventuell kann die Übung zuerst an der Wand ausgeführt werden, damit der Patient die Wirbelsäule und den Kopf ablegen kann (▶ Abb. 2.13).

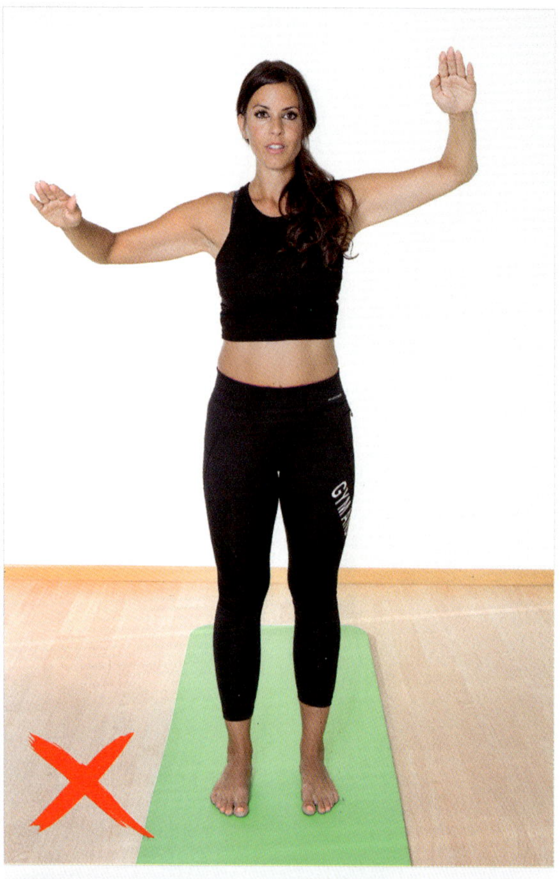

Abb. 2.12 M. infraspinatus – Außenrotation aus maximaler Innenrotation im Stand: Fehlerhafte Ausführung (abgesunkene Ellenbogen) (Foto: Kirsten Oborny)

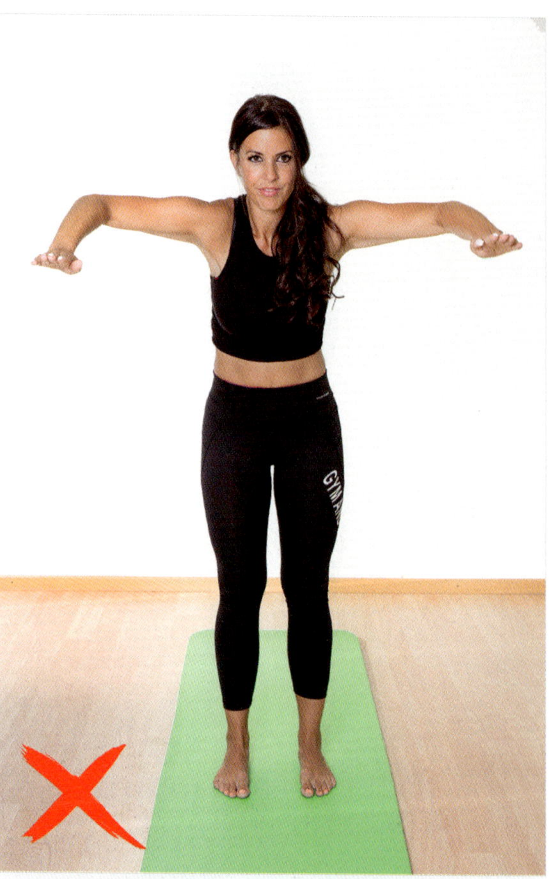

Abb. 2.13 M. infraspinatus – Außenrotation aus maximaler Innenrotation im Stand: Fehlerhafte Ausführung (Hohlkreuz; Schultern und Kopf in Protraktion) (Foto: Kirsten Oborny)

▶ **Variation.** Es gibt mehrere Möglichkeiten zu variieren. Statt mit Gewicht kann mit Theraband (▶ Abb. 2.14) oder Kabelzug gearbeitet werden. Dann kann die Bewegung alternierend durchgeführt werden (▶ Abb. 2.15a) oder man variiert die Beinposition (▶ Abb. 2.15b).

▶ **Übung 3, Außenrotation aus Rückenlage auf der Bank**

▶ **Ziel.** Bei dieser Übung soll der Patient lernen, die Außenrotation maximal zu stabilisieren, auch in der Endposition.

▶ **Ausgangsstellung.** Der Patient liegt mit Kopf und Oberkörper auf der Bank, die Beine sind auf den Boden gestellt und er versucht, die natürliche Position der LWS zu halten. Der Arm auf der zu trainierenden Seite ist in der Schulter und im Ellenbogen 90° abduziert, die Hand ist geöffnet und in Erwartungshaltung (▶ Abb. 2.16). Der Therapeut steht am Kopfende und hält ein leichtes Gewicht in seiner Hand.

▶ **Ausführung.** Der Patient bereitet sich mental vor, gleich in dieser Position das Gewicht zu fangen. Er spannt seine Armmuskulatur an und sobald der Therapeut ein akustisches Signal gibt, lässt der das Gewicht fallen und der Patient fängt es, ohne seinen Arm zu bewegen, mit seiner Hand (▶ Abb. 2.17). Dabei soll die Ausgangsstellung von Körper, Kopf und Beinen nicht verändert werden.

▶ **Steigerung.** Die Steigerung wird durch Gewichtserhöhung erreicht oder wenn der Patient bei der Übung seine Augen schließt.

▶ **Tipps.** Der Patient sollte den Arm, v. a. die Schulter, beim Fangen nicht bewegen. Die LWS darf ihre Position nicht verlassen, also nicht mehr in die Lordose gehen, und der Kopf sollte dabei nicht abheben (▶ Abb. 2.18).

▶ **Variation.** Eine gute Variation ist, statt auf einer Bank auf einem großen Gymnastikball zu liegen (▶ Abb. 2.19). Eine zusätzliche Möglichkeit ist, sobald das Gewicht gefangen ist, den Arm mit dem Gewicht so schnell wie möglich über die Brust zu bewegen (Wurf, ▶ Abb. 2.20).

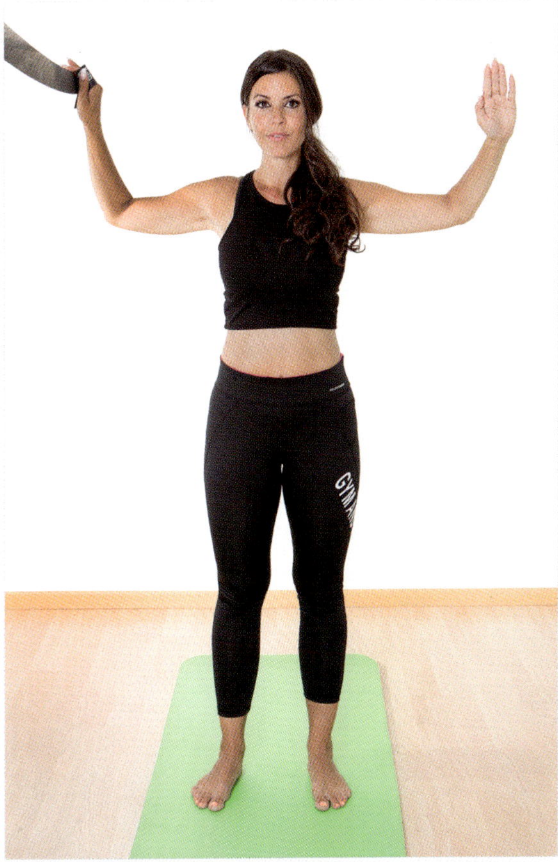

Abb. 2.14 M. infraspinatus – Außenrotation aus maximaler Innenrotation im Stand: Variation mit Theraband (Foto: Kirsten Oborny)

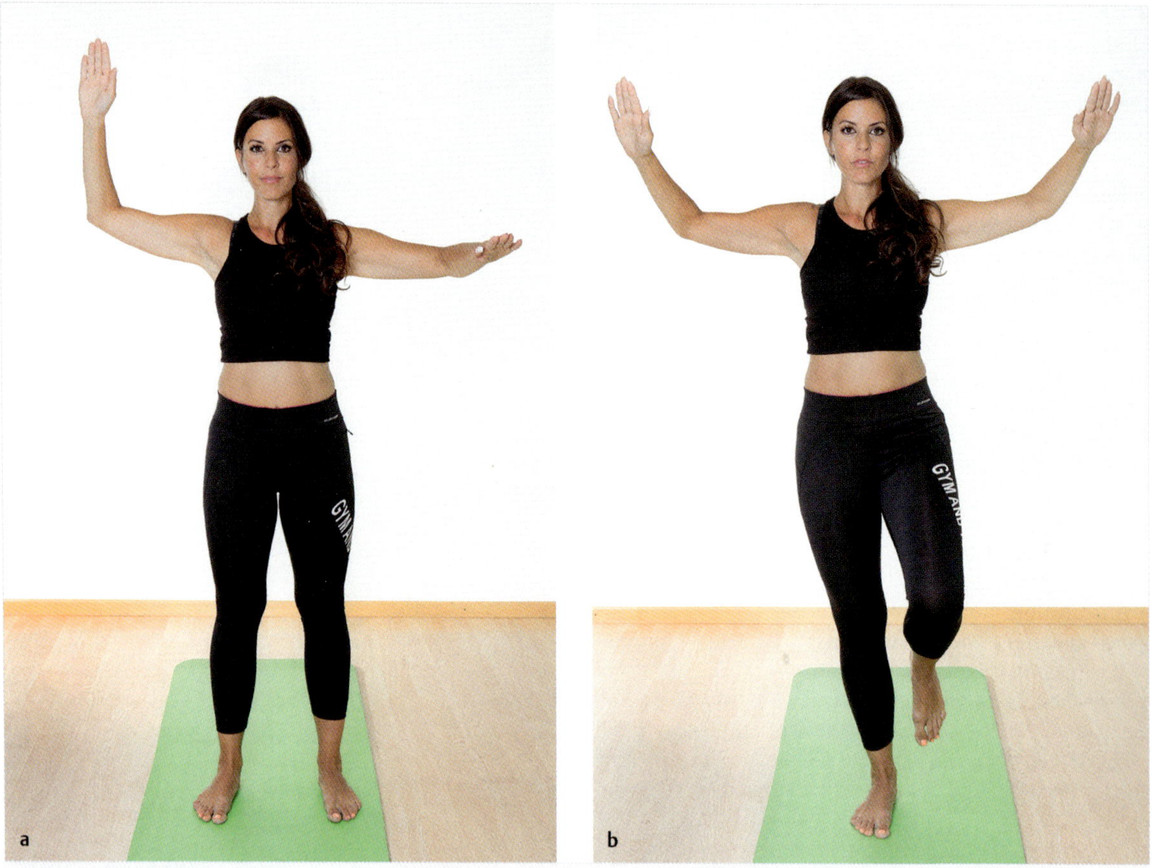

Abb. 2.15 M. infraspinatus – Außenrotation aus maximaler Innenrotation im Stand: Variation mit
a alternierender Armbewegung (Foto: Kirsten Oborny)
b verschiedenen Beinpositionen: Schrittstellung, Einbeinstand, Stand auf labiler Unterlage (Foto: Kirsten Oborny)

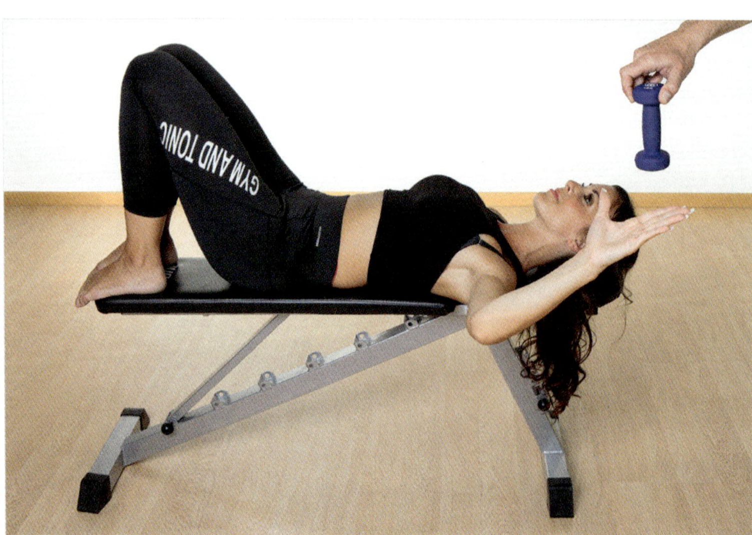

Abb. 2.16 M. infraspinatus – Außenrotation aus Rückenlage auf der Bank: Arm in Position, Hand geöffnet. Der Therapeut steht mit Gewicht in der Hand dahinter (Foto: Kirsten Oborny)

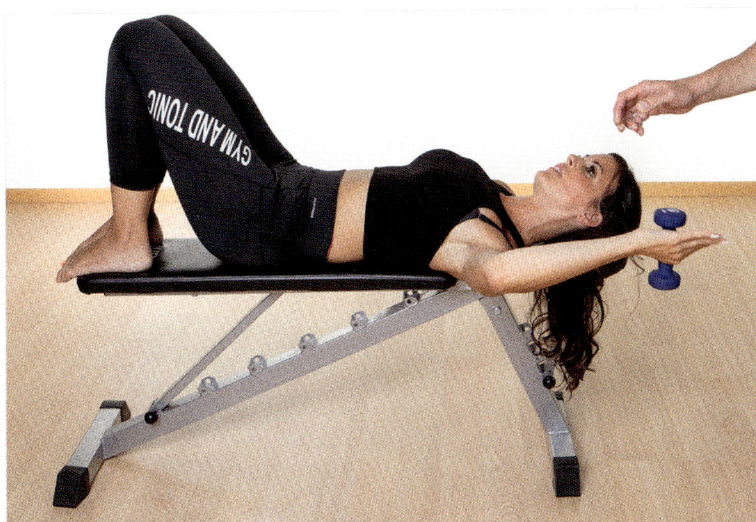

Abb. 2.17 M. infraspinatus – Außenrotation aus Rückenlage auf der Bank: Der Therapeut gibt ein akustisches Signal und lässt das Gewicht fallen, der Patient fängt; die Schultergelenkrotatoren verhindern eine Positionsveränderung im Schultergelenk (Foto: Kirsten Oborny)

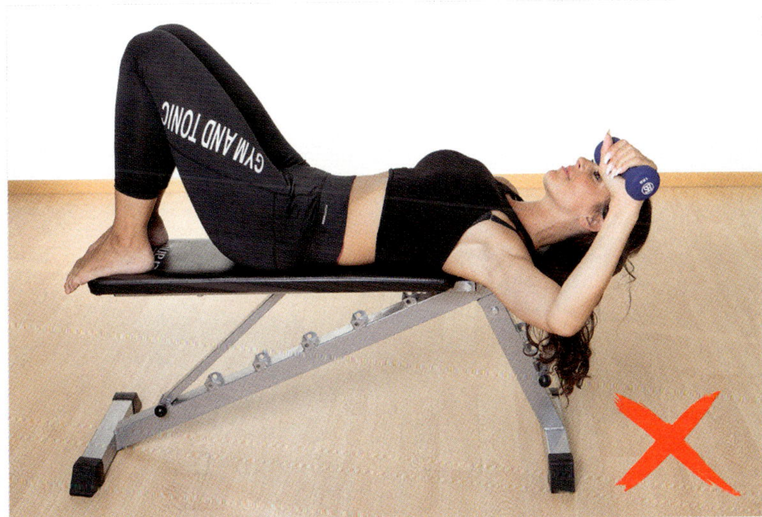

Abb. 2.18 M. infraspinatus – Außenrotation aus Rückenlage auf der Bank: Fehlerhafte Ausführung (Veränderung der Schultergelenkposition beim Fangen des Gewichts) (Foto: Kirsten Oborny)

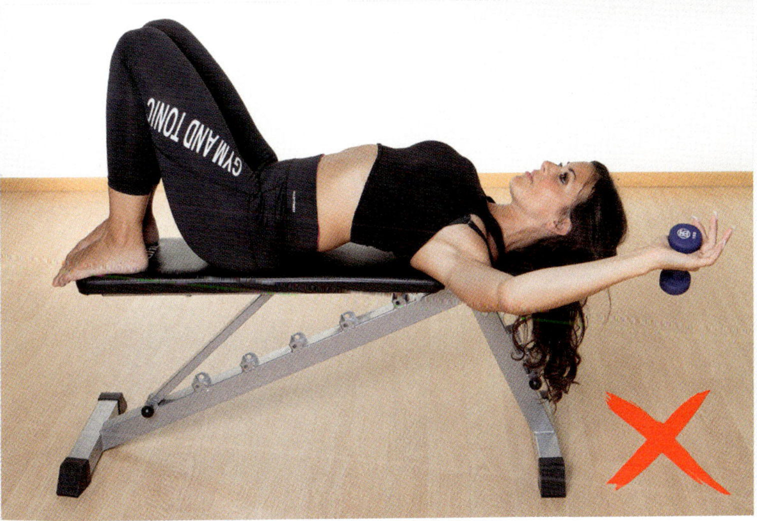

Abb. 2.19 M. infraspinatus – Außenrotation aus Rückenlage auf der Bank: Fehlerhafte Ausführung (Hyperlordose) (Foto: Kirsten Oborny)

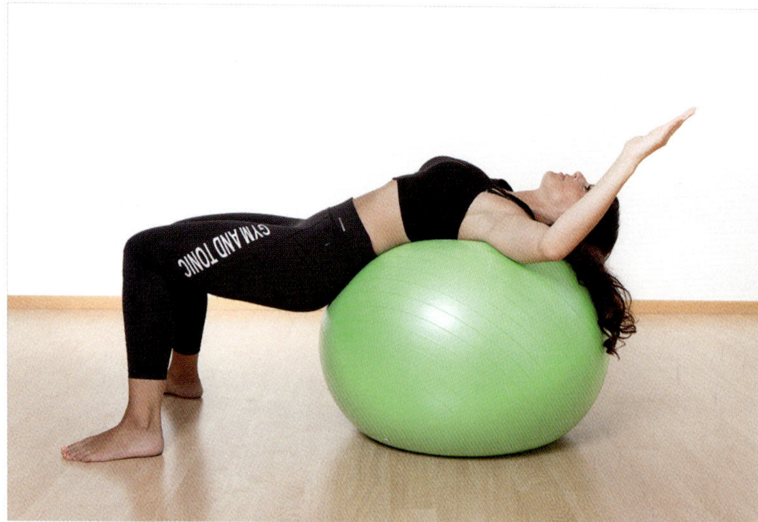

Abb. 2.20 M. infraspinatus – Außenrotation aus Rückenlage auf der Bank: Variation auf Gymnastikball (Foto: Kirsten Oborny)

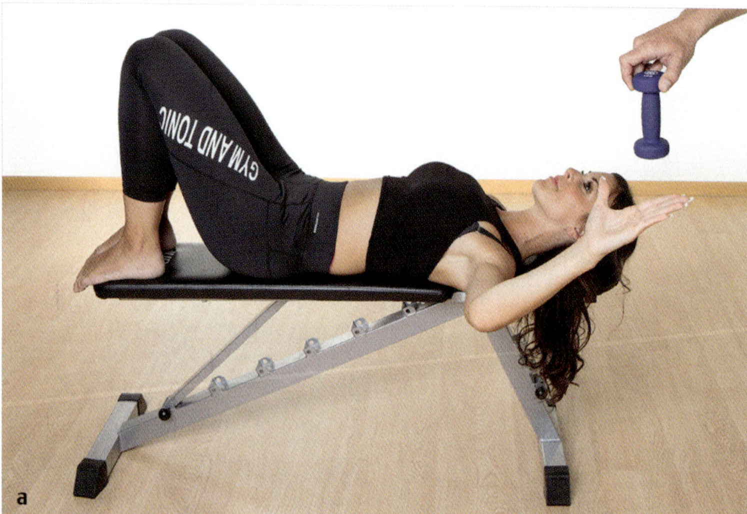

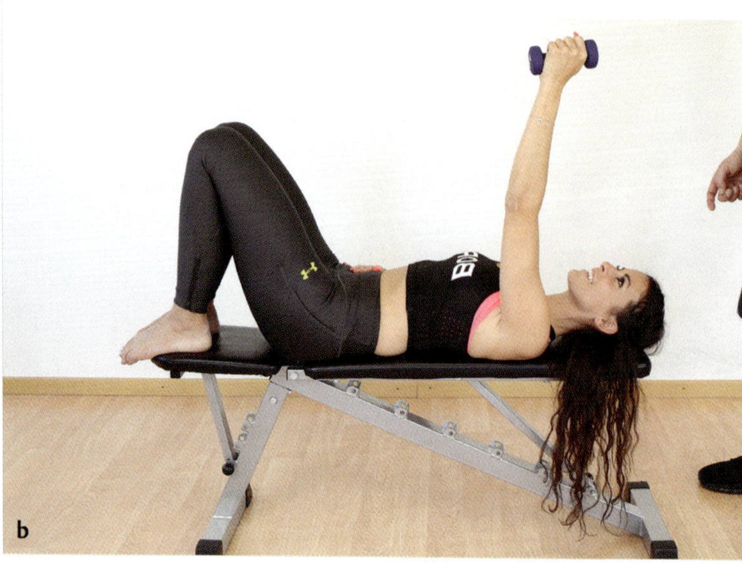

Abb. 2.21 M. infraspinatus – Außenrotation aus Rückenlage auf der Bank: Fangen des Gewichts mit anschließender „Wurfbewegung“:

- **a** Startposition (Foto: Kirsten Oborny)
- **b** am Ende der anschließenden „Wurfbewegung“ (Arm über Brustkorb) (Foto: Stephan Mogel)

2.2 M. latissimus dorsi

2.2.1 Anatomie in vivo

Der M. latissimus dorsi gehört zu den oberflächlichen Rückenmuskeln (▶ Abb. 2.22). Er wirkt von dorsal auf den Schultergürtel ein und ist der größte Skelettmuskel, bezogen auf die Fläche. Er zieht von der Fascia thoracolumbalis, Teilen der unteren BWS und Skapula hoch zur Innenseite des Humerus. In seinem Verlauf verdrehen sich die Muskelfasern, sodass in seinem Ansatzbereich die kaudalen Fasern proximal und die kranialen Fasern distal am Humerus ansetzen. Seine Funktion ist daher die Adduktion und Innenrotation und er unterstützt die Retroversion. Als exspiratorischer Atemhilfsmuskel unterstützt er unter anderem beim Husten und bei kräftiger Ausatmung. Durch Tausch des Punctum fixum und mobile kann der M. latissimus dorsi den Körper zu den feststehenden Armen hochziehen, was beim Turnen oder Klettern zum Einsatz kommt. Auch Querschnittgelähmte nutzen dies z. B. beim Transfer, um den Rumpf aus dem Rollstuhl anzuheben. Bei Überkopfbewegungen kaudalisiert er den Humeruskopf und ist Teil der hinteren Achselfalte – zusammen mit dem M. teres major. Dort lässt sich der M. latissimus dorsi auch gut palpieren. Seine größte Kraft entfaltet der Muskel bei Ausholbewegungen – also bei abduziertem und eleviertem Arm. Die Überkreuzung der Muskelfasern hebt sich auf und er antwortet aus dieser Vordehnung mit maximaler Kraftentwicklung. Außerdem wird die Fascia thoracolumbalis durch den M. latissimus dynamisiert, was zur Stabilität der LWS beiträgt.

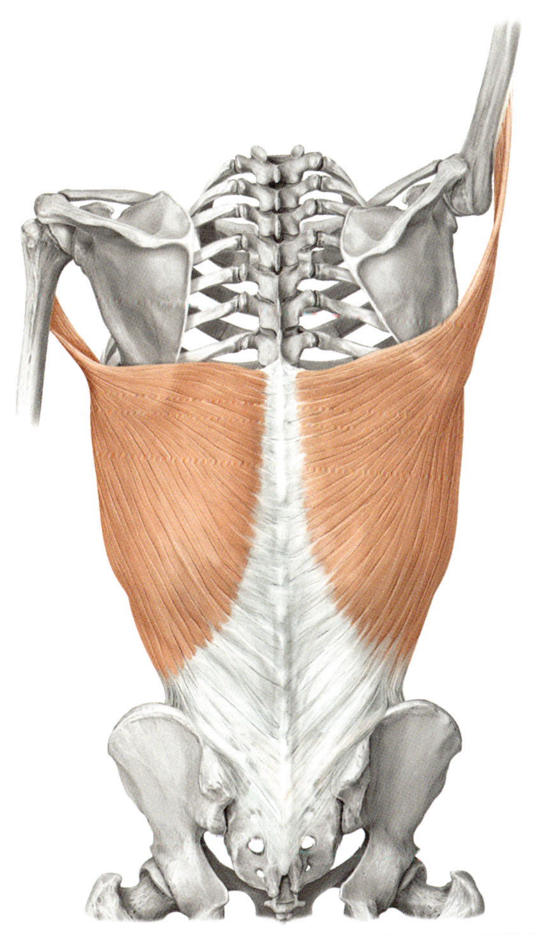

Abb. 2.22 M. latissimus dorsi (Abb. aus: Schünke M, Schulte E, Schumacher U. Prometheus. LernAtlas der Anatomie. Allgemeine Anatomie und Bewegungssystem. Illustrationen von M. Voll und K. Wesker. 5. Aufl. Stuttgart: Thieme; 2018)

2.2.2 Mögliche Beschwerden bei einer Dysfunktion des Muskels

Bei einer Dysfunktion des Muskels kann es zu Beschwerden sowohl in der Schulter als auch in der Wirbelsäule kommen. Die Beschwerden äußern sich oft als Impingement in der Schulter durch das mangelnde Kaudalgleiten des Humeruskopfs oder als bandförmige Schmerzen lumbal infolge einer Instabilität. Häufig kommt es zu einer Bewegungseinschränkung der Brustwirbelsäule in Extension. Der Muskel kommt in eine pathologisch insuffiziente Stellung bei sitzenden Tätigkeiten und wird auf Grund der ständigen Dehnung seine Kraft vermindern. Zusätzliche Fehlstellungen und Fehlhaltungen wie Skoliosen oder Hyperkyphosen in der Brustwirbelsäule begünstigen diese Atrophie. Im Zeitalter der Computerisierung ist das eine Beobachtung, die ich alltäglich in meiner Praxis mache. Patienten, welche von Berufs wegen den ganzen Tag sitzen, überdehnen ständig diesen Muskel und haben dadurch Mühe, sich aufzurichten und die Schulter in eine günstige Stellung zu bewegen (▶ Abb. 2.23). Kompensationen in der Schulter, Halswirbelsäule und Lendenwirbelsäule sind die Folge und führen oft zu den beschriebenen Beschwerden.

2.2.3 Kinesio-Tape-Applikation – Muskeltechnik M. latissimus dorsi

- **Vorbereitung:** Schnitttechnik als Y- oder 2 I-Tapes möglich.
- **Ausgangsstellung Patient Anker:** Der Patient sitzt oder steht in neutraler Position.
- **Anlage des Ankers:** Der Anker ist entweder in der Fascia thoracolumbalis oder in der Mitte des Deltamuskels (fasziale Verschiebung gibt Auskunft darüber) (▶ Abb. 2.25).
- **Tipp:** Der Anker sollte mindestens 10 cm lang sein, da das Tape sehr lang sein wird.
- **Ausgangsstellung Patient Zügel:** Der Patient beugt sich, so weit er kann, nach vorne für den ersten Zügel (▶ Abb. 2.26). Für den zweiten Zügel dreht er seinen Oberkörper auf die Gegenseite (▶ Abb. 2.27), der Arm/die Hand auf der betroffenen Seite wird auf die gegenüberliegende Schulter gelegt.

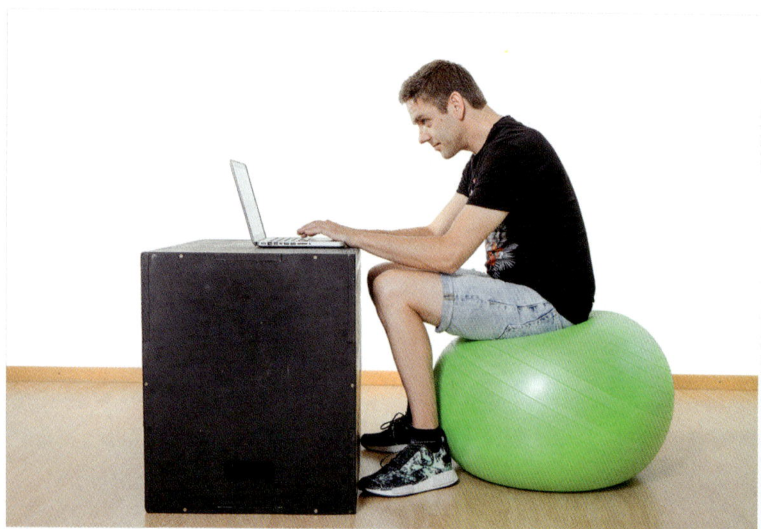

Abb. 2.23 Patient sitzt vor dem Computer in Flexion der WS (Foto: Kirsten Oborny)

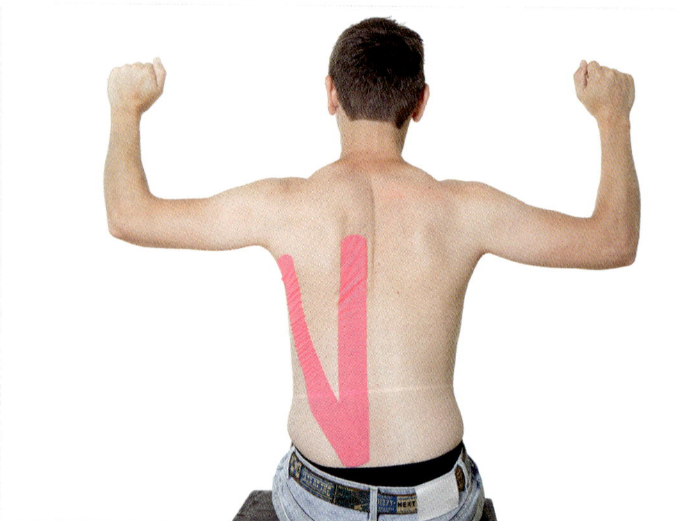

Abb. 2.24 Fertige Kinesio-Tape-Applikation: Muskeltechnik M. latissimus dorsi (Foto: Kirsten Oborny)

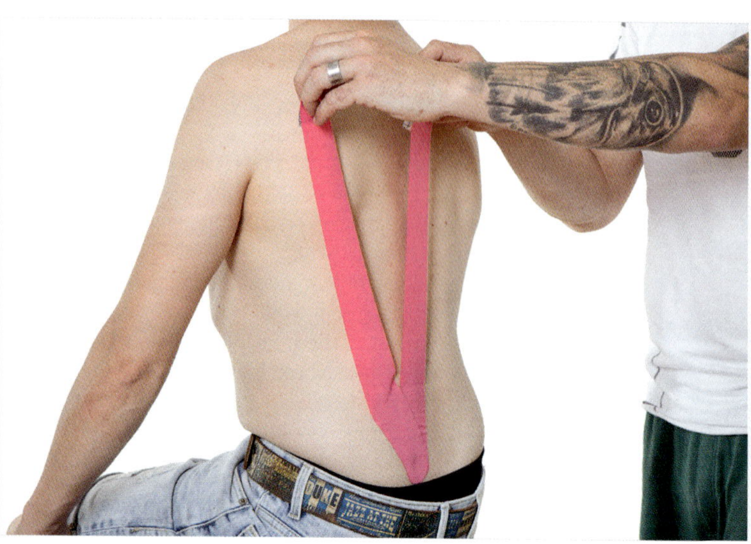

Abb. 2.25 Anker der Muskeltechnik M. latissimus dorsi kaudal der Fascia thoracolumbalis (Foto: Kirsten Oborny)

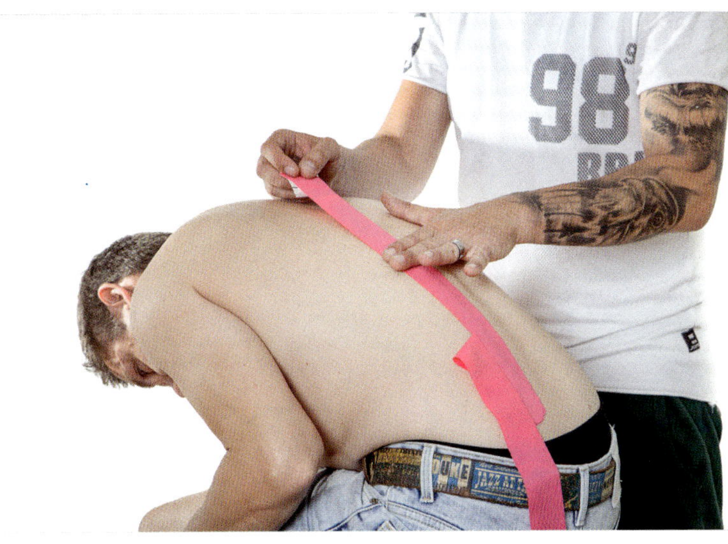

Abb. 2.26 Erster Zügel der Muskeltechnik M. latissimus dorsi: Anbringen in Flexion des Rumpfes (Foto: Kirsten Oborny)

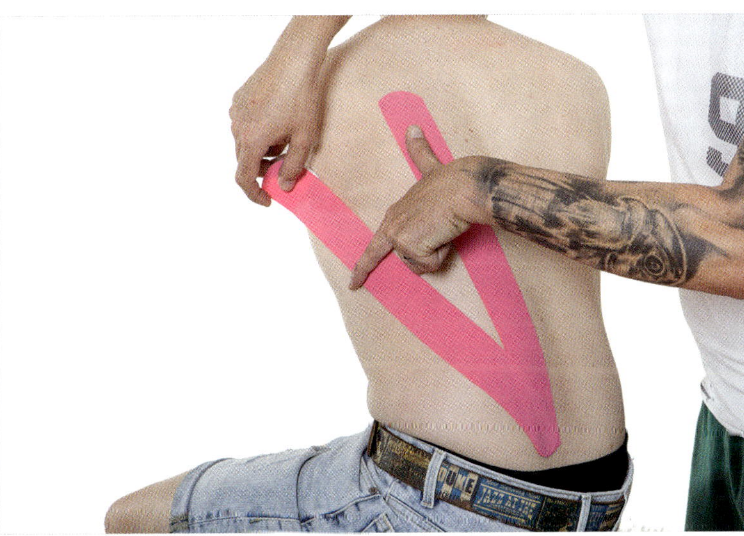

Abb. 2.27 Zweiter Zügel der Muskeltechnik M. latissimus dorsi: Anbringen in Rotation des Rumpfes auf die Gegenseite (Foto: Kirsten Oborny)

- **Anlage des Zügels:** Der Zügel wird in maximaler Vordehnung auf der Haut in der betroffenen Region angeklebt. Ein Zügel läuft entlang der Wirbelsäule (▸ Abb. 2.26) und der andere Zügel am lateralen Rand des M. latissimus dorsi (▸ Abb. 2.27).
- **Tipp:** Lieber zwei I-Tapes benutzen, da besseres Feedback, weil die Rezeptoren für diesen Muskel weit auseinanderliegen.

2.2.4 Training des M. latissimus dorsi

▸ Übung 1, Babyklimmzug

▸ Ziel. Ziel bei dieser Übung ist einerseits, die Streckung in der Brustwirbelsäule mit stabiler Lendenwirbelsäule zu fördern. Gleichzeitig eignet sich diese Übung sehr gut, um das Kaudalgleiten bei Überkopfbewegungen sowie die Retraktion beider Schulterblätter zu verbessern. Ein großer Benefit der Übung ist auch die Traktion in der Lendenwirbelsäule. Daher ist es sinnvoll, diese Übung v. a. bei Facettengelenkproblemen in der LWS einzusetzen.

▶ **Ausgangsstellung.** Der Patient hängt sich mit beiden Händen an eine Klimmzugstange, die Füße können leicht am Boden abgestützt bleiben, um am Anfang nicht zu viel Belastung auf Hände und Arme zu bekommen. Die Knie sind leicht gebeugt und der Bauch angespannt (▶ Abb. 2.28).

▶ **Ausführung.** Der Patient zieht sich über beide Arme hoch, ohne die Ellenbogen dabei zu beugen. Der Kopf wird tendenziell in den Nacken gelegt. Die Füße bleiben mit den Zehen auf dem Boden (▶ Abb. 2.29).

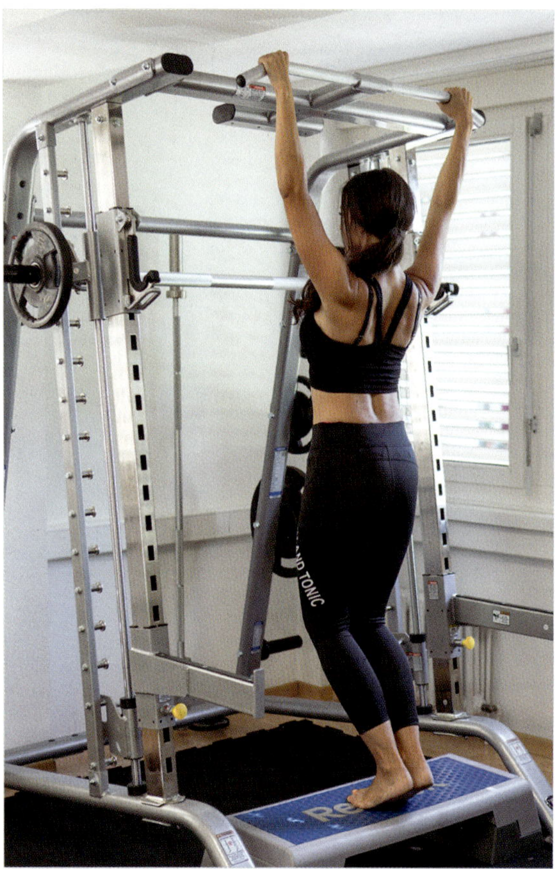

Abb. 2.28 M. latissimus dorsi – Babyklimmzug: Ausgangsstellung (Schultern in Elevation) (Foto: Kirsten Oborny)

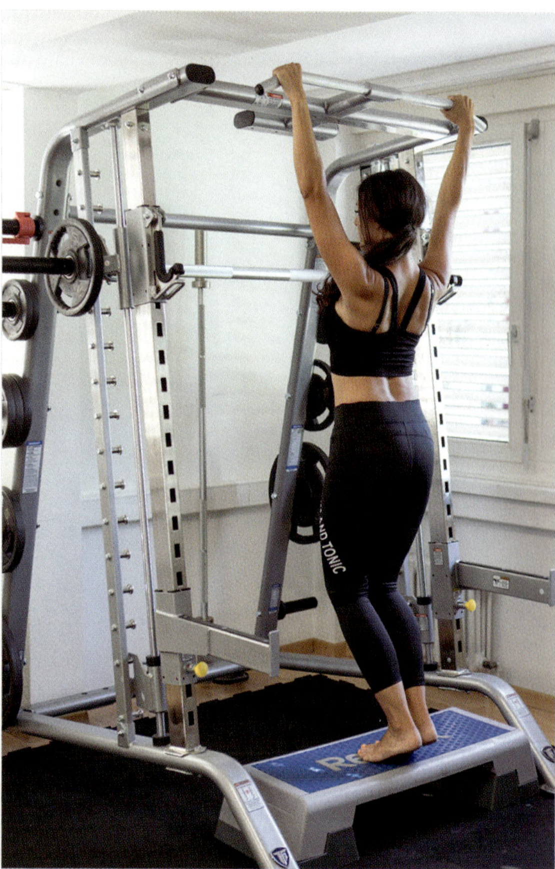

Abb. 2.29 M. latissimus dorsi – Babyklimmzug: Endstellung (Schultern in Depression) (Foto: Kirsten Oborny)

▶ **Steigerung.** Zur Steigerung können die Beine mehr angewinkelt werden und die Füße verlassen den Bodenkontakt. Als Schwierigkeit kommt jetzt das Ausgleichen des Schwingens vom Körper dazu. Sinnvoll wäre auch, einen Rhythmus einzubauen, um die Exzentrik zu betonen. Das heißt, sich innerhalb einer Sekunde hochziehen und in drei Sekunden zurückbewegen.

▶ **Tipps.** Die Beine sollten in Hüfte und Knie gebeugt sein, damit die vermehrte Lordose in der LWS ausgeglichen wird. Die Hände sollten mindestens schulterbreit auseinandergestellt sein. Und das Schwingen muss durch eine gute Bauchmuskelaktivierung widerlagert werden. Die häufigsten Fehler sind: Beine in Extension in der Hüfte und daher zu viel Extension in der LWS (▶ Abb. 2.30).

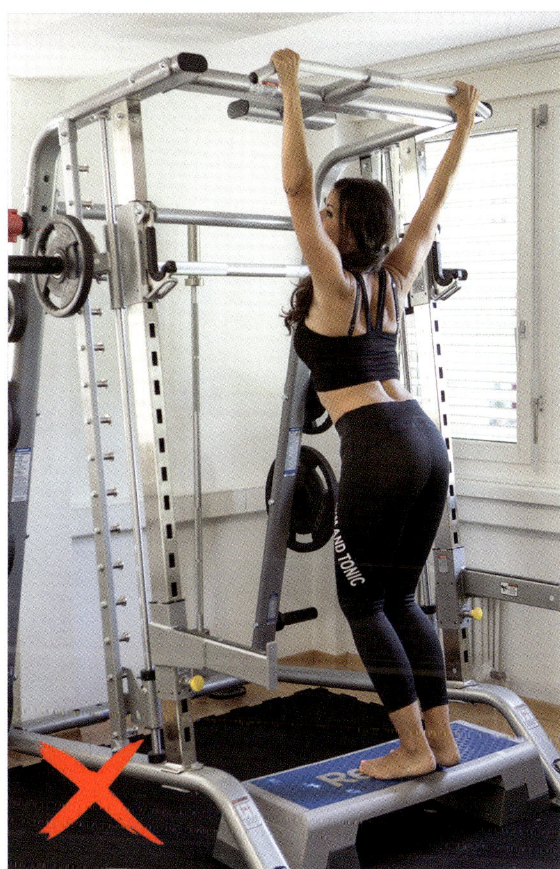

Abb. 2.30 M. latissimus dorsi – Babyklimmzug: Fehlerhafte Ausführung (Ausweichen in Hyperlordose) (Foto: Kirsten Oborny)

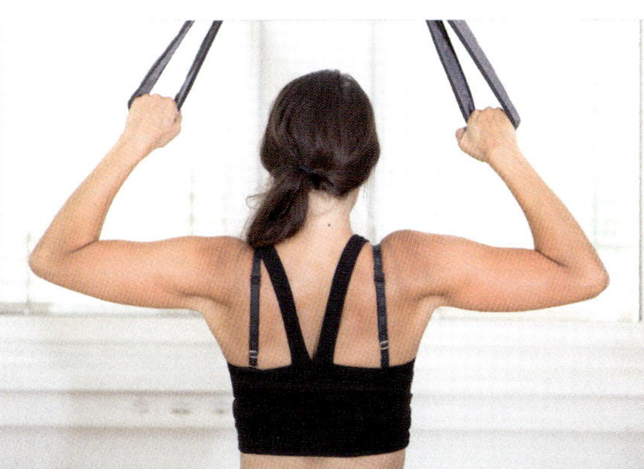

Abb. 2.31 M. latissimus dorsi – Babyklimmzug: Variante Klimmzug am Sling-Trainer (Foto: Kirsten Oborny)

▶ **Variation.** Eine Variation könnte der Klimmzug sein, d. h., die Ellenbogen werden nun bei der Aufwärtsbewegung mitbewegt (▶ Abb. 2.32). Achtung, der Kopf sollte vor der Klimmzugstange vorbeigeführt werden. Als weitere Variante könnte man den Klimmzug im Sling (▶ Abb. 2.31), in den Ringen oder an einem Latzug-Gerät (▶ Abb. 2.33).

▶ **Übung 2, Reißen (Barbell Row)**

▶ **Ziel.** Ziel dieser Übung ist es, den Rücken in der Flexionsstellung zu stabilisieren, v. a. fürs Heben und Tragen. Im Haushalt, bei der Gartenarbeit in verschiedenen Sportarten (Eishockey, Unihockey, Biken, Ringen) kommt es häufig zu Ausgangsstellungen in der Vorbeugehaltung, bei der man den Rücken stabil halten sollte, während man etwas Schweres vom Boden aufheben möchte oder gewisse Bewegungen in dieser Haltung ausführen möchte (Saugen, Fegen, Schussbewegungen). Daher eignet sich diese Übung speziell, um diesen Belastungen standzuhalten.

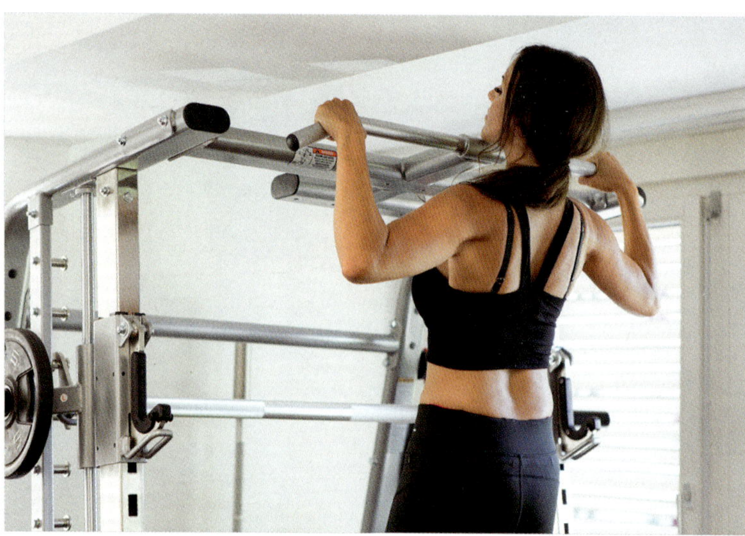

Abb. 2.32 M. latissimus dorsi – Klimmzug (Foto: Kirsten Oborny)

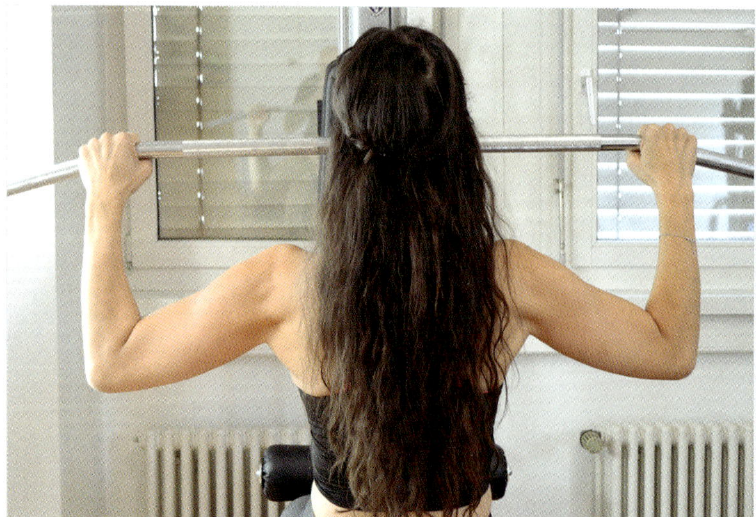

Abb. 2.33 M. latissimus dorsi – Klimmzug: Variation am Latzug-Gerät (Foto: Stephan Mogel)

▶ **Ausgangsstellung.** Der Patient ist mit dem Oberkörper in vorgebeugter Haltung, der Rücken ist dabei gestreckt und der Kopf in der Verlängerung der Wirbelsäule eingereiht. Die Beine sind hüftbreit aufgestellt, das Gewicht auf beide Beine gleichermaßen verteilt und die Knie leicht gebeugt. Die Arme hängen in Verlängerung der Schultern senkrecht zum Boden und halten eine Hantelstange oder einen Besenstiel (▶ Abb. 2.34).

▶ **Ausführung.** Der Patient zieht nun die Hantelstange Richtung Bauchnabel, dabei gehen die Ellenbogen möglichst dicht am Körper vorbei und tendenziell hinter dem Rücken zusammen. Wichtig ist es dabei v. a., die Bewegung über die Ellenbogen auszuführen (d. h., die Ellenbogenspitzen nach hinten führen und nicht die Hände zum Bauch, ▶ Abb. 2.35). Dabei bleibt die Wirbelsäule stabil und macht keine Bewegung mit. Die Schulterblätter sollten während der Bewegung aktiv zusammengeführt werden. Beim Rückweg geht der Patient nicht mehr ganz in die Ellenbogenextension.

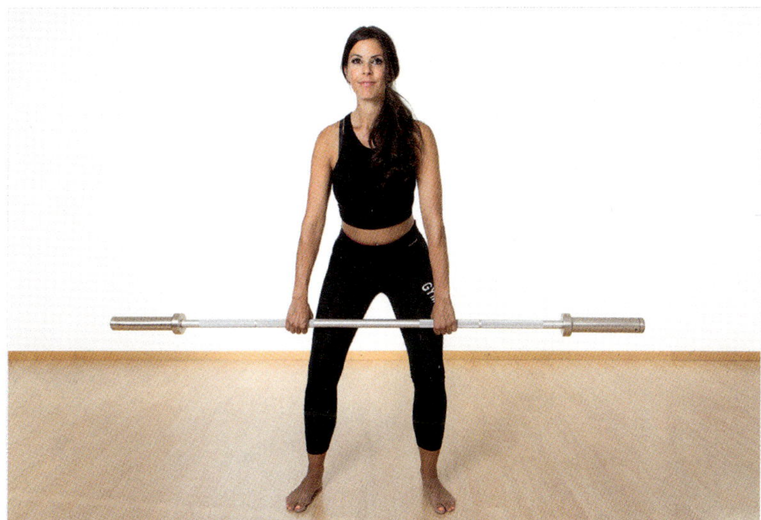

Abb. 2.34 M. latissimus dorsi – Barbell Row mit Langhantel: Ausgangsstellung (Foto: Kirsten Oborny)

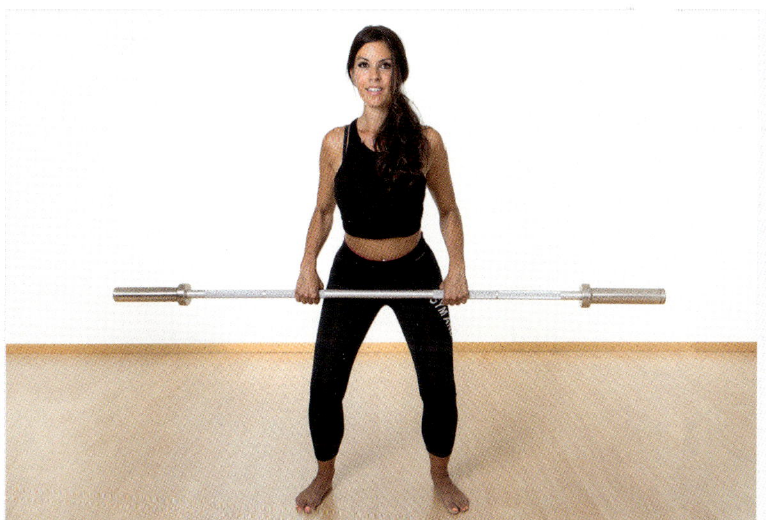

Abb. 2.35 M. latissimus dorsi – Barbell Row mit Langhantel: Endstellung (Foto: Kirsten Oborny)

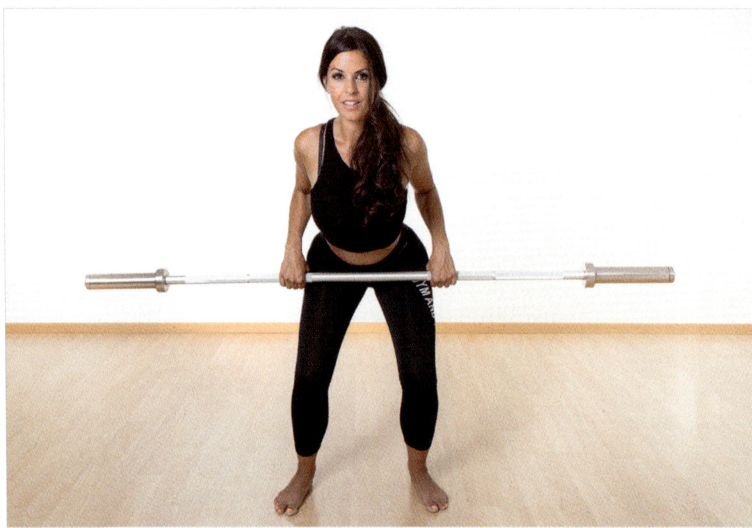

Abb. 2.36 M. latissimus dorsi – Barbell Row mit Langhantel: Variation in vermehrter Rumpfflexion (Foto: Kirsten Oborny)

▸ **Steigerung.** Die Steigerung bekommt man v. a. durch die Gewichtssteigerung und durch die Positionierung des Rumpfs (▸ Abb. 2.36). Je mehr Vorneigung, umso größer die Anstrengung (flexible bis maximale parallel zum Boden). Auch hier könnte es sinnvoll sein, die Exzentrik zu forcieren. Dies wird wieder durch den Rhythmus erreicht, eine Sekunde das Gewicht zum Bauch führen, drei Sekunden die Bewegung wieder loslassen.

▸ **Tipps.** Bei der Übung ist darauf zu achten, dass die Stellung des normalen Hohlkreuzes nicht ausgehoben wird. Also nicht die Lordose verstärken oder sogar in die Flexion ausweichen (▸ Abb. 2.37). Der Kopf sollte seine Position nicht verlassen und mit dem Kinn an den Brustkorb gezogen bleiben. Gerne wird der Kopf bei zu starker Belastung in die Protraktion geführt. Ein häufiger Fehler bei dieser Übung ist, dass die Bewegung v. a. über den M. biceps brachii ausgeführt wird. Damit das isolierter aus dem M. latissimus dorsi passiert, ist darauf zu achten, dass die Bewegung über die Ellenbogenspitzen eingeleitet wird.

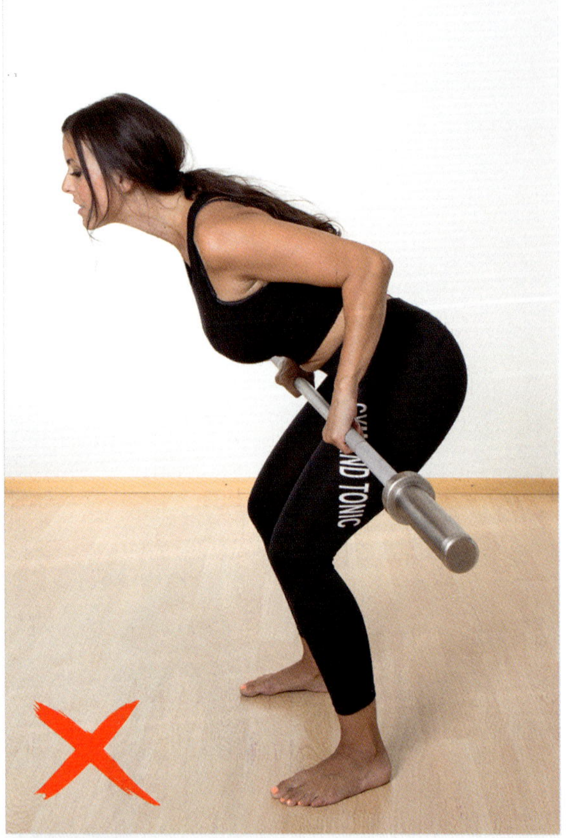

Abb. 2.37 M. latissimus dorsi – Barbell Row mit Langhantel: Fehlerhafte Ausführung (Hyperlordose, Kopf in Protraktion) (Foto: Kirsten Oborny)

► **Variation.** Eine Variation könnte sein, statt einer Gewichtstange zwei Einzelhanteln zu benutzen. Dann könnte die Bewegung auch alternierend ausgeführt werden (► Abb. 2.38). Die größte Variation wäre, die Bewegung komplett einarmig durchzuführen (One Arm Dumbbell Row, ► Abb. 2.39). Auch hier könnte von einer stabilen Unterlage auf eine schräge oder labile Unterlage gewechselt werden. Die Übung kann auch mit ungleichen Gewichten ausgeübt werden (► Abb. 2.40).

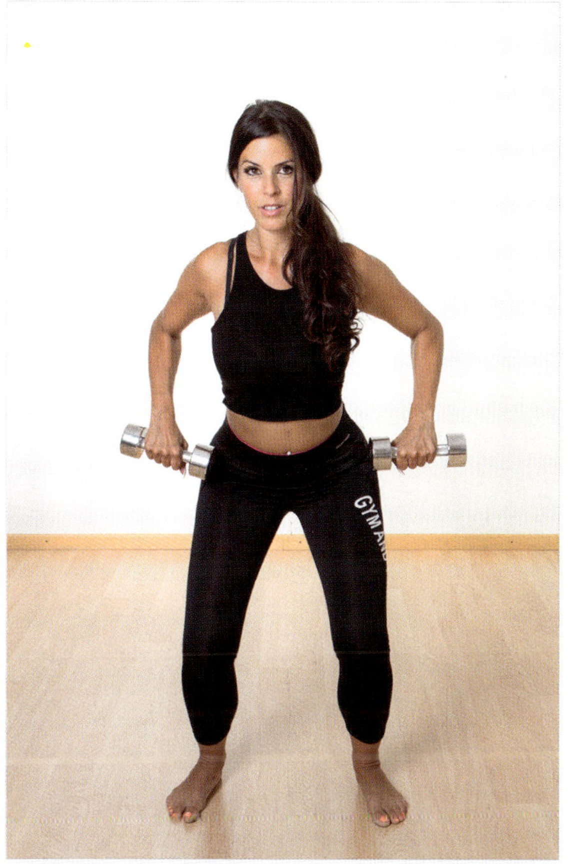

Abb. 2.38 M. latissimus dorsi – Dumbbell Row: Durchführung (Foto: Kirsten Oborny)

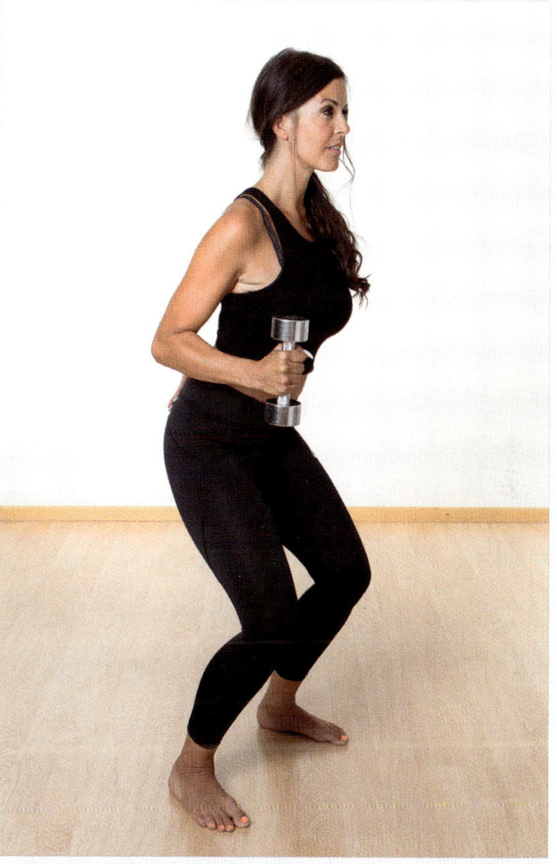

Abb. 2.39 M. latissimus dorsi – Dumbbell Row: Variation einarmig (Foto: Kirsten Oborny)

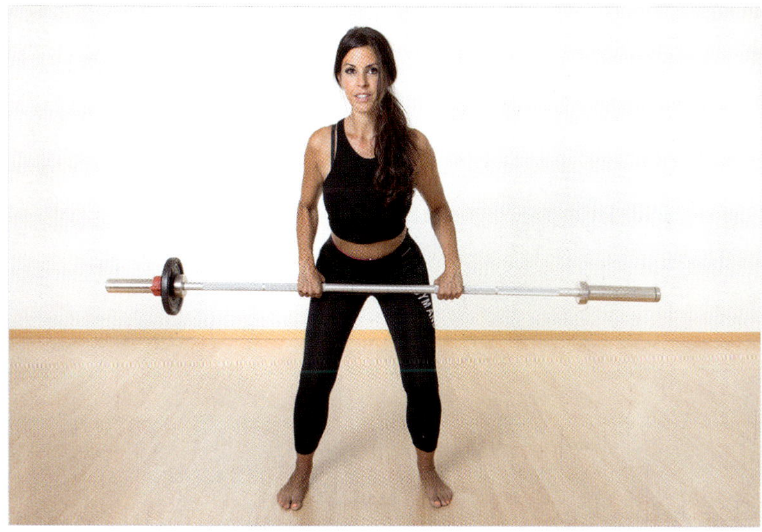

Abb. 2.40 M. latissimus dorsi – Barbell Row: Variation „imbalanced" (Foto: Kirsten Oborny)

▸ Übung 3, M. latissimus dorsi: Aktivierung aus Bauchlage

▸ **Ziel.** Diese Übung ist sehr gut zu Beginn einer Rehabilitation geeignet. Sie dient zur ersten Aktivierung des M. latissimus dorsi. Besonders gut ist sie bei akutem Impingement-Syndrom in der Schulter oder als erste Stabilisierungsübung für die Lendenwirbelsäule.

▸ **Ausgangsstellung.** Der Patient liegt auf dem Bauch, der Bauch ist leicht eingezogen und der Kopf in der Wirbelsäule eingereiht. Das Kinn ist Richtung Brust gezogen und die Nasenspitze berührt den Boden gerade nicht. Die Arme liegen neben dem Oberkörper, mit der Handinnenfläche nach oben gedreht. Die Beine sollten entspannt am Boden liegen (▸ Abb. 2.41).

▸ **Ausführung.** Jetzt hebt der Patient seine Arme vom Boden ab und führt sie mit gestrecktem Ellenbogen über dem Gesäß zusammen (▸ Abb. 2.42). Seine Konzentration ist dabei auf den M. latissimus dorsi gerichtet, den er dabei fest versucht anzuspannen. Beide Arme werden gleichzeitig bewegt.

▸ **Steigerung.** Zur Steigerung kann mit Gewichten gearbeitet werden (▸ Abb. 2.43). Oder rhythmusbetont für die Exzentrik, d. h. eine Sekunde Arme abheben und drei Sekunden für den Rückweg.

▸ **Tipps.** Während der ganzen Übung sollte der Bauch immer leicht eingezogen bleiben. Das verhindert das Ausweichen ins vermehrte Hohlkreuz. Der Kopf sollte seine

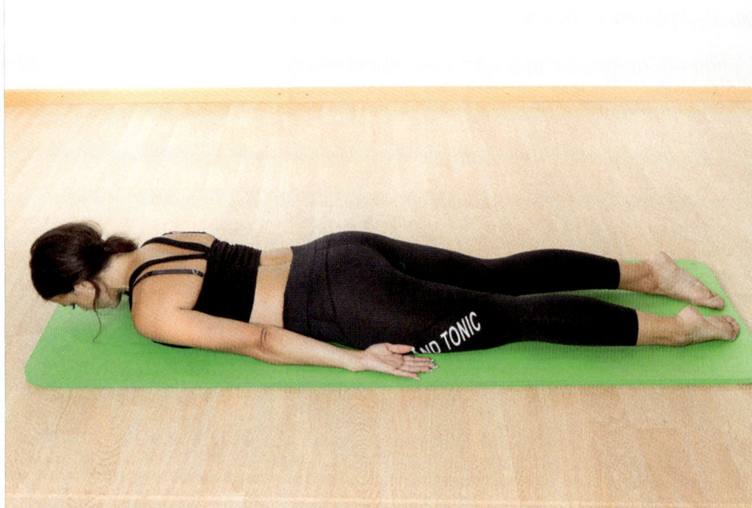

Abb. 2.41 M. latissimus dorsi – Aktivierung aus Bauchlage: Ausgangsstellung (Foto: Kirsten Oborny)

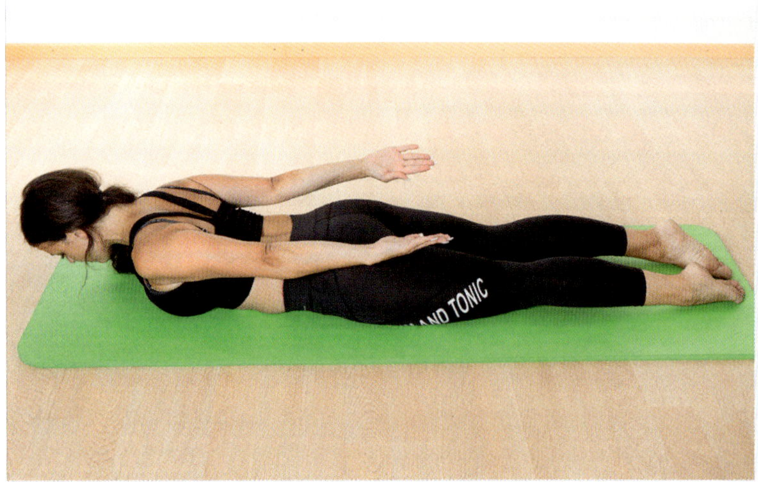

Abb. 2.42 M. latissimus dorsi – Aktivierung aus Bauchlage: Endstellung (Foto: Kirsten Oborny)

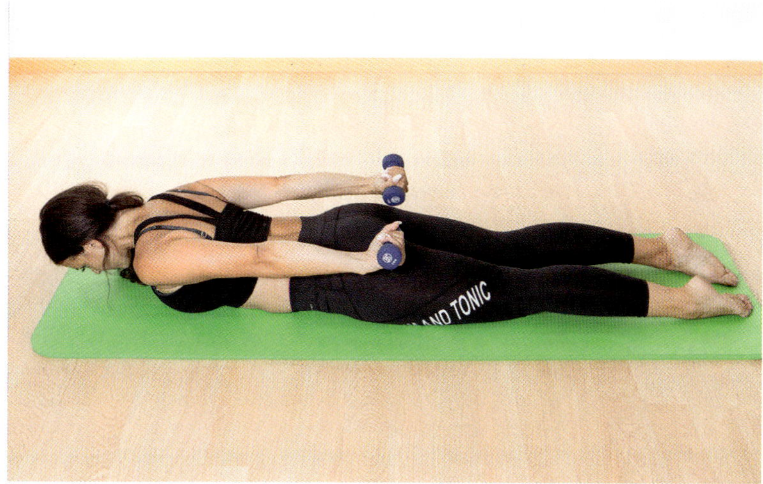

Abb. 2.43 M. latissimus dorsi – Aktivierung aus Bauchlage: Steigerung mit Gewichten (Foto: Kirsten Oborny)

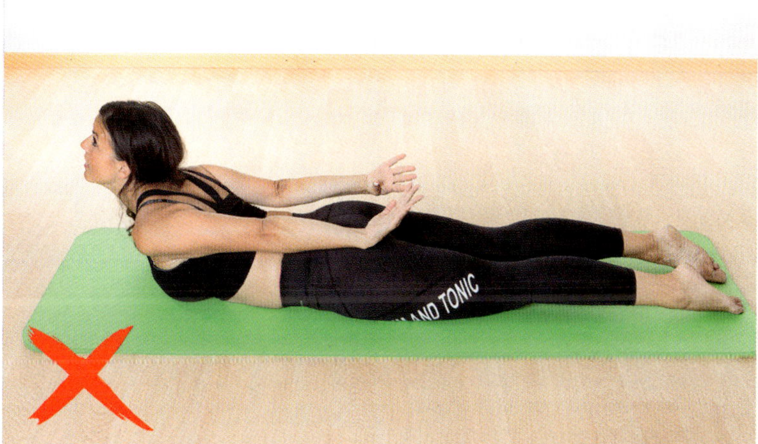

Abb. 2.44 M. latissimus dorsi – Aktivierung aus Bauchlage: Fehlerhafte Ausführung (Kopf zu weit in Extension, Oberkörper hebt vom Boden ab) (Foto: Kirsten Oborny)

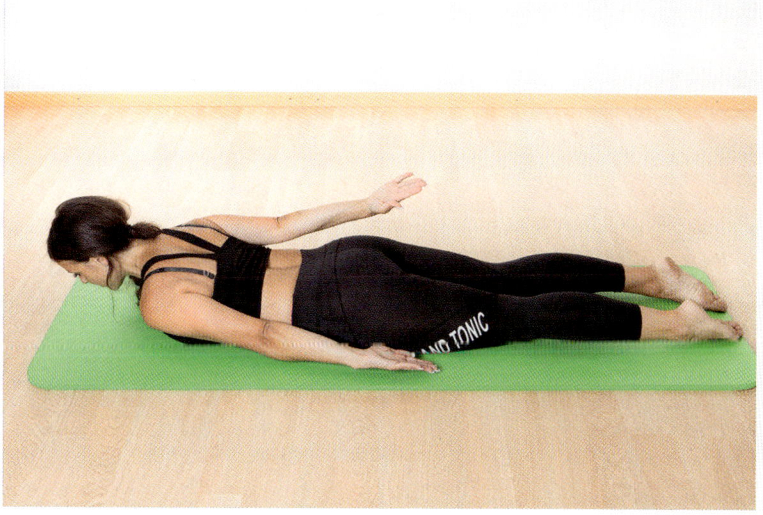

Abb. 2.45 M. latissimus dorsi – Aktivierung aus Bauchlage: Variation mit alternierender Armbewegung (Foto: Kirsten Oborny)

Stellung auch nicht verlassen, v. a. nicht in Richtung Extension (▶ Abb. 2.43). Sollte es dem Patienten zu schwerfallen, seinen Kopf während der gesamten Übung in der Position zu halten, kann er diesen auch gerne auf die Stirn ablegen. Die Beine sollten nicht abhoben werden, sondern stets entspannt am Boden liegen. Auch ist darauf zu achten, dass die Ellenbogen immer gestreckt bleiben.

▶ **Variation.** Mögliche Variationen können sein, dass die Arme alternierend bewegt werden (▶ Abb. 2.45) oder die Unterstützungsfläche labiler gemacht wird (Pilatesrolle, Airex Pad).

2.3 M. trapezius pars descendens

2.3.1 Anatomie in vivo

Der M. trapezius pars descendens ist ein Anteil des M. trapezius. Dieser Muskel hat drei Anteile, welche in einem Synergismus agieren. Der M. trapezius pars descendens verläuft vom Occiput und vom Lig. nuchae zum seitlichen Drittel der Clavicula. Seine Funktionen sind die Rotation und Extension des Kopfes, die Elevation der Schulter und er dreht die Skapula nach lateral und kranial (▶ Abb. 2.46).

2.3.2 Mögliche Dysfunktion des M. trapezius pars descendens

Dieser Muskel neigt sehr häufig zum Hypertonus und zu vielen Triggerpunkten. Dies geschieht meist auf Grund ständiger Überlastung und Kompensation. Sei es bei psychischer Anspannung oder weil seine direkten Synergisten nicht mitarbeiten. Durch diesen Hypertonus drückt der Muskel gerne auf die darunterliegende Nervenschlaufe und begünstigt damit diverse Ausstrahlungen in Arme und Hände (Kribbeln, Ameisenlaufen, Nadeln, Gefühlsstörungen bis zu Kraftverlust, Tennisellenbogensymptomatik). Eine Dysfunktion in diesem Muskel kann typischerweise zu Verspannungskopfschmerzen und zu Problemen bei der Bewegung von Schulter und Schulterblatt führen. Häufig kommt der Muskel in eine ungünstige Situation bei Fehlhaltung und Fehlverhalten. Dies kommt v. a. bei Patienten mit sitzenden Tätigkeiten vor.

2.3.3 Kinesio-Tape-Applikation – funktionelle Korrektur M. trapezius pars descendens

- **Vorbereitung:** Schnitttechnik ist ein I-Tape.
- **Ausgangsstellung Patient Anker:** Der Patient sitzt entspannt auf der Bank oder dem Stuhl.

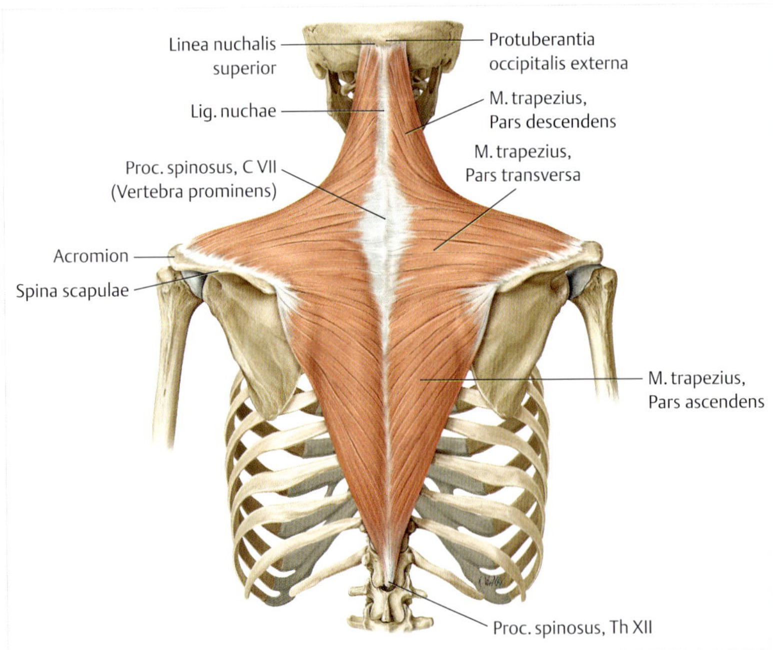

Abb. 2.46 M. trapezius pars descendens (Abb. aus: Schünke M, Schulte E, Schumacher U. Prometheus. LernAtlas der Anatomie. Allgemeine Anatomie und Bewegungssystem. Illustrationen von M. Voll und K. Wesker. 5. Aufl. Stuttgart: Thieme; 2018)

- **Anlage des Ankers:** Der Anker wird auf Höhe des zervikothorakalen Übergangs im Verlauf des Querfortsatzes angebracht.
- **Tipp:** Der Anker ist 5 cm lang und wird ohne Zug angebracht (▸ Abb. 2.48).
- **Ausgangsstellung Patient Zügel und Ende:** Jetzt hebt der Patient bis 90° Abduktion seinen Arm, der Ellenbogen ist im rechten Winkel eingestellt, der Unterarm bleibt parallel zum Boden (▸ Abb. 2.49).
- **Anlage Patient Zügel und Ende:** Nun wird das Tape bis maximal 100 % gedehnt und das Ende (ohne Zug) direkt auf der Tuberositas deltoidea befestigt. Der Zügel (mittlerer Teil unter Zug) wird erst fest auf die Haut angedrückt, wenn der Patient seinen Arm wieder neben seinen Körper herunterbewegt hat (▸ Abb. 2.50).
- **Tipp:** Der Anker wird, nachdem er befestigt und der Arm in Position gebracht wurde, mit der Hand fixiert, während das Tape nun gedehnt wird. Dann das Ende ablegen und mit der anderen Hand befestigen, dann Arm wieder seitlich neben den Körper bewegen, erst jetzt Anker und Ende loslassen und den mittleren Teil des Tapes anrubbeln (Anker und Ende sind komplett ohne Zug).

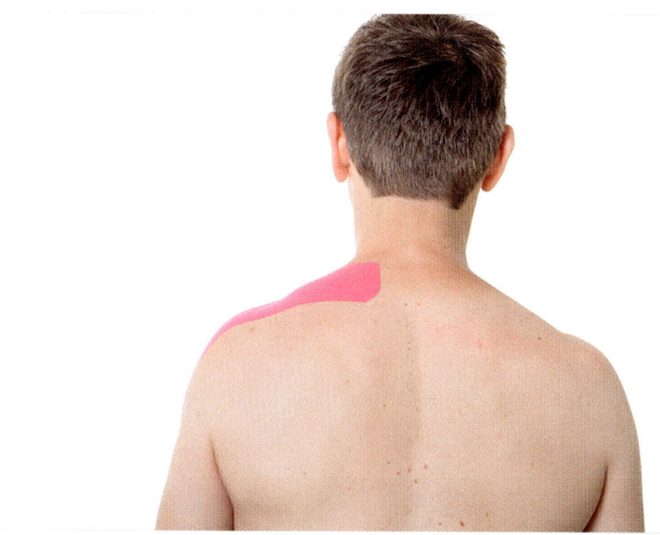

Abb. 2.47 Fertige Kinesio-Tape-Applikation: Korrekturtechnik des M. trapezius pars descendens (Foto: Kirsten Oborny)

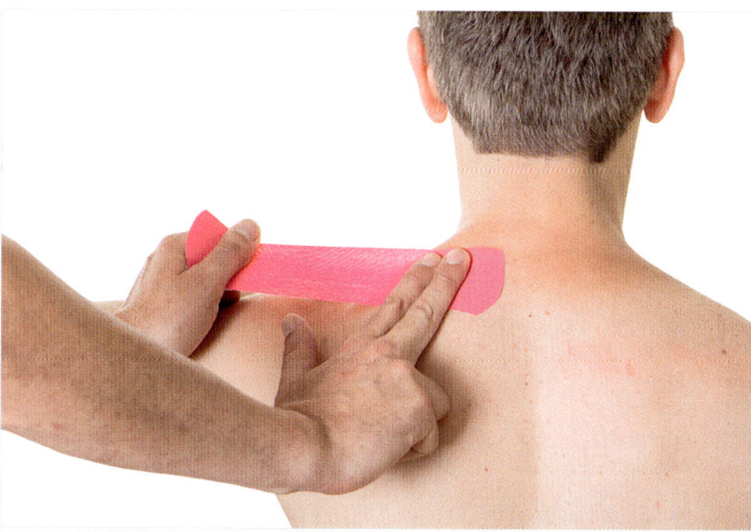

Abb. 2.48 Anlegen des Ankers der Korrekturtechnik M. trapezius pars descendens (Foto: Kirsten Oborny)

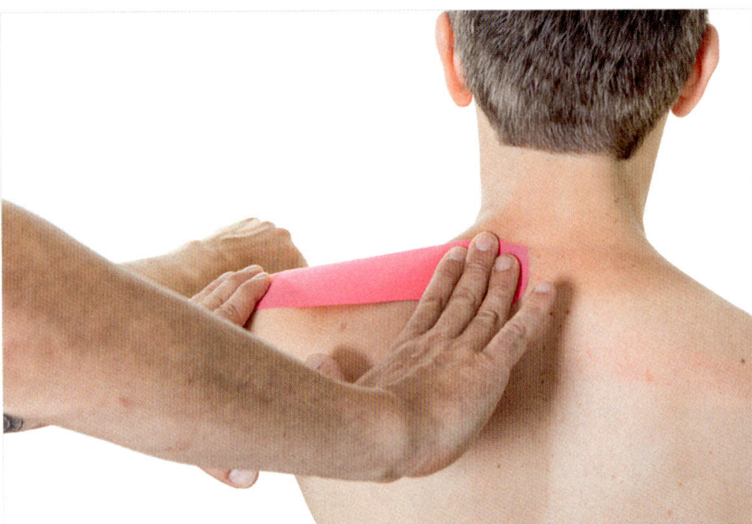

Abb. 2.49 Anlegen des Zügels der Korrekturtechnik M. trapezius pars descendens mit abduziertem Arm (Foto: Kirsten Oborny)

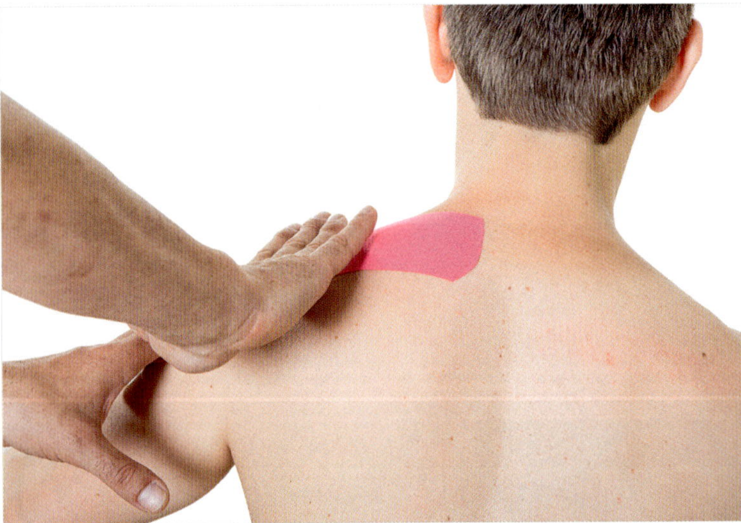

Abb. 2.50 Abschluss der Korrekturtechnik M. trapezius pars descendens: Anker und Ende werden festgehalten, während der Arm nach unten bewegt wird (Foto: Kirsten Oborny)

2.3.4 Training für den M. trapezius pars descendens

▸ **Übung 1, Shruggs**

▸ Ziel. Ziel bei dieser Übung ist es v. a., dem M. trapezius pars descendens durch ein spezifisches Training in ein besseres Gleichgewicht zu bringen. Durch das High-intensity-Training wird die negative Spannung im Muskel durch ein gezieltes des Muskels herabgesetzt. Es ist sicher wichtig, dazu ein Training zu ergänzen, bei welchem seine Synergisten gestärkt werden, damit dies im M. trapezius pars descendens in Zukunft nicht mehr kompensiert werden muss.

▶ **Ausgangsstellung.** Der Patient steht an der Wand, Körpergewicht auf beide Beine gleichmäßig verteilt. Die Arme hängen neben dem Körper und die Wirbelsäule ist komplett an die Wand gelehnt. Die Knie sind leicht gebeugt (▶ Abb. 2.51).

▶ **Ausführung.** Nun nimmt der Patient zwei Hanteln in je eine Hand. Die Schultern werden zum Ohr gezogen (▶ Abb. 2.52) und langsam wieder losgelöst, dabei bleiben die Ellenbogen gestreckt und der Kopf an der Wand.

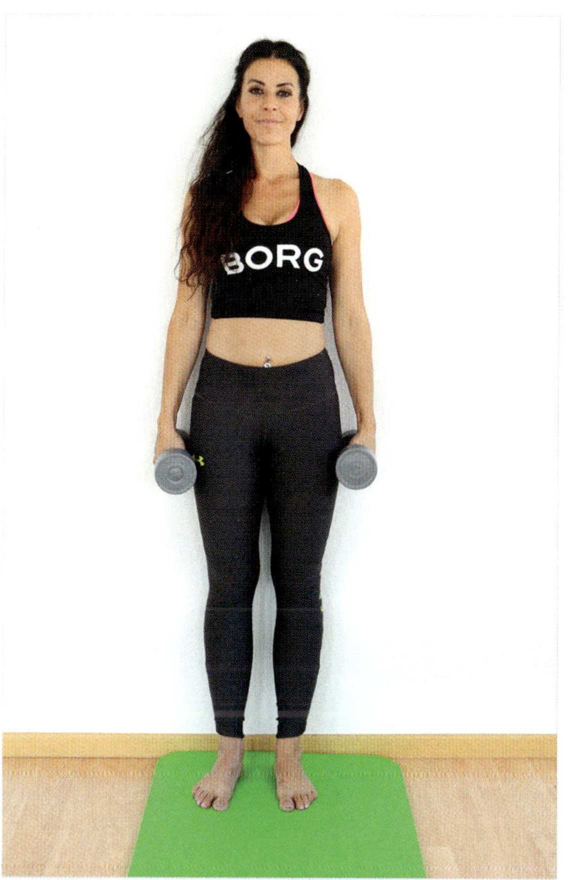

Abb. 2.51 M. trapezius pars descendens – Shruggs: Ausgangsstellung an der Wand (Foto: Stephan Mogel)

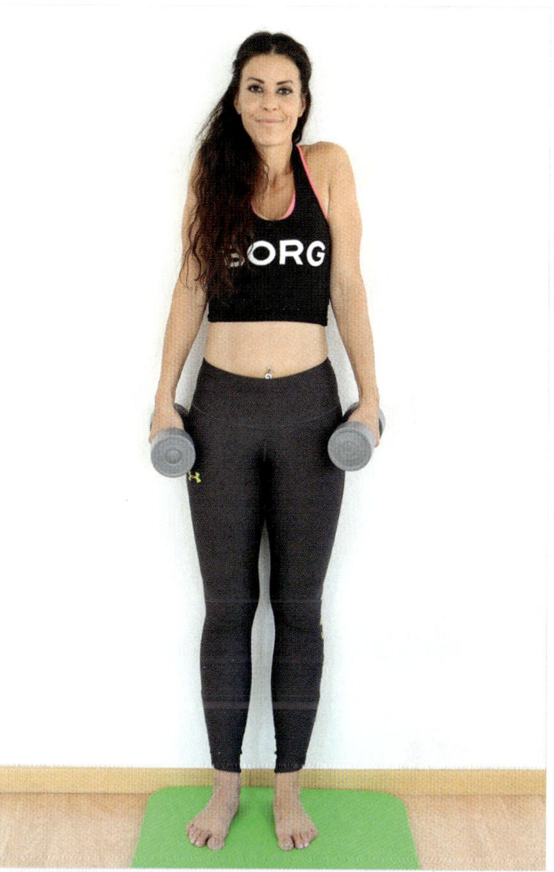

Abb. 2.52 M. trapezius pars descendens – Shruggs: Endstellung an der Wand (Foto: Stephan Mogel)

▶ **Steigerung.** Eine mögliche Steigerung wäre, weg von der Wand zu stehen, frei im Raum. Das bedeutet, dass der Patient nun darauf achten muss, dass die Bauchmuskulatur leicht eingezogen ist, das Brustbein gehoben und der Kopf in Verlängerung der Wirbelsäule eingereiht bleibt. Eine weitere Möglichkeit der Steigerung ist, das Gewicht zu erhöhen (▶ Abb. 2.53).

▶ **Tipp.** Es sollte während der Übung ständig darauf geachtet werden, dass der Patient nicht ins vermehrte Hohlkreuz ausweicht, die Ellenbogen nicht gebeugt werden und der Kopf nicht in eine Protraktionsstellung geht (▶ Abb. 2.54).

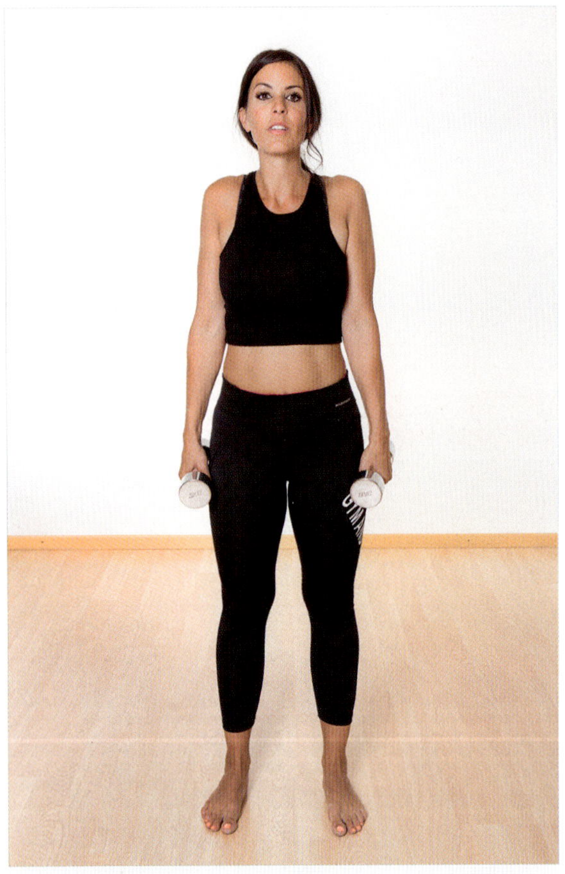

Abb. 2.53 M. trapezius pars descendens – Shruggs: Steigerung durch Stand im freien Raum und höheres Gewicht (Foto: Kirsten Oborny)

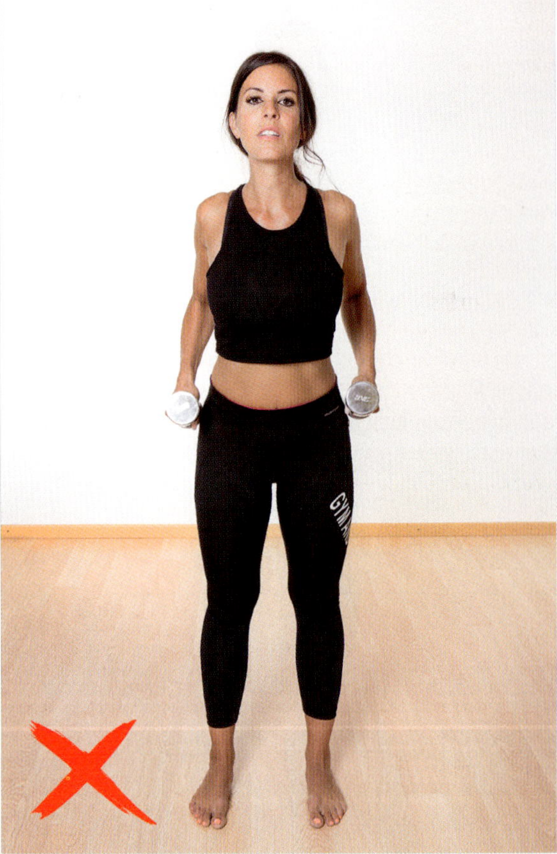

Abb. 2.54 M. trapezius pars descendens – Shruggs: Fehlerhafte Ausführung (Ellenbogenflexion) (Foto: Kirsten Oborny)

▸ **Fehler.** Möglichkeiten der Variation könnten sein, den Rhythmus zu betonen für die Exzentrik, d. h. innerhalb einer Sekunde Schulter zum Ohr ziehen, dann langsam während drei oder fünf Sekunden Schulter wieder sinken lassen. Eine weitere Variation wäre, diese Übung auf einer labilen Unterlage auszuführen (Airex Pad, Sypoba oder einbeinig, ▸ Abb. 2.55).

▸ **Übung 2, Eigenneuromobilisation**

▸ **Ziel.** Bei dieser Übung ist das Ziel, das Nervengewebe wieder etwas gleitfähiger zu machen. Häufig klemmt der hypertone M. trapezius pars descendens das Nervengewebe mit seinem umliegenden Gewebe ein und verhindert sowohl das Gleiten des Nervs als auch dessen Stoffwechsel. Diese Übung eignet sich v. a. gut als Zusatz nach den Shruggs (Übung 1, ▸ Abb. 2.51), wenn der Muskel an negativem Tonus verloren hat, da dann die Gleitfähigkeit am besten faszilitiert werden kann.

▸ **Ausgangsstellung.** Der Patient steht seitlich im rechten Winkel zur Wand, eine Armlänge entfernt. Er legt seine Hand mit gestrecktem Ellenbogen bei 90° Abduktion in der Schulter an die Wand, während er eine Außenrotation in der Schulter macht, dabei bewegen sich die Finger Richtung Boden und der Daumen zeigt nach hinten. Die Wirbelsäule ist aufgerichtet, der Kopf in Verlängerung der Wirbelsäule und das Brustbein leicht gehoben (▸ Abb. 2.56).

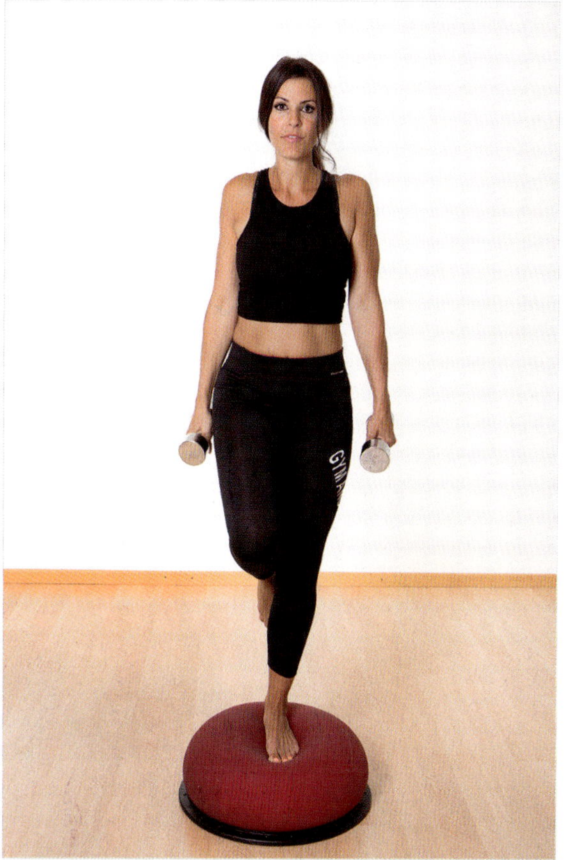

Abb. 2.55 M. trapezius pars descendens – Shruggs: Variation auf labiler Unterlage (Foto: Kirsten Oborny)

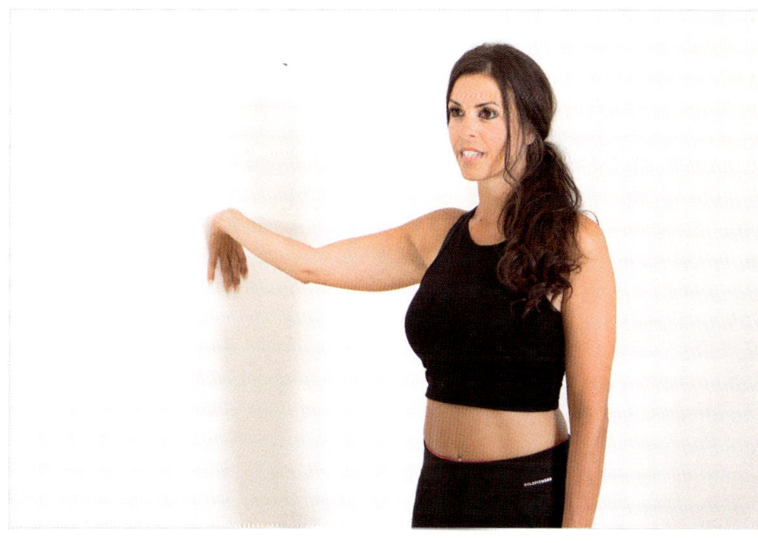

Abb. 2.56 M. trapezius pars descendens – Neuromobilisation: Ausgangsstellung (Foto: Kirsten Oborny)

► **Ausführung.** Jetzt bewegt der Patient zuerst 10–20-mal den Ellenbogen leicht in die Beugung (bodenwärts), ohne die Stellung der Wirbelsäule zu verändern. Die Handinnenfläche bleibt dabei an der Wand (► Abb. 2.57). Danach bewegt der Patient bei wiederum gestrecktem Ellenbogen seinen Kopf lateralflexorisch 10–20-mal zur Gegenseite (► Abb. 2.58).

► **Steigerung.** Als Steigerung könnte man beide Bewegungen miteinander gleichzeitig machen. Wenn der Kopf eine Seitneigung zur Gegenseite macht, ist der Ellenbogen gestreckt; wenn dann der Kopf die Seitneigung zur gleichen Seite macht, wird der Ellenbogen gebeugt (► Abb. 2.59).

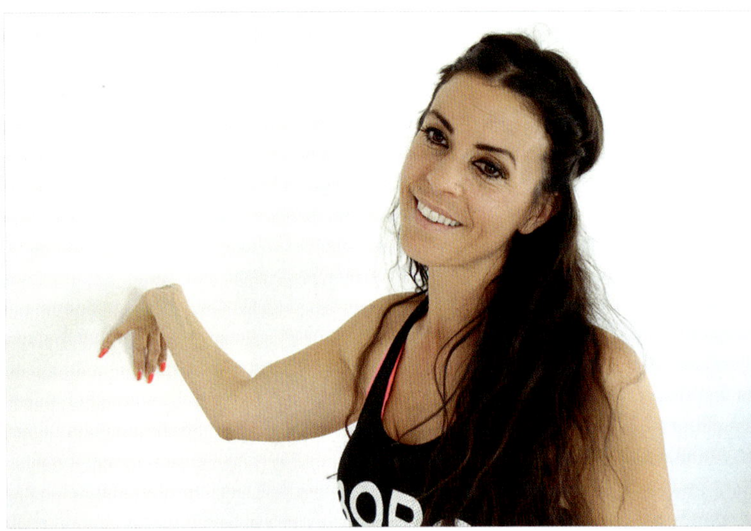

Abb. 2.57 M. trapezius pars descendens – Neuromobilisation: Gleichzeitige Darstellung der beiden Mobilisationen „Ellenbogenflexion“ und „Seitneigung des Kopfes“ (Foto: Stephan Mogel)

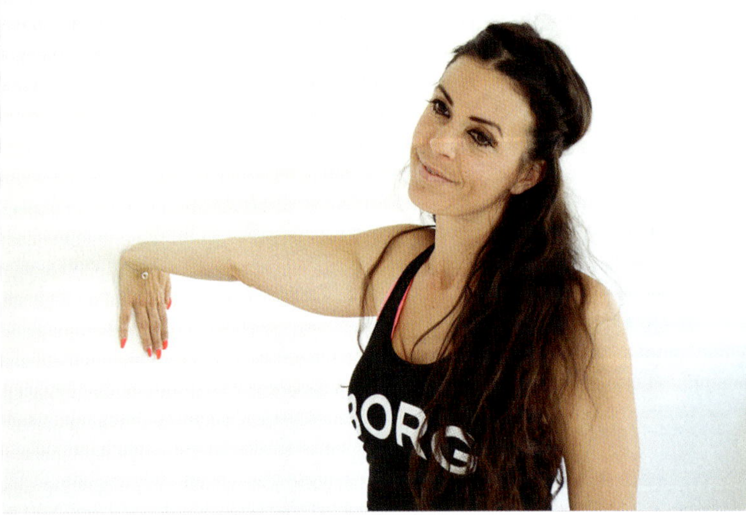

Abb. 2.58 M. trapezius pars descendens – Neuromobilisation: Neigung des Kopfes zur Gegenseite (Foto: Stephan Mogel)

▶ **Tipps.** Es sollte darauf geachtet werden, dass die Handkomponente nicht in ihrer Stellung aufgelöst wird, kein vermehrtes Hohlkreuz entsteht und die Seitwärtsbewegung des Kopfs nicht in eine Rotation verändert wird. Ein leichtes Kribbeln in den Fingern ist normal, es sollte aber nicht zu Gefühlsstörungen oder anderen sensiblen Ausfällen kommen.

▶ **Variation.** Zur Unterstützung für das Gleitverhalten könnte man zusätzlich mit einem Flossband die Aufrichtung und Retraktion der Schultern anbahnen (▶ Abb. 2.60). Darüber hinaus kann wieder mit variablen Unterstützungsflächen gearbeitet werden.

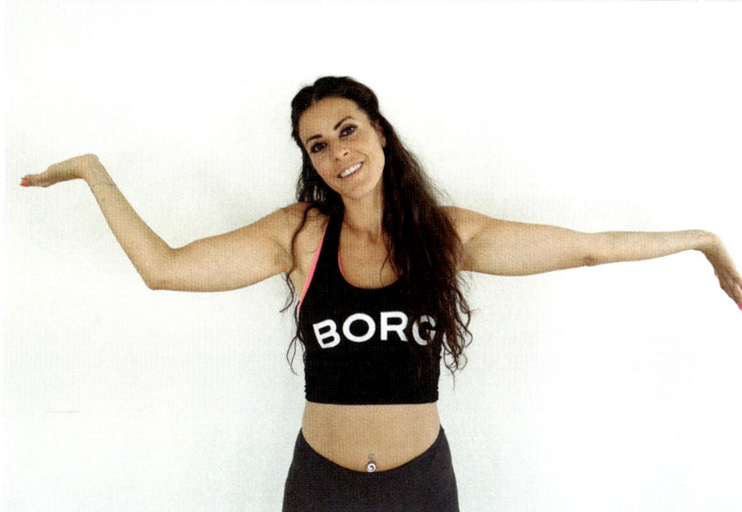

Abb. 2.59 M. trapezius pars descendens – Neuromobilisation: Steigerung mit Ellenbogenextension und gleichzeitiger Lateralflexion des Kopfes zur Gegenseite (Foto: Stephan Mogel)

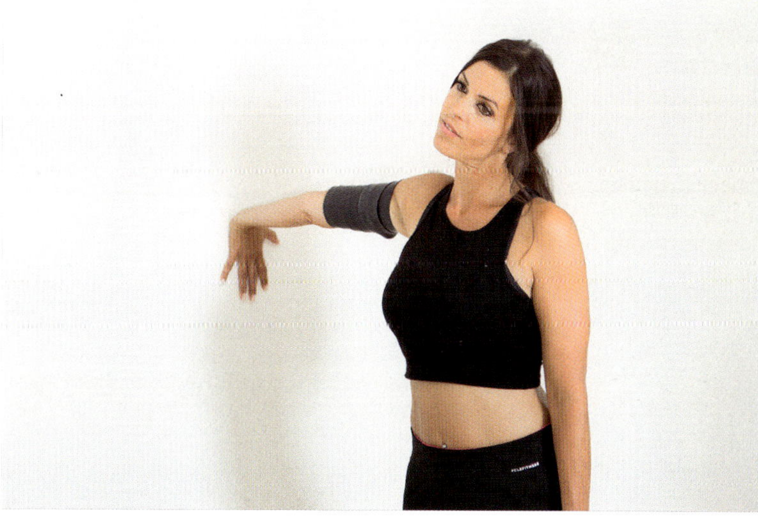

Abb. 2.60 M. trapezius pars descendens – Neuromobilisation: Variation mit Flossband (Foto: Kirsten Oborny)

2.4 M. triceps brachii

2.4.1 Anatomie in vivo

Der M. triceps brachii sitzt an der Rückseite des Oberarms. Er entspringt mit seinem langen Kopf an der Gelenkpfanne und ist an der Bildung der lateralen und medialen Achsellücke beteiligt (▶ Abb. 2.61). Die beiden übrigen Anteile entspringen an der Rückseite des Humerus. Diese drei Anteile finden ihren Ansatz am Olekranon. Seine Funktion im Ellenbogen ist die Extension und in der Schulter die Adduktion und Extension. Er ist ein wichtiger Stützmuskel. Der M. triceps brachii ist ein sehr wichtiger Synergist zum M. latissimus dorsi und zu den Unterarmextensoren.

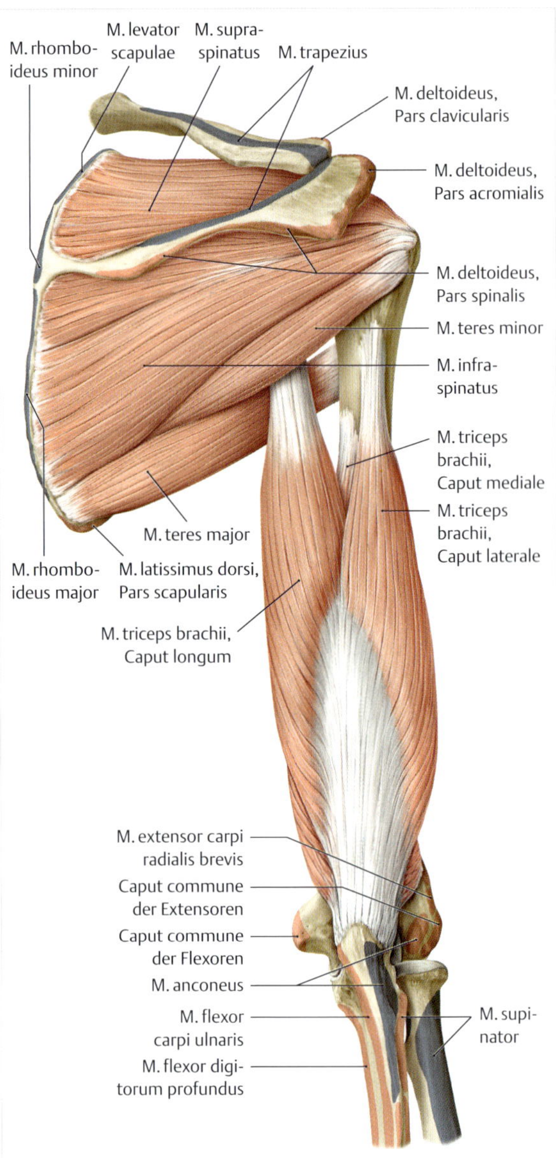

Abb. 2.61 M. triceps brachii (Abb. aus: Schünke M, Schulte E, Schumacher U. Prometheus. LernAtlas der Anatomie. Allgemeine Anatomie und Bewegungssystem. Illustrationen von M. Voll und K. Wesker. 5. Aufl. Stuttgart: Thieme; 2018)

2.4.2 Mögliche Beschwerden bei Dysfunktion des Muskels

Bei einer Schwäche des M. triceps brachii kommt es häufig zu einem Streckdefizit im Ellenbogen und oder zu einem massiven Stützfunktionsverlust. Häufig leidet darunter auch die Stellung des Schultergelenks, der Humeruskopf wird begünstigt, in eine Ventralstellung auszuweichen. Dieser Muskel spielt auch eine große Rolle, um einem Hyperextensionstrauma bei Rückschlagsportlern, Kampfsportlern, Volleyballern und Handballern entgegenzuwirken. Hier muss er v. a. exzentrisch und explosiv arbeiten.

2.4.3 Kinesio-Tape-Applikation – Muskeltechnik M. triceps brachii

- **Vorbereitung:** Schnitttechnik als I-Tape.
- **Ausgangsstellung Patient Anker:** Der Patient sitzt oder steht in neutraler Position, der Arm ist locker neben dem Körper abgelegt. In dieser Position des Arms wird der Anker angebracht.

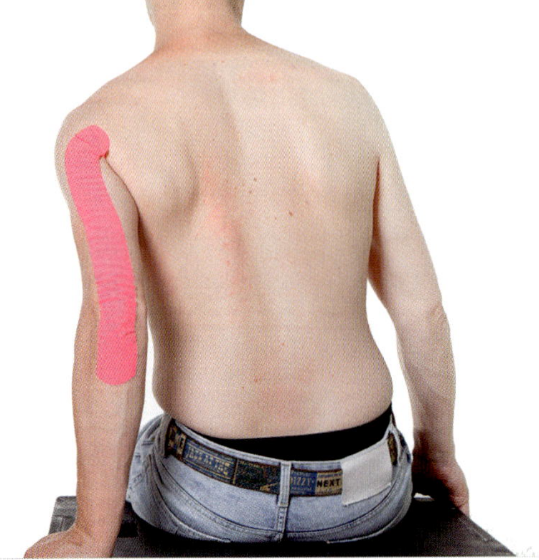

Abb. 2.62 Fertige Kinesio-Tape-Applikation: Muskeltechnik M. triceps brachii (Foto: Kirsten Oborny)

- **Anlage des Ankers:** Ob der Anker an der dorsalen Schulter, Höhe hinterer Deltamuskel, oder am Olekranon befestigt wird, muss durch den Verschieblichkeitstest ausgetestet werden.
- **Tipp:** Hier sollte der Anker mindestens 5 cm lang sein.
- **Ausgangsstellung Patient Zügel:** Der Patient führt den Arm in maximale Schulterflexion mit maximal gebeugtem Ellenbogen (Dehnstellung für den M. triceps brachii).
- **Anlage des Zügels:** In dieser Position wird dann das Tape entlang des Muskels ohne Zug auf die Haut geklebt (▸ Abb. 2.63).
- **Tipp:** Achtung, Papier erst vom Tape entfernen, dann auf die Haut kleben.

2.4.4 Training für den M. triceps brachii

▸ **Übung 1, Dipps**

▸ **Ziel.** Bei dieser Übung wird der Fokus auf das Stützen gelegt. Sie eignet sich sehr gut, um aber auch den exzentrischen und explosiven Moment des Muskels zu fördern (▸ Abb. 2.64).

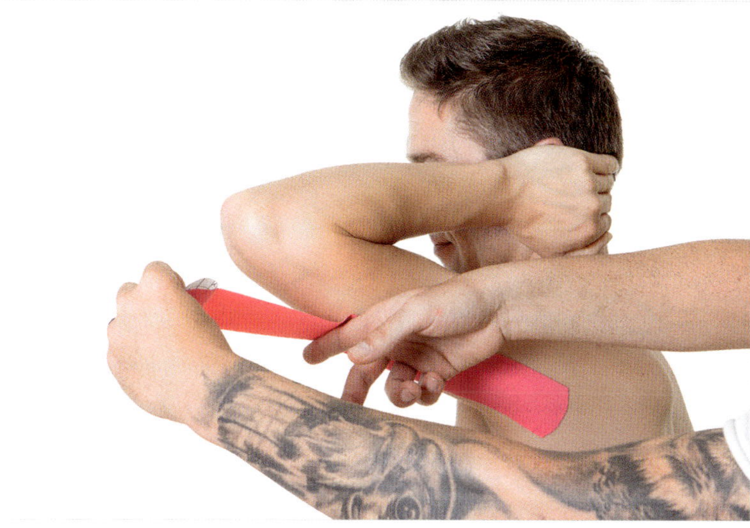

Abb. 2.63 Anlage des Zügels der Muskeltechnik M. triceps brachii in Schulter- und Ellenbogenflexion (Foto: Kirsten Oborny)

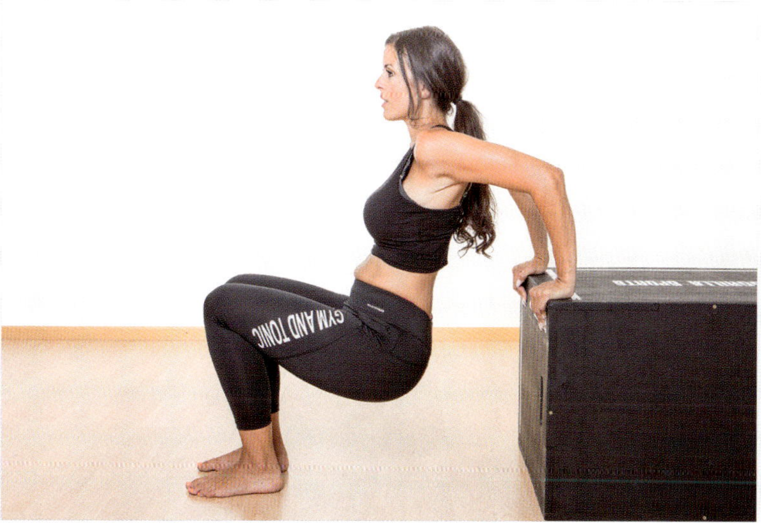

Abb. 2.64 M. triceps brachii – Dipps: Schwerpunkte der Übung sind unter anderem Stützkraft und Exzentrik (Foto: Kirsten Oborny)

▶ **Ausgangsstellung.** Der Patient sitzt auf einem Stuhl oder einer Bank. Die Füße sind unter den Knien und die Knie sind 90° gebeugt. Die Hände sind links und rechts mit den Fingern nach ventral zeigend neben den Hüften aufgestellt. Die Wirbelsäule ist gestreckt und der Kopf in der Verlängerung der Wirbelsäule eingereiht. Nun rutscht der Patient mit seinem Gesäß so weit nach vorne, bis dieses die Sitzfläche komplett verlassen hat (▶ Abb. 2.65).

▶ **Ausführung.** Aus dieser Stellung heraus werden jetzt beide Ellenbogen gebeugt. Dabei sollten sich die Spitzen nach hinten bewegen und das Gesäß langsam bodenwärts wandern (▶ Abb. 2.66). Nach kurzem Kontakt am Boden wird dann kräftig mit den Armen nach oben gedrückt in die Ausgangsstellung.

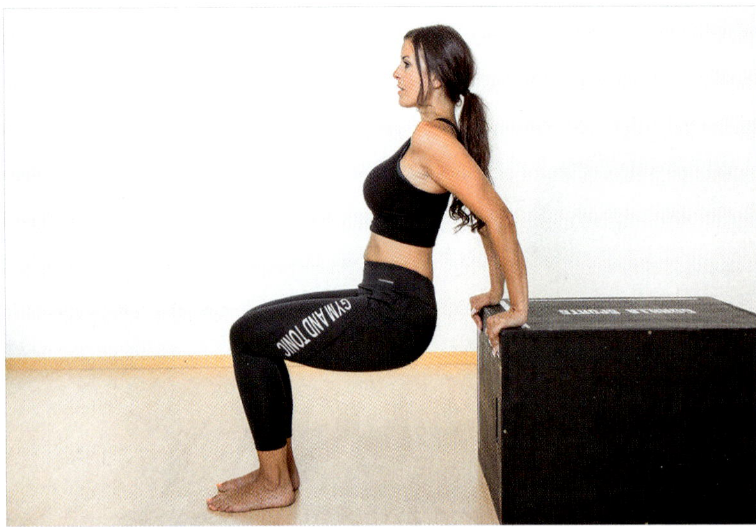

Abb. 2.65 M. triceps brachii – Dipps: Ausgangsstellung mit gebeugten Beinen (Foto: Kirsten Oborny)

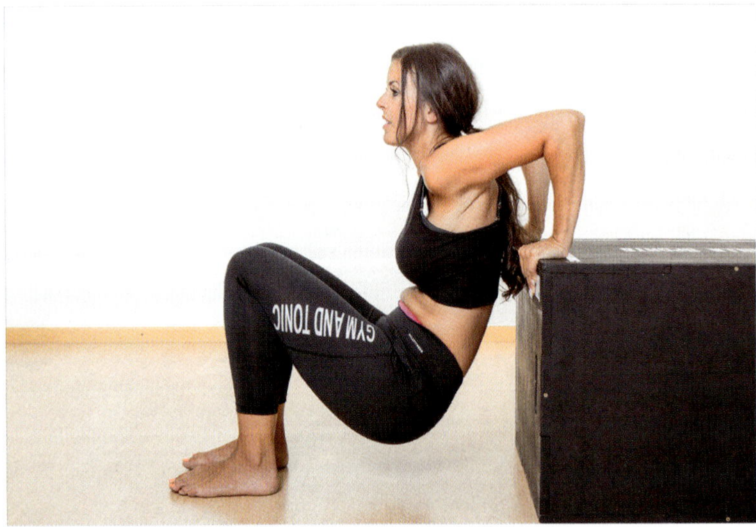

Abb. 2.66 M. triceps brachii – Dipps: Endstellung mit gebeugten Beinen (Foto: Kirsten Oborny)

▶ **Steigerung.** Eine Steigerung kann durch vermehrtes Strecken der Beine erreicht werden (▶ Abb. 2.67) oder durch eine Rhythmusveränderung, in drei bis fünf Sekunden Bewegung zum Boden und in einer Sekunde zurück.

▶ **Tipps.** Schultern und Kopf sollten nicht in Protraktion gehen und die Ellenbogen dürfen nicht abgespreizt werden (▶ Abb. 2.68).

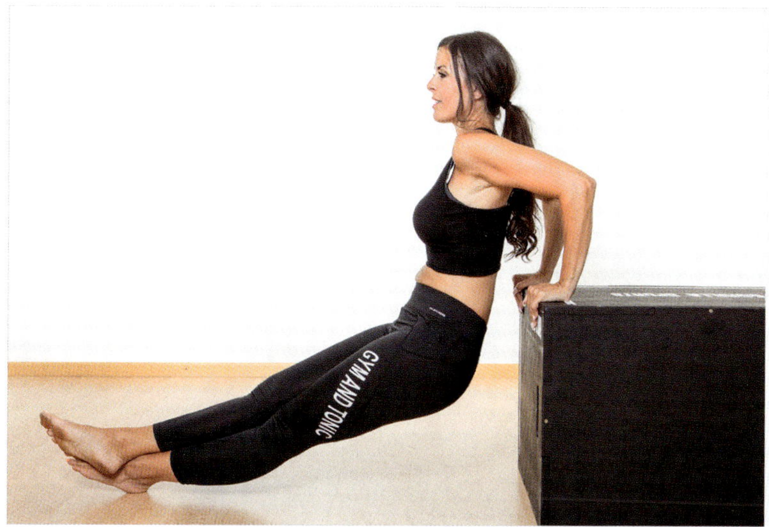

Abb. 2.67 M. triceps brachii – Dipps: Steigerung mit gestreckten Beinen (Foto: Kirsten Oborny)

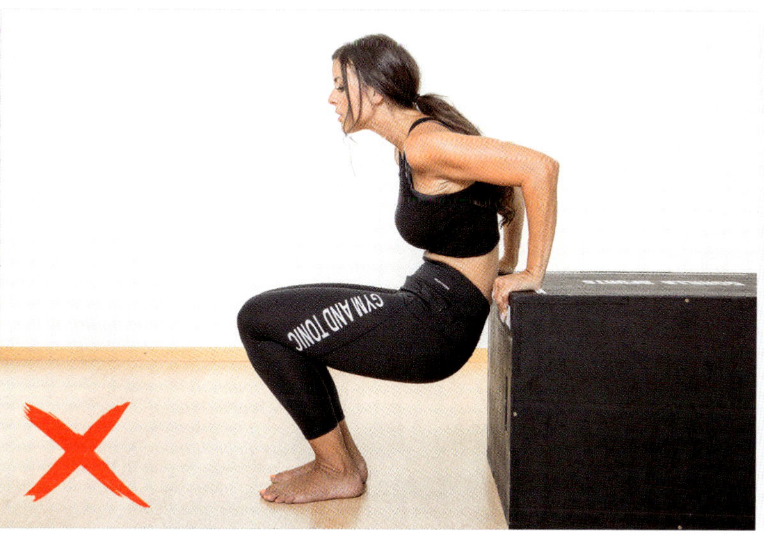

Abb. 2.68 M. triceps brachii – Dipps: Fehlerhafte Ausführung (Schultern und Kopf in Protraktion, Ellenbogen abgespreizt) (Foto: Kirsten Oborny)

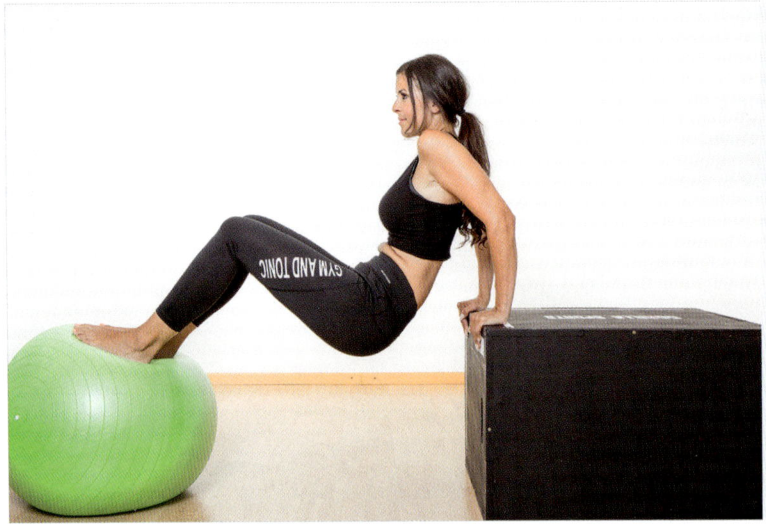

Abb. 2.69 M. triceps brachii – Dipps: Variation mit Füßen auf labiler Unterlage (Foto: Kirsten Oborny)

▸ **Variation.** Diese Übung kann mit labilen Unterlagen variiert werden oder in einem Dipprack (▸ Abb. 2.69). Es wäre auch möglich, die Beine auf einem Ball oder auf einem weiteren Stuhl abzulegen.

▸ **Übung 2, Einarmstütz an der Wand**

▸ **Ziel.** Ziel dieser Übung ist es, den M. triceps brachii einseitig in geschlossener Kette zu kräftigen. Hier kann die Betonung auf eine Seite gelegt werden und somit noch spezifischer gekräftigt werden.

▸ **Ausgangsstellung.** Der Patient steht eine Armlänge entfernt vor einer Wand. Der Bauch ist leicht eingezogen, der Kopf in die Verlängerung der Wirbelsäule eingereiht. Der Arm wird gestreckt im Ellenbogen und im 90°-Winkel der Schulter an die Wand gestützt. Die Finger zeigen dabei nach oben und das Olekranon zur Seite. Die Beine sind hüftbreit abgestellt und gestreckt (▸ Abb. 2.70).

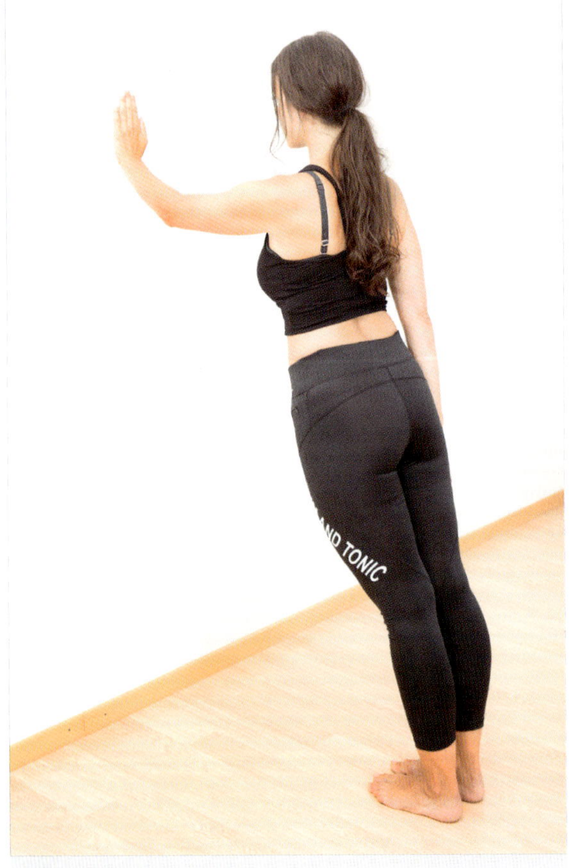

Abb. 2.70 M. triceps brachii – Einarmstütz an der Wand: Ausgangsstellung (Foto: Kirsten Oborny)

▶ **Ausführung.** Jetzt bewegt der Patient seinen Körper zur Wand, indem er nur den Ellenbogen beugt. Beine, Kopf und Rumpf verändern ihre Stellung nicht. Im Idealfall kann so weit nach vorne gegangen werden, bis die Nasenspitze die Wand berührt (▶ Abb. 2.71).

▶ **Steigerung.** Auch hier kann es sinnvoll sein, in Bezug auf die Sturzprophylaxe ein Timing zu wählen, das die Exzentrik betont. Je weiter man sich mit den Beinen von der Wand entfernt, umso anstrengender wird die Übung (▶ Abb. 2.72).

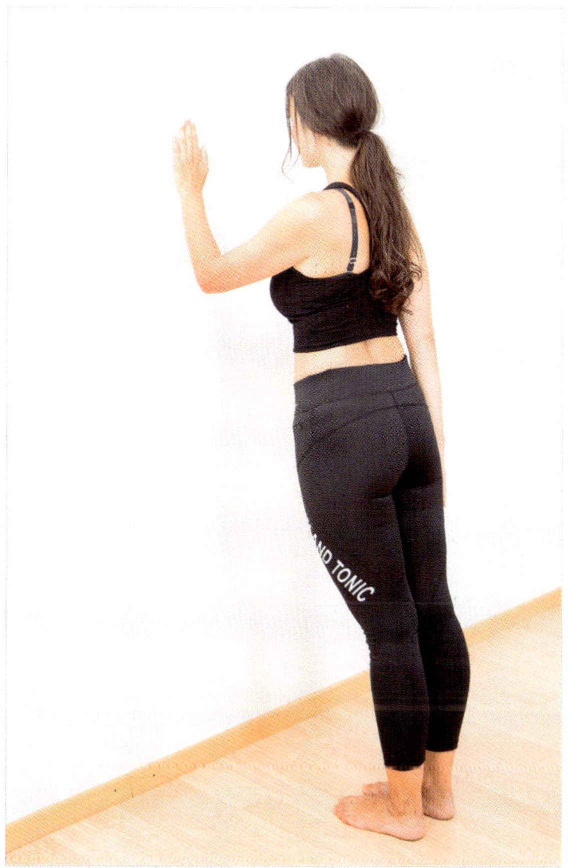

Abb. 2.71 M. triceps brachii – Einarmstütz an der Wand: Endstellung (Foto: Kirsten Oborny)

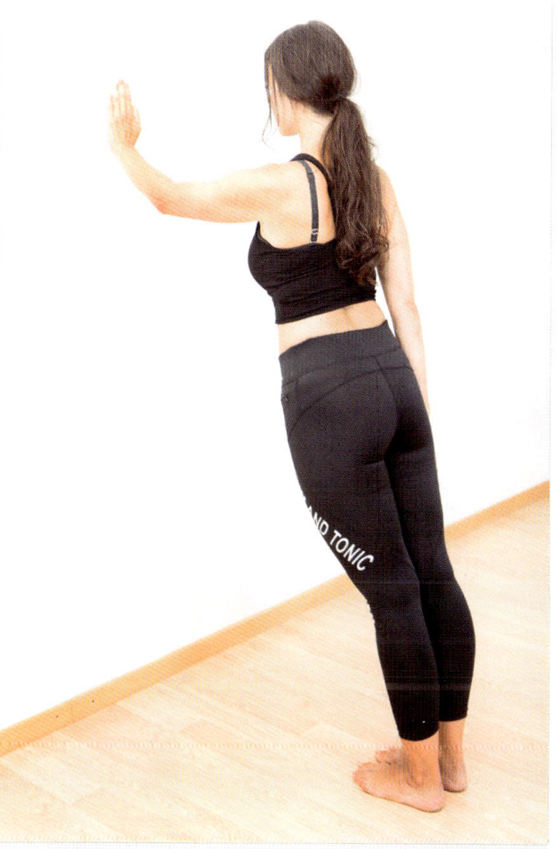

Abb. 2.72 M. triceps brachii – Einarmstütz an der Wand: Steigerung mit weiter von der Wand weg stehenden Füßen (Foto: Kirsten Oborny)

▶ **Tipps.** Es ist v. a. darauf zu achten, dass der Kopf nicht in eine Protraktionsstellung geht und die LWS nicht als Schwungelement (Hyperlordose) eingesetzt wird (▶ Abb. 2.73).

▶ **Variation.** Mögliche Variationen sind, diese Übung einbeinig durchzuführen oder die Stützfläche an der Wand mit einem Ball oder Pad zu ergänzen (▶ Abb. 2.74).

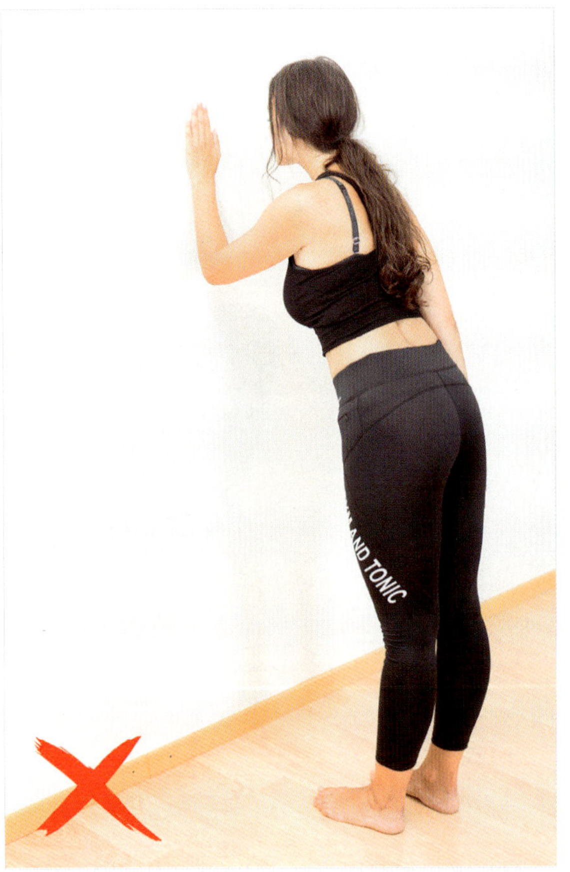

Abb. 2.73 M. triceps brachii – Einarmstütz an der Wand: Fehlerhafte Ausführung (Flexion des Oberkörpers) (Foto: Kirsten Oborny)

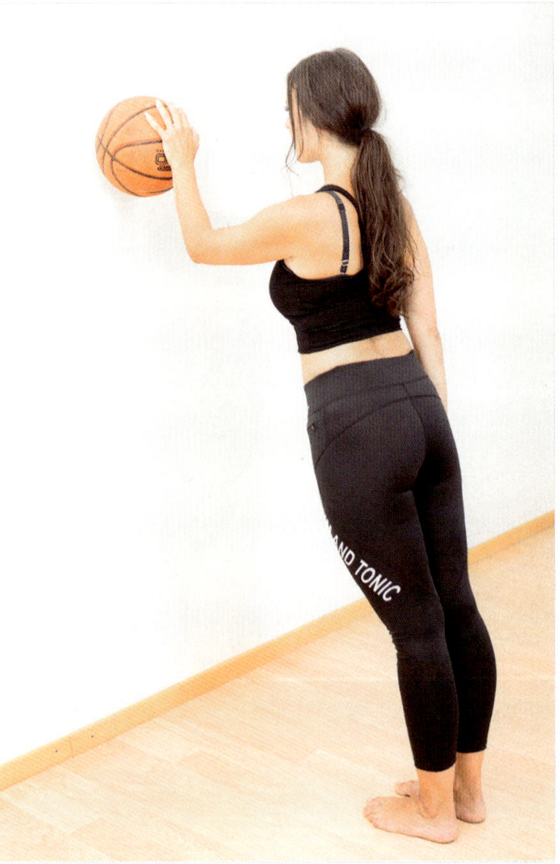

Abb. 2.74 M. triceps brachii – Einarmstütz an der Wand: Variation mit labiler Unterlage (Foto: Kirsten Oborny)

▸ Übung 3, Curl am Kabelzug

▸ Ziel. Diese Übung eignet sich sehr gut, um den M. triceps brachii in der offenen Kette zu kräftigen. Dies ist v. a. sinnvoll, um Wurf-, Stoß- und Boxbewegungen zu kräftigen und zu fördern.

▸ Ausgangsstellung. Der Patient steht hüftbreit vor dem Kabelzug, die Wirbelsäule ist aufgerichtet, der Kopf in Verlängerung der Wirbelsäule und der Bauch leicht angespannt. Beide Arme hängen neben dem Körper, die Ellenbogen sind in einem 90°-Winkel an die Seite des Rumpfes angepresst. Mit den Händen wird die Griffstange vom Kabel zugehalten (▸ Abb. 2.75).

▸ Ausführung. Nun streckt der Patient seine Arme Richtung Boden bis zu den Oberschenkeln, ohne die Ellenbogen seitlich am Rumpf zu entfernen. Kopf und Rumpf bleiben dabei stabil (▸ Abb. 2.76).

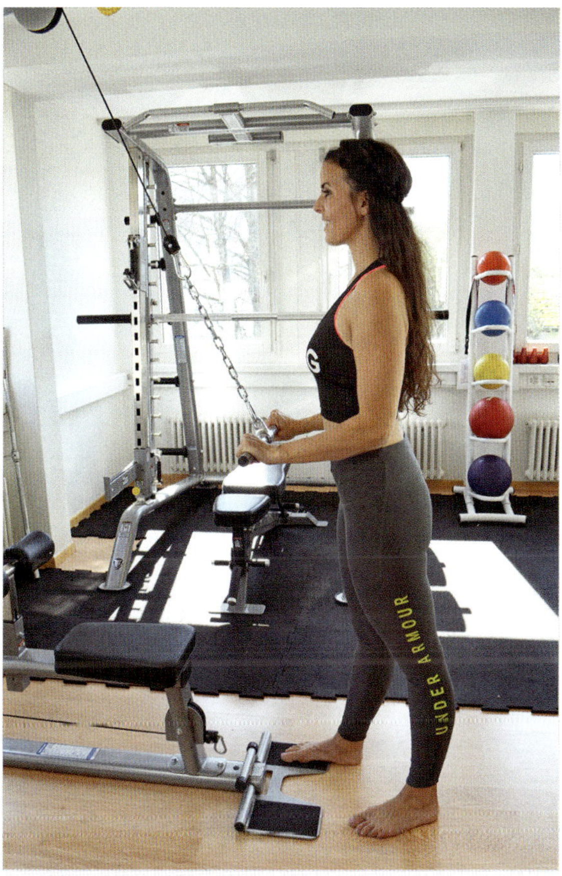

Abb. 2.75 M. triceps brachii – Curl am Kabelzug: Ausgangsstellung (Foto: Stephan Mogel)

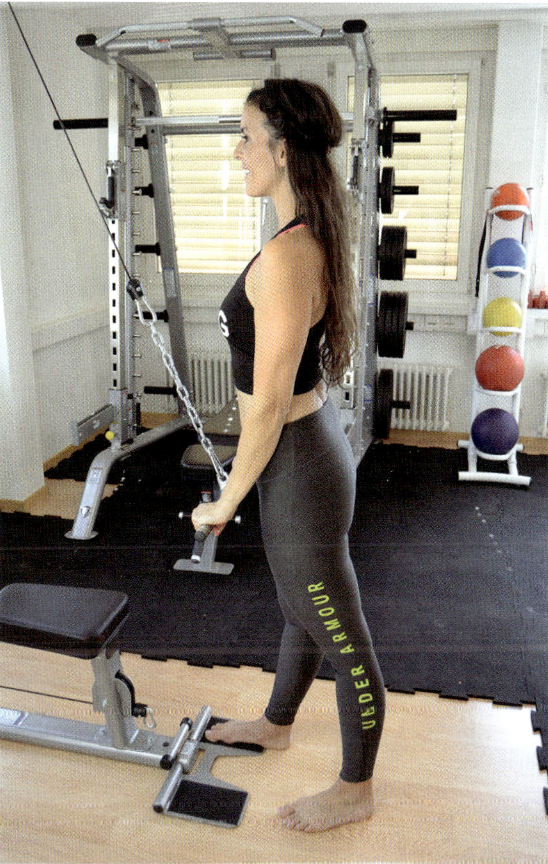

Abb. 2.76 M. triceps brachii – Curl am Kabelzug: Endstellung (Foto: Stephan Mogel)

▸ **Steigerung.** Steigerung ist durch Gewichtserhöhung oder durch die exzentrische Betonung möglich. Eine sehr sinnvolle Steigerung ist es, die Ellenbogenstellung am Rumpf zu verändern, indem man die Arme über den Kopf streckt. Dabei dreht man sich vom Kabelzug ab, steht mit dem Rücken zum Kabelzug und bewegt nun die Arme aus den Ellenbogen schräg Richtung Decke (▸ Abb. 2.77 und ▸ Abb. 2.78).

▸ **Tipps.** Bei all diesen Übungen ist besonders darauf zu achten, dass die Bewegung aus den Unterarmen kommt und die Oberarme jeweils stabil an ihrem Ort gehalten werden. Kopf und Rumpf bewegen sich auch nie mit und sollten ihre stabile Position nicht verlassen.

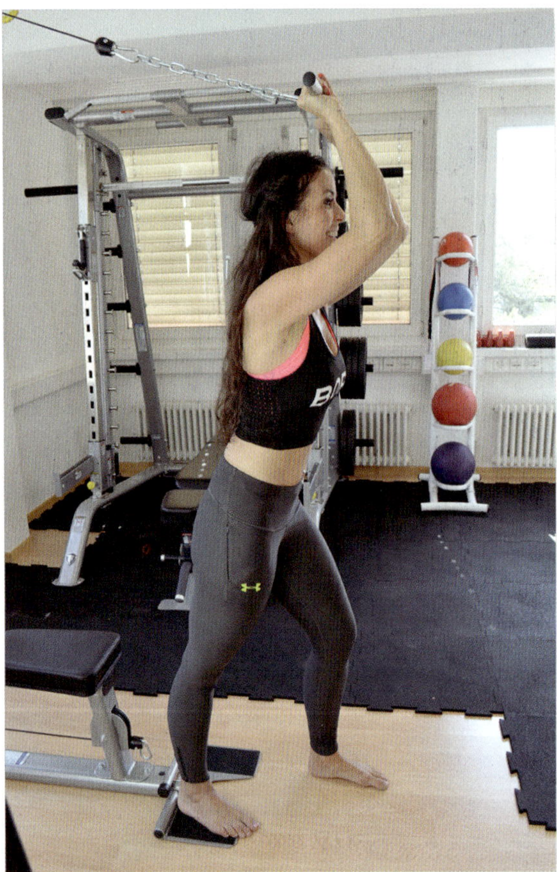

Abb. 2.77 M. triceps brachii – Curl am Kabelzug: Steigerung mit flektiertem Schultergelenk; Ausgangsstellung (Foto: Stephan Mogel)

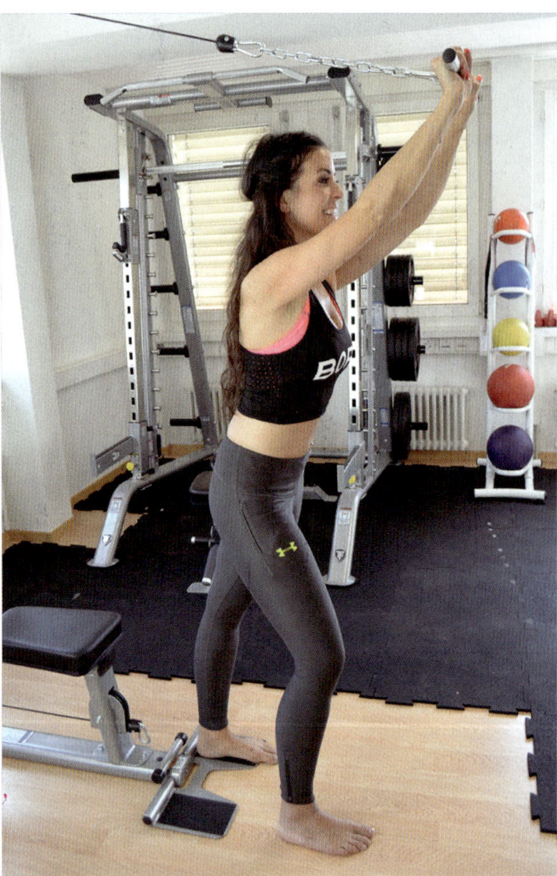

Abb. 2.78 M. triceps brachii – Curl am Kabelzug: Steigerung mit flektiertem Schultergelenk; Endstellung (Foto: Stephan Mogel)

▶ **Variation.** Variationen sind, von beidarmiger Übung auf einarmig zu wechseln (▶ Abb. 2.79 und ▶ Abb. 2.80) oder die Unterstützungsfläche zu verändern, indem man auf einem Bein steht oder eine labile Unterlage wählt (▶ Abb. 2.81).

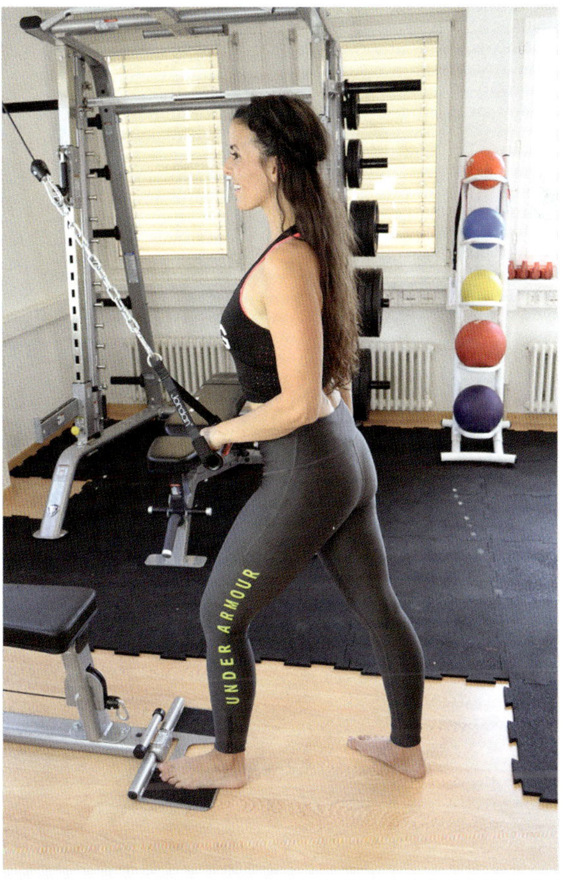

Abb. 2.79 M. triceps brachii – Curl am Kabelzug: Variation einarmig; Ausgangsstellung (Foto: Stephan Mogel)

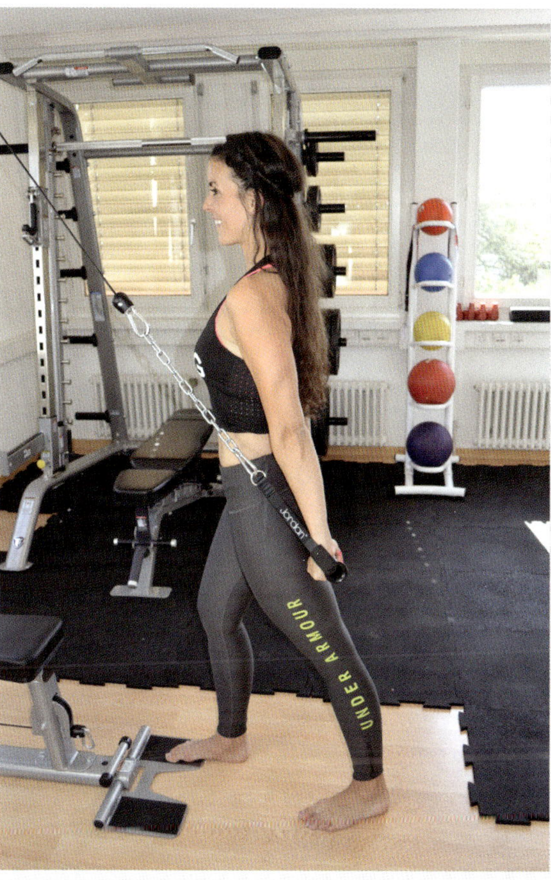

Abb. 2.80 M. triceps brachii – Curl am Kabelzug: Variation einarmig; Endstellung (Foto: Stephan Mogel)

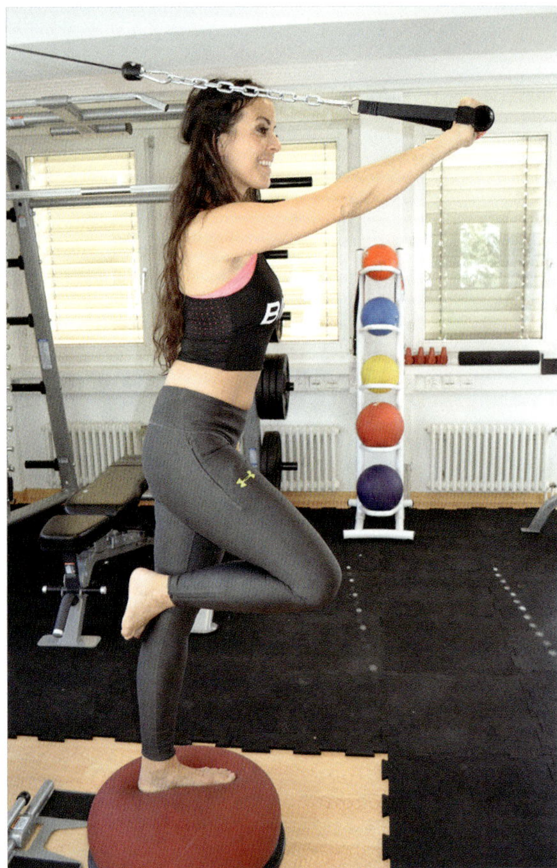

Abb. 2.81 M. triceps brachii – Curl am Kabelzug: Variation mit flektiertem Schultergelenk und labiler Unterlage (Foto: Stephan Mogel)

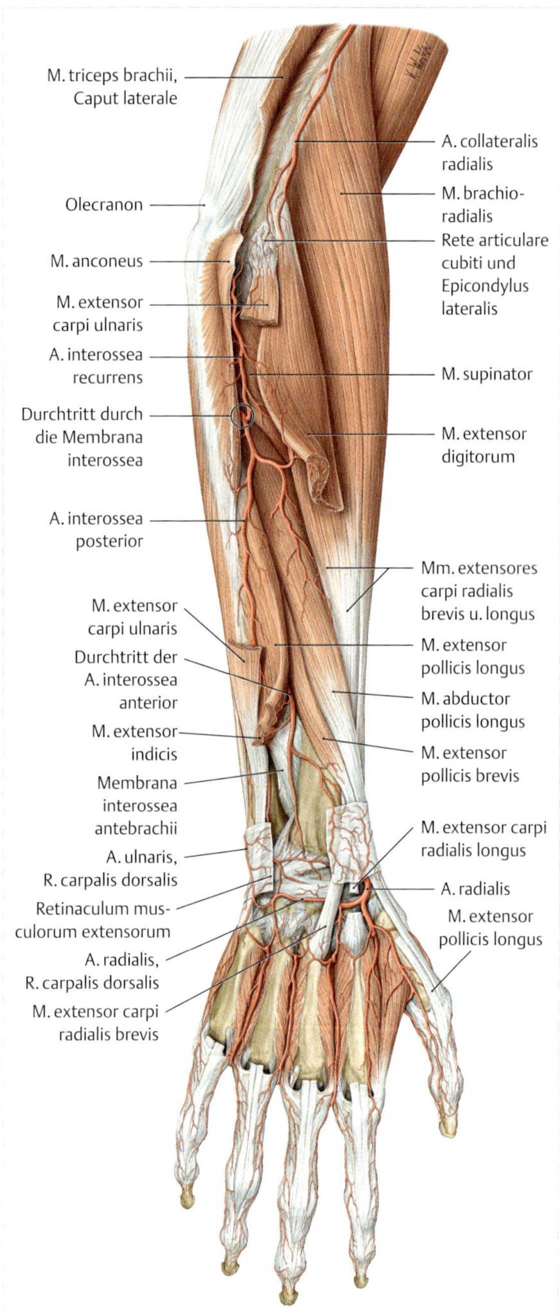

Abb. 2.82 Mm. extensor carpi radialis longus und brevis (Abb. aus: Schünke M, Schulte E, Schumacher U. Prometheus. LernAtlas der Anatomie. Allgemeine Anatomie und Bewegungssystem. Illustrationen von M. Voll und K. Wesker. 5. Aufl. Stuttgart: Thieme; 2018)

2.5 Mm. extensor carpi radialis longus und brevis

2.5.1 Anatomie in vivo

Die Muskeln extensor carpi radialis longus und brevis (▶ Abb. 2.82) gehören zu den Extensoren des Unterames. Sie verlaufen von der Linea supracondylaris lateralis humeri und ziehen in das 2. Streckersehnenfach. Sie sind v. a. für die Streckung und Abspreizung des Handgelenks zuständig und sind beteiligt an der Flexion im Ellenbogen. Der M. extensor carpi radialis longus macht die volle Streckung der Finger mit, wohingegen der brevis nur die Extension der Faust begünstigt.

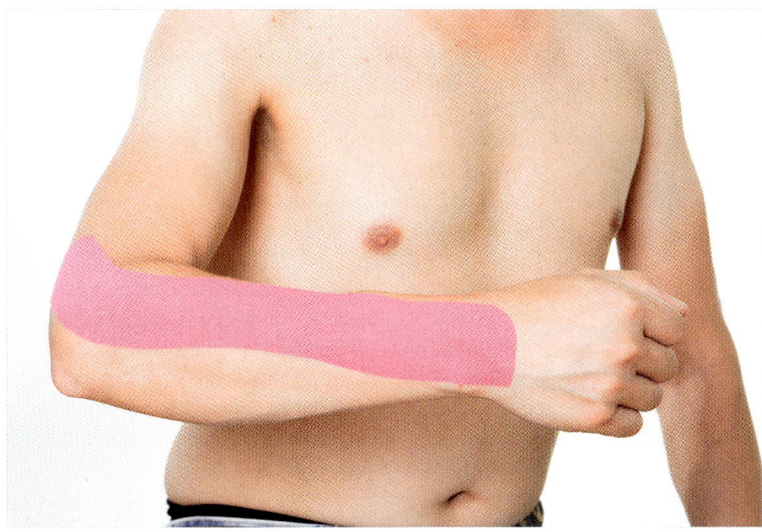

Abb. 2.83 Fertige Kinesio-Tape-Applikation: Muskeltechnik Mm. extensor carpi radialis longus und brevis (Foto: Kirsten Oborny)

2.5.2 Mögliche Dysfunktion der Mm. extensor carpi radialis longus und brevis

Die beiden Muskeln sind bei Dysfunktion, v. a. Überbelastung hauptverantwortlich für einen akuten Tennisellenbogen (Epicondylitis lateralis humeri). Dieses Beschwerdebild wird meistens ausgelöst durch zu starke einseitige Beanspruchung (Tastatur oder Mausbenutzung), durch Fehlhaltung im Beruf oder Alltag (Gartenarbeit, Freizeitsport) oder durch schlechte Technik bei Schlägersportarten. Aber in sehr häufigen Fällen ist der Tennisellenbogen nur Kompensation für eine schlechte Ausgangslage der HWS, BWS oder Schulter. Dies muss unbedingt differenziert werden. Der spezifische Test für den Tennisellenbogen ist der Chair lift of Test. Mehr dazu wird im Kapitel „Symptomatiken" (5.7) beschrieben.

2.5.3 Kinesio-Tape-Applikation – Muskeltechnik Mm. extensor carpi radialis longus und brevis

- **Vorbereitung:** Schnitttechnik I-Cut.
- **Ausgangsstellung des Patienten für den Anker:** Der Patient sitzt entspannt auf einem Stuhl. Der Arm wird einfach locker auf dem Schoß oder auf der Behandlungsbank abgelegt (Ellenbogen ist gebeugt in entspannter Haltung).
- **Anlage des Ankers:** Der Anker wird auf dem Epicondylus lateralis humeri angebracht, wenn der Verschiebetest nach kranial positiv war. Sonst ist der Anker kaudal, über dem Handgelenk. Der Anker ist 5 cm lang (▶ Abb. 2.84).
- **Ausgangsstellung des Patienten für den Zügel:** Der Patient bringt den Unterarm in Vordehnung für den Ex-

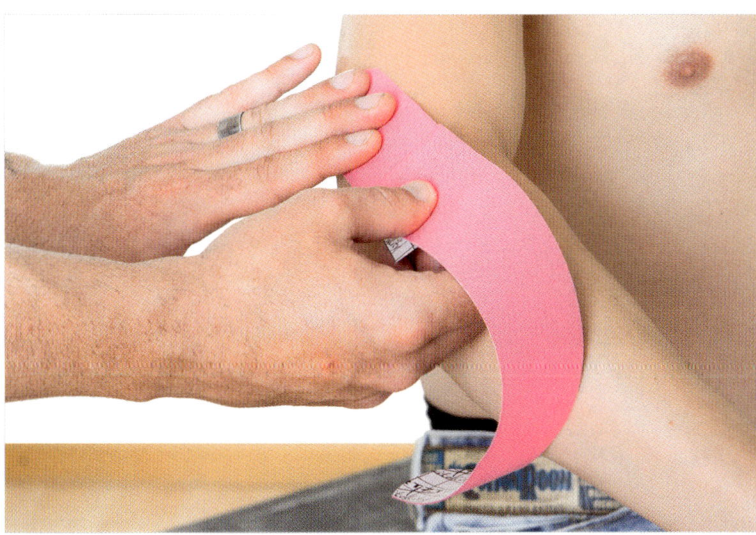

Abb. 2.84 Anker der Muskeltechnik Mm. extensor carpi radialis longus und brevis am Epicondylus lateralis humeri (Foto: Kirsten Oborny)

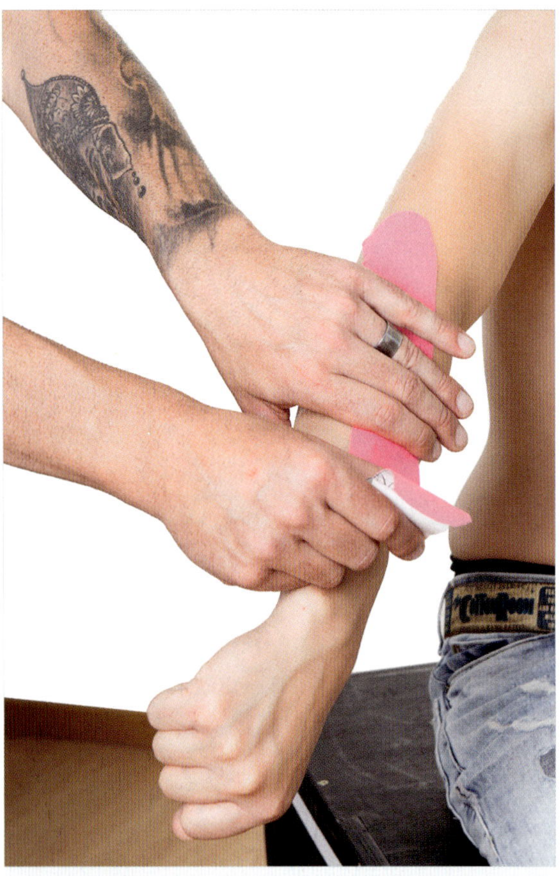

Abb. 2.85 Zügel der Muskeltechnik Mm. extensor carpi radialis longus und brevis (Foto: Kirsten Oborny)

tensor carpi radialis longus und brevis. Das heißt, der Ellenbogen wird jetzt gestreckt, der Arm gestreckt in maximale Innenrotation gebracht mit maximaler Plantarflexion der Hand und Fingerflexion.

- **Anlage des Zügels:** Nun wird in der vorgedehnten Stellung das Tape ohne Zug auf die Haut angebracht (▸ Abb. 2.85), im Verlauf der beiden Muskeln bis zum Handgelenk.
- **Tipps:** Das Papier muss vollständig vom Tape entfernt werden, bevor das Tape auf die Haut angebracht wird. Man könnte das Tape weiterlaufen lassen bis vor an die Finger, dort hält es aber nicht so gut. Aus dem Grund empfehlen wir, das Tape nur bis zum Handgelenk laufen zu lassen. Häufig wird dieses Tape zusätzlich mit einer Faszientechnik quer zum Muskelverlauf ergänzt. Näheres dazu finden Sie in Kap. 5.7.

2.5.4 Training für die Mm. extensor carpi radialis longus und brevis

▸ Übung 1, Extension bei abgelegtem Unterarm

▸ Ziel. Ziel bei dieser Übung ist es, die Unterarmextensoren konzentrisch und v. a. exzentrisch zu kräftigen. Besonders die exzentrische Belastung ist die wichtige Komponente bei diesem Training, weil genau bei dieser Belastung die meisten Verletzungen entstehen. Weil der Unterarm komplett abgelegt ist (▸ Abb. 2.86) und daher wenig Ausweichbewegungen stattfinden können, ist diese Übung sehr einfach durchführbar und zu steigern.

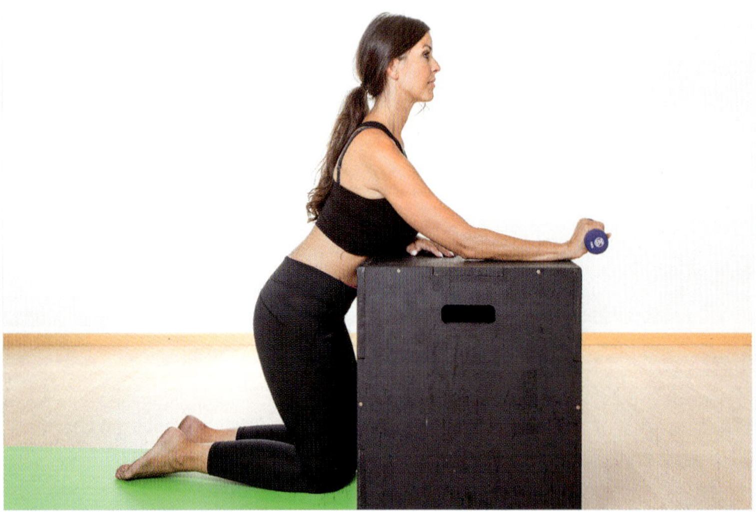

Abb. 2.86 Mm. extensor carpi radialis longus und brevis – Extension mit abgelegtem Unterarm: Durchführung mit leichtem Gewicht (Foto: Kirsten Oborny)

▸ **Ausgangsstellung.** Der Patient sitzt neben der Bank, die Sitzhöhe sollte so eingestellt sein, dass die Schulter entspannt ist und der Unterarm im 90°-Winkel im Ellenbogen auf der Bank abgelegt werden kann (▸ Abb. 2.86). Die Hand schaut frei über den Bankrand hinaus und hält ggf. ein Gewicht. Die Wirbelsäule sollte dabei aufgerichtet sein, der Kopf in die Verlängerung der Wirbelsäule eingereiht und die Schultern in einer leichten Retraktion und Depression.

▸ **Ausführung.** Ohne die Abschnitte Wirbelsäule, Kopf und Schulter zu verändern, wird nun die Hand aus der maximal möglichen Palmarflexion in die maximal mögliche Extension bewegt (▸ Abb. 2.87).

▸ **Steigerung.** Die Übung kann gut durch ein höheres Gewicht und v. a. durch die exzentrische Betonung gesteigert werden. Hierbei ist es wichtig, die Bewegung aus der vollen Extension in die Flexion abbremsend hervorzuheben. Vom Timing ist ein 3:1-Rhythmus gut, drei Sekunden abbremsen, eine Sekunde beschleunigen. Je nach Gewicht kann in der Konzentrik mit der nicht trainierten Hand unterstützt werden und danach in der Exzentrik allein, ohne Hilfe die bremsende Bewegung ausgeführt werden.

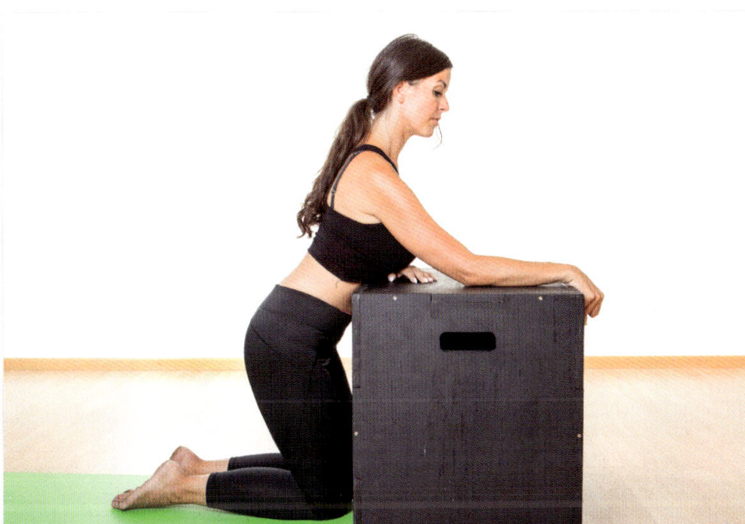

Abb. 2.87 Mm. extensor carpi radialis longus und brevis – Extension mit abgelegtem Unterarm: Ausgangsstellung (Foto: Kirsten Oborny)

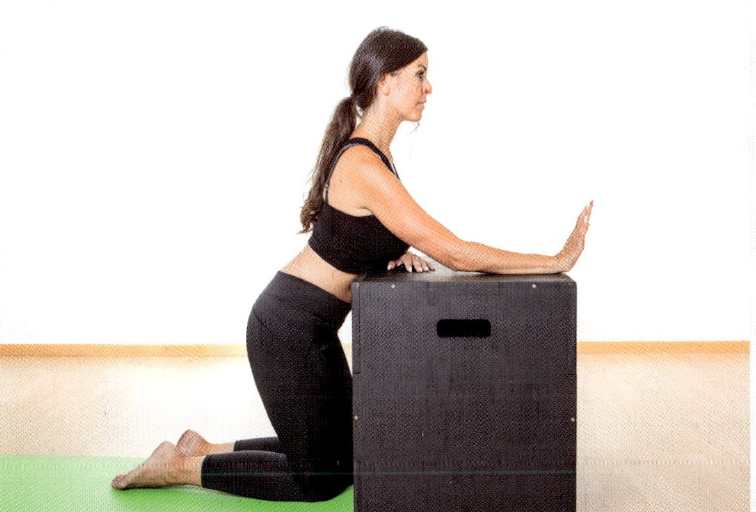

Abb. 2.88 Mm. extensor carpi radialis longus und brevis – Extension mit abgelegtem Unterarm: Endstellung (Foto: Kirsten Oborny)

▶ **Tipps.** Es ist während der gesamten Übung darauf zu achten, dass die Schulter auf der trainierenden Seite nicht in die Protrakion oder Elevation geht (▶ Abb. 2.89). Auch der Kopf sollte seine Stellung nicht verlassen. Dies wären Anzeichen für ein zu hohes Gewicht.

▶ **Variation.** Variationsmöglichkeiten sind, die Unterstützungsfläche labiler zu gestalten, z. B. auf einem Ball (▶ Abb. 2.90), oder diese Übung ganz ohne Ablagefläche durchzuführen (▶ Abb. 2.91). Weitere Möglichkeiten wären, Gewichtsbälle, Powerball oder Flexistab zu nutzen.

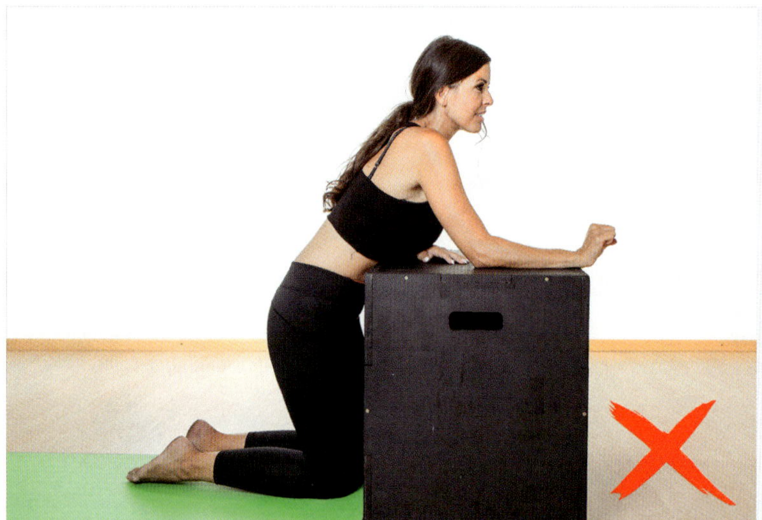

Abb. 2.89 Mm. extensor carpi radialis longus und brevis – Extension mit abgelegtem Unterarm: Fehlerhafte Ausführung (Protraktion und Elevation der Schulter) (Foto: Kirsten Oborny)

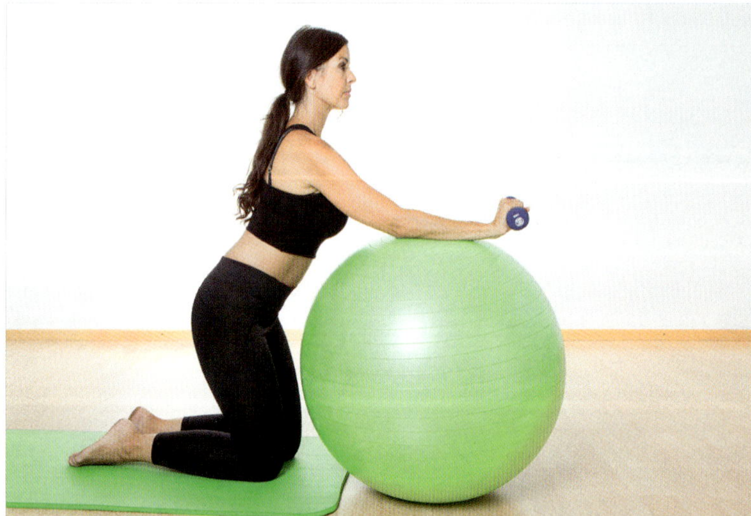

Abb. 2.90 Mm. extensor carpi radialis longus und brevis – Extension mit abgelegtem Unterarm: Variation auf labiler Unterlage (Foto: Kirsten Oborny)

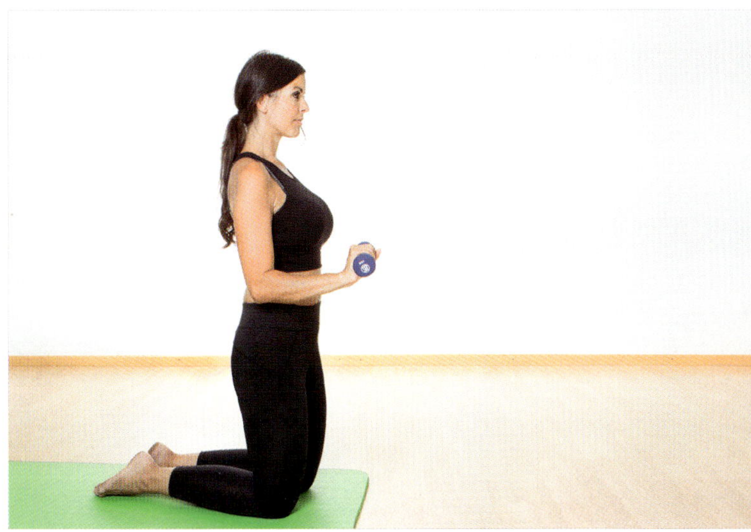

Abb. 2.91 Mm. extensor carpi radialis longus und brevis – Extension mit abgelegtem Unterarm: Variation ohne Unterstützungsfläche (Foto: Kirsten Oborny)

▸ Übung 2, Kräftigung der Unterarmextensoren mit der Langhantelstange

▸ **Ziel.** Ziel dieser Übung ist es, die Unterarmextensoren konzentrisch und v. a. exzentrisch mittels Langhantelstange zu kräftigen. Sie wird hinter dem Rücken ausgeführt, was v. a. die koordinative Leistung der Unterarmextensoren verbessert, weil die optische Kontrolle entfällt (▸ Abb. 2.92).

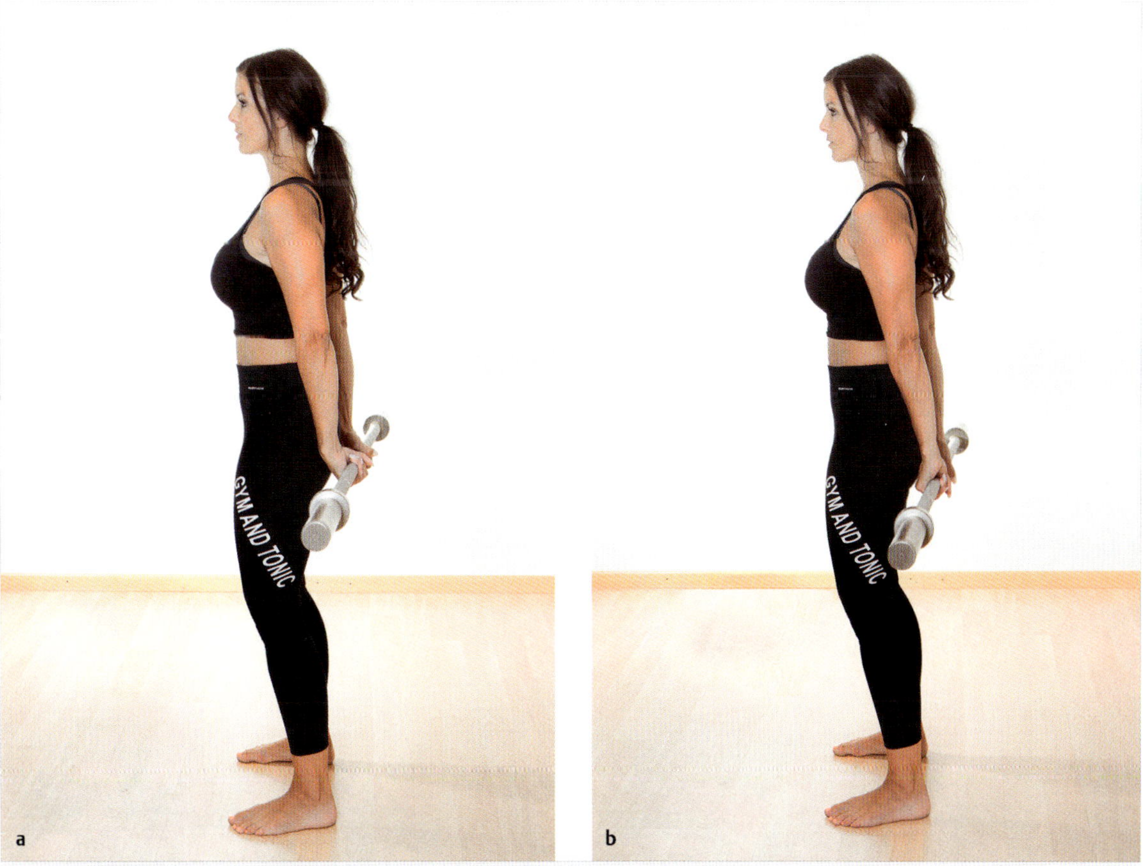

Abb. 2.92 Mm. extensor carpi radialis longus und brevis – Kräftigung mit Langhantelstange:
a Ausgangsstellung (Foto: Kirsten Oborny)
b Zwischenposition (Foto: Kirsten Oborny)

▶ **Ausgangsstellung.** Der Patient steht auf beiden Beinen, das Gewicht sollte gleichermaßen auf beide Beine verteilt sein. Der Rumpf ist aufgerichtet und der Kopf in die Verlängerung der Wirbelsäule eingereiht. Die Arme sind neben dem Körper und in der Schulter nach außen gedreht. Die Langhantelstange liegt hinter dem Körper in Höhe Gesäß, in beiden Händen. Der Handrücken schaut nach vorne, die Arme sind leicht nach dorsal gestreckt (▶ Abb. 2.92).

▶ **Ausführung.** Nun wird die Langhantelstange nach oben und unten bewegt, also von der Flexion in die Dorsalextension und zurück, dabei kann der Oberarm, gestreckt im Ellenbogen, nach hinten gestreckt werden (▶ Abb. 2.93). Auch hier empfiehlt sich die exzentrische Betonung.

▶ **Steigerung.** Die Steigerung wird mit der Gewichtserhöhung erreicht. Achtung, nur so viel steigern, dass es nicht zu negativen Ausweichbewegungen kommt.

▶ **Tipps.** Auch bei dieser Übung ist es äußerst wichtig, dass die Schultern und der Kopf nicht in die Protraktion gehen (▶ Abb. 2.94) und damit die Durchblutung in der Extremität negativ beeinflussen. Auch sollte der Oberarm nur leicht in die Extension mitgeführt werden und nicht als Schwungelement benutzt werden.

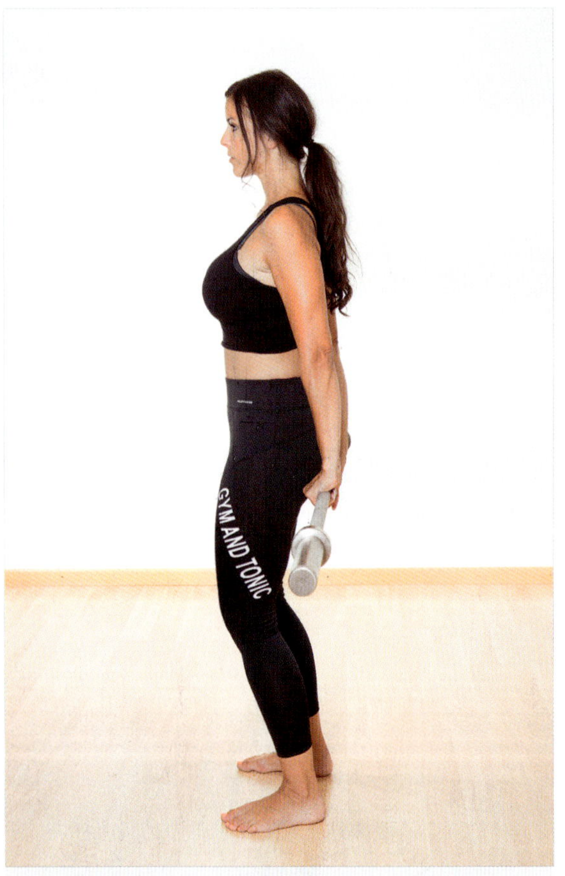

Abb. 2.93 Mm. extensor carpi radialis longus und brevis – Kräftigung mit Langhantelstange: Endposition (Foto: Kirsten Oborny)

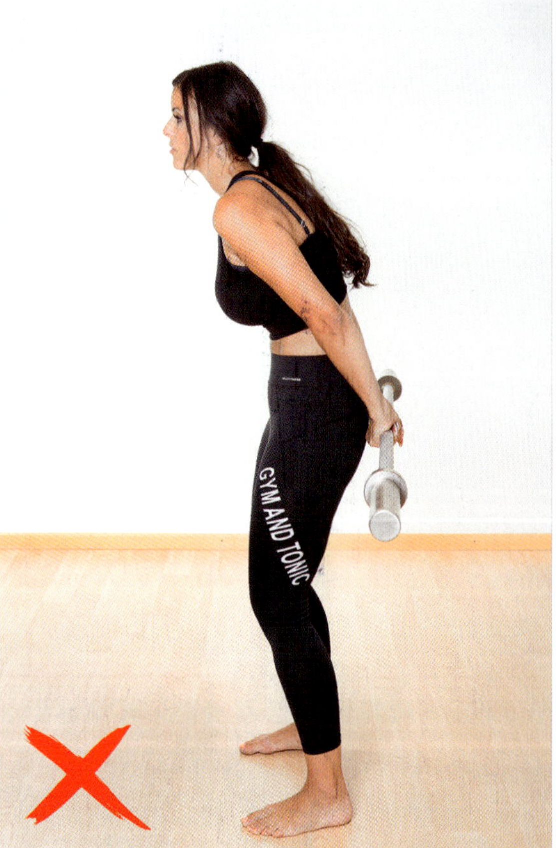

Abb. 2.94 Mm. extensor carpi radialis longus und brevis – Kräftigung mit Langhantelstange: Fehlerhafte Ausführung (Protraktion von Kopf und Schulter) (Foto: Kirsten Oborny)

▶ **Variation.** Diese Übung kann variiert werden, indem man sie einbeinig ausführt (▶ Abb. 2.95) oder mit ungleichem Gewicht (imbalanced) (▶ Abb. 2.96). Weitere Möglichkeiten wären labile Unterlagen wie z. B. Airex Pad, Sypoba, Jumper.

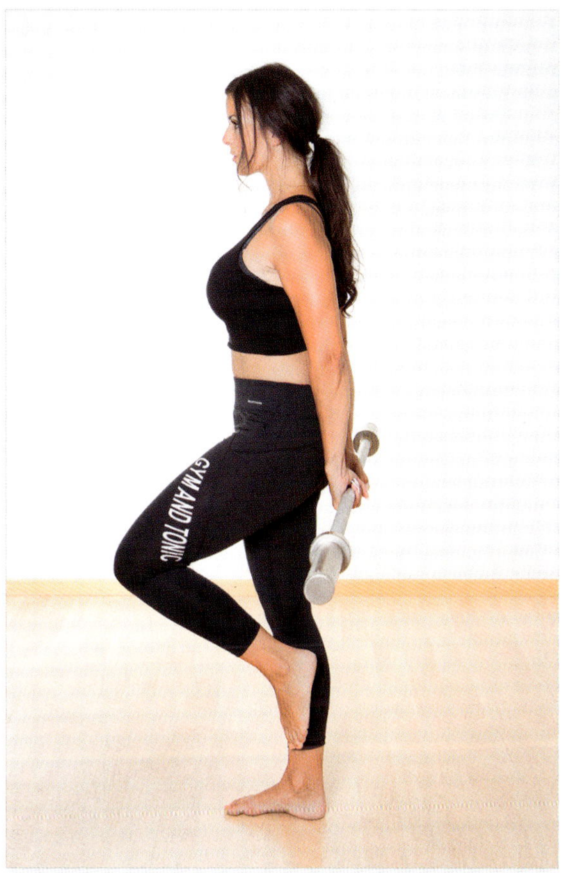

Abb. 2.95 Mm. extensor carpi radialis longus und brevis Kräftigung mit Langhantelstange: Variation einbeinig (Foto: Kirsten Oborny)

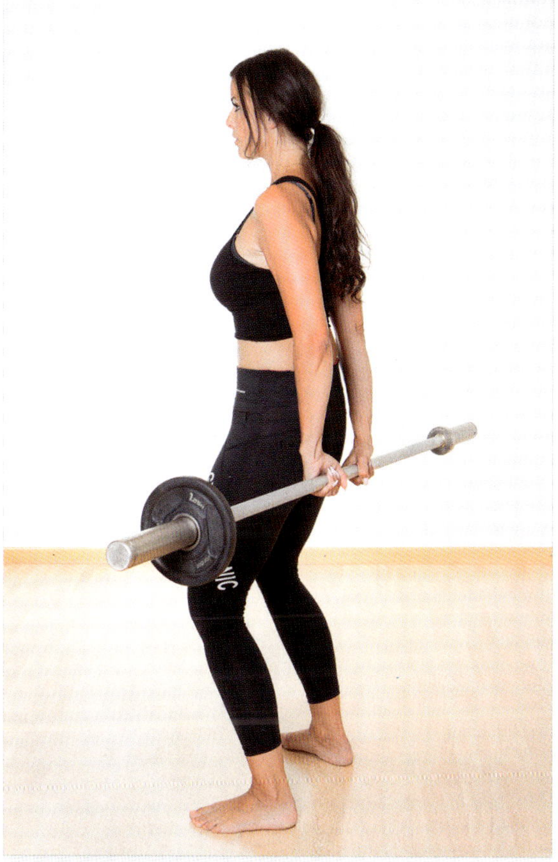

Abb. 2.96 Mm. extensor carpi radialis longus und brevis – Kräftigung mit Langhantelstange: Variation „imbalanced“ (Foto: Kirsten Oborny)

▸ **Übung 3, Pro- und Supination mit Kurzhantel**

▸ **Ziel.** Bei dieser Übung werden Pro- und Supinationsbewegung gekräftigt. Auch hier ist der Unterarm zu Beginn komplett auf der Trainingsbank abgelegt. Somit kann mit dieser Übung sehr früh im Krafttraining begonnen werden.

▸ **Ausgangsstellung.** Der Patient kniet vor der Hantelbank und hat den Unterarm auf der Bank abgelegt. Der Arm sollte einen 90°-Winkel im Ellenbogen haben, die Schulter sollte entspannt in einer neutralen Stellung eingestellt sein. Kopf und Wirbelsäule sind aufgerichtet. Die Hand ist in der Hammerstellung, d. h., der Daumen zeigt zur Decke und in der Hand wird die Kurzhantelstange gehalten (▸ Abb. 2.97). Sollte Knien nicht möglich sein, dann kann diese Übung auch im Sitz am Tisch oder an der Behandlungsbank ausgeführt werden.

▸ **Ausführung.** Nun bewegt der Patient aus dieser Neutralstellung die Hand in die maximal mögliche Pronation und Supination (▸ Abb. 2.98 und ▸ Abb. 2.99).

▸ **Steigerung.** Gesteigert wird diese Übung durch das Verändern des Gewichts. Es kann auch eine Komponente (Pro- oder Supination) exzentrisch betont werden. Beim Tennisellenbogen wäre hier sicher die Betonung für die Pronation spannend. Dann würde man einen 3:1-Rhythmus wählen, drei Sekunden von der Supinationsstellung in die maximale Pronation und dann eine Sekunde aus der Pronation zurück in die Supinationstellung.

▸ **Tipps.** Während der gesamten Übung ist darauf zu achten, dass die Schultern in der neutralen Position bleiben und nicht in die Protraktion oder Elevation ausweichen (▸ Abb. 2.100).

▸ **Variation.** Variationen sind auf labiler Unterlage entweder unter den Knien oder unter den Armen (▸ Abb. 2.101) möglich.

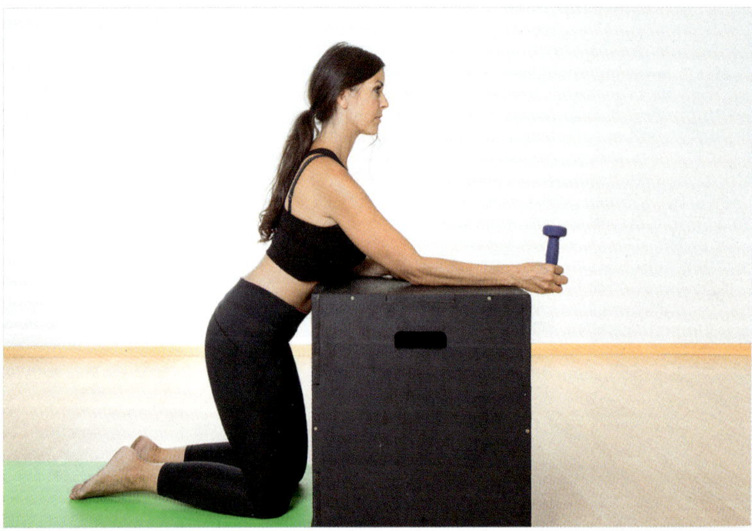

Abb. 2.97 Mm. extensor carpi radialis longus und brevis – Pro- und Supination mit Kurzhantel: Ausgangsstellung (Foto: Kirsten Oborny)

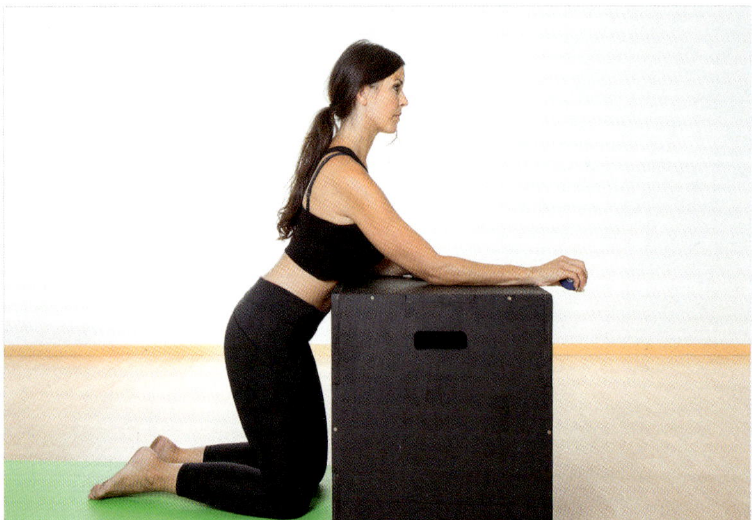

Abb. 2.98 Mm. extensor carpi radialis longus und brevis – Pro- und Supination mit Kurzhantel: Bewegung in Pronation (Foto: Kirsten Oborny)

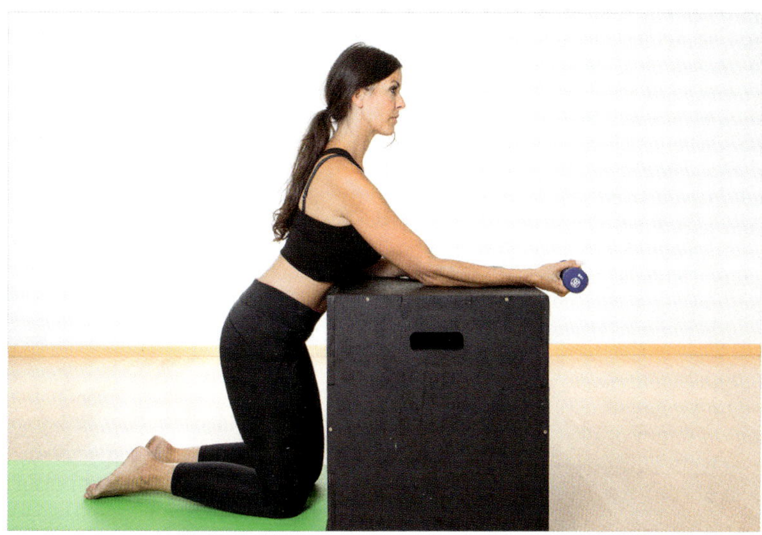

Abb. 2.99 Mm. extensor carpi radialis longus und brevis – Pro- und Supination mit Kurzhantel: Bewegung in Supination (Foto: Kirsten Oborny)

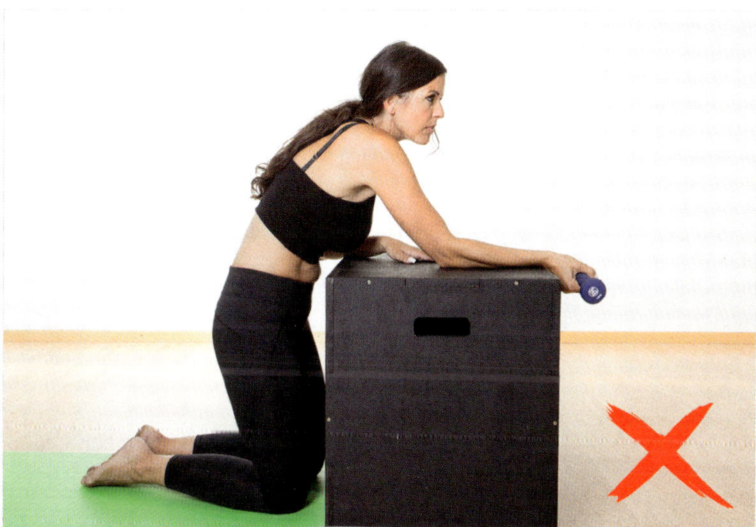

Abb. 2.100 Mm. extensor carpi radialis longus und brevis – Pro- und Supination mit Kurzhantel: Fehlerhafte Ausführung (BWS-Flexion, Schulterprotraktion) (Foto: Kirsten Oborny)

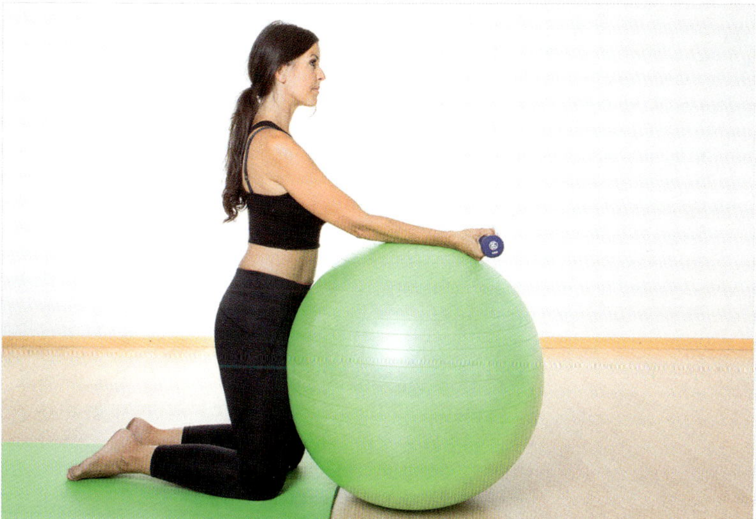

Abb. 2.101 Mm. extensor carpi radialis longus und brevis – Pro- und Supination mit Kurzhantel: Variation mit labiler Unterlage (Foto: Kirsten Oborny)

2.6 M. biceps brachii

2.6.1 Anatomie in vivo

Der M. biceps brachii – bestehend aus zwei Köpfen, dem Caput longum und dem Caput breve (▶ Abb. 2.102) – ist ein zweigelenkiger und wichtiger Muskel am ventralen Oberarm. Er zieht vom Tuberculum supraglenoidale bzw. Processus coracoideus zu Tuberositas radii und Lacertus fibrosus. Seine Funktion ist im Ellenbogengelenk die Flexion und bei gebeugtem Ellenbogen durch seine biomechanisch günstige Position die Supination. Im Schultergelenk bewirkt das Caput longum eine Abduktion und Innenrotation und das Caput breve eine geringe Adduktion. Zusammen bewirken sie eine Flexion. In ihrem Ursprung sind die Sehnen vom M. deltoideus bedeckt, die Ansatzsehne ist in der Ellenbeuge jedoch sicht- und palpierbar. Der M. biceps brachii ist in der klinischen Untersuchung Kennmuskel für die Nervenwurzeln C 5–6. Die lange Bizepssehne gehört zur funktionellen Einheit der Rotatorenmanschette und stabilisiert so das Schultergelenk mit.

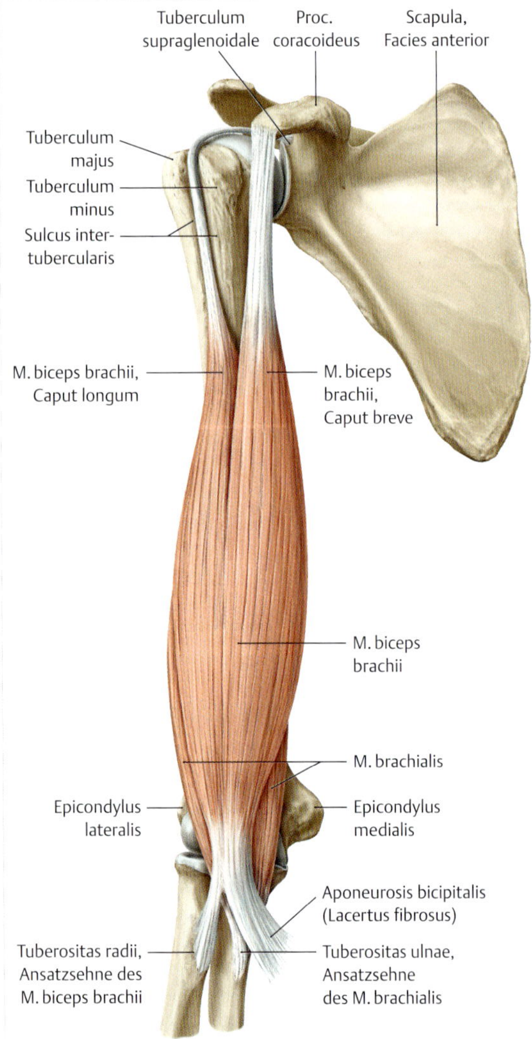

Abb. 2.102 M. biceps brachii (Abb. aus: Schünke M, Schulte E, Schumacher U. Prometheus. LernAtlas der Anatomie. Allgemeine Anatomie und Bewegungssystem. Illustrationen von M. Voll und K. Wesker. 5. Aufl. Stuttgart: Thieme; 2018)

2.6.2 Mögliche Beschwerden bei Dysfunktion des Muskels

Häufig kommt es traumatisch zu Abrissen oder Teilabrissen der Bizepssehnen, v. a. der langen Bizepssehne. Auch bei vielen älteren Menschen kommt es zu Ausdünnungen und degenerativen Veränderungen in diesen Sehnen. Der Muskel leidet häufig unter der Fehlstellung des Schultergelenks (Protraktion des Humeruskopfs), dadurch wird v. a. die lange Bizepssehne gestresst (gedehnt) und insuffizient. Dies ist oft auf eine BWS-Dysfunktion zurückzuführen. Diese funktionelle Einschränkung fördert die Instabilität im Schultergelenk und die daraus resultierenden Verletzungsmechanismen oder Abnutzungen. Der Bizeps ist ein sehr wichtiger Beschleuniger und schnell zuckender Muskel und kommt viel bei Wurf- und Rückschlagbewegungen zum Einsatz. In seiner exzentrischen Leistung ist er unglaublich wichtig für die Stabilität im Schultergelenk v. a. bei beschleunigenden Bewegungen.

2.6.3 Kinesio-Tape-Applikation – Muskeltechnik M. biceps brachii

- **Vorbereitung:** I-Tape mit leicht eingeschnittenem Ende oder Y-Cut (▶ Abb. 2.103). Abhängig ist das vom Startpunkt des Tapes. Von kranial empfiehlt sich eher ein I-Cut, von kaudal nur ein Y-Cut.
- **Ausgangsstellung des Patienten für den Anker:** Der Patient sitzt auf der Bank, den Arm neutral neben dem Körper.
- **Anlage des Ankers:** Der Anker wird entweder auf das untere Drittel des inneren Unterarms geklebt (▶ Abb. 2.104) oder auf den vorderen oberen Rand des Deltamuskels (▶ Abb. 2.105).
- **Tipp:** Wenn der Anker kaudal ist, am Unterarm empfiehlt sich immer ein Y-Cut, weil man nicht durch die Ellenbeuge klebt (zu große Reibung).
- **Ausgangsstellung des Patienten für den Zügel:** Der Patient geht mit leichter Abduktion in der Schulter in seine maximale Extension, der Ellenbogen bleibt gestreckt und die Hand in eine Dorsalextension geführt.
- **Anlage des Zügels:** Dann werden die Zügel ohne Zug auf den Oberarm angeklebt. Von kaudal gestartet, um die Ellenbeuge links und rechts am Bizeps entlang nach oben zum Deltamuskel (▶ Abb. 2.106) und von kranial als I-Cut vom Deltamuskel bis kurz vor die Ellenbeuge, dann als Y-Cut um die Ellenbeuge bis zum oberen Drittel des Unterarms (▶ Abb. 2.107).
- **Tipp:** Papier immer vollständig vom Tape entfernen, bevor es auf die Haut geklebt wird.

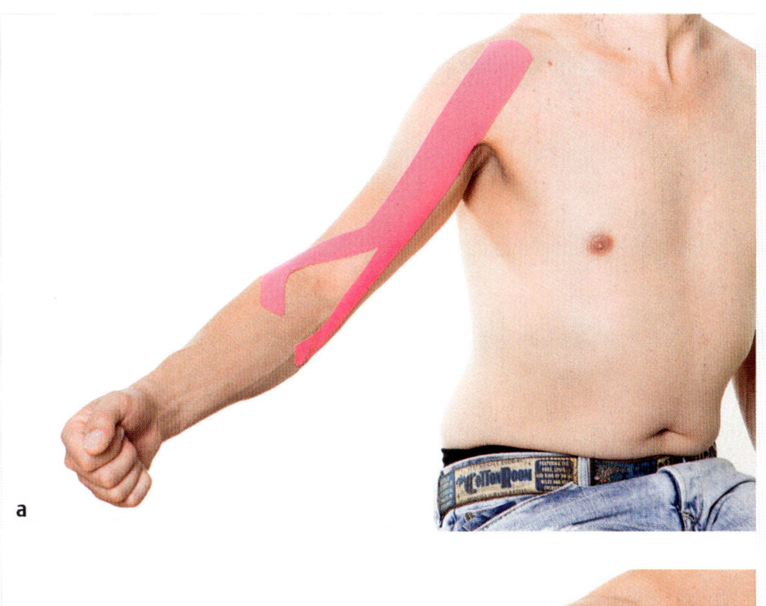

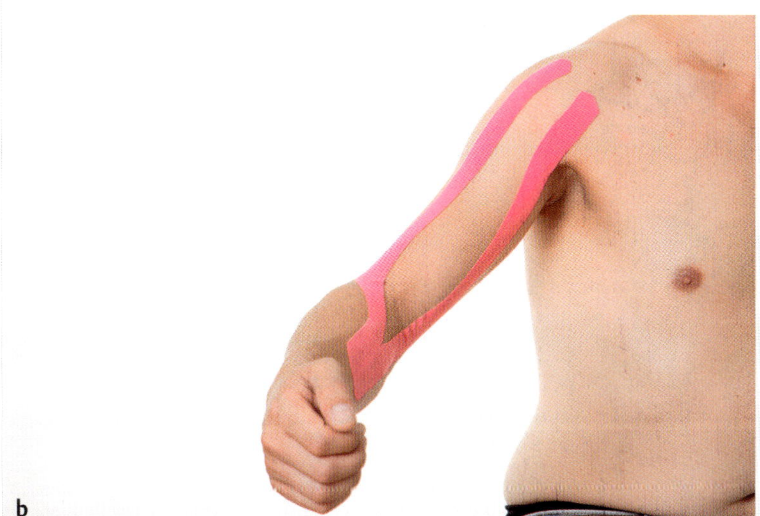

Abb. 2.103 Fertige Kinesio-Tape-Applikation: Muskeltechnik M. biceps brachii:
a Anker von kranial (Foto: Kirsten Oborny)
b Anker von kaudal (Foto: Kirsten Oborny)

Abb. 2.104 Anker der Muskeltechnik M. biceps brachii kaudal auf dem unteren Drittel des Unterarms (Foto: Kirsten Oborny)

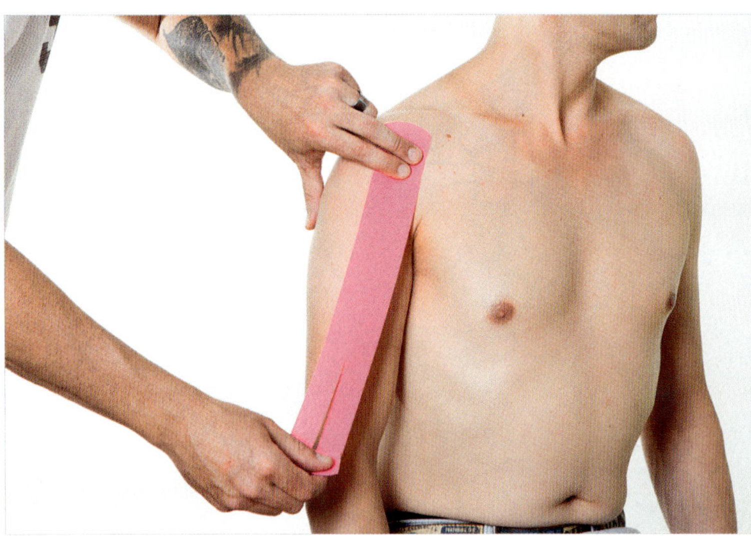

Abb. 2.105 Anker der Muskeltechnik M. biceps brachii kranial auf dem Deltamuskel (Foto: Kirsten Oborny)

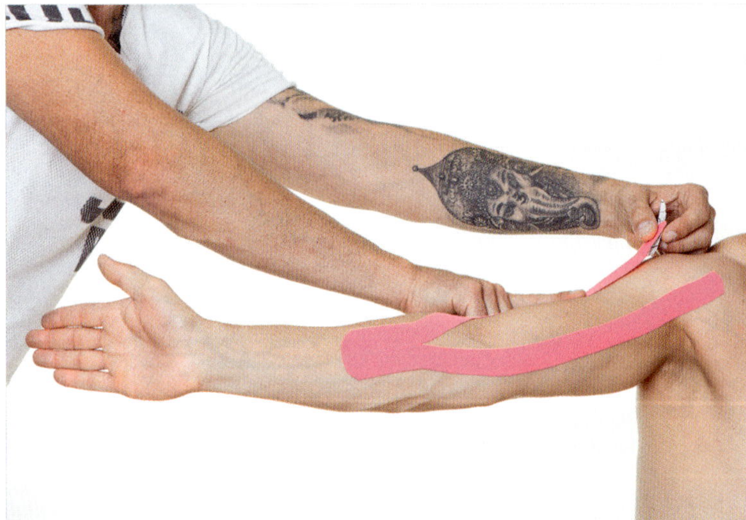

Abb. 2.106 Zügel (Y-Cut) der Muskeltechnik M. biceps brachii bei kaudalem Anker auf dem Unterarm (Foto: Kirsten Oborny)

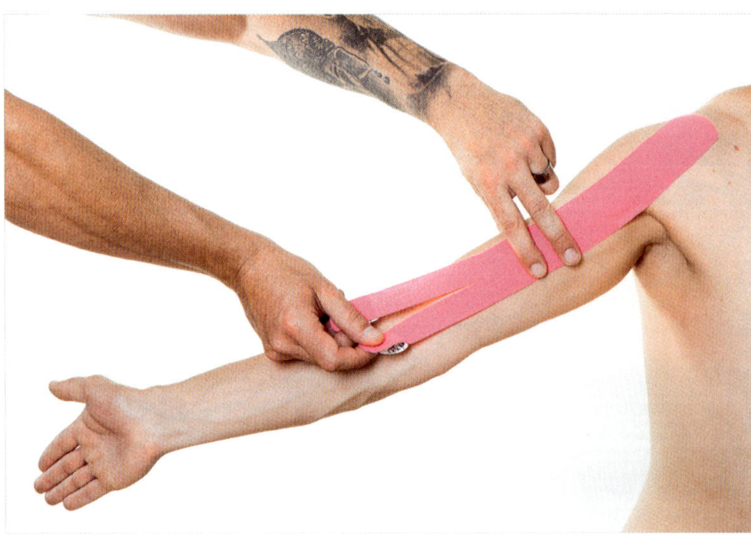

Abb. 2.107 Zügel der Muskeltechnik M. biceps brachii bei kranialem Anker auf dem Deltamuskel: I-Cut bis kurz vor die Ellenbeuge, Y-Cut bis zum oberen Drittel des Unterarms (Foto: Kirsten Oborny)

2.6.4 Training für den M. biceps brachii

▸ **Übung 1, Kurzhantel-Curl an der Wand**

▸ **Ziel.** Bei dieser Übung wird auf Grund ihrer Ausgangsstellung der M. biceps brachii relativ selektiv trainiert. Es kann nur zu minimalen Ausweichmechanismen kommen, daher eignet sich diese Übung sehr gut zum Start für das Bizepstraining.

▸ **Ausgangsstellung.** Der Patient lehnt gegen die Wand, die Beine sind eine gute Fußlänge von der Wand entfernt und hüftbreit abgestellt. Knie und Hüfte sind gestreckt. Die Wirbelsäule inkl. Kopf ist an die Wand gelehnt und alle Beschnitte sollten im besten Fall die Wand berühren. Die Arme sind neben dem Körper und die Hände nach außen gedreht. Die Schultern lehnen an der Wand und der Ellenbogen ist ebenfalls an die Wand gedrückt. Das Gewicht wird locker in der Hand gehalten (▸ Abb. 2.108).

▸ **Ausführung.** Nun bewegt der Patient, ohne die Kontakte Wirbelsäule, Kopf, Schulter und Ellenbogen mit der Wand aufzulösen, seine Unterarme Richtung Schulter (▸ Abb. 2.109). Dies kann beidseits gleichzeitig oder alternierend ausgeführt werden oder sogar nur einseitig.

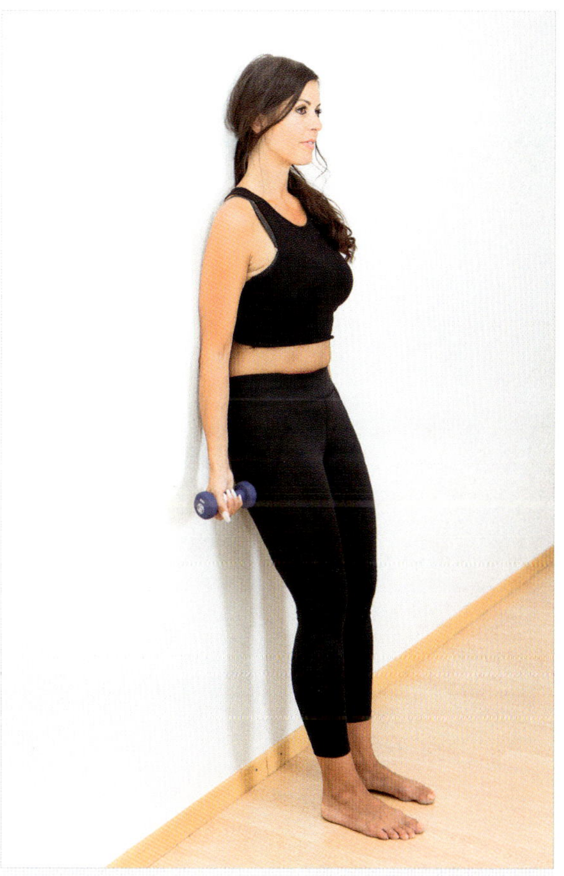

Abb. 2.108 M. biceps brachii – Kurzhantel-Curl an der Wand: Ausgangsstellung (Foto: Kirsten Oborny)

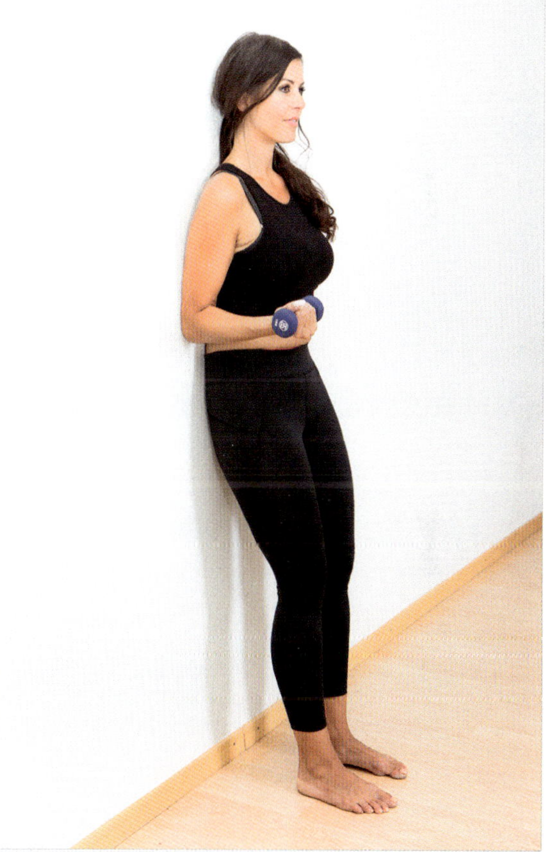

Abb. 2.109 M. biceps brachii – Kurzhantel-Curl an der Wand: Endstellung (Foto: Kirsten Oborny)

▸ **Steigerung.** Gesteigert werden kann diese Übung mittels Gewicht oder mit einer Betonung für die Exzentrik, um die lange Bizepssehne noch mehr zu trainieren. Dabei kann das Gewicht mit beiden Händen zur Schulter geführt werden (▸ Abb. 2.110) und danach einarmig zurück zur Ausgangsstellung.

▸ **Tipps.** Es ist v. a. darauf zu achten, dass der Ellenbogen stets an der Wand bleibt, genauso wie die Schultern, Kopf und Wirbelsäule (▸ Abb. 2.111). Wird der Ellenbogen von der Wand entfernt, könnte das ein Hinweis auf zu viel Gewicht sein.

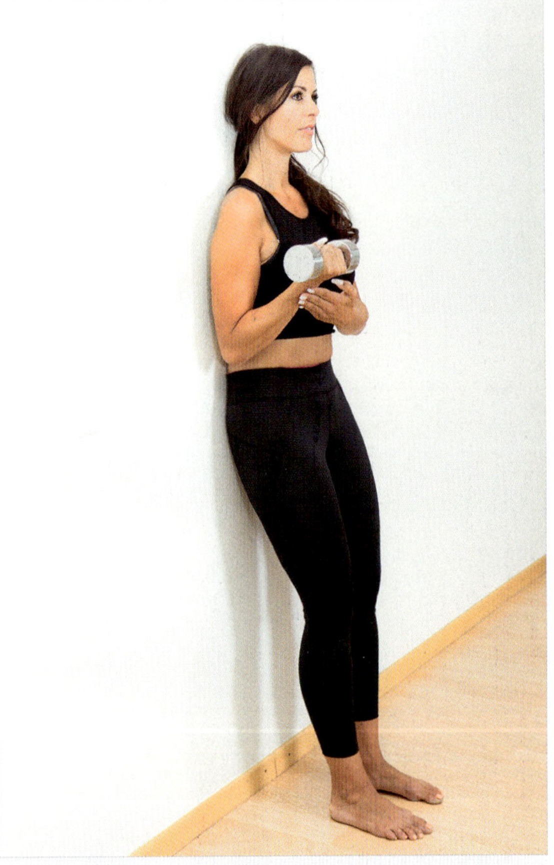

Abb. 2.110 M. biceps brachii – Kurzhantel-Curl an der Wand: Steigerung durch Betonung der Exzentrik; Unterstützung der konzentrischen Flexion mit der anderen Hand (Foto: Kirsten Oborny)

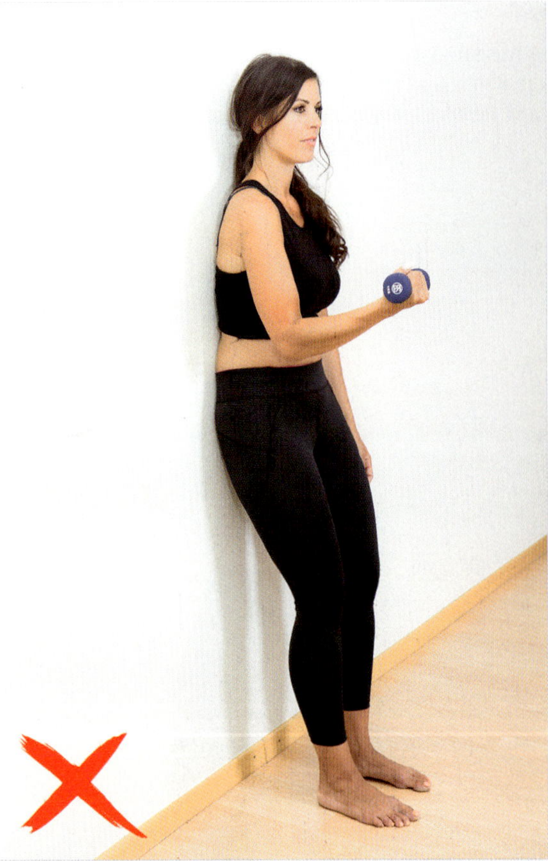

Abb. 2.111 M. biceps brachii – Kurzhantel-Curl an der Wand: Fehlerhafte Ausführung (Lösen des Ellenbogens und der Schulter) (Foto: Kirsten Oborny)

▸ **Variation.** Mögliche Variationen sind, den Stand auf eine labile Unterlage zu verändern (Airex-Matte, Sypoba, ▸ Abb. 2.112). Oder man verlässt die stabile Ausgangsstellung an der Wand und macht die Übung frei, dabei muss aber darauf geachtet werden, dass die Wirbelsäule während der Übung neutral in ihrer Stellung bleibt, der Kopf und die Schultern nicht in eine Protraktion gehen und der Ellenbogen am seitlichen Oberkörper fixiert bleibt (▸ Abb. 2.113).

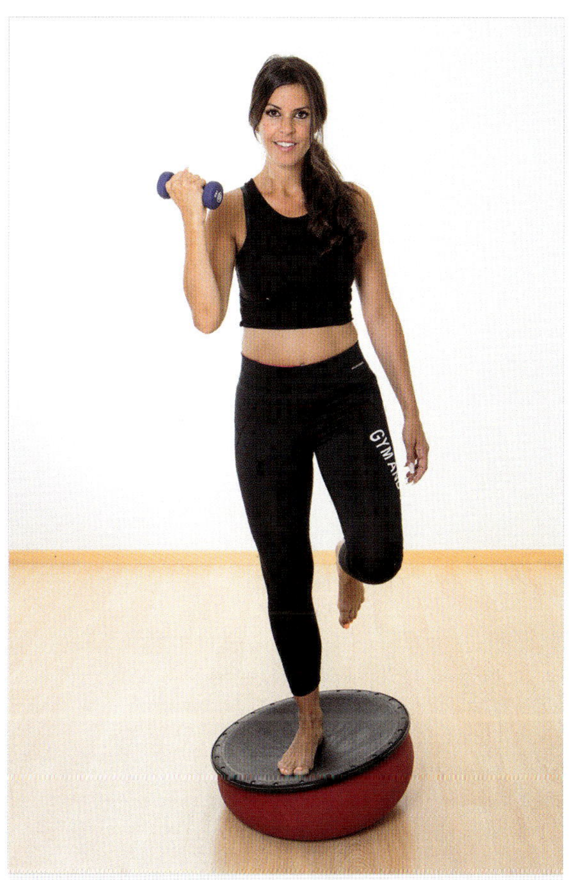

Abb. 2.112 M. biceps brachii – Kurzhantel-Curl: Variation durch Einbeinstand und labile Unterlage (Foto: Kirsten Oborny)

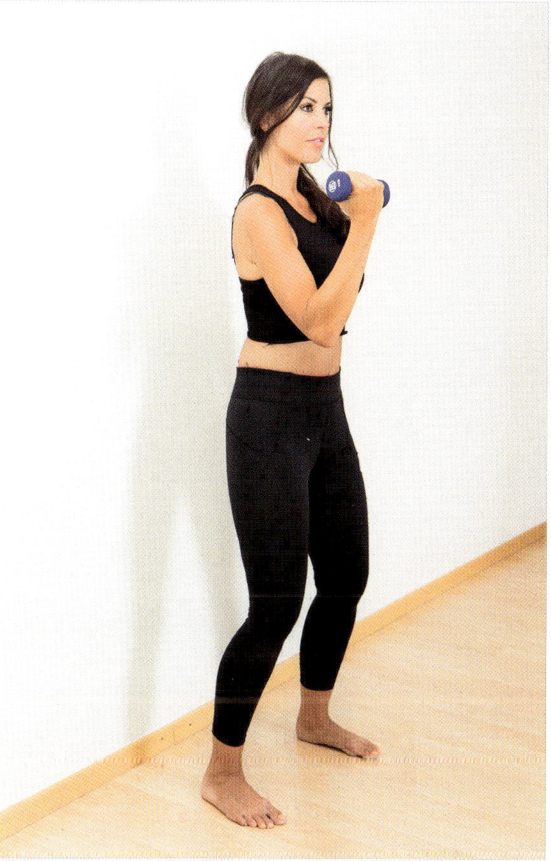

Abb. 2.113 M. biceps brachii – Kurzhantel-Curl: Variation durch Weglassen der Rückenstabilisation an der Wand (Foto: Kirsten Oborny)

▶ **Übung 2, Langhantel-Curl mit der Z-Stange**

▶ **Ziel.** Durch die Bewegung mit der Z-Hantelstange kann die Bewegung stabiler und mit weniger Ausweichbewegungen ausgeführt werden, weil die Bewegung mit beiden Armen gleichzeitig ausgeführt wird. Daher eignet sich diese Übung auch für eine frühe Phase in der Rehabilitation oder im anfänglichen Training.

▶ **Ausgangsstellung.** Bei dieser Übung wird im Stand gestartet, die Arme sind beide neben dem Oberkörper und in beiden Händen wird die Z-Hantel gehalten. Der Stand ist hüftbreit, der Oberkörper aufrecht und der Kopf in der Wirbelsäule eingereiht. Die Schultern sollten in einer neutralen Stellung fixiert sein (▶ Abb. 2.114).

▶ **Ausführung.** Jetzt wird die Z-Hantel hoch zur Schulter geführt und langsam wieder losgelassen. Die Ellenbogen können am Schluss der Bewegung leicht nach vorne mitgeführt werden (▶ Abb. 2.115).

▶ **Steigerung.** Die Steigerung ist v. a. mit dem Gewicht oder mit der Exzentrik zu steuern. Im exzentrischen Training empfiehlt sich wieder ein Rhythmustraining, d. h. innerhalb einer Sekunde das Gewicht zur Schulter ziehen und während drei bis fünf Sekunden von der Schulter zurück zu den Oberschenkeln.

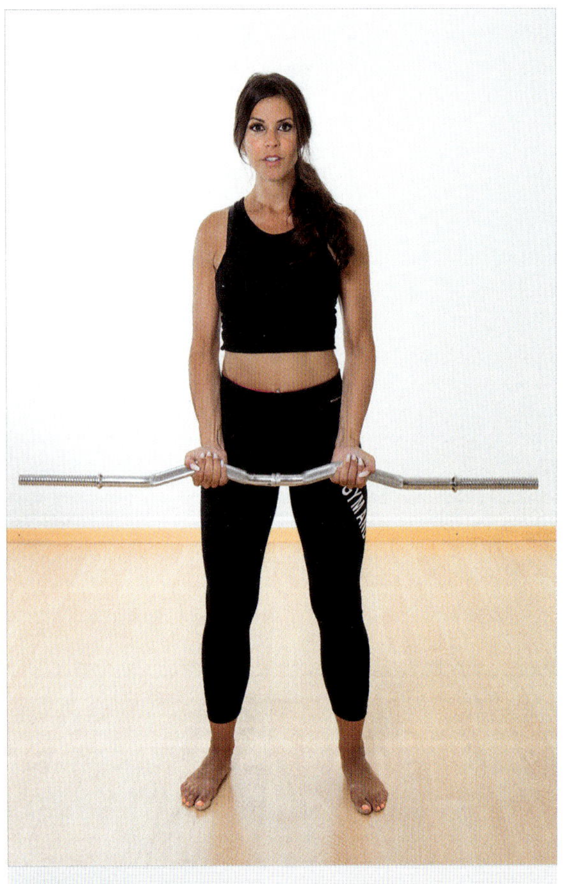

Abb. 2.114 M. biceps brachii – Langhantel-Curl mit Z-Stange: Ausgangsstellung (Foto: Kirsten Oborny)

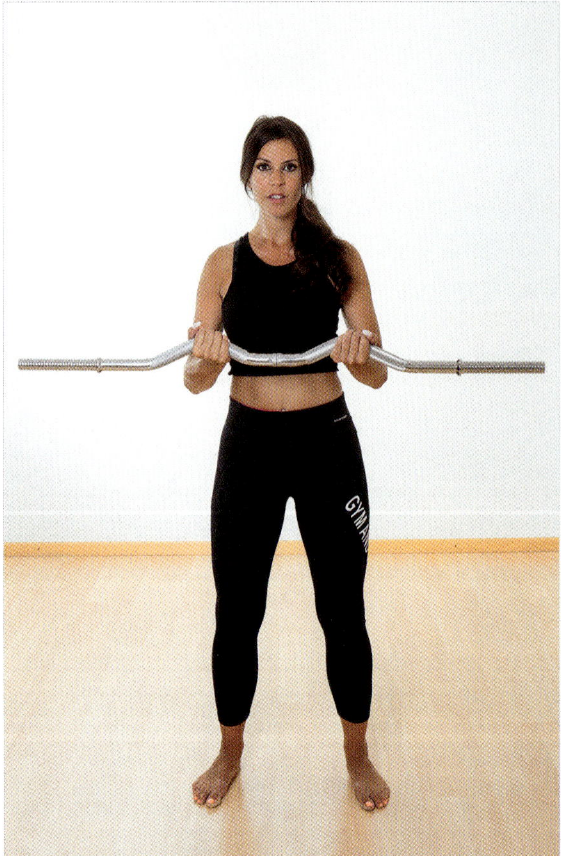

Abb. 2.115 M. biceps brachii – Langhantel-Curl mit Z-Stange: Endstellung (Foto: Kirsten Oborny)

▶ **Tipps.** Die häufigsten Fehler liegen hier in den Ausweichbewegungen in Schulter und Kopf (Protraktion) oder in der Lendenwirbelsäule (Hohlkreuz), (▶ Abb. 2.116).

▶ **Variation.** Die Variation kann durch die Veränderung der Unterstützungsfläche ermöglicht werden. Es kann mit unterschiedlichen Gewichten auf den jeweiligen Seiten (▶ Abb. 2.117), in einbeiniger Ausführung oder auf labiler Unterlage gearbeitet werden (▶ Abb. 2.118).

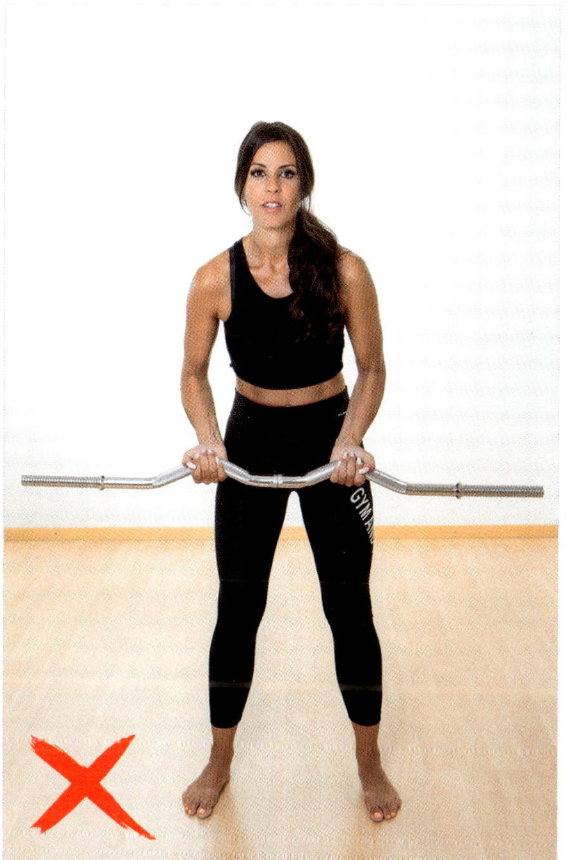

Abb. 2.116 M. biceps brachii – Langhantel-Curl mit Z-Stange: Fehlerhafte Ausführung (Protraktion von Kopf und Schulter) (Foto: Kirsten Oborny)

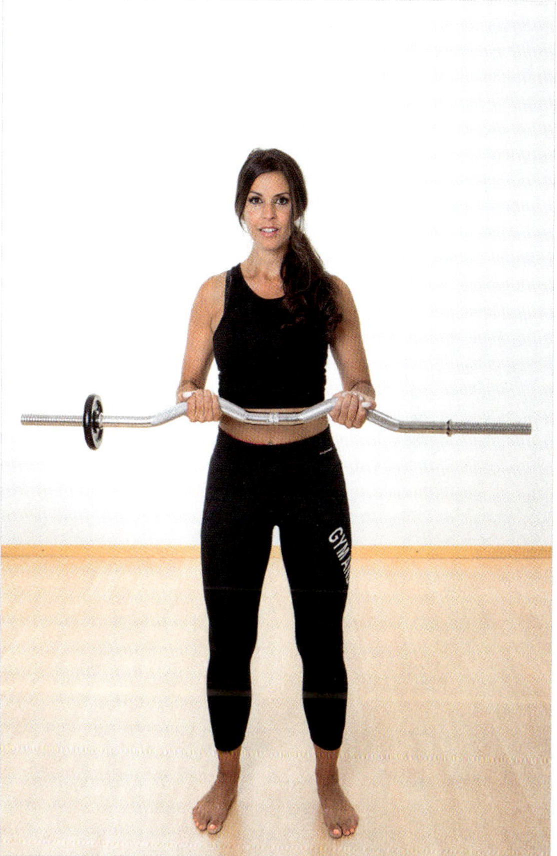

Abb. 2.117 M. biceps brachii – Langhantel-Curl mit Z-Stange: Variation „imbalanced" (Foto: Kirsten Oborny)

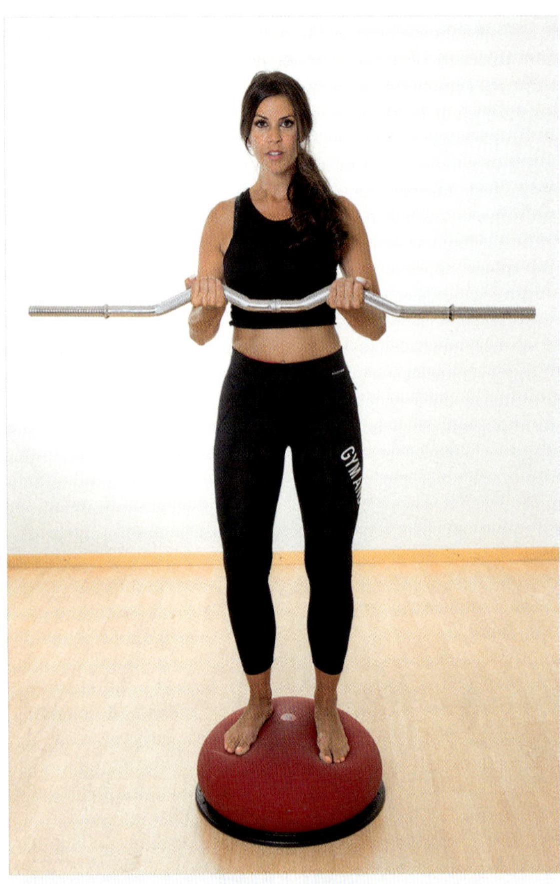

Abb. 2.118 M. biceps brachii – Langhantel-Curl mit Z-Stange: Variation auf labiler Unterlage (Foto: Kirsten Oborny)

► **Übung 3, Bizepscurl im Sling**

► **Ziel.** Diese Übung ist sehr gut in einem fortgeschrittenen Stadium des Trainings geeignet, um mehr koordinative Aspekte im Training zu integrieren und durch die mehr flektierten Oberarme eine größere Betonung für die lange Bizepssehne zu erreichen. Diese Übung verlangt ein gutes Körpergefühl und hohe Konzentration.

► **Ausgangsstellung.** Der Patient steht in leichter Rücklage zum Sling, beide Arme sind im 90°-Winkel in der Schulter flektiert und halten mit den Händen die Slingschlaufen. Die Füße stehen direkt unter dem Sling und der gesamte Körper (Knie, Hüfte, Becken, Wirbelsäule und Kopf) ist aufgerichtet und wie ein Brett unter Spannung und in leichter Rücklage (► Abb. 2.119).

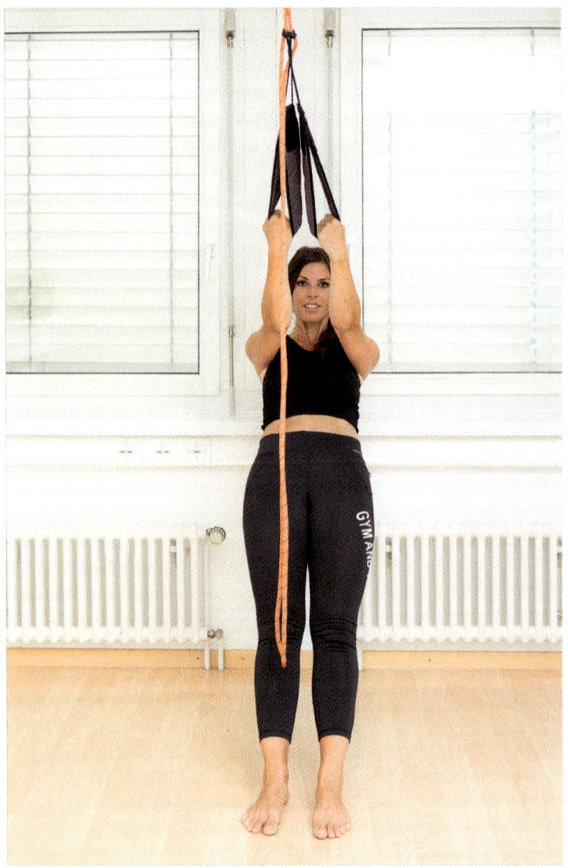

Abb. 2.119 M. biceps brachii – Bizepscurl im Sling: Ausgangsstellung (Foto: Kirsten Oborny)

▸ **Ausführung.** Jetzt werden beide Hände Richtung Schulter gezogen, der Körper bewegt sich dabei Richtung Vertikale (▸ Abb. 2.120).

▸ **Steigerung.** Gesteigert wird diese Übung v. a. durch den Neigewinkel des Körpers; je mehr dieser zur Waagerechten wandert, umso intensiver die Übung (▸ Abb. 2.121).

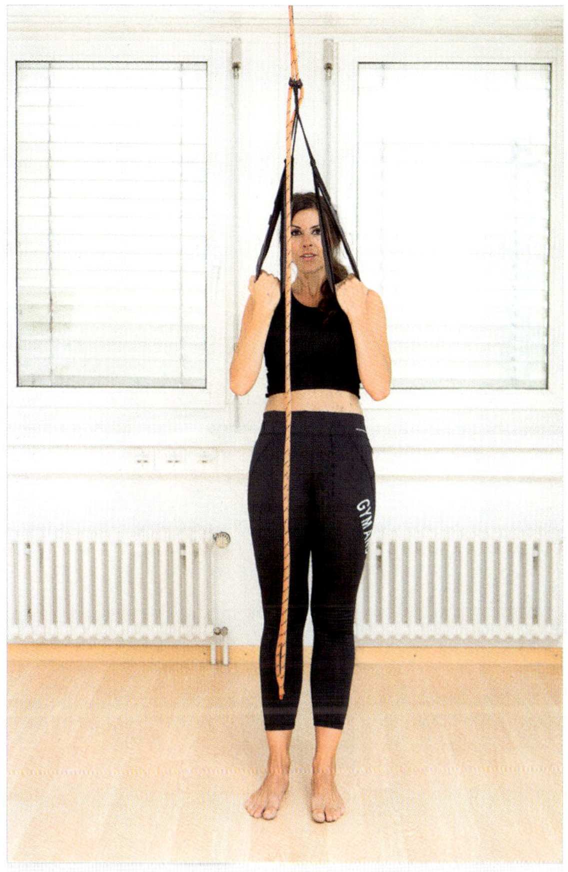

Abb. 2.120 M. biceps brachii – Bizeps-Curl im Sling: Endstellung (Foto: Kirsten Oborny)

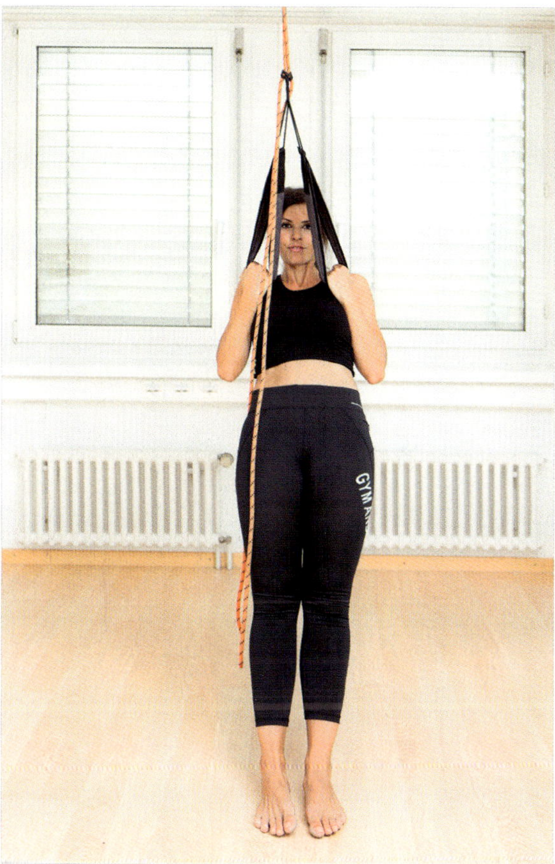

Abb. 2.121 M. biceps brachii – Bizeps-Curl im Sling: Steigerung mit mehr Rückneigung des Oberkörpers (Foto: Kirsten Oborny)

▶ **Tipps.** Der Körper verlässt während der gesamten Übung seine Ganzkörperspannung nicht. Kein Durchhängen (▶ Abb. 2.122) im Rumpf, der Kopf geht nicht in Protraktion.

▶ **Variation.** Variationen können ausgeführt werden, indem diese Übung einbeinig oder sogar einarmig ausgeführt wird (▶ Abb. 2.123) oder wiederum die Unterstützungsfläche labiler gestaltet wird (▶ Abb. 2.124).

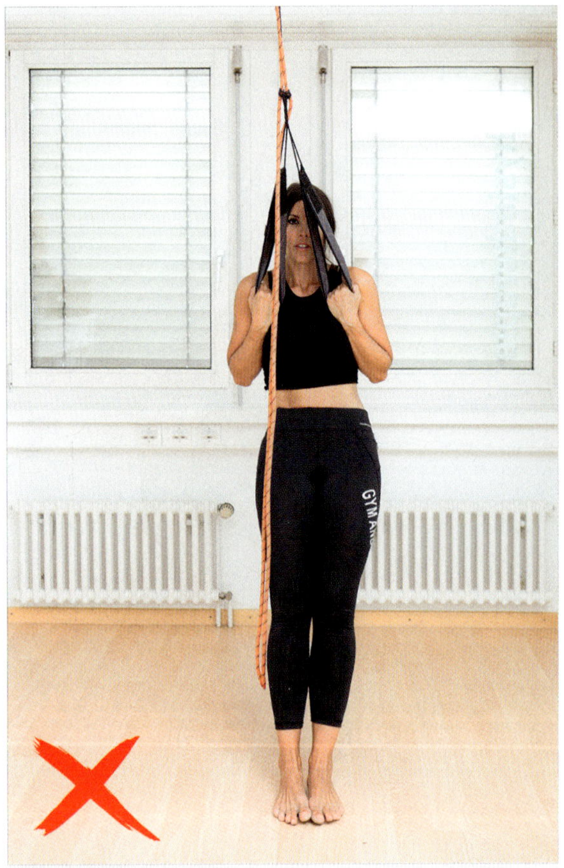

Abb. 2.122 M. biceps brachii – Bizeps-Curl im Sling: Fehlerhafte Ausführung (Rumpf hängt durch) (Foto: Kirsten Oborny)

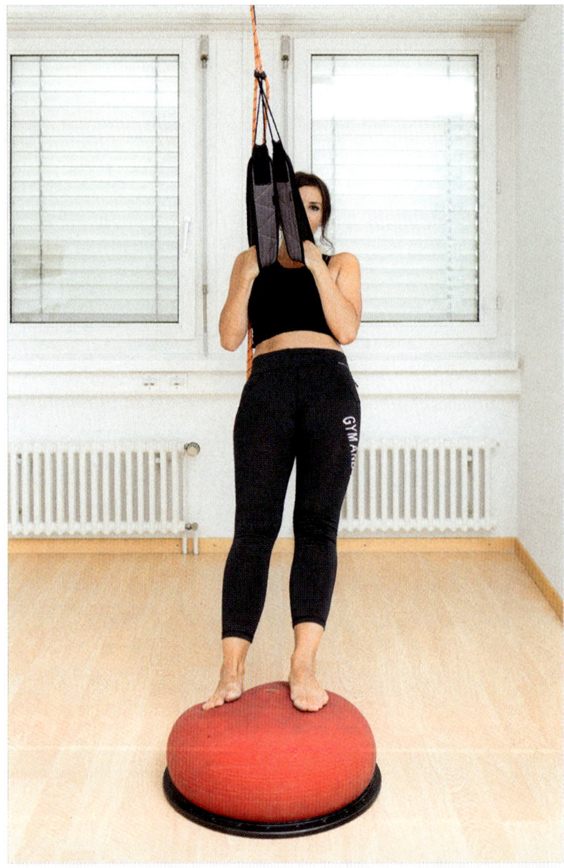

Abb. 2.124 M. biceps brachii – Bizeps-Curl im Sling: Variation auf Jumper (Foto: Kirsten Oborny)

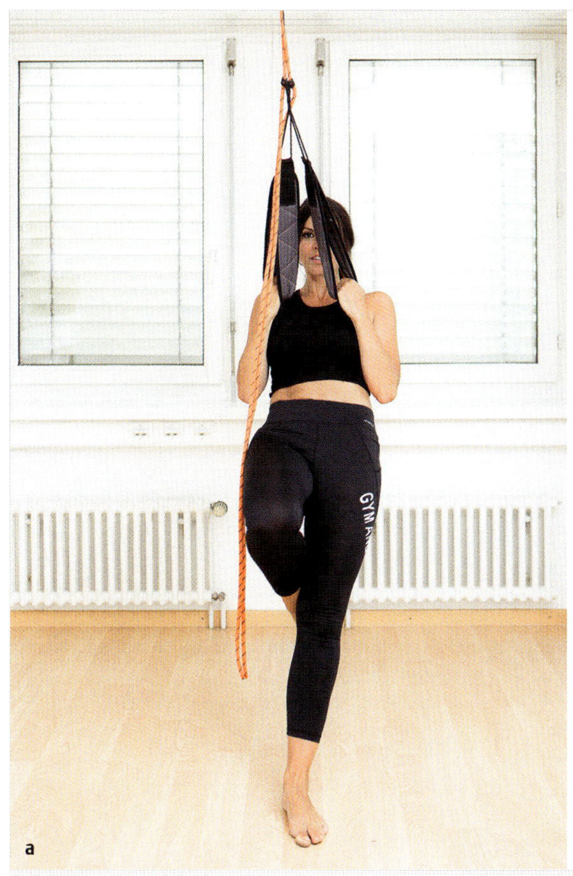

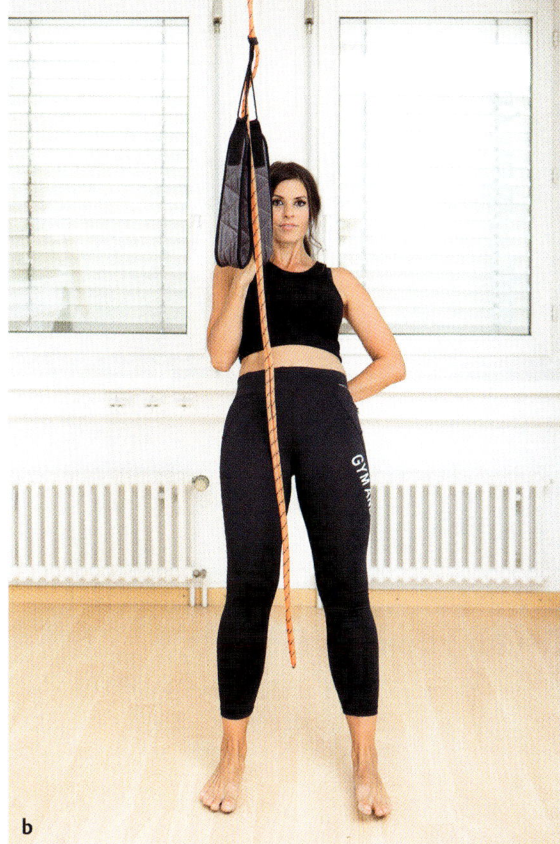

Abb. 2.123 M. biceps brachii – Bizeps-Curl im Sling: Variation
a einbeinig (Foto: Kirsten Oborny)
b einarmig (Foto: Kirsten Oborny)

2.7 M. pectoralis major (Pars sternocostalis und clavicularis)

2.7.1 Anatomie in vivo

Der M. pectoralis major zählt zu den äußeren Brustmuskeln, wirkt von ventral auf den Schultergürtel ein und besteht aus drei Anteilen: Pars clavicularis, sternocostalis und abdominalis. Er zieht von der Clavicula, Sternum, Rippen und der Aponeurose des M. rectus abdominis zum Humerus hoch und bildet dabei die ventrale Wand der Achselhöhle. In diesem Verlauf verdrehen sich die Muskelfasern, ähnlich wie beim M. latissimus dorsi, sodass bei zunehmender Elevation die Verdrehung aufgehoben ist und er seine größte Kraft aus maximaler Vordehnung entfalten kann (▶ Abb. 2.125). Seine Funktion im Schultergelenk sind Adduktion, Innenrotation und Flexion. Aus der maximalen Flexion, z. B. beim Holzhacken, führt er den Arm zudem in die Extension zurück. Im Kutschersitz, d. h. bei fixiertem Schultergürtel, ist er mit dem M. pectoralis minor zusammen der stärkste inspiratorische Atemhilfsmuskel.

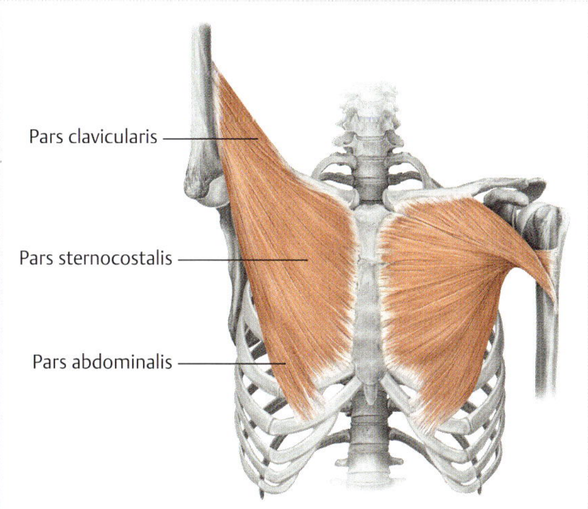

Abb. 2.125 M. pectoralis major, Pars sternocostalis und clavicularis (Abb. aus: Schünke M, Schulte E, Schumacher U. Prometheus. LernAtlas der Anatomie. Allgemeine Anatomie und Bewegungssystem. Illustrationen von M. Voll und K. Wesker. 5. Aufl. Stuttgart: Thieme; 2018)

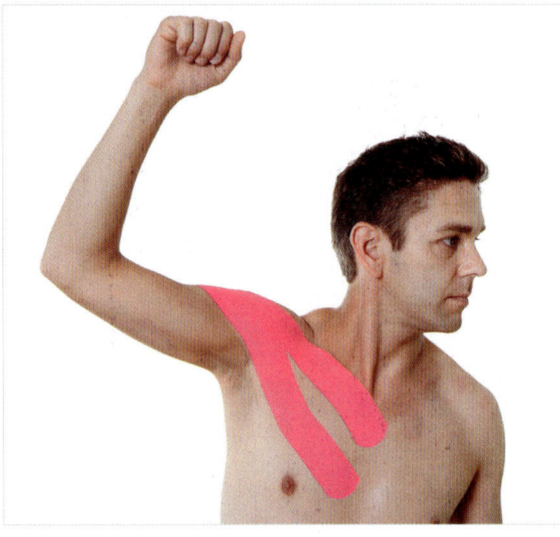

Abb. 2.126 Fertige Kinesio-Tape-Applikation: Muskeltechnik für den M. pectoralis major, Pars sternocostalis und clavicularis (Foto: Kirsten Oborny)

2.7.2 Mögliche Beschwerden bei Dsyfunktion des Muskels

Dieser Muskel neigt auf Grund seiner Faserausprägung zur Verkürzung. Er besteht mehrheitlich aus tonischen Fasern und ist daher ein schnell zuckender Muskel. Die Verkürzung wird häufig falsch als zu viel Tonus interpretiert, ist aber meist ein Anzeichen von Schwäche, v. a. in seiner exzentrischen Funktion. Häufig verklebt dieser Muskel zusammen mit dem M. latissimus dorsi oder mit dem M. deltoideus, was dann mit einer deutlichen Funktionsveränderung auf der betroffenen Seite einhergeht. Dieser Muskel ist ein wichtiger Beschleuniger bei Wurf- und Rückschlagbewegungen. Bei Überbelastung geht er oft in eine Kontraktionsstellung und verhindert somit die optimale Ausholbewegung, was dann im Schultergelenk zu Kompensationen führt, welche dann wiederum Beschwerden auslösen können. Der Pectoralis arbeitet im Synergismus mit dem M. biceps brachii, mit den Bauchmuskeln und mit dem M. deltoideus zusammen, häufig kompensiert er auch die Schwäche in seinen Mitspielern. Bei verschiedenen Störungen und Verletzungen an der Schulter neigt er zur Atrophie und muss daher schnell und zielgerichtet trainiert werden.

2.7.3 Kinesio-Tape-Applikation – Muskeltechnik M. pectoralis major

- **Vorbereitung:** Schnitttechnik I-Tape für beide Muskelanteile.
- **Ausgangsstellung des Patienten für den Anker:** Der Patient sitzt auf der Bank, der Oberkörper ist aufrecht, der Arm ist in neutraler Stellung neben dem Körper.
- **Anlage des Ankers:** Da der Muskel ein großes Bewegungsausmaß in der Schulter betätigt, ist es wichtig, für beide Tapes den Anker sorgfältig auszumachen. Am besten wird der Arm in die Dehnposition für den Zügel gebracht und der Anker dann über dem Deltamuskel positioniert, dann wird mit dem Arm und der vorpositionierten Ankerstelle in die Neutralposition des Arms gegangen und dort dann der Anker festgeklebt

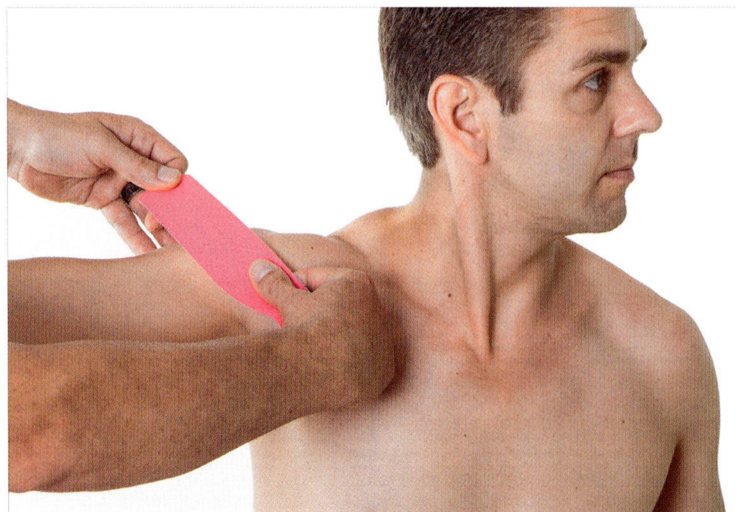

Abb. 2.127 Anker der Muskeltechnik M. pectoralis major: Ankleben auf dem Deltamuskel in Abduktion des Schultergelenks (Foto: Kirsten Oborny)

(▶ Abb. 2.127 und ▶ Abb. 2.128). Dies gilt v. a., wenn der Anker außen ist. Innen am Brustbein wird er einfach in neutraler Stellung des Armes fixiert.

- **Tipp:** Die Ankerposition wird durch die Verschiebetechnik ausfindig gemacht.
- **Ausgangsstellung des Patienten für den Zügel:** Bevor der Zügel angelegt wird, wird der Arm in die Vordehnungsposition gebracht. Für den M. pectoralis pars clavicularis ist das die untere Ausholbewegung (leichte Abduktion, maximale Extension mit maximaler Außenrotation). Für den M. pectoralis pars sternocostalis gilt die obere Ausholbewegung (Abduktion bei 120–150°, maximale Extension und maximale Außenrotation).
- **Anlage für den Zügel:** Der Zügel für den M. pectoralis pars clavicularis wird nun im inneren Verlauf der Clavicula angelegt, entweder Richtung Sternum oder Richtung Deltamuskel (▶ Abb. 2.129). Der Pars sternocostalis wird in der oberen Ausholbewegung und v. a. entlang dem äußeren Rand des M. pectoralis major fixiert.
- **Tipp:** Erst das Papier vollständig vom Tape entfernen, bevor das Tape auf die Haut geklebt wird.

2.7.4 Training für den M. pectoralis major

▶ **Übung 1, Bankdrücken (Benchpress)**

▶ Ziel. Ziel dieser Übung ist, das Ausstoßen zu trainieren, um damit die Funktion des Muskels bestens zu unterstützen und zu trainieren. Da bei dieser Übung der Oberkörper abgelegt ist, werden die möglichen Ausweichbewegungen auf ein Minimum reduziert. Aus dem Grund kann mit dieser Übung sehr früh im Training begonnen werden. Durch die Einstellung der Bank (Schrägbank, Flach-

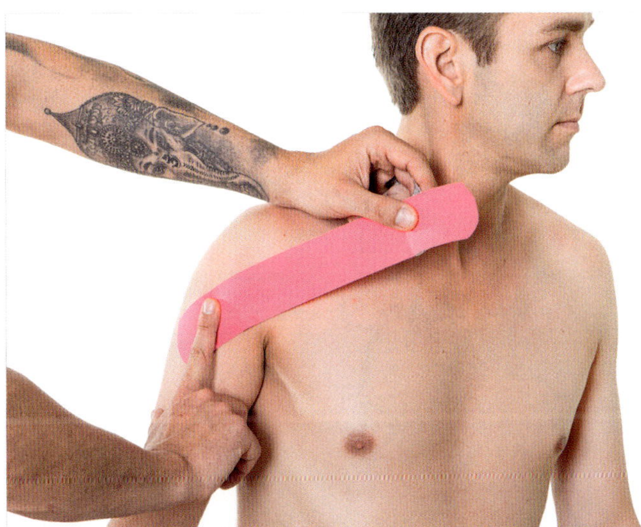

Abb. 2.128 Anker der Muskeltechnik M. pectoralis major: Fixierung des Ankers in Neutralposition des Schultergelenks (Foto: Kirsten Oborny)

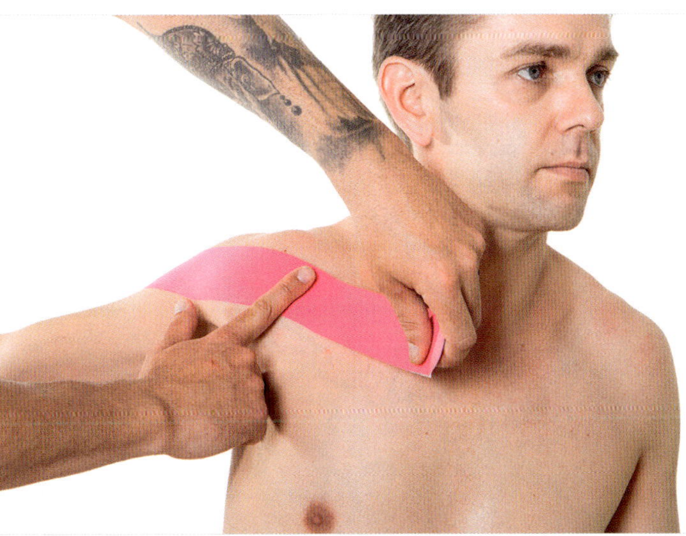

Abb. 2.129 Zügel der Muskeltechnik M. pectoralis major für den Pars clavicularis: Fixierung des Zügels in der unteren Ausholbewegung (Foto: Kirsten Oborny)

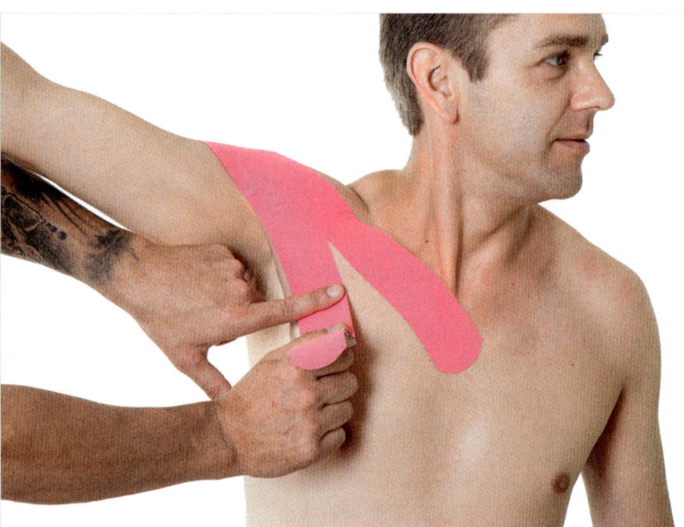

Abb. 2.130 Zügel der Muskeltechnik M. pectoralis major für den Pars sternocostalis: Fixierung des Zügels in der oberen Ausholbewegung entlang des Randes des Pectoralis (Foto: Kirsten Oborny)

bank oder Negativbank) kann auf die einzelnen Teile des Muskels besonders Einfluss genommen werden. Durch das Timing in der Übung kann exzentrisch oder konzentrisch betont trainiert werden. Auch ein Vorteil dieser Übung ist, dass bis in die maximale Extension der Schulter gegangen werden kann, um der möglichen Verkürzung entgegenzuwirken.

▸ **Ausgangsstellung.** Der Patient liegt auf der Trainingsbank, Kopf, Wirbelsäule und Becken sind abgelegt. Die Füße können am Ende der Bank aufgestellt werden, um noch mehr Kontrolle für die Lendenwirbelsäule zu gewährleisten (▸ Abb. 2.131), oder man stellt die Füße am Boden ab und behält somit das natürliche Hohlkreuz aufrecht. Je nach Sportart ist es sogar empfehlenswert, mehr in eine Hohlkreuzsituation zu gehen, um näher an der Rückschlagposition zu sein (z. B. wie beim Angriffsschlag im Volleyball). Die Arme sind gestreckt zur Hantelstange, ca. 90°-Winkel in der Schulter, und umgreifen normal mit beiden Händen schulterbreit die Hantelstange.

▸ **Ausführung.** Jetzt bewegt der Patient die Stange langsam und sorgfältig Richtung Brustbein. Dabei gehen die Ellenbogen nach außen, bis eine deutliche Dehnung in beiden Brustmuskeln zu spüren ist (▸ Abb. 2.132). Dann wird die Stange wieder in die Ausgangsstellung gedrückt. Dabei sollte sich der Patient v. a. auf seine Brustmuskulatur konzentrieren und die Übung mit dieser ausführen. Kopf, Wirbelsäule und Becken bleiben währenddessen immer in ihrer Ausgangsposition und bewegen sich nicht.

▸ **Steigerung.** Steigerung kann hier auf mehrere Arten erzielt werden. Eine Möglichkeit ist, das Gewicht zu steigern; eine weitere Möglichkeit ist es, mit dem Rhythmus

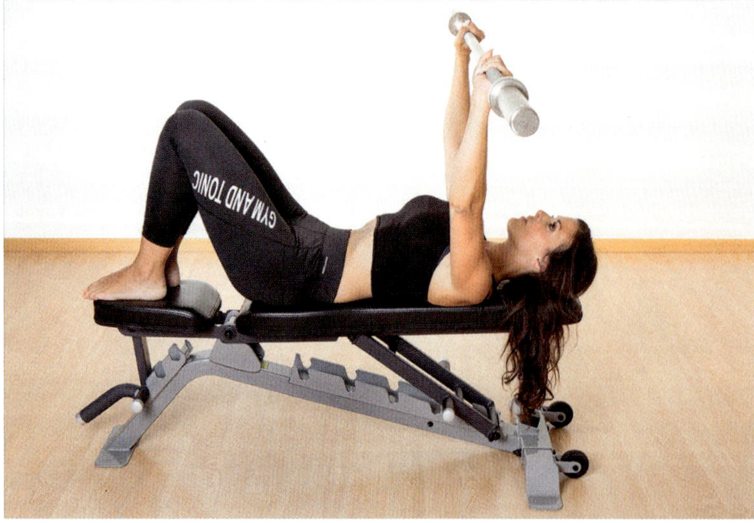

Abb. 2.131 M. pectoralis major – Bankdrücken. Ausgangsstellung (Foto: Kirsten Oborny)

zu spielen, indem die Exzentrik betont wird (3:1). Das bedeutet in drei Sekunden mit der Stange zum Brustbein und während einer Sekunde zurück in die Ausgangsstellung. Die verschiedenen Bankeinstellungen werden auch als Steigerung der Übung eingesetzt. Dabei ist die Flachbank (▸ Abb. 2.131) die leichteste Ausgangsstellung oder die Basisstellung, die Schrägbank (▸ Abb. 2.133) wird dann schon etwas schwieriger bezüglich der vermehrten Armflexion und am schwierigsten ist dann die Negativbankstellung (▸ Abb. 2.134), da man hier kopfabwärts liegt.

▸ **Tipps.** Wichtig bei dieser Übung ist, darauf zu achten, dass keine negativen Ausweichbewegungen stattfinden. Kopfabheben wäre ein Zeichen für zu viel Gewicht oder Ausweichen in das vermehrte Hohlkreuz. Auch wenn mit einer Seite betont gearbeitet wird, ist das ein Zeichen für eine Überdosierung (▸ Abb. 2.135).

▸ **Variation.** Mögliche Variationen wären, das Bankdrücken mit zwei Einzelhanteln auszuführen oder imbalanced zu trainieren (mit unterschiedlichem Gewicht pro Seite) (▸ Abb. 2.136). Eine weitere Möglichkeit wäre, die Unterstützungsfläche zu verändern, indem man die

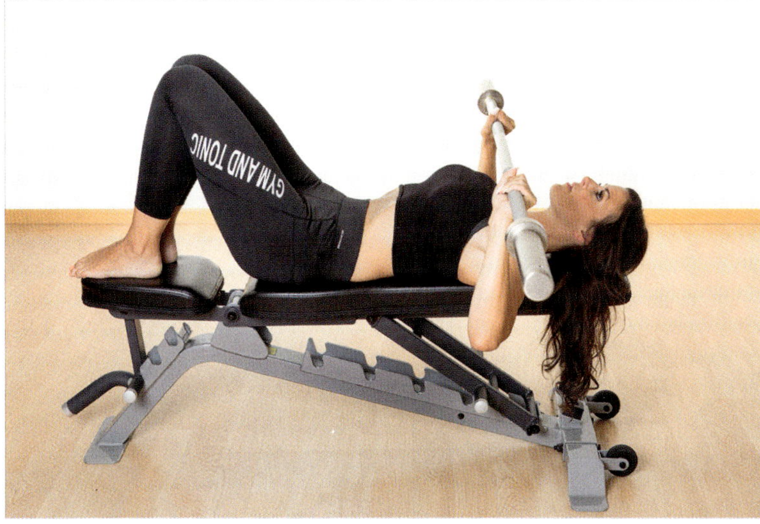

Abb. 2.132 M. pectoralis major – Bankdrücken: Endstellung (Foto: Kirsten Oborny)

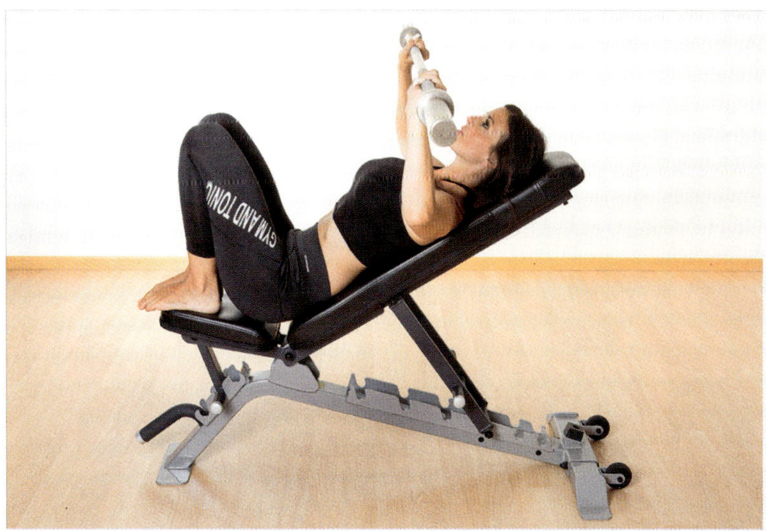

Abb. 2.133 M. pectoralis major – Bankdrücken: Steigerung mit Schrägbank (Foto: Kirsten Oborny)

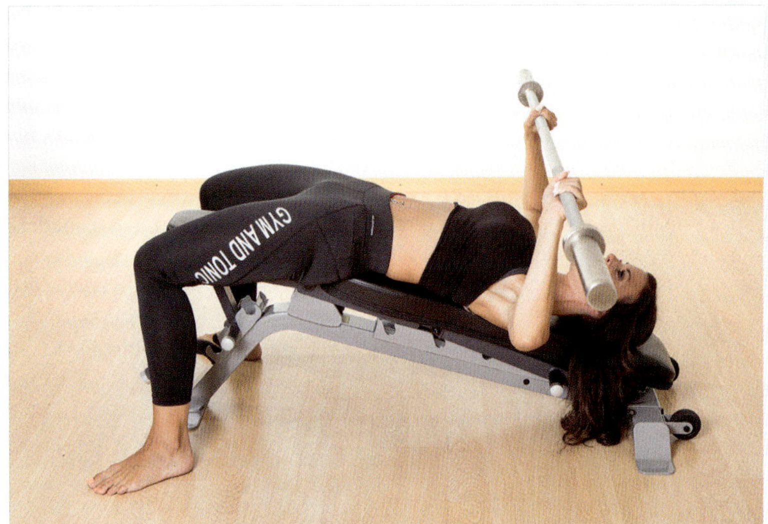

Abb. 2.134 M. pectoralis major – Bankdrücken: Steigerung mit Negativbank (Foto: Kirsten Oborny)

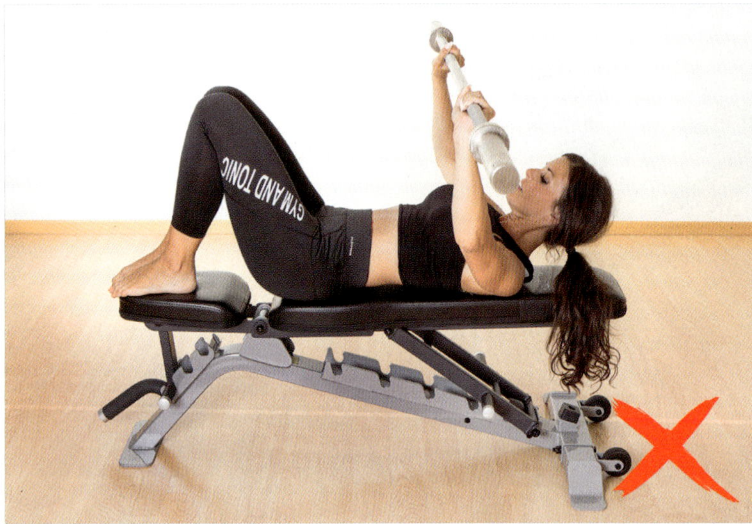

Abb. 2.135 M. pectoralis major – Bankdrücken: Fehlerhafte Ausführung (Abheben des Kopfes, Hyperlordose LWS) (Foto: Kirsten Oborny)

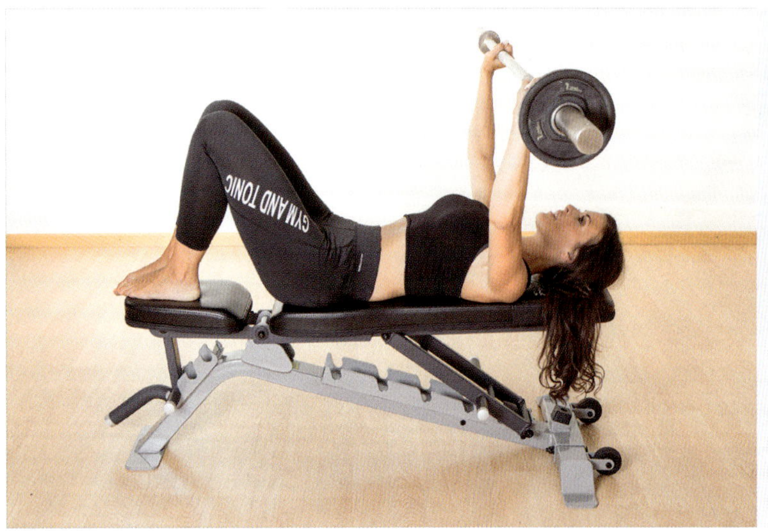

Abb. 2.136 M. pectoralis major – Bankdrücken: Variation „imbalanced" (Foto: Kirsten Oborny)

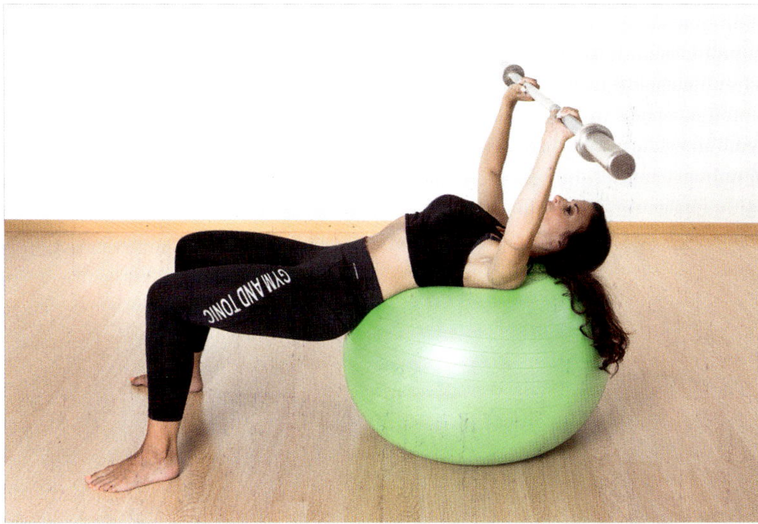

Abb. 2.137 M. pectoralis major – Bankdrücken: Variation auf Gymnastikball (Foto: Kirsten Oborny)

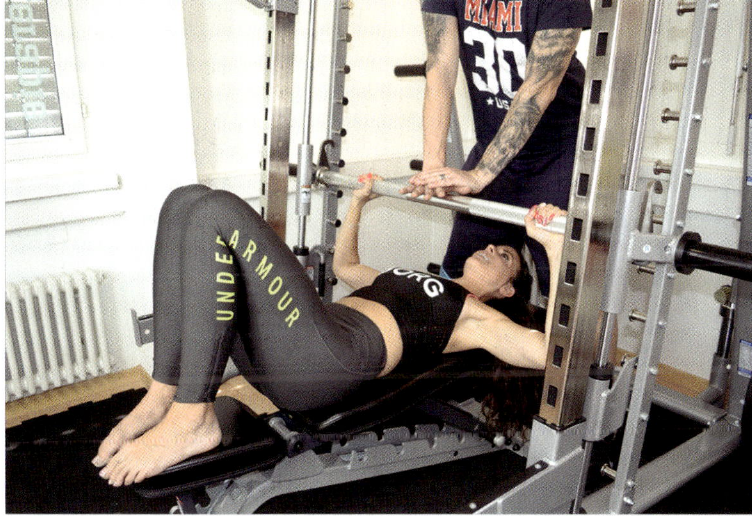

Abb. 2.138 M. pectoralis major – Bankdrücken: Variation mit manueller Betonung der Exzentrik (Foto: Stephan Mogel)

Benchpress über einem Gymnastikball ausführt (▶ Abb. 2.137). Man könnte die Beschleunigung noch mehr betonen und während der Exzentrik diese manuell verstärken (▶ Abb. 2.138).

▶ Übung 2, Fliegende (Flys)

▶ Ziel. Ziel bei dieser Übung ist es, den M. pectoralis major v. a. in seiner verlängerten Stellung zu kräftigen. Gerade bei diesem Muskel kommt es häufig zu Verletzungen in seiner gedehnten Position (maximale Ausholbewegung und Übergang zur Beschleunigung). Daher ist es sehr sinnvoll, genau diese Phase im Training hervorzuheben. Wir sprechen vom Übergang von der Late-Cocking-Phase in die Akzelerationsphase (Wurfphase).

▶ Ausgangsstellung. Der Patient liegt auf der Trainingsbank, die Beine können angewinkelt im Knie mit den Füßen auf den Rand der Bank abgestellt werden oder auf dem Boden. Der Kopf ist wie die komplette Wirbelsäule auf die Bank abgelegt. Je nach Sportart können hier verschiedene Lendenwirbelsäulenpositionen eingestellt werden, welche der Patient während der gesamten Übung dann halten muss (Neutralposition, LWS-lordoseverstärkt oder sogar LWS in die Bank gedrückt). Die Arme sind im Ellenbogen gestreckt und bei 90° Flexion in der Schulter vertikal im Raum eingestellt und zeigen Richtung Decke. In beiden Händen wird eine Kurzhantel gehalten (▶ Abb. 2.139).

▶ **Ausführung.** Wenn alle Abschnitte korrekt eingestellt sind, dann bewegt der Patient die Arme mit gestreckten Ellenbogen, so weit er kann, gegen außen (Abduktion und Extension). Dabei bleiben alle Abschnitte so eingestellt wie in der Ausgangsstellung beschrieben (▶ Abb. 2.140).

Die Exzentrik ist bei dieser Übung die Bewegung, die nach außen geht, Konzentrik haben wir auf dem Rückweg zurück zur Mitte.

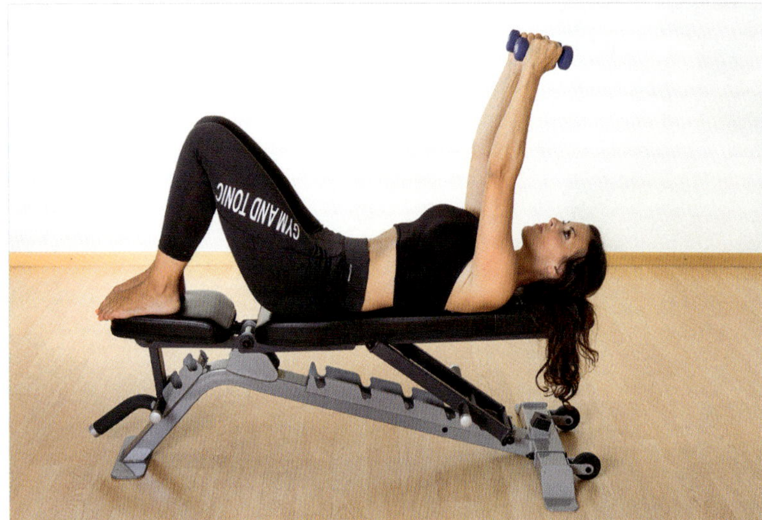

Abb. 2.139 M. pectoralis major – Flys: Ausgangsstellung (Foto: Kirsten Oborny)

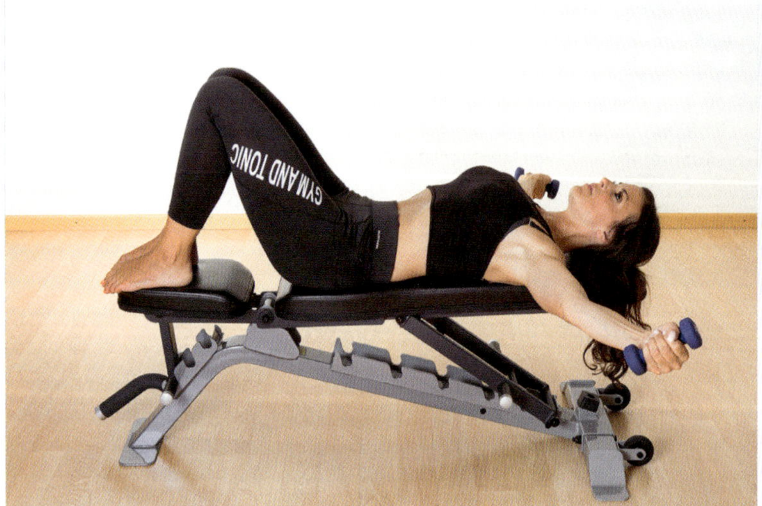

Abb. 2.140 M. pectoralis major – Flys: Endstellung (Foto: Kirsten Oborny)

▶ **Steigerung.** Die Übung kann mittels Gewicht oder durch die Betonung der Exzentrik gesteigert werden. Auch durch die Veränderung der LWS-Positionierung kann eine Steigerung erzielt werden (▶ Abb. 2.141).

▶ **Tipps.** Bei dieser Übung ist sehr wichtig, dass genau auf die möglichen Ausweichbewegungen geachtet werden muss und dass die eingestellten Positionen genauso auch gehalten werden, sonst ist die Ausgangsstellung oder das Gewicht zu schwer für den Patienten. Die häufigste Ausweichbewegung ist das Ausweichen im Ellenbogen in die Flexion (▶ Abb. 2.142). Um nicht zu sehr mit dem M. biceps zu kompensieren, ist es wichtig, dass der Ellenbogen gestreckt bleibt.

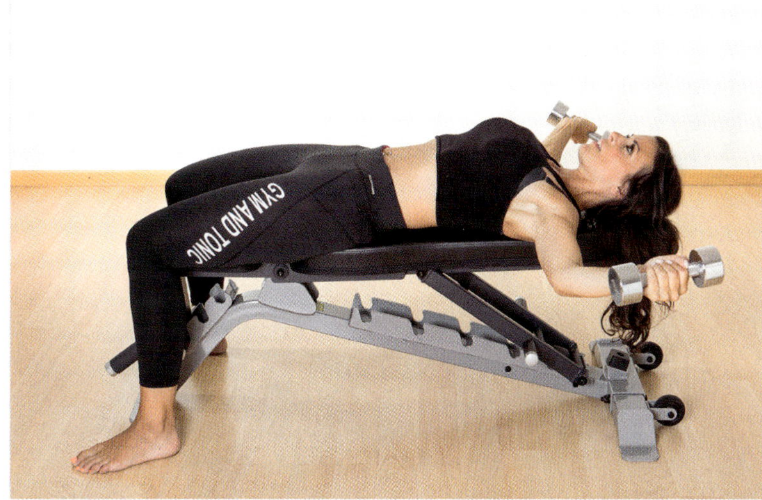

Abb. 2.141 M. pectoralis major – Flys: Steigerung durch Verstärkung der LWS-Lordose (v. a. geeignet für Wurf- und Rückschlagsportler) (Foto: Kirsten Oborny)

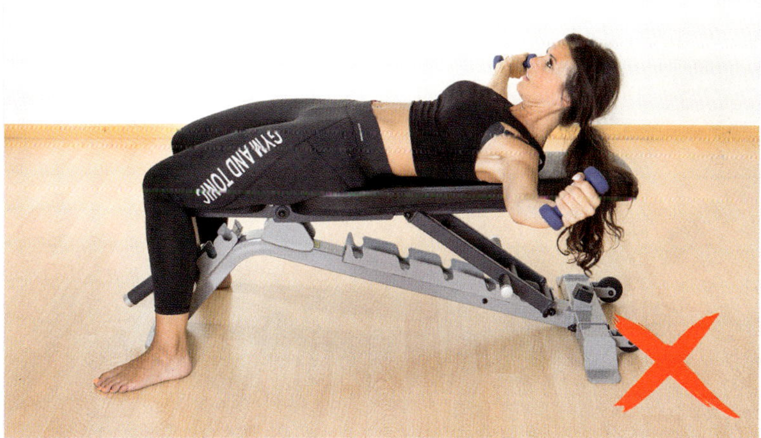

Abb. 2.142 M. pectoralis major – Flys: Fehlerhafte Ausführung (Ellenbogenflexion, Anheben des Kopfes) (Foto: Kirsten Oborny)

▶ **Variation.** Bei dieser Übung gibt es viele Möglichkeiten der Variation. Genau wie bei der Benchpress-Übung kann man hier auch die Einstellung der Bank verändern (Grad-, Schräg- oder Negativbank). Oder man geht auf eine labile Unterlage, z. B. auf einen Gymnastikball (▶ Abb. 2.143). Eine weitere Möglichkeit ist es, die Übung einarmig oder alternierend auszuführen (▶ Abb. 2.144). Weiter kann diese Übung auch im Kabelzug trainiert werden oder sogar im Sling (▶ Abb. 2.145).

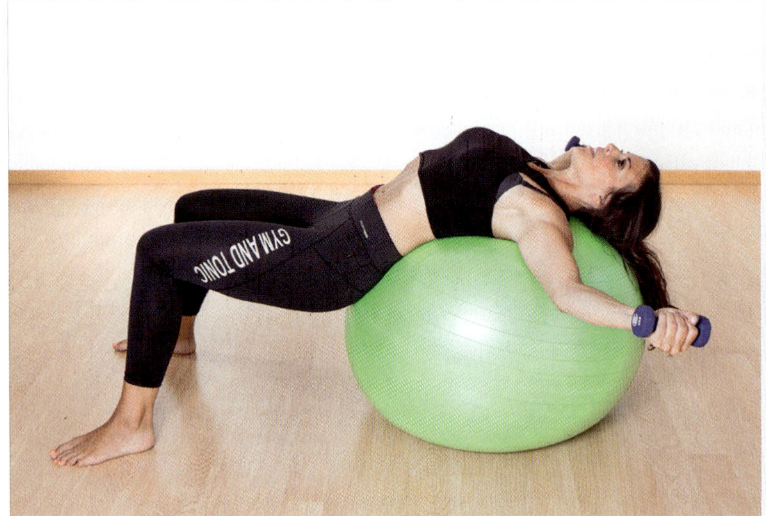

Abb. 2.143 M. pectoralis major – Flys: Variation mit Gymnastikball (Foto: Kirsten Oborny)

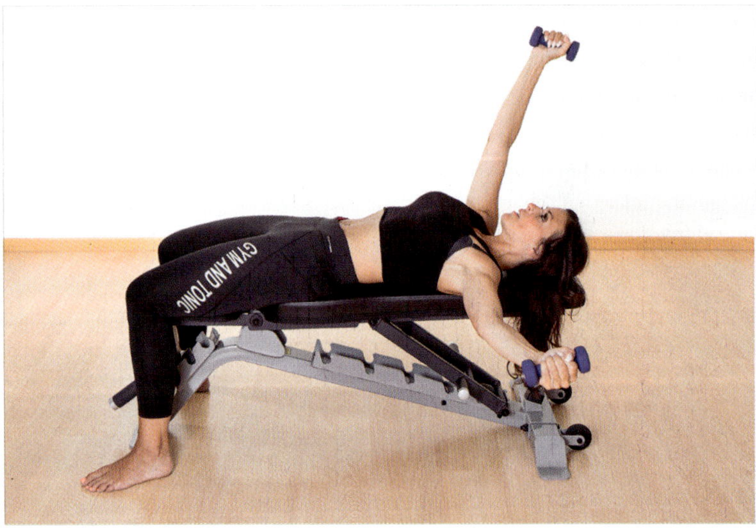

Abb. 2.144 M. pectoralis major – Flys: Variation mit alternierenden Armbewegungen (Foto: Kirsten Oborny)

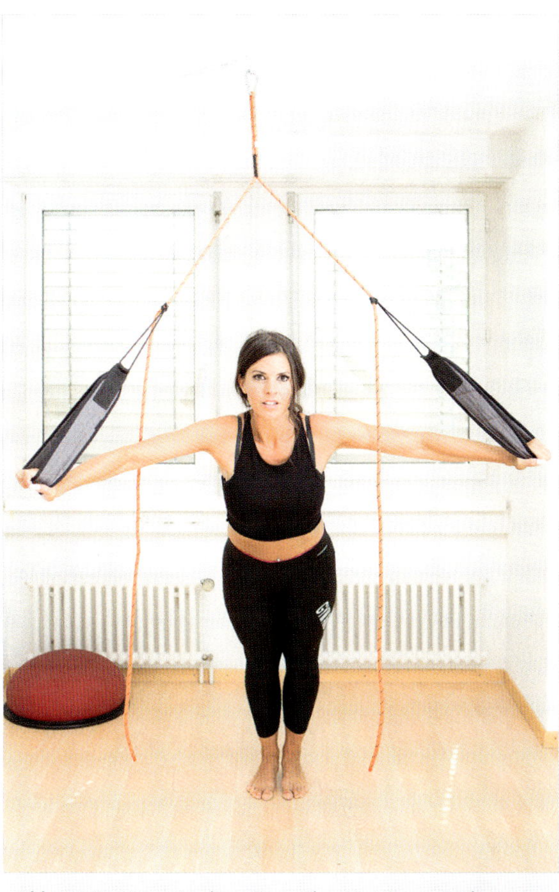

Abb. 2.145 M. pectoralis major – Flys: Variation mit Sling-Trainer (Foto: Kirsten Oborny)

▸ **Übung 3, Liegestütz (Push-up)**

▸ **Ziel.** Ziel dieser Übung ist es, den M. pectoralis major in der geschlossenen Kette unter Einfluss des eigenen Körpergewichts zu trainieren. Hierzu braucht es praktisch kein Gewicht und auf Grund der geschlossenen Kette ist dies eine sehr stabile Ausgangsstellung. Diese Übung ist eine Basisübung für die meisten Schulterinstabilitäten. Und sie hat eine sehr große Variationsmöglichkeit.

▸ **Ausgangsstellung.** Der Patient ist in einer Stützposition (Liegestützstellung) und hat sein Körpergewicht auf beide Arme und Beine verteilt. Die Wirbelsäule ist in ihre natürlichen Krümmungen eingestellt und der Kopf in ihrer Verlängerung. Die Ellenbogen sind nicht ganz durchgestreckt und der Bauch ist eingezogen und leicht angespannt (▸ Abb. 2.146). Die Arme sind schulterbreit auseinander positioniert.

▸ **Ausführung.** Während die Wirbelsäule und der Kopf stabil gehalten werden, beugen sich beide Ellenbogen und der Brustkorb wird Richtung Boden geführt (▸ Abb. 2.147). Sollte dies für den Patienten zu schwer sein, gibt es die Möglichkeit, von den Füßen auf die Knie auszuweichen (▸ Abb. 2.148).

▸ **Steigerung.** Steigerung ist möglich, indem man den Rhythmus verändert, langsamer den Weg zum Boden und schnell die Bewegung weg vom Boden (5:1). Eine weitere Steigerungsmöglichkeit ist die Breite der Armstellung. Je breiter die Arme auseinander sind, desto schwieriger der Anforderungsgrad (▸ Abb. 2.149).

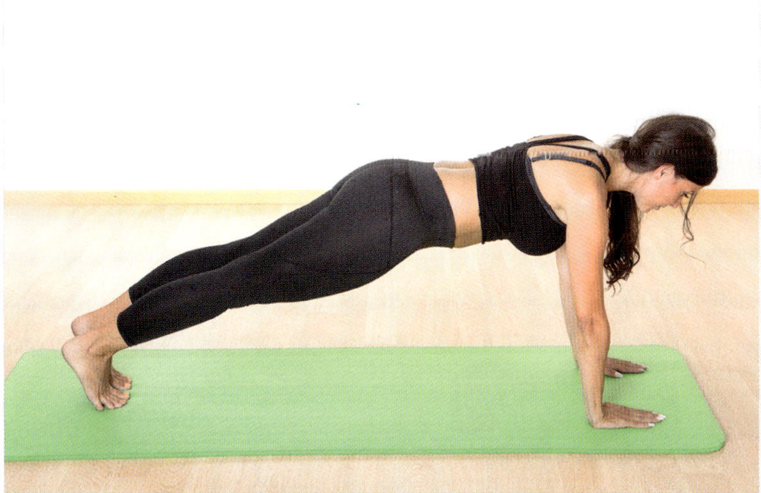

Abb. 2.146 M. pectoralis major – Liegestütz: Ausgangsstellung (Foto: Kirsten Oborny)

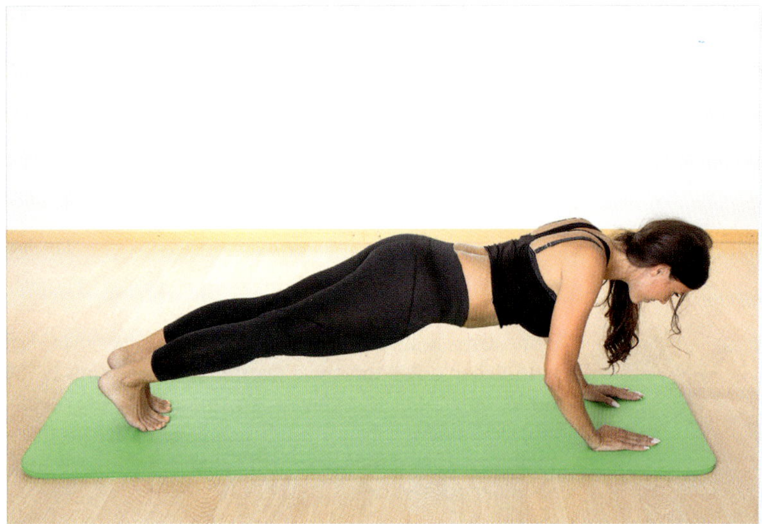

Abb. 2.147 M. pectoralis major – Liegestütz: mögliche Endstellung (Foto: Kirsten Oborny)

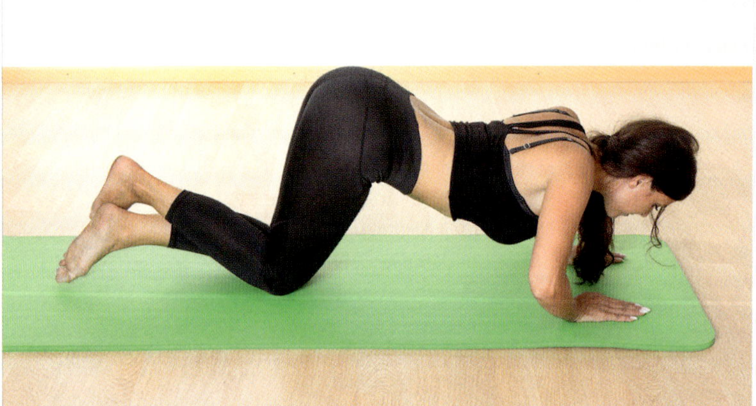

Abb. 2.148 M. pectoralis major – Liegestütz: Vereinfachung durch Auflegen der Knie (Foto: Kirsten Oborny)

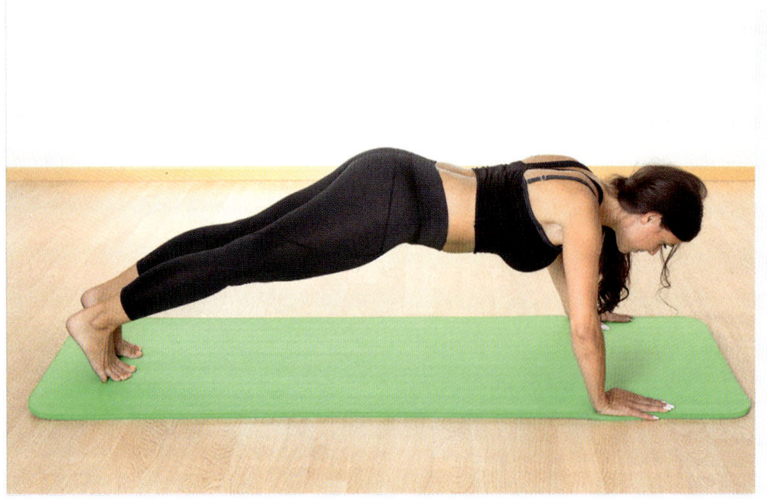

Abb. 2.149 M. pectoralis major – Liegestütz: Steigerung durch breiteren Stütz (Foto: Kirsten Oborny)

▸ **Tipps.** Die häufigste Ausweichbewegung ist das Durchhängen der LWS oder die Protraktion des Kopfs (▸ Abb. 2.150), meist ein Zeichen für Überdosierung.

▸ **Variation.** Auch hier gibt es viele Möglichkeiten der Variation, z. B. Liegestütz auf einem Ball (▸ Abb. 2.151). Dabei kann die Bewegung normal wie beim Liegestütz ausgeführt werden oder man springt mit beiden Händen auf den Ball, stabilisiert diese Position aus und springt dann zurück auf den Boden. Eine weitere Variation ist es, während der Liegestützbewegung je abwechselnd ein Bein vom Boden abzuheben (▸ Abb. 2.152). Auch kann der Liegestütz auf Hanteln oder im Sling ausgeführt werden (▸ Abb. 2.153). Wer kann, kann auch den Liegestütz einarmig probieren.

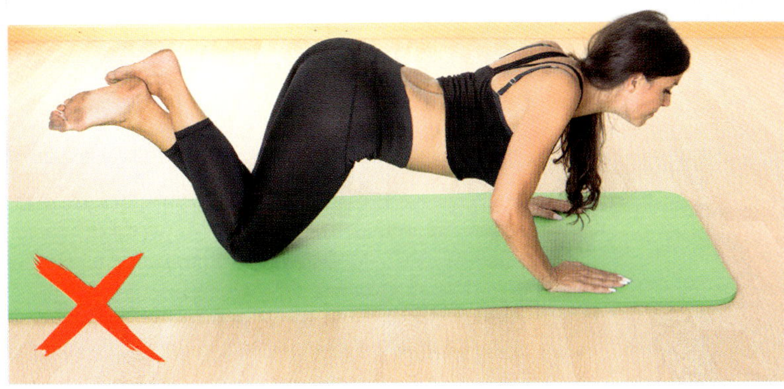

Abb. 2.150 M. pectoralis major – Liegestütz: Fehlerhafte Ausführung (Hyperlordose und Protraktion des Kopfes) (Foto: Kirsten Oborny)

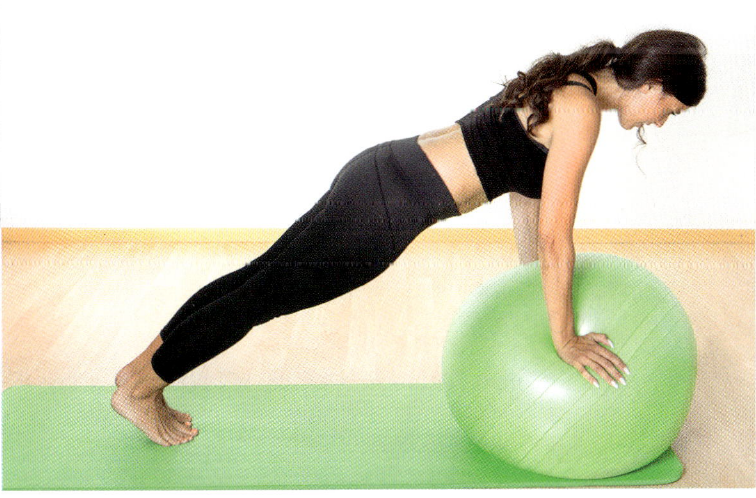

Abb. 2.151 M. pectoralis major – Liegestütz: Variation auf Gymnastikball (Foto: Kirsten Oborny)

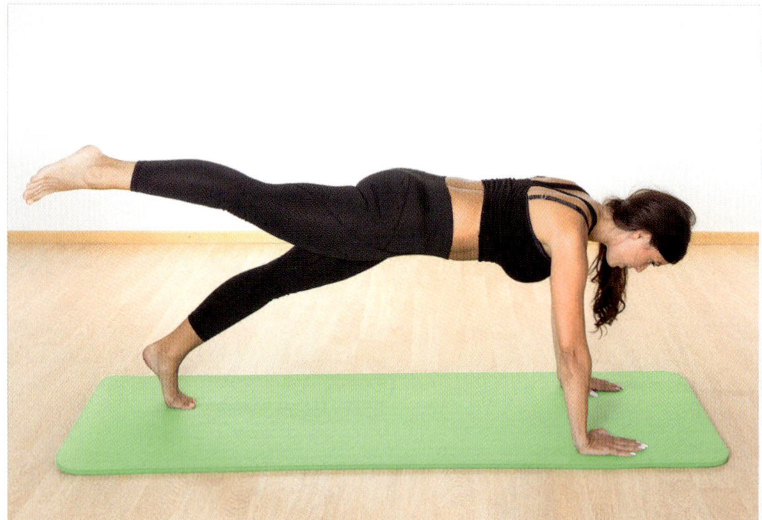

Abb. 2.152 M. pectoralis major – Liegestütz: Variation durch abwechselndes Anheben der Beine (Foto: Kirsten Oborny)

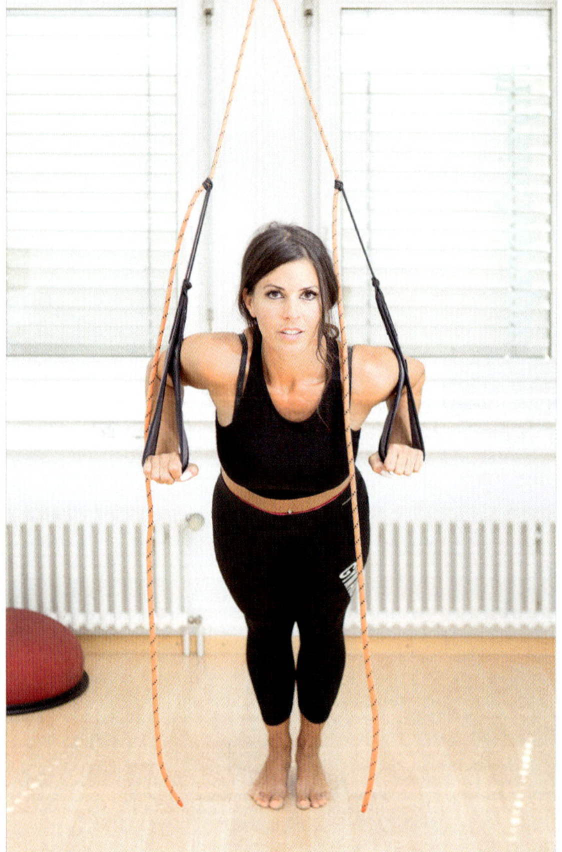

Abb. 2.153 M. pectoralis major – Liegestütz: Variation mit Sling-Trainer (Foto: Kirsten Oborny)

▶ **4. Übung, Überzüge (Pull-over)**

▶ **Ziel.** Ziel bei dieser Übung ist es, mehr den costosternalen oder abdominalen Anteil des M. pectoralis major zu trainieren. Auch fördert diese Übung die maximale Flexion und ist ebenso eine sehr wurftypische Übung.

▶ **Ausgangsstellung.** Der Patient liegt genau wie bei den Flys (Übung 2) oder bei der Benchpress (Übung 1) auf der Bank. Auch die Positionierungsmöglichkeiten der Wirbelsäule sind identisch (▶ Abb. 2.154).

▶ **Ausführung.** Der Patient hält ein Gewicht mit beiden Händen über der Nase und führt nun das Gewicht, so weit er kann, über den Kopf, ohne die Ellenbogen dabei zu beugen. Dabei sollte die Wirbelsäulenposition sich nicht verändern (▶ Abb. 2.155).

▶ **Steigerung.** Steigern kann man diese Übung mit dem Gewicht oder durch die Exzentrikbetonung. Der exzentrische Anteil dieser Übung ist der Weg über Kopf, konzentrisch wird die Übung von der Überkopfposition zurück zur Nase.

▶ **Tipps.** Wichtig ist auch hier wie bei den Flys, dass die Ellenbogen nicht gebeugt werden und die Wirbelsäulenposition nicht aufgelöst wird (▶ Abb. 2.156).

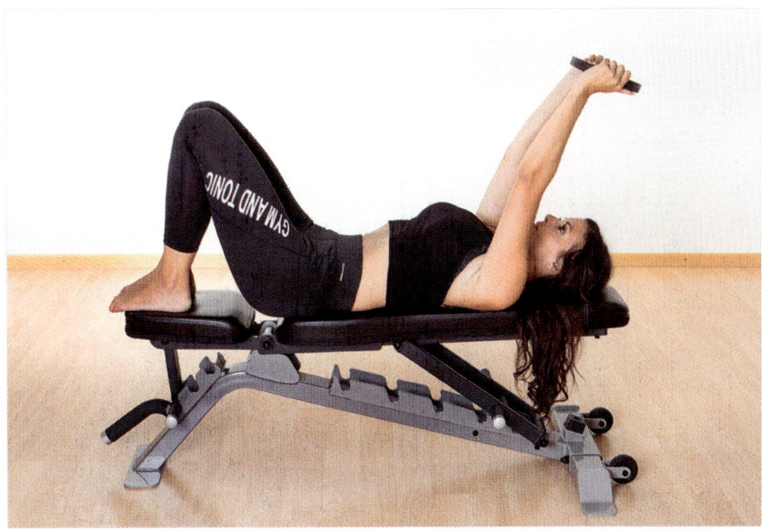

Abb. 2.154 M. pectoralis major – Pull-over: Ausgangsstellung (Foto: Kirsten Oborny)

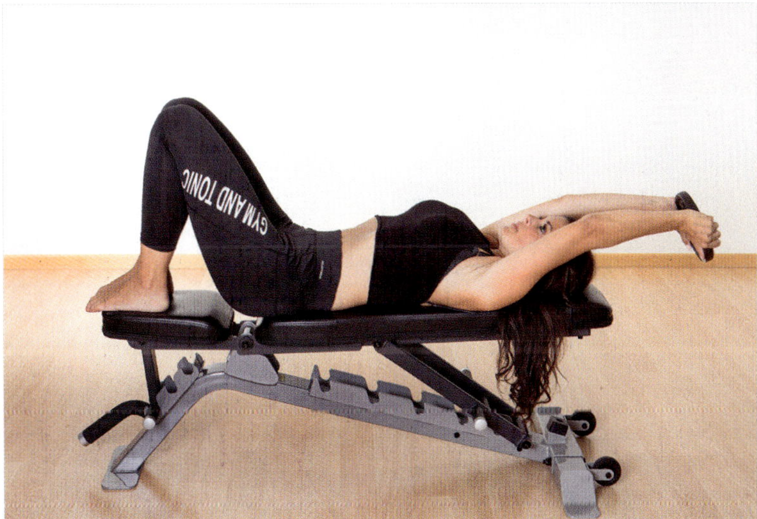

Abb. 2.155 M. pectoralis major – Pull-over: Endstellung (Foto: Kirsten Oborny)

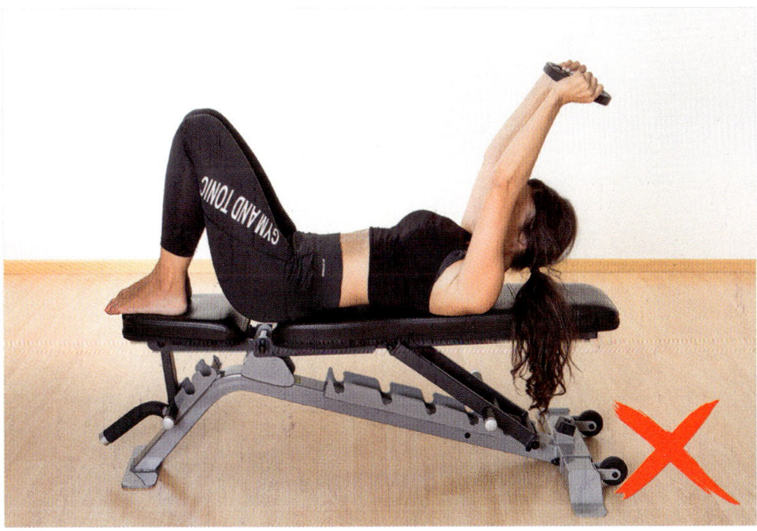

Abb. 2.156 M. pectoralis major – Pull-over: Fehlerhafte Ausführung (Anheben des Kopfes, Hyperlordose) (Foto: Kirsten Oborny)

▶ **Variation.** Auch hier gibt es viele Variationsmöglichkeiten. Die erste Variation wäre, die Übung einarmig auszuführen (▶ Abb. 2.157). Die nächste Variation wäre, die Übung explosiv (plyometrisch) auszuführen. Das bedeutet, der Patient hält seinen Arm in der Endstellung über Kopf und der Therapeut lässt das Gewicht in dessen Hand fallen, der Patient fängt dieses und hält seine Position stabil (▶ Abb. 2.158). Der nächste Schritt wäre bei gleicher

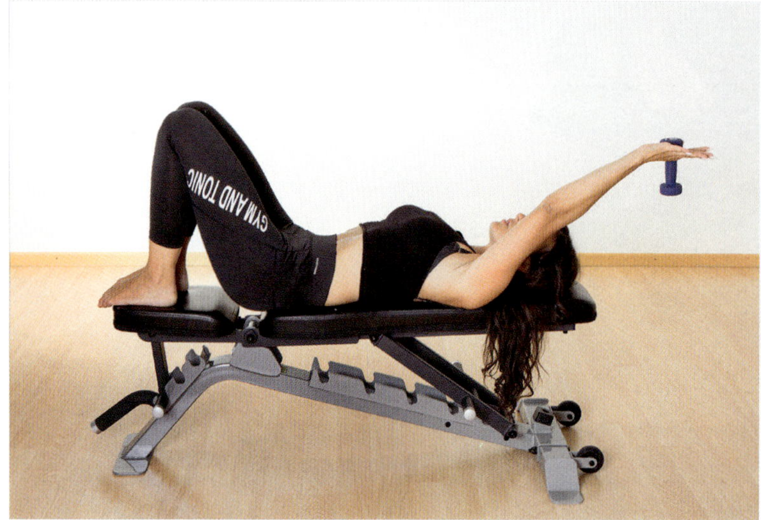

Abb. 2.157 M. pectoralis major – Pull-over: Variation einarmig (Foto: Kirsten Oborny)

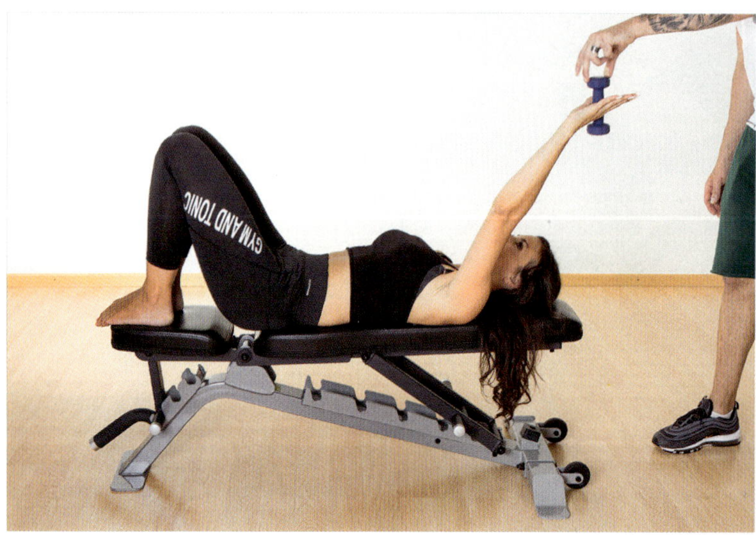

Abb. 2.158 M. pectoralis major – Pull-over: Variation „Gewicht fangen und Position stabilisieren“ (Foto: Kirsten Oborny)

Übung, dass der Patient, nachdem er das Gewicht gefangen hat, er dieses so schnell wie möglich in die Ausgangsposition beschleunigt. Eine weitere Variation ist, die Pullover über einem Gymnastikball zu machen (▶ Abb. 2.159) oder sogar wurftypisch, liegend über dem Ball mit gestrecktem Ellenbogen einen Gewichtsball hin und her zu werfen (▶ Abb. 2.160).

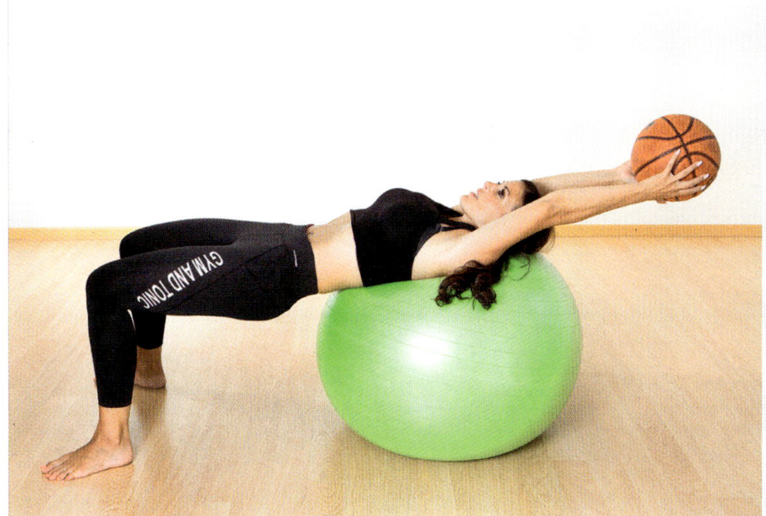

Abb. 2.159 M. pectoralis major – Pull-over: Variation mit Gymnastikball und Wurfbewegung mit Partner (Ausgangsstellung) (Foto: Kirsten Oborny)

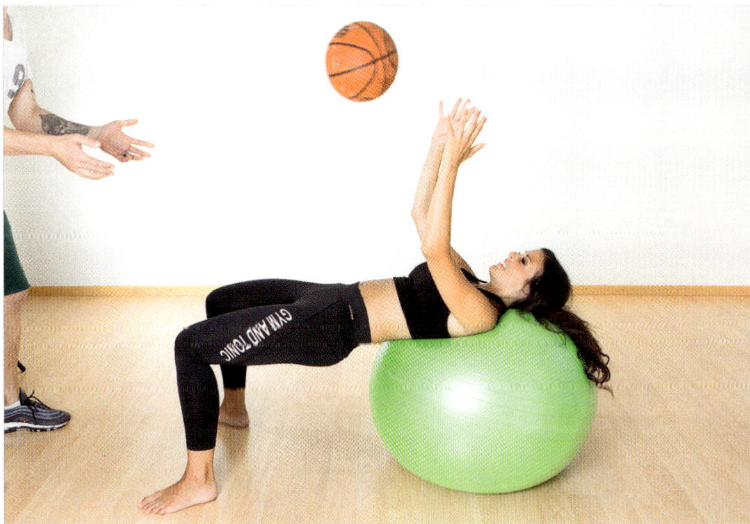

Abb. 2.160 M. pectoralis major – Pull-over: Variation mit Gymnastikball und Wurfbewegung mit Partner (Endstellung) (Foto: Kirsten Oborny)

Kapitel 3

Tape und Training der Wirbelsäule

3

3 Tape und Training der Wirbelsäule

3.1 M. quadratus lumborum

3.1.1 Anatomie in vivo

Der M. quadratus lumborum (▶ Abb. 3.1) ist einer der tiefen Bauchmuskeln. Er füllt das Gebiet zwischen dem hinteren Teil des Darmbeinkammes aus und ist eine Fortsetzung des M. transversus abdominis. Er ist ein wichtiger Spanner der Fascia thoracolumbalis und trägt somit zur Stabilität der Lendenwirbelsäule bei. Der M. quadratus lumborum, einseitig aktiviert, neigt den Oberkörper zur gleichen Seite und beidseitig aktiviert hilft er bei der Aufrichtung mit. Er ist ein Exspirations-Hilfsmuskel und unterstützt das Zwerchfell.

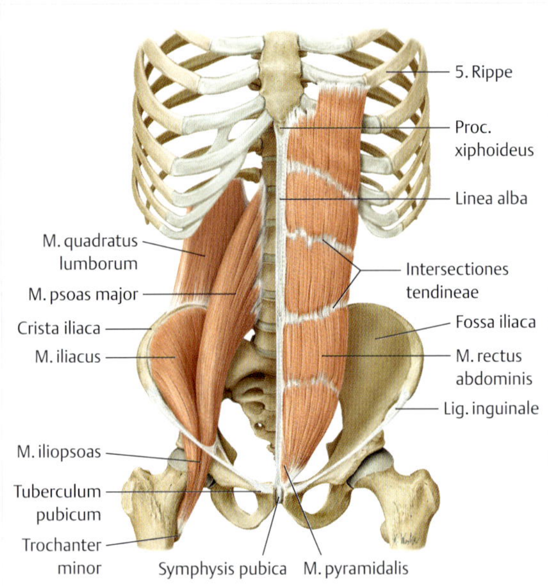

Abb. 3.1 M. quadratus lumborum (Abb. aus: Schünke M, Schulte E, Schumacher U. Prometheus. LernAtlas der Anatomie. Allgemeine Anatomie und Bewegungssystem. Illustrationen von M. Voll und K. Wesker. 5. Aufl. Stuttgart: Thieme; 2018)

3.1.2 Mögliche Beschwerden bei Dysfunktionen des Muskels

Bei Dysfunktion des M. quadratus lumborum kann es zu Beschwerden beim Aufrichten kommen. Das heißt, der Patient muss z. B. seine Arme zu Hilfe nehmen, um aus der vollen Rumpfbeugung wieder zurück in den Stand zu kommen. Es kann zu Instabilitätszeichen in der Lendenwirbelsäule führen, das bedeutet bandförmige Schmerzen quer über den Rücken. Diese Patienten können Probleme beim Ausatmen haben und eine ungleiche Seitneigung aufweisen.

Einseitiges Bewegen führt zwangsläufig zum Abbau von Muskulatur im Sinne der Ökonomisierung unseres Energiehaushalts und damit werden Dysfunktion und Überbelastung unterstützt. Mangelnde Funktion im M. quadratus lumborum wird meist mit vermehrter Abduktion in der Hüfte kompensiert, was dort arthroseförderlich wirksam wird.

Bei einer lateralflexorischen Skoliose wird der Muskel gedehnt und somit in eine pathologisch-insuffiziente Stellung gebracht (konvexe Seite). Dadurch wird eine Kompression auf der kontralateralen Seite begünstigt, welche zur Überbelastung der Facettengelenke führen kann und die Abnutzung in diesen Gelenken begünstigt.

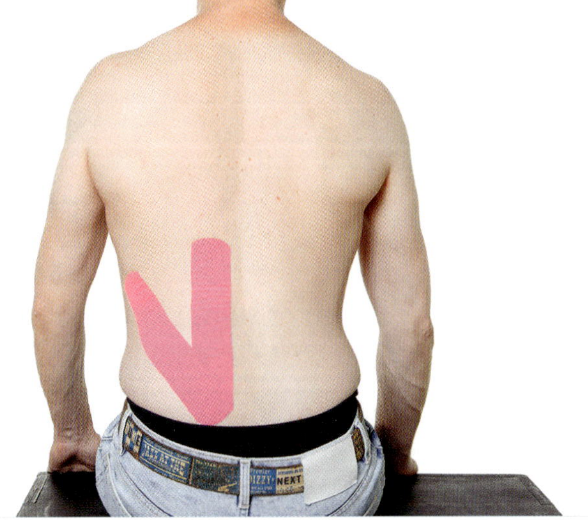

Abb. 3.2 Fertige Kinesio-Tape-Applikation: Muskeltechnik M. quadratus lumborum (Foto: Kirsten Oborny)

3.1.3 Kinesio-Tape-Applikation – Muskeltechnik M. quadratus lumborum

- **Vorbereitung:** Schnitttechnik als zwei I-Tapes oder Y-Tape möglich.
- **Ausgangsstellung Patient Anker:** Der Patient sitzt in neutraler Position, dabei wird der Anker auf die Haut geklebt (▶ Abb. 3.3).
- **Anlage des Ankers:** Die richtige Position des Ankers muss nach Verschiebetechnik ausgetestet werden (Position des Ankers entweder am Ursprung oder Ansatz des Muskels).
- **Tipp:** Der Anker sollte mindestens 5 cm lang sein.
- **Ausgangsstellung Patient Zügel:** Der Patient sitzt und beugt für den ersten Zügel seinen Oberkörper maximal nach vorne und für den zweiten Zügel maximal zur kontralateralen Seite, um den Muskel maximal vorzudehnen.
- **Anlage des Zügels:** Die Zügel werden dann ohne Zug auf die vorgedehnte Hautpartie abgelegt (Region Quadratus lumborum; ▶ Abb. 3.4 und ▶ Abb. 3.5).
- **Tipp:** Papier vom Tape erst komplett entfernen, dann das Tape auf die Haut kleben.

3

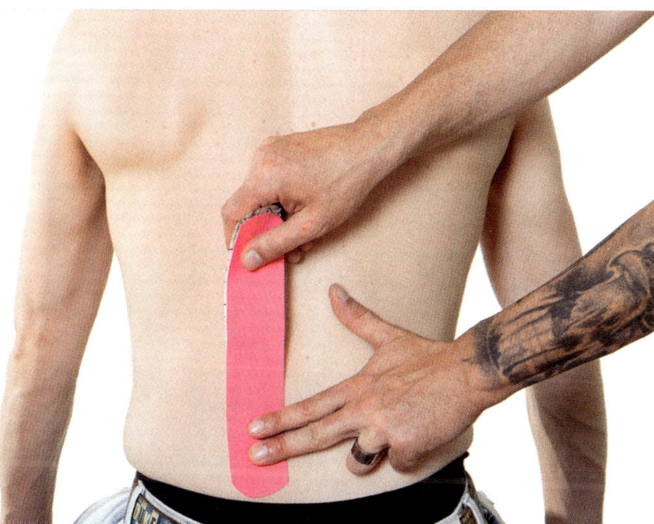

Abb. 3.3 Anbringen des Ankers für die Muskeltechnik M. quadratus lumborum (Foto: Kirsten Oborny)

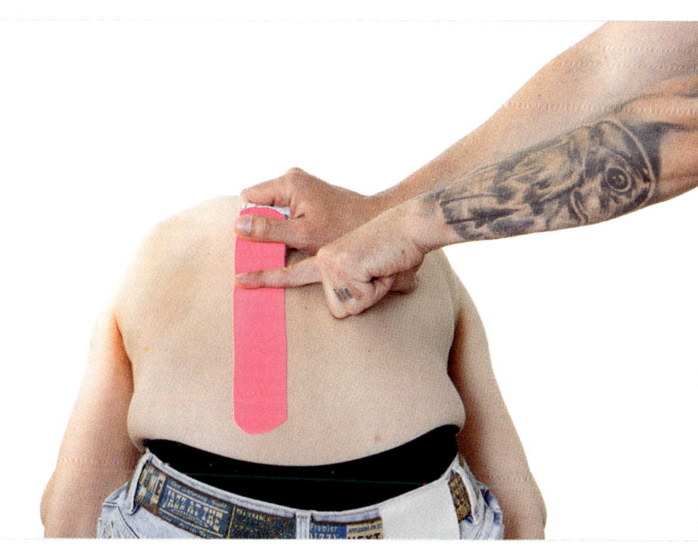

Abb. 3.4 Anbringen des ersten Zügels bei der Muskeltechnik M. quadratus lumborum in Flexion der Wirbelsäule (Foto: Kirsten Oborny)

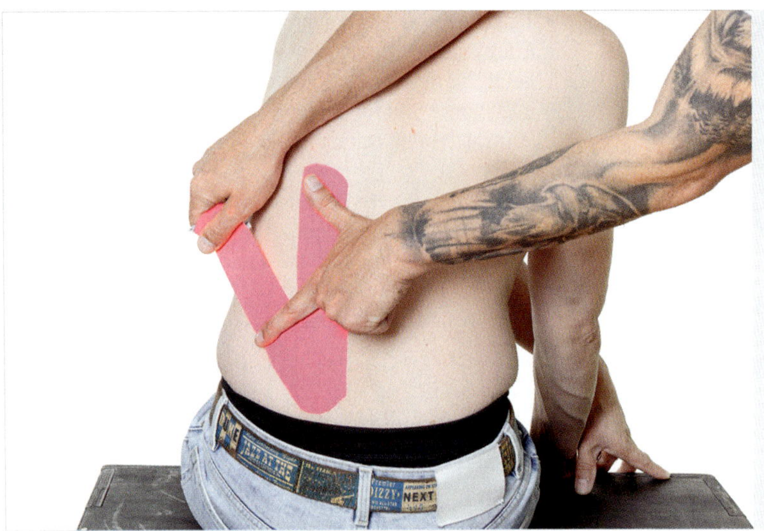

Abb. 3.5 Anlage des zweiten Zügels für die Muskeltechnik M. quadratus lumborum in Seitneigung der Wirbelsäule zur Gegenseite (Foto: Kirsten Oborny)

3.1.4 Training für den M. quadratus lumborum

▸ **Übung 1, Seitstütz**

▸ **Ziel.** Diese Übung eignet sich v. a., um die laterale Stabilität der Wirbelsäule zu verbessern. Die zu trainierende Seite wird stark exzentrisch belastet, was für unsere Aufrichtung wichtig ist. Auch eignet sich diese Übung gut beim Ausgleichen von Skoliosen. Sie hat ebenfalls einen großen Anteil an sensomotorischen Aspekten und fördert somit die intra- und intermuskuläre Koordination.

▸ **Ausgangsstellung.** Die zu trainierende Seite ist die untere Seite. Der Patient stützt sich auf den Unterarmen und auf den Füßen ab (evtl. noch auf den Unterschenkeln). Rumpf und Beine sollten eine gerade Linie bilden, die Knie dürfen zu Beginn flektiert sein. Die Fersen befinden sich in Verlängerung des Gesäßes auf der Körpermittellinie, der Ellenbogen ist unter der Schulter und der Kopf in Verlängerung der WS. Das Kinn wird ans Brustbein gezogen (▸ Abb. 3.6).

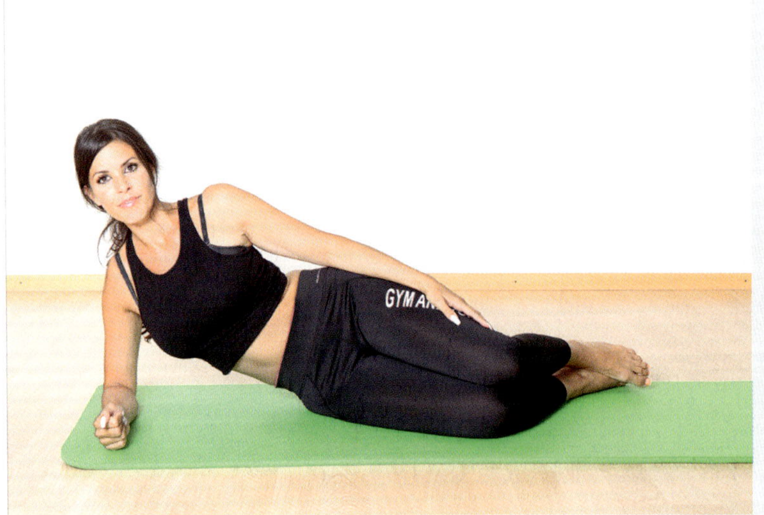

Abb. 3.6 M. quadratus lumborum – Seitstütz: Ausgangsstellung (Foto: Kirsten Oborny)

▶ **Ausführung.** Der Patient hebt das Becken vom Boden linear ab. Die Qualität steht immer vor der Quantität, lieber kleinere Bewegungen am Anfang, dafür aber auf eine korrekte Ausführung achten (▶ Abb. 3.7).

▶ **Steigerung.** Eine Steigerung ist möglich, indem man die Beine immer mehr ausstreckt und das Becken maximal abhebt (▶ Abb. 3.8). Alternativ kann eine weitere Steigerung mit Gewicht erzielt werden, indem die obere Hand ein Gewicht auf dem oberen Becken fixiert.

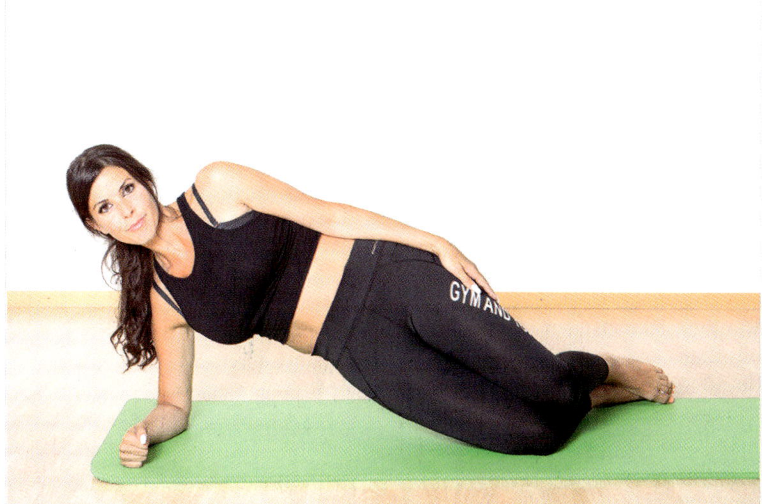

Abb. 3.7 M. quadratus lumborum – Seitstütz: Endstellung (Foto: Kirsten Oborny)

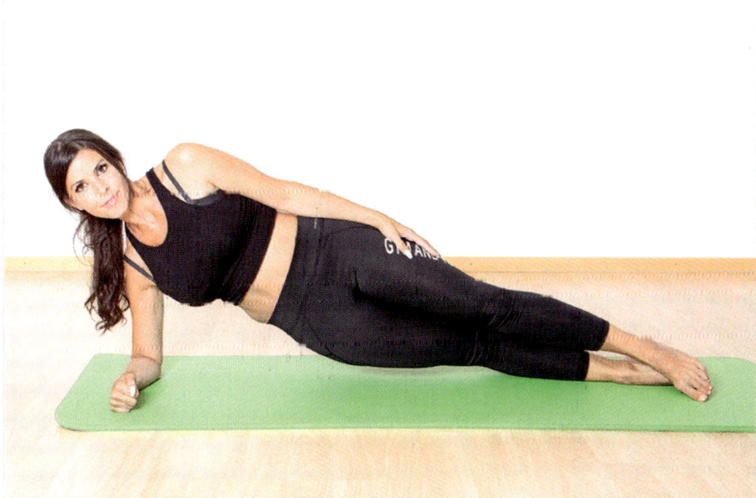

Abb. 3.8 M. quadratus lumborum – Seitstütz: Steigerung mit weiter ausgestreckten Beinen (Foto: Kirsten Oborny)

▶ **Tipp.** Darauf achten, dass Patienten bei dieser Übung den Rumpf nicht verdrehen oder abkippen und den Kopf in Verlängerung der Wirbelsäule halten. Auch die Fersen sollten die Körpermittellinie nicht verlassen (▶ Abb. 3.9).

▶ **Variation.** Eine Variation der Übung ist, während der Bewegung die oben liegende Extremität (Arm/Bein) vom Körper abzuspreizen (▶ Abb. 3.10). Dies kann zusätzlich mit einem Gewicht in der oberen Hand gesteigert werden. Weitere Steigerungen wären, das unten liegende Bein auf einen labilen Untergrund (z. B. Airex Pad, Sling-Trainer, Swiss Ball) zu stützen.

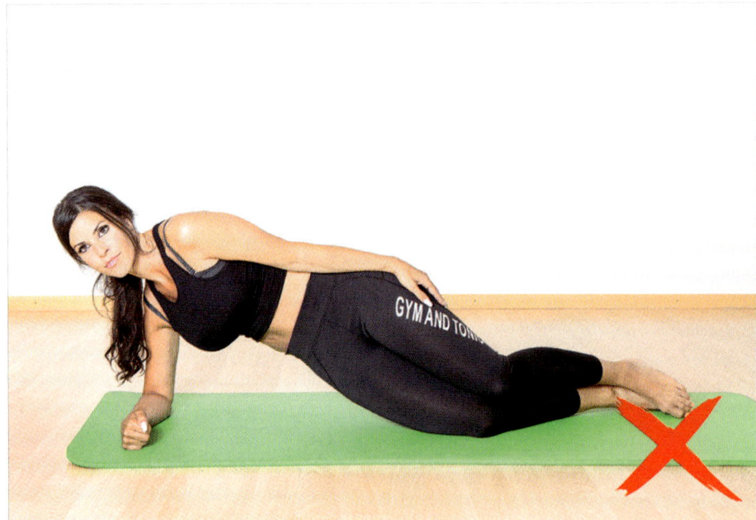

Abb. 3.9 M. quadratus lumborum – Seitstütz: Fehlerhafte Ausführung (Rumpf verdreht, Kopf nicht in Verlängerung der Wirbelsäule) (Foto: Kirsten Oborny)

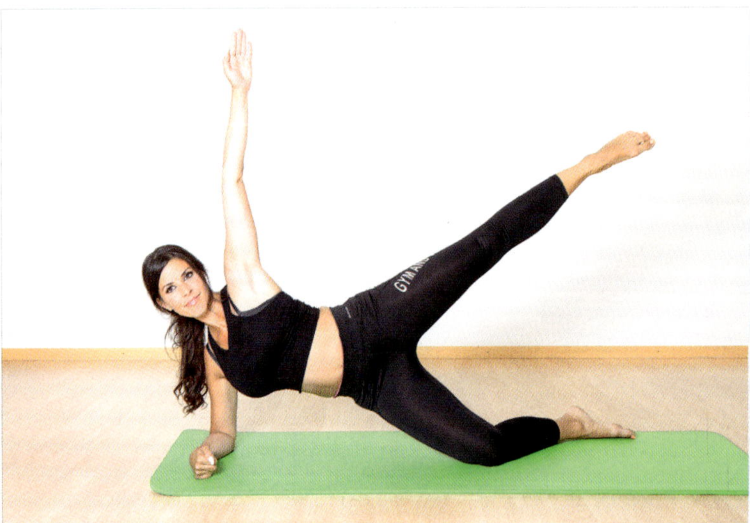

Abb. 3.10 M. quadratus lumborum – Seitstütz: Variation mit ausgestrecktem oberen Arm und Bein (Foto: Kirsten Oborny)

▸ Übung 2, Seitneigung aus der Seitenlage

▸ Ziel. Diese Übung eignet sich v. a. für die konzentrische und exzentrische Arbeitsweise vom Quadratus lumborum. Sie kräftigt die Funktionalität des Muskels und fördert dessen Mobilität. Diese Bewegung ist gut für den Stoffwechsel und die Verdauung und sehr gut einsetzbar, um Dysfunktionen bei skoliotischen Beschwerden zu verändern.

▸ Ausgangsstellung. Der Patient startet in Seitenlage. Die Beine, der Oberkörper und der Kopf bilden eine Linie. Die Arme sind vor dem Brustkorb gekreuzt (▸ Abb. 3.11).

Der oben liegende Fuß sollte stabilisiert werden, indem er festgehalten wird oder der Fuß in eine Sprossenwand eingeklemmt wird. Therapeutisch kann noch am Becken bei der Bewegung faszilitiert werden.

▸ Ausführung. Der Patient rollt seitlich den Rumpf ein, beim Rückweg sollte die untere Schulter den Boden nur noch berühren. Die zu trainierende Seite ist die obere Seite (▸ Abb. 3.12).

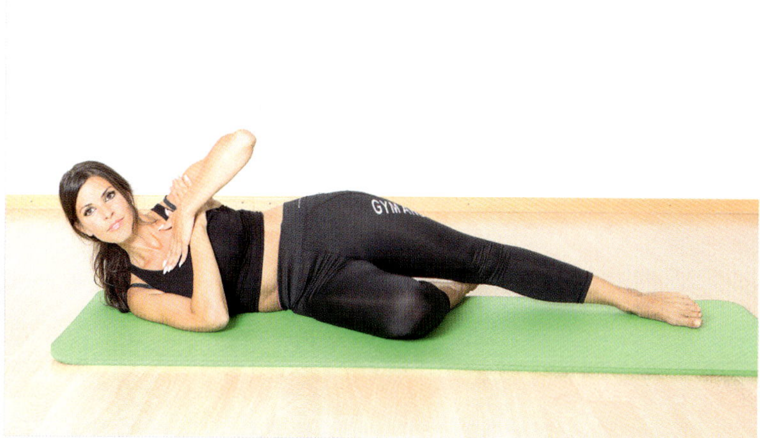

Abb. 3.11 M. quadratus lumborum – Seitneigung aus Seitenlage: Ausgangsstellung (Arme gekreuzt, oberes Bein gestreckt, unteres Bein gebeugt) (Foto: Kirsten Oborny)

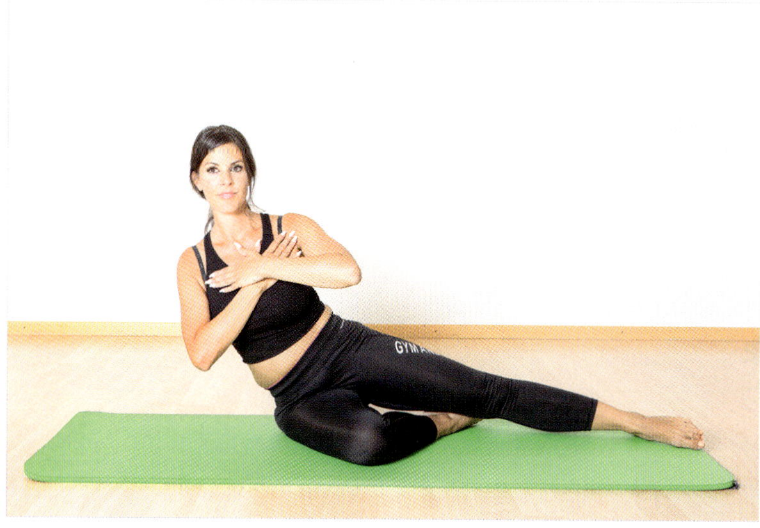

Abb. 3.12 M. quadratus lumborum – Seitneigung aus Seitenlage: Endstellung (Schultergürtel vom Boden abgehoben) (Foto: Kirsten Oborny)

► **Steigerung.** Steigern kann man diese Übung, indem man ein Gewicht mit den Händen auf dem Brustbein hält, während die Bewegung ausgeführt wird.

► **Tipp.** Lieber mehr Qualität, d. h. gute Bewegungsausführung, und erst dann die Quantität steigern, damit ist das Bewegungsausmaß gemeint. Mögliche Fehler bei der Ausführung könnten sein: ein Abdrehen des Oberkörpers, zu starke laterale Flex der HWS, um die Bewegung zu fördern, oder ein Abstützen mit dem unteren Arm vom Boden (► Abb. 3.13).

► **Variation.** Eine Variation wäre, die Übung mit gestreckten Armen über dem Kopf auszuführen, ggf. sogar mit zusätzlichem Gewicht (► Abb. 3.14).

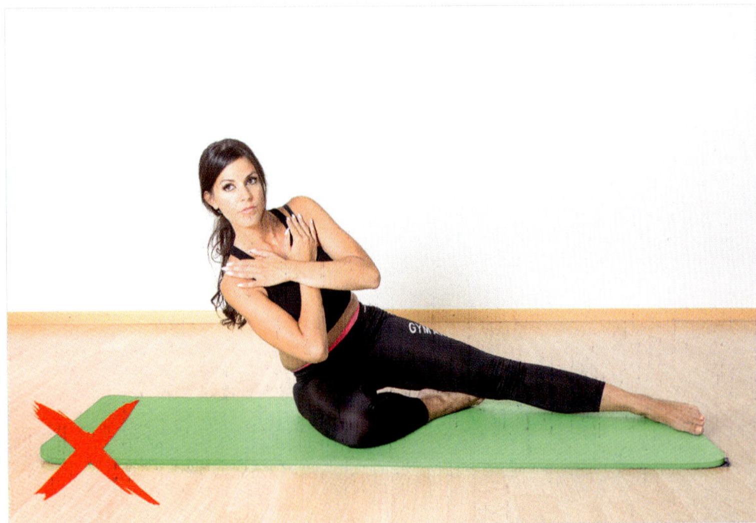

Abb. 3.13 M. quadratus lumborum – Seitneigung aus Seitenlage: Fehlerhafte Ausführung (verdrehter Oberkörper) (Foto: Kirsten Oborny)

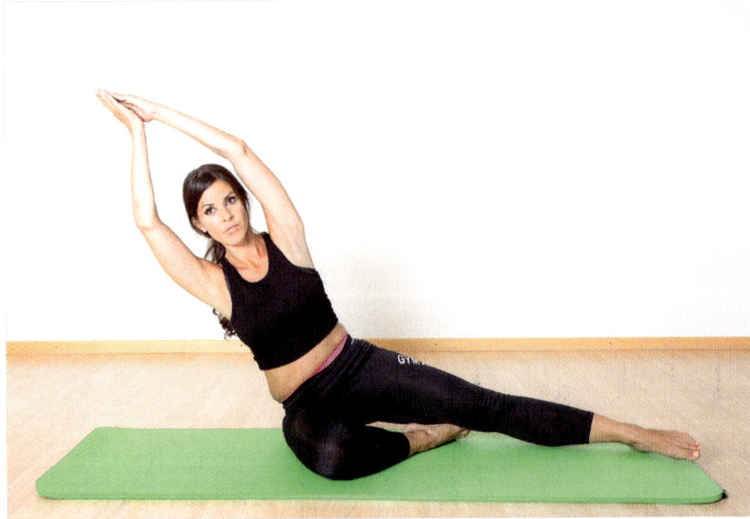

Abb. 3.14 SM. quadratus lumborum – Seitneigung aus Seitenlage: Steigerung mit über den Kopf gestreckten Armen (Foto: Kirsten Oborny)

▸ **Übung 3, Unterarmstütz mit einseitig angezogenem Bein**

▸ **Ziel.** Diese Übung eignet sich gut, um den Rumpf lateral-flexorisch zu stabilisieren. Sie fördert die Seitneigung und stabilisiert v. a. die Wirbelsäule in Extension und gegen die Gravitation. Bei Seitendifferenzen skoliotischer oder funktioneller Art kann diese Übung einseitig sehr hilfreich sein. Grundsätzlich ist bei allen drei Übungen eine Homogenität von beiden Seiten anzustreben.

▸ **Ausgangsstellung.** Der Patient startet im Unterarmstütz, der Oberkörper ist parallel zum Boden. Gestützt wird auf den Unterarmen und auf den Füßen, das Körpergewicht auf Armen und Beinen zu je 50 % verteilt (▸ Abb. 3.15).

▸ **Ausführung.** Das Knie des Patienten wird zum gleichseitigen Ellenbogen bewegt. Dies kann alternierend trainiert werden oder pro Seite. Das bewegte Bein sollte einen Halbkreis beschreiben (▸ Abb. 3.16).

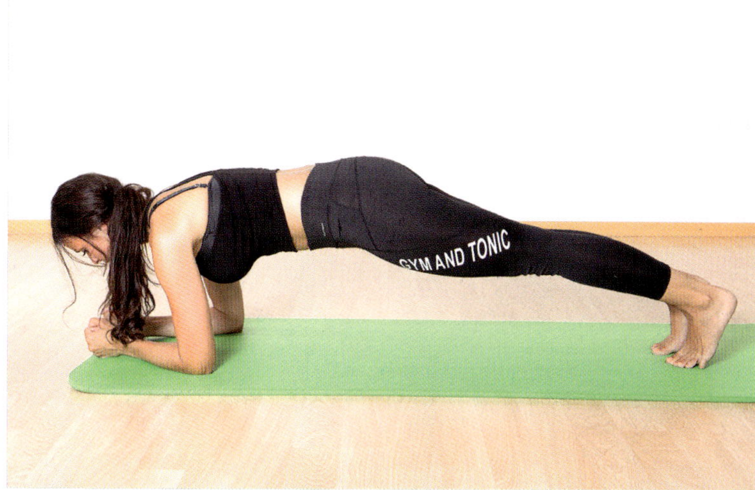

Abb. 3.15 M. quadratus lumborum – Unterarmstütz mit einseitig angezogenem Bein: Ausgangsstellung (Foto: Kirsten Oborny)

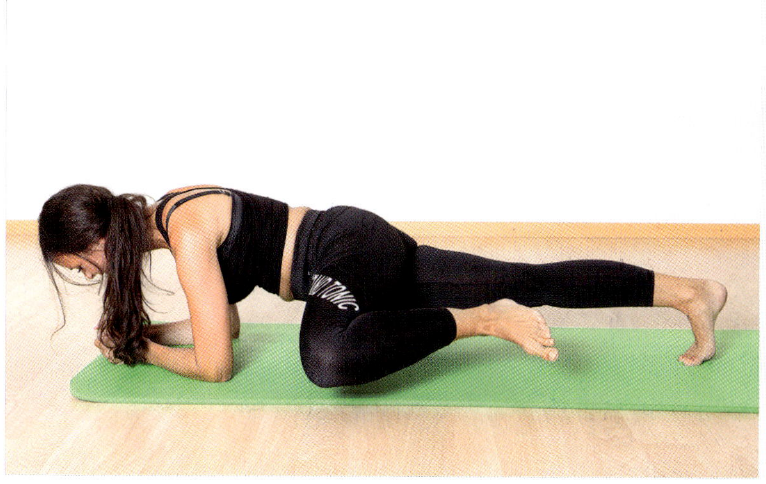

Abb. 3.16 M. quadratus lumborum – Unterarmstütz mit einseitig angezogenem Bein: Endstellung (Bewegung mehrfach hintereinander mit einem Bein oder abwechselnd rechts-links) (Foto: Kirsten Oborny)

▶ **Steigerung.** Die Übung kann gesteigert werden, indem man sich mit den Unterarmen auf einer labileren Unterlage (Airex Pad, Toguball, Vibrationsplatte; ▶ Abb. 3.17) oder mit den Füßen in einen Sling-Trainer stützt. Möglich ist auch der Einsatz mit Gewichten, dazu eignet sich v. a. ein Theraband, ein Deuserband oder ein Kabelzug.

▶ **Tipp.** Bei dieser Übung muss darauf geachtet werden, dass der Po nicht zu weit nach oben gestreckt wird (▶ Abb. 3.18) und der Oberkörper deshalb nicht mehr parallel zum Boden ist. Der Patient sollte nicht zu viel Hohlkreuz haben, die Lendenwirbelsäule ist leicht gekrümmt (d. h., der Unterbauch ist aktiv und angespannt, das Becken wird nach vorne oben gezogen). Den Kopf nicht zu sehr in der Beugung und Überstreckung halten. Die Bewegung eher langsam ausführen und nicht mit Schwung. Auch hier ist Qualität vor Quantität wichtig, Voraussetzung für diese Übung ist ein stabiler und gut ausgeführter Unterarmstütz.

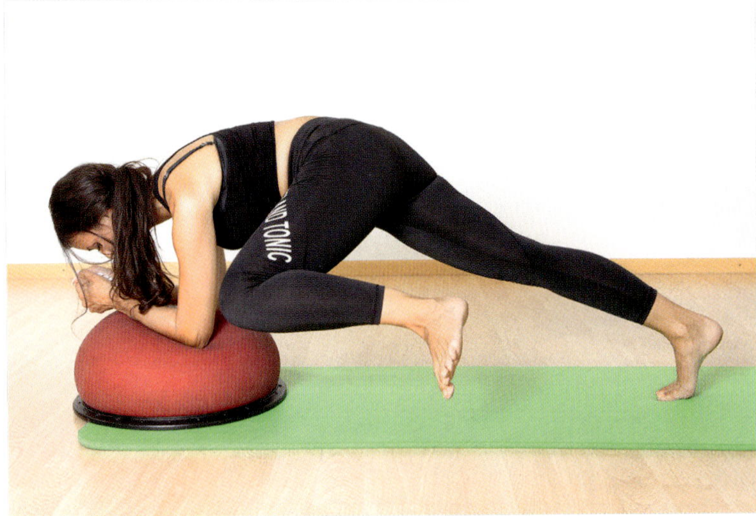

Abb. 3.17 M. quadratus lumborum – Unterarmstütz mit einseitig angezogenem Bein: Steigerung mit labiler Unterlage (Foto: Kirsten Oborny)

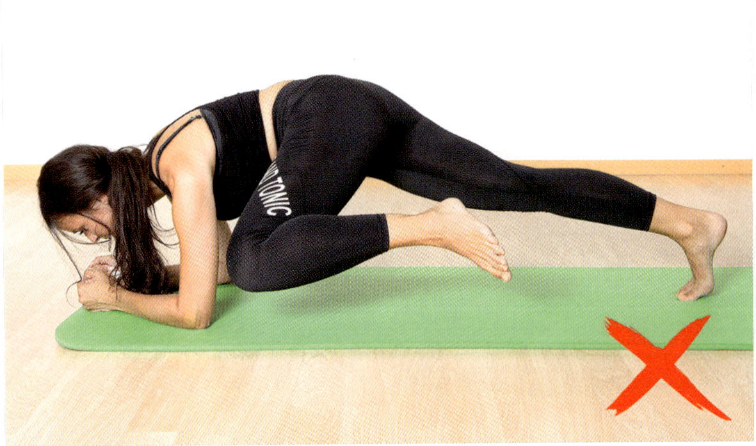

Abb. 3.18 M. quadratus lumborum – Unterarmstütz mit einseitig angezogenem Bein: Fehlerhafte Ausführung (Po zu hoch) (Foto: Kirsten Oborny)

3.2 M. trapezius pars ascendens

3.2.1 Anatomie in vivo

Der M. trapezius ist ein beiderseits an der oberen Wirbelsäule vorhandener Muskel, der vom Occiput bis zu den unteren Brustwirbeln und der Fascia thoracolumbale wie auch seitlich bis zur Skapula reicht (▶ Abb. 3.19). Der Muskel besteht aus drei Anteilen, dem Pars descendens, dem Pars transversa und dem Pars ascendens. Der M. trapezius pars descendens ist der Teil unterhalb der Skapula. Sein Ursprung sind die Brustwirbel 4–12 inklusive der Fascia thoracolumbalis und sein Ansatz ist dann der Spina scapulae. Seine Funktion ist sowohl das Senken als auch das Drehen der Schulterblätter zur Seite und nach oben. Dadurch kann der Arm über die Horizontale gehoben werden. Er unterstützt die obere Aufrichtung der Brustwirbelsäule und die Rotation zur Gegenseite. Er ist ein wichtiger Spanner der Fascia thoracolumbalis und somit ein Stabilisator der Lendenwirbelsäule.

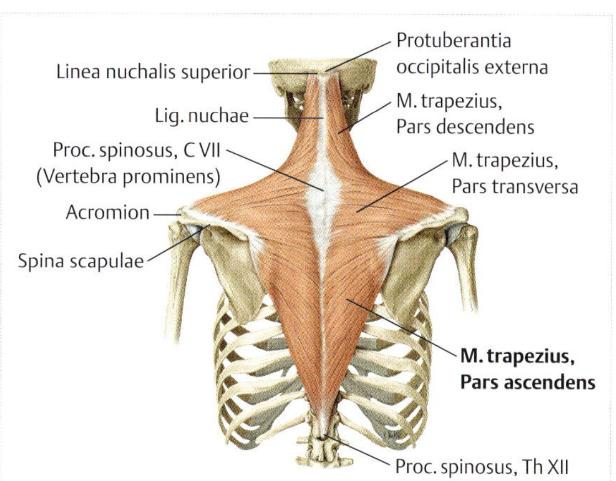

Abb. 3.19 M. trapezius pars ascendens (Abb. aus: Schünke M, Schulte E, Schumacher U. Prometheus. LernAtlas der Anatomie. Allgemeine Anatomie und Bewegungssystem. Illustrationen von M. Voll und K. Wesker. 5. Aufl. Stuttgart: Thieme; 2018)

3.2.2 Mögliche Beschwerden bei Dysfunktion des Muskels

Bei einer Schwäche des Muskels kann es zu verschiedenen Beschwerden kommen. Die Skapula wird nicht mehr richtig auf den Thorax geführt und steht dann etwas vor und tiefer. Die Schulter wird in ihrer Beweglichkeit eingeschränkt und der Patient hat Mühe, seinen Arm über die Horizontale zu bewegen. Patienten, die viel sitzend arbeiten oder ihre Freizeit so verbringen, überdehnen diesen Muskel sehr stark und bringen ihn in eine pathologische, insuffiziente Haltung. Das erklärt die häufige Schwäche in diesem Muskel. Wenn dieser Muskel beidseits nicht mehr korrekt arbeitet, kommt es auch zu Extensioneinschränkung in der Brustwirbelsäule und einseitig zur Rotationseinschränkung. Auch wird durch die Schwache des Muskels öfter eine primäre Instabilität in der Lendenwirbelsäule oder sekundär durch die mangelnde Beweglichkeit in der Brustwirbelsäule ausgelöst, welche dann in der Lendenwirbelsäule kompensiert werden muss.

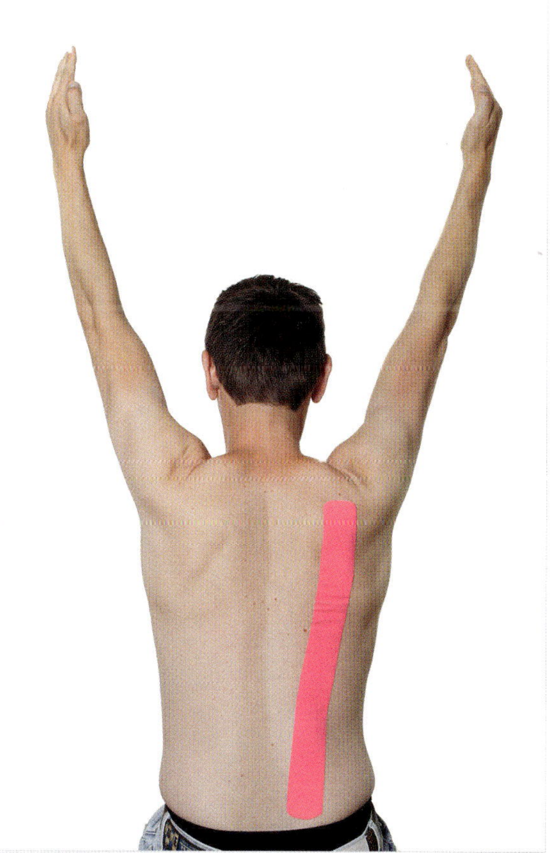

Abb. 3.20 Fertige Kinesio-Tape-Applikation: Muskeltechnik M. trapezius pars ascendens (Foto: Kirsten Oborny)

3.2.3 Kinesio-Tape-Applikation – Muskeltechnik M. trapezius pars ascendens

- **Vorbereitung:** Schnitttechnik I-Tape.
- **Ausgangsstellung des Patienten für den Anker:** Der Patient sitzt auf der Bank in aufrechter Haltung, der Arm neutral neben dem Körper hängend.
- **Anlage des Ankers:** Die Position des Ankers wird durch den Verschiebetest ausfindig gemacht, je nachdem ist der Anker unten an der Fascia thoracolumbalis oder oben an der Spina scapulae (▶ Abb. 3.21).
- **Tipp:** Der Anker sollte hier mindestens 10 cm lang sein, da dieses Tape einen langen Verlauf hat.
- **Ausgangsstellung des Patienten für den Zügel:** Nun rollt sich der Patient komplett von der Wirbelsäule her ein und greift dabei mit der zu beklebenden Seite mit der Hand auf die gegenüberliegende Schulter.
- **Anlage des Zügels:** Dann wird der Zügel auf die vorgedehnte Haut ohne Zug auf das Tape angebracht. Der Zügel verläuft leicht schräg gegen außen (▶ Abb. 3.22).
- **Tipp:** Tape anschließend gut anreiben, um Wärme zu erzeugen, damit der Kleber eine gute Bindung mit der Haut eingeht.

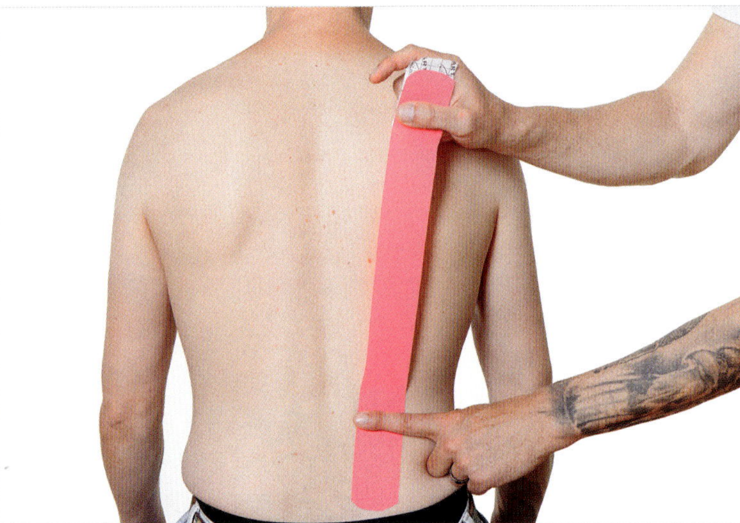

Abb. 3.21 Anker der Muskeltechnik M. trapezius pars ascendens an der Fascia thorakolumbalis (Foto: Kirsten Oborny)

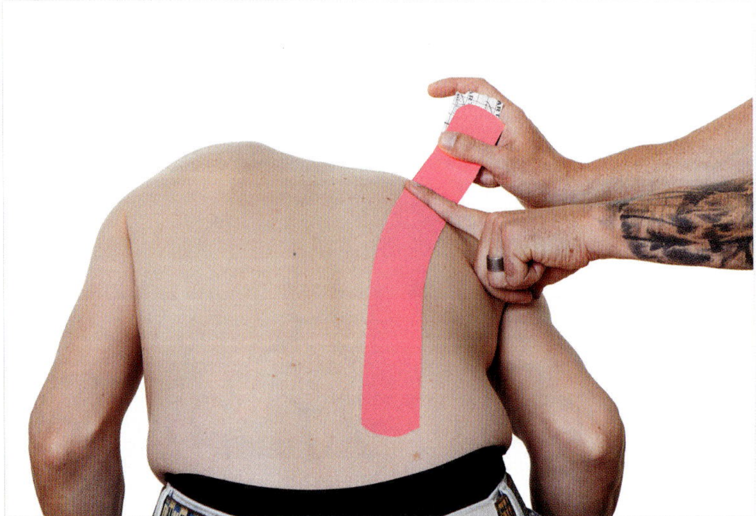

Abb. 3.22 Anbringen des Zügels bei der Muskeltechnik M. trapezius pars ascendens in Flexion und leichter Rotation der Wirbelsäule (Foto: Kirsten Oborny)

3.2.4 Training für den M. trapezius pars ascendens

▸ **Übung 1, beidseitiges Armheben aus der Bauchlage**

▸ **Ziel.** Diese Übung eignet sich sehr gut für die frühe Phase in der Rehabilitation oder Therapie. Da der Patient auf dem Bauch liegt, hat er wenig Möglichkeit auszuweichen und kann sich mehr auf die eigentliche Zielbewegung konzentrieren. Sie ist eine sehr interessante Übung bei Instabilitäten in der LWS, bei Extensionsschwierigkeiten in der BWS und bei instabiler Skapula.

▸ **Ausgangsstellung.** Der Patient liegt auf dem Bauch, die Beine sind ausgestreckt und auf dem langen Rist abgelegt, der Bauch ist leicht eingezogen und das Becken somit aufgerichtet. Beide Arme sind über dem Kopf gestreckt auf dem Boden abgelegt (▸ Abb. 3.24). Der Kopf wird leicht über dem Boden gehalten, die Nasenspitze berührt den Boden gerade nicht.

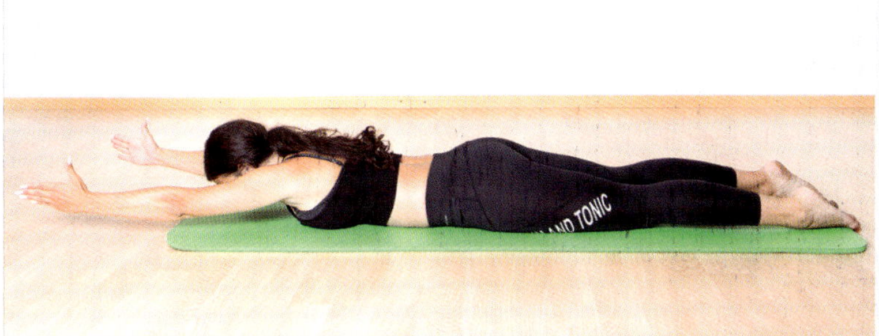

Abb. 3.23 M. trapezius pars ascendens – beidseitiges Armheben aus Bauchlage: Durchführung (Foto: Kirsten Oborny)

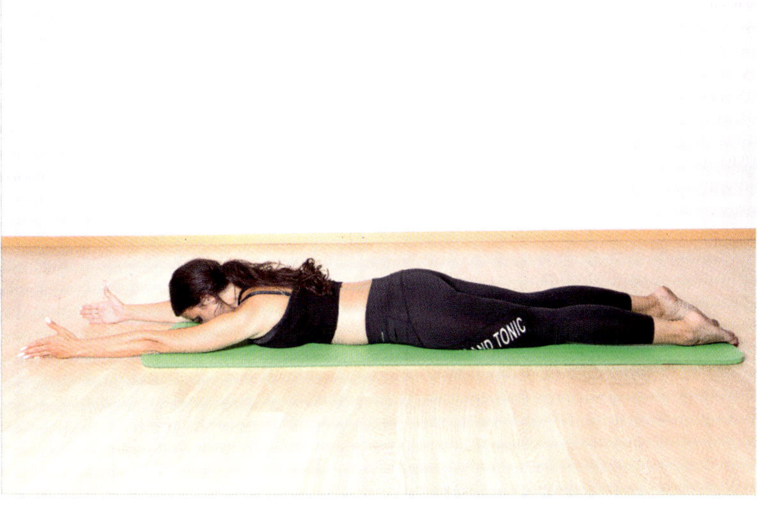

Abb. 3.24 M. trapezius pars ascendens – beidseitiges Armheben aus Bauchlage: Ausgangsstellung (Foto: Kirsten Oborny)

► **Ausführung.** Jetzt bewegt der Patient beide Arme, so weit er kann, ohne die Ellenbogen dabei zu beugen, vom Boden weg Richtung Decke. Dabei dürfen sich die LWS und der Kopf nicht mitbewegen (► Abb. 3.25). Die Beine müssen locker am Boden liegen bleiben.

► **Steigerung.** Die Übung kann sehr gut mit Gewichten gesteigert werden, entweder mit einem Stab (► Abb. 3.26) für beide Hände oder je mit einer Einzelhantel (► Abb. 3.27). Das Gewicht ist so zu bestimmen, dass keine Ausweichbewegungen gefördert werden.

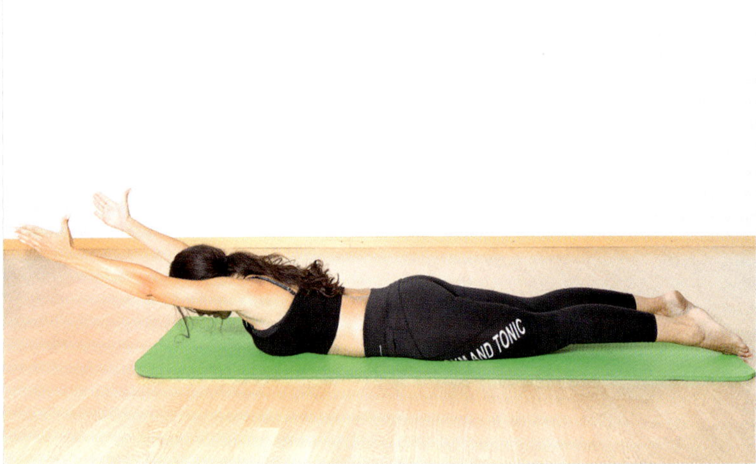

Abb. 3.25 M. trapezius pars ascendens – beidseitiges Armheben aus Bauchlage: Endstellung (Foto: Kirsten Oborny)

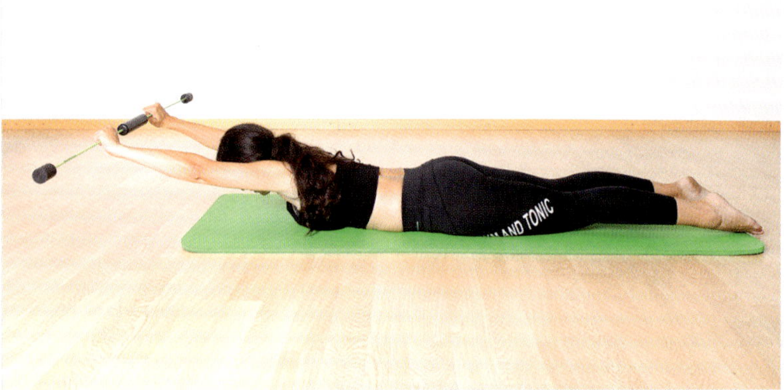

Abb. 3.26 M. trapezius pars ascendens – beidseitiges Armheben aus Bauchlage: Steigerung mit Stab (Foto: Kirsten Oborny)

▸ **Tipps.** Die häufigsten Fehler bei dieser Übung sind das Ausweichen der Arme in eine Ellenbogenflexion sowie das Ausweichen in die vermehrte Lordose in der LWS. Zudem werden gerne als Kompensation der Schwäche die Beine vom Boden abgehoben, dies gilt es zu vermeiden (▸ Abb. 3.28).

▸ **Variation.** Die Übung kann sehr gut durch ihre Unterstützungsfläche variiert werden. Je labiler diese ist, umso mehr vergrößert sich der Anstrengungsgrad. Mögliche Unterstützungsflächen sind: eine Airexmatte (▸ Abb. 3.29) oder ein Gymnastikball (▸ Abb. 3.30). Auch kann über die Armbewegung variiert werden, indem die

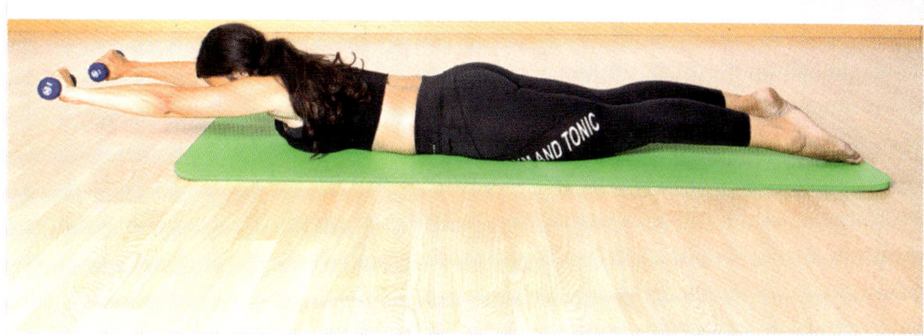

Abb. 3.27 M. trapezius pars ascendens – beidseitiges Armheben aus Bauchlage: Steigerung mit Kurzhanteln (Foto: Kirsten Oborny)

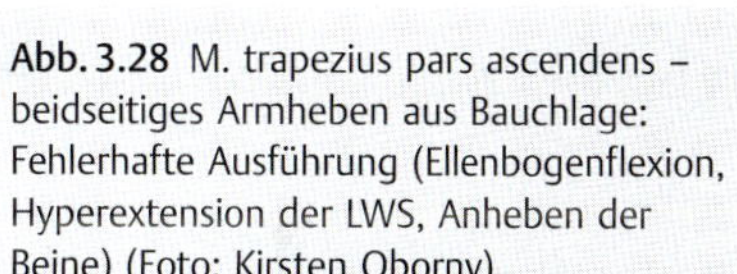

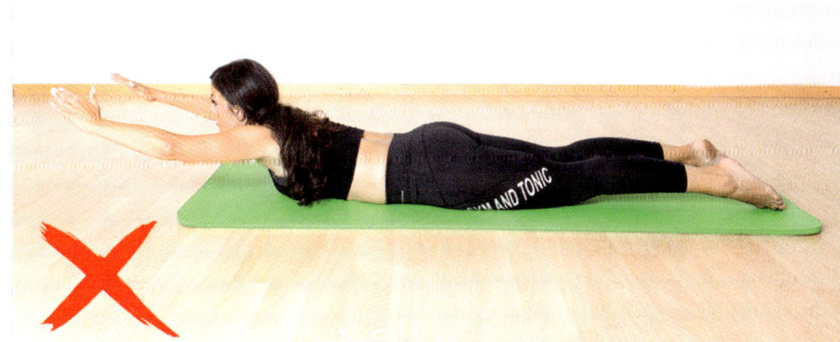

Abb. 3.28 M. trapezius pars ascendens – beidseitiges Armheben aus Bauchlage: Fehlerhafte Ausführung (Ellenbogenflexion, Hyperextension der LWS, Anheben der Beine) (Foto: Kirsten Oborny)

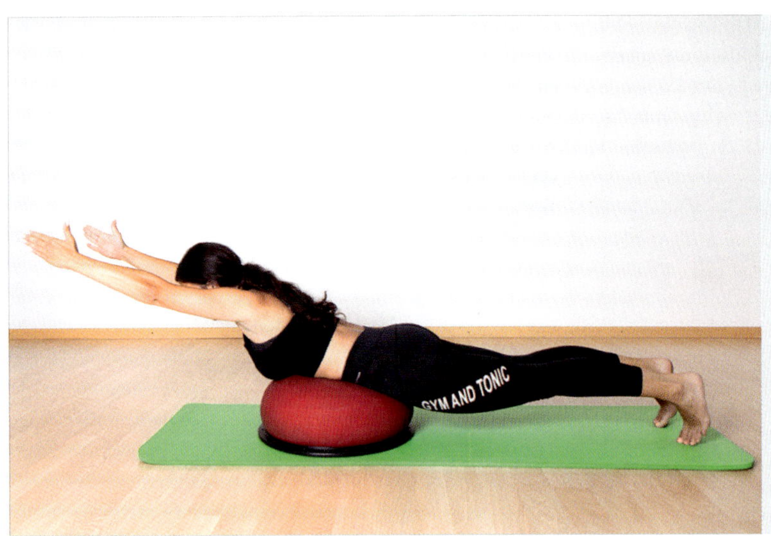

Abb. 3.29 M. trapezius pars ascendens – beidseitiges Armheben aus Bauchlage: Variation auf Jumper (Foto: Kirsten Oborny)

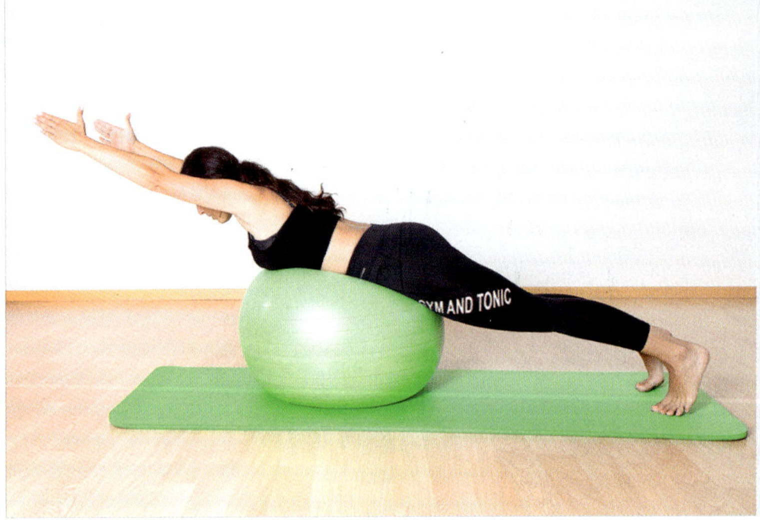

Abb. 3.30 M. trapezius pars ascendens – beidseitiges Armheben aus Bauchlage: Variation auf Gymnastikball (Foto: Kirsten Oborny)

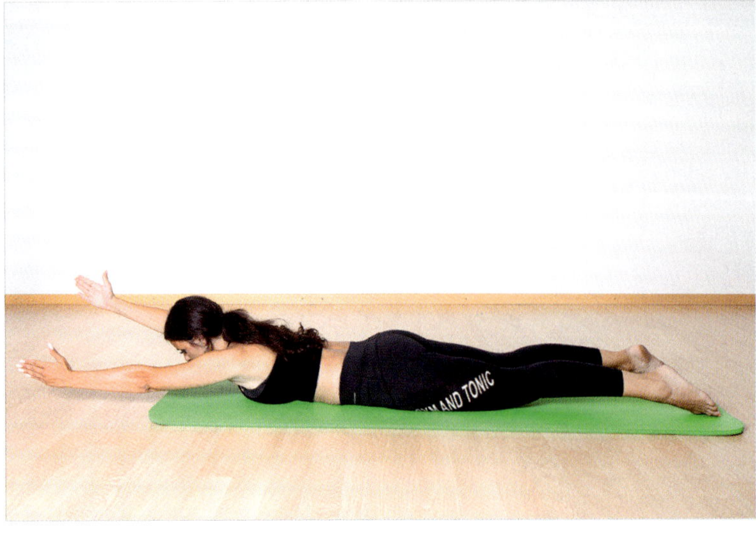

Abb. 3.31 M. trapezius pars ascendens – beidseitiges Armheben aus Bauchlage: Variation mit alternierender Armhebung (Foto: Kirsten Oborny)

Bewegung gegengleich ausgeführt wird oder nur über einen Arm, während der andere in seiner Endposition stabil gehalten wird (▶ Abb. 3.31).

▶ **Übung 2, Squat mit totaler Armflexion**

▶ **Ziel.** Diese Übung ist etwas schwieriger als Übung 1, da sie weniger Stützfläche hat und somit der Patient in mehreren Körperabschnitten ausweichen kann. Gleichzeitig ist sie aber effektiver, da hier viel mehr Aufrichtung gegen die Schwerkraft trainiert wird und das Heben der Arme in aufrechter Haltung (▶ Abb. 3.32). Somit orientiert sich diese Übung mehr an der Alltagssituation.

▶ **Ausgangsstellung.** Der Patient steht mit dem Körpergewicht auf beiden Beinen verteilt mindestens hüftbreit auf dem Boden. Die Arme sind neben dem Körper angelegt. Der Kopf ist in die Verlängerung der Wirbelsäule eingereiht. Der Bauch ist leicht eingezogen (▶ Abb. 3.33).

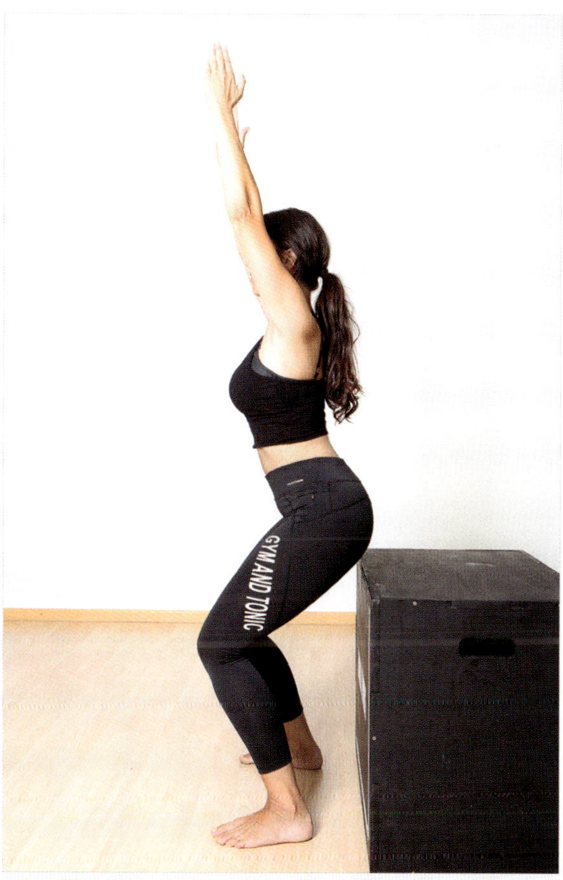

Abb. 3.32 M. trapezius pars ascendens – Squat mit totaler Armflexion: Zielposition (Foto: Kirsten Oborny)

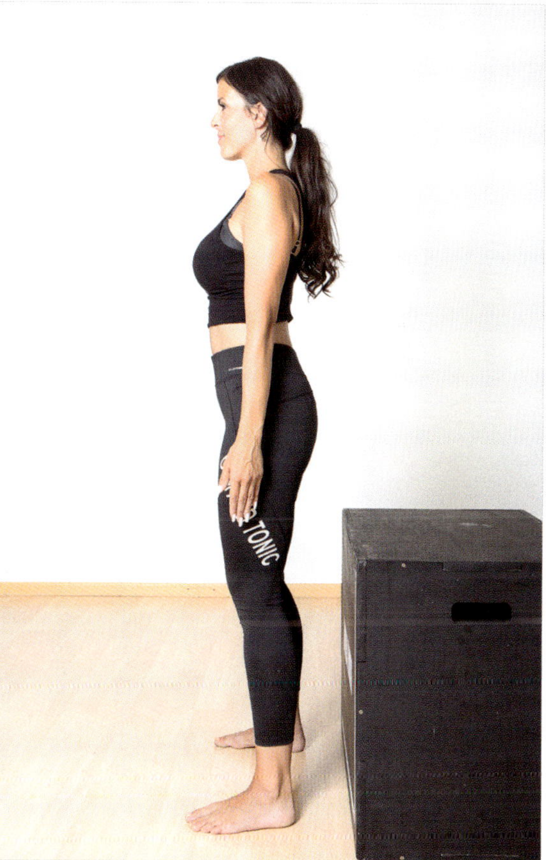

Abb. 3.33 M. trapezius pars ascendens – Squat mit totaler Armflexion: Ausgangsstellung (Foto: Kirsten Oborny)

► **Ausführung.** Jetzt führt der Patient, während er in die Squatstellung geht, die Arme über den Kopf. Squatstellung bedeutet, der Patient beugt seine Knie und schiebt seinen Po nach hinten unten, als würde er sich absetzen wollen. Dabei ist darauf zu achten, dass die Knie nicht nach vorne über die Füße geschoben werden und die Wirbelsäule gestreckt bleibt (► Abb. 3.34). Die Arme bewegen sich gestreckt in den Ellenbogen überkopfwärts, sodass sich die obere Brustwirbelsäule in Extension bewegt.

► **Steigerung.** Die Steigerung der Übung kann mittels Gewicht erzielt werden. Hier kann mit Gewichtsbällen oder Hantelstangen (beidarmig) oder mit Einzelhanteln (einarmig) gearbeitet werden (► Abb. 3.35 und ► Abb. 3.36). Wichtig beim Einsatz von Gewichten ist es, dass keine Ausweichmechanismen gefördert oder initiiert werden.

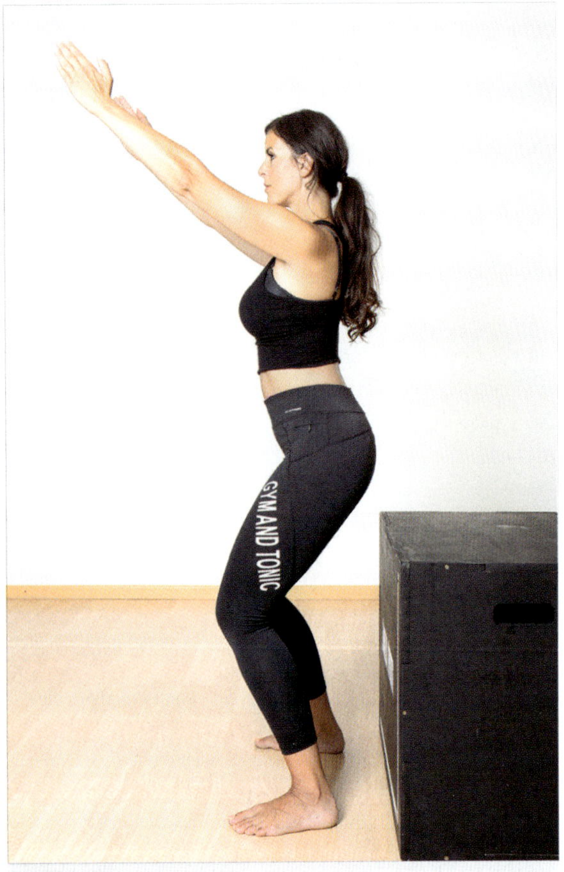

Abb. 3.34 M. trapezius pars ascendens – Squat mit totaler Armflexion: Durchführung (Foto: Kirsten Oborny)

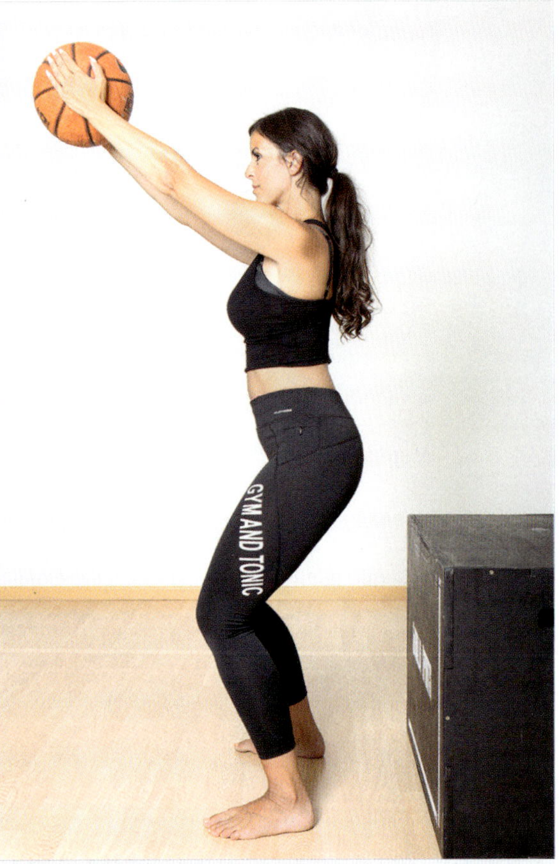

Abb. 3.35 M. trapezius pars ascendens – Squat mit totaler Armflexion: Steigerung mit Gewichtsball (Foto: Kirsten Oborny)

▶ **Tipps.** Die häufigsten Fehler bei dieser Übung sind das Ausweichen der Arme in die Ellenbogenflexion, die vermehrte Hyperextension (zu starkes Hohlkreuz) in der LWS oder das Ventralschieben der Knie (▶ Abb. 3.37).

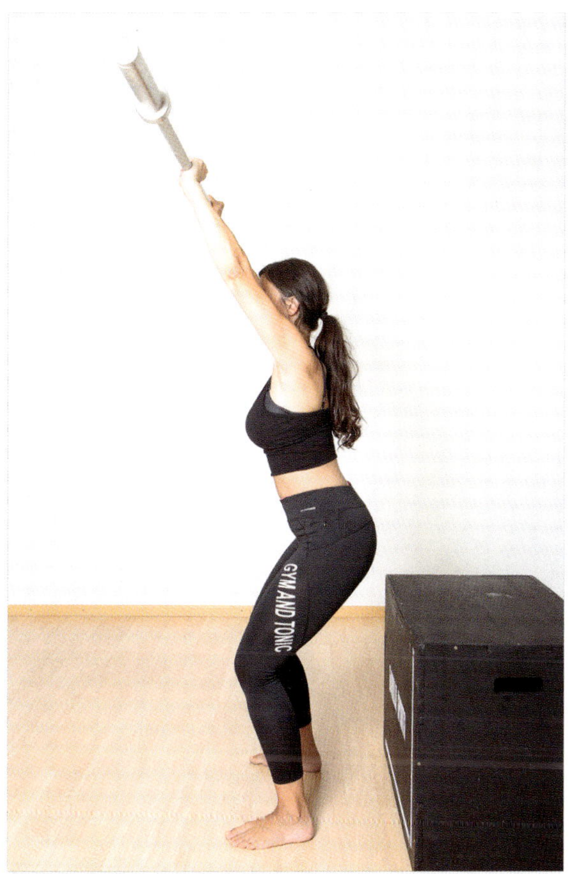

Abb. 3.36 M. trapezius pars ascendens – Squat mit totaler Armflexion: Steigerung mit Langhantel (Foto: Kirsten Oborny)

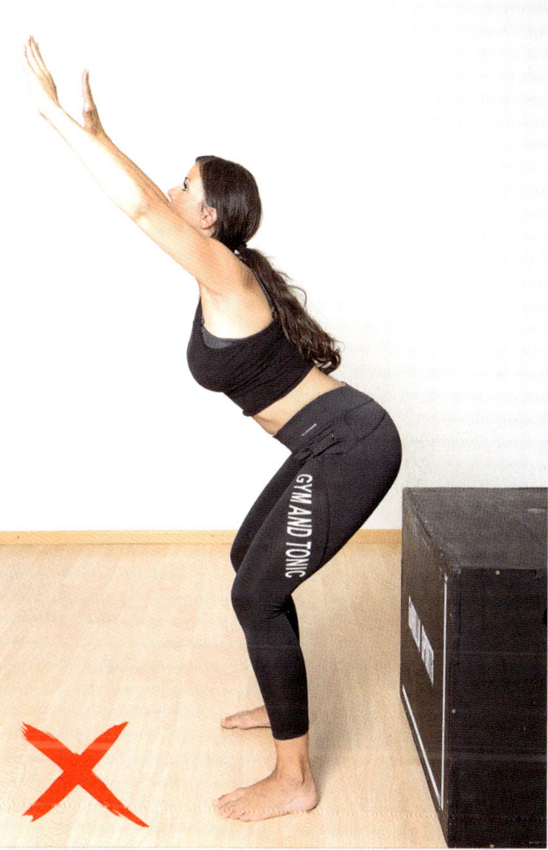

Abb. 3.37 M. trapezius pars ascendens – Squat mit totaler Armflexion: Fehlerhafte Ausführung (Hyperextension der LWS, Flexion im Ellenbogen, Ventralschieben der Knie, Extension der HWS) (Foto: Kirsten Oborny)

▶ **Variation.** Variationsmöglichkeiten gibt es über die Arme und über die Beine. Die Beine können mittels verschiedener Unterstützungsflächen verschieden herausgefordert werden. Das bedeutet: je labiler die Unterlage, umso schwieriger die Übung. Verschiedene Unterlagen sind Airexmatte, Kreisel, Jumper, Trampolin oder Sypoba (▶ Abb. 3.38). Die Armbewegung kann variiert werden, indem die Arme gegengleich bewegt werden (▶ Abb. 3.39).

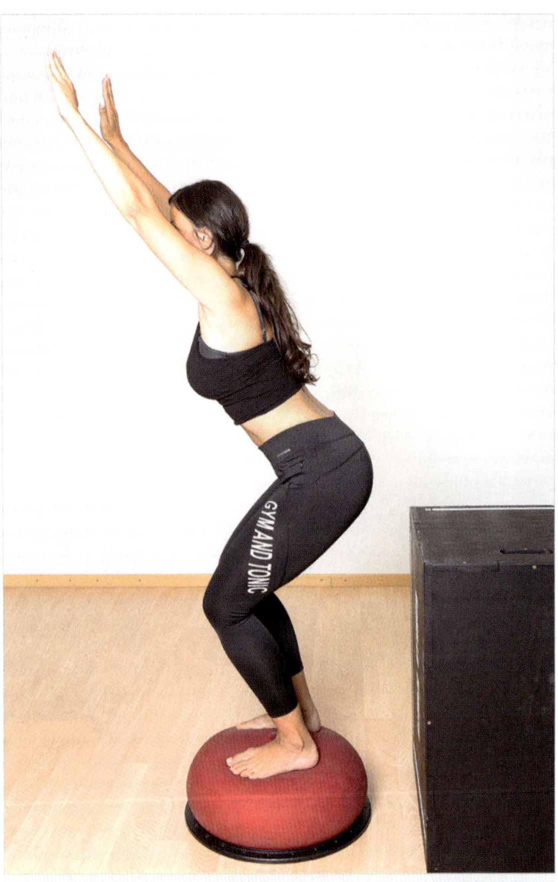

Abb. 3.38 M. trapezius pars ascendens – Squat mit totaler Armflexion: Variation mit Jumper (Foto: Kirsten Oborny)

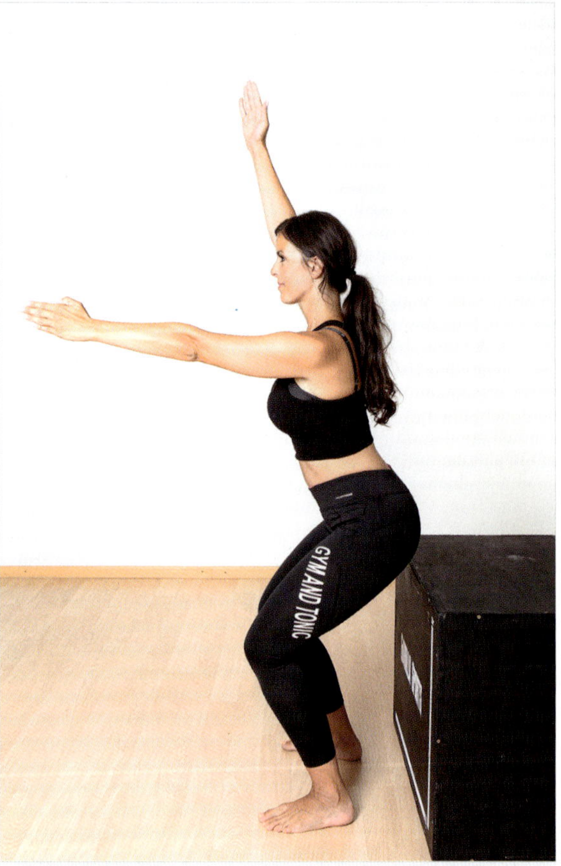

Abb. 3.39 M. trapezius pars ascendens – Squat mit totaler Armflexion: Variation mit alternierender Armbewegung (Foto: Kirsten Oborny)

▶ **Übung 3, Kettlebell Swing**

▶ **Ziel.** Ziel dieser Übung ist es, dem Körper die Fertigkeit zu geben, schnelle, reaktive Bewegungen in der Wirbelsäule stabil und unter höchster Qualität auszuführen. Die meisten Beschwerden wie z. B. ein Lumbago- oder ein Lumbovertebralsyndrom entstehen auf Grund von schlecht ausgeführten, reaktiven, schnellen Bewegungen, welche nicht widerlagert werden können. Somit kommt es zum einem erhöhten Stress auf die passiven Strukturen, welche dann gerne überreagieren. Deshalb ist es wichtig, die Wirbelsäule genau auf solche Belastungen vorzubereiten.

▶ **Ausgangsstellung.** Der Patient steht mit leicht abgespreizten Beinen auf dem Boden (V-Stellung), das Körpergewicht ist auf beide Beine gleichmäßig verteilt. Der Oberkörper ist leicht nach vorne gebeugt, die Arme hängen Richtung Boden, in den Händen wird der Kettlebell gehalten. Der Kopf ist in die Körperlängsachse eingeordnet (▶ Abb. 3.40).

▶ **Ausführung.** Jetzt führt der Patient mit einer schnellen Bewegung die Arme bis hoch vor die Schulter (▶ Abb. 3.41), ohne die stabile Position der Wirbelsäule zu verändern. Angekommen mit den Armen vor den

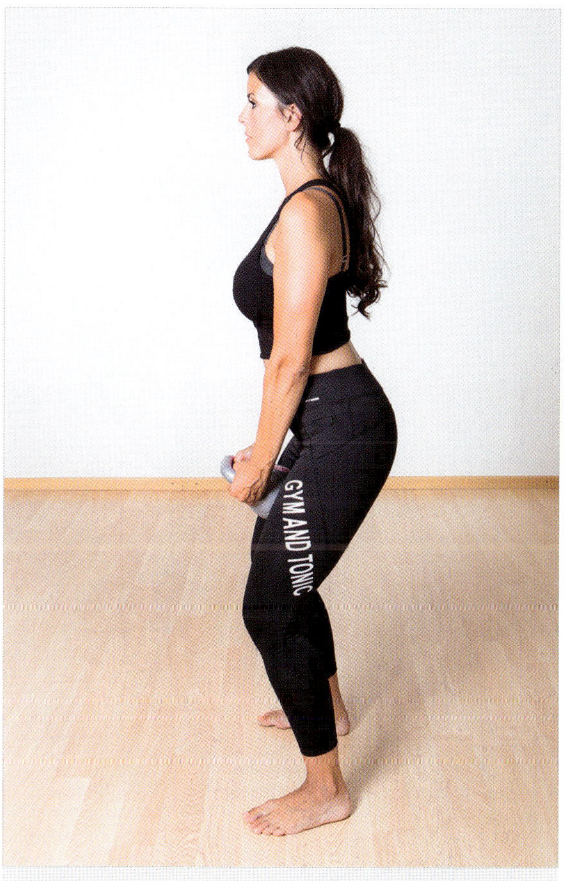

Abb. 3.40 M. trapezius pars ascendens – Kettlebell Swing: Ausgangsstellung (Foto: Kirsten Oborny)

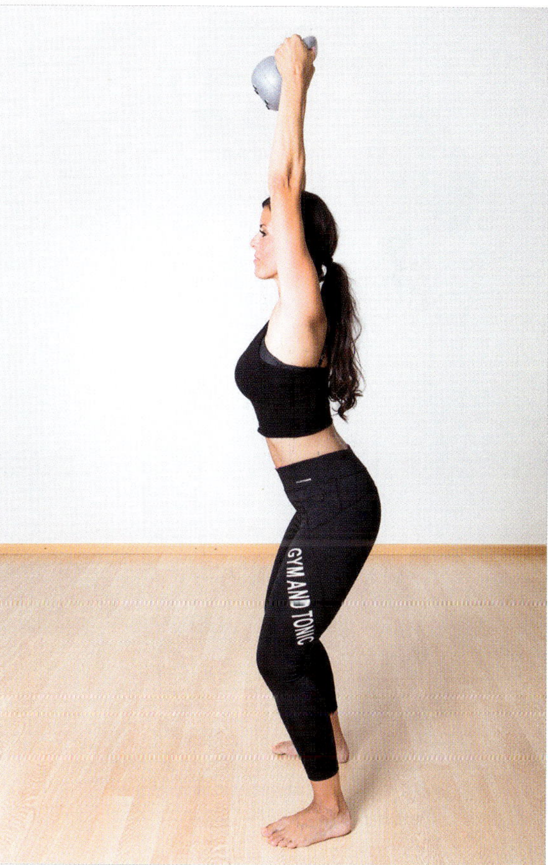

Abb. 3.41 M. trapezius pars ascendens – Kettlebell Swing: Zielposition (Foto: Kirsten Oborny)

Schultern, wird die Bewegung dort ruckartig gestoppt und der Patient verharrt für eine Sekunde in dieser Position. Danach lässt er das Gewicht wieder fallen und schwingt zwischen den Beinen durch (▶ Abb. 3.42), während die Wirbelsäule in eine globale Flexion geht. Wenn die Bewegung bis zum letzten Punkt nach hinten durchgeschwungen ist, beschleunigt der Patient das Gewicht wieder hoch bis zur Schulter und stabilisiert dort seine Wirbelsäule (siehe Ausgangsstellung Wirbelsäule) aus. Jetzt wird dies so oft wiederholt, bis es zur Ermüdung kommt.

▶ **Steigerung.** Gesteigert wird diese Übung mit verschiedenen Gewichten oder durch die Veränderung der Ausgangsstellung/Endstellung. Je größer die Vorneigung des Rumpfs, umso schwerer wird diese Übung (▶ Abb. 3.43).

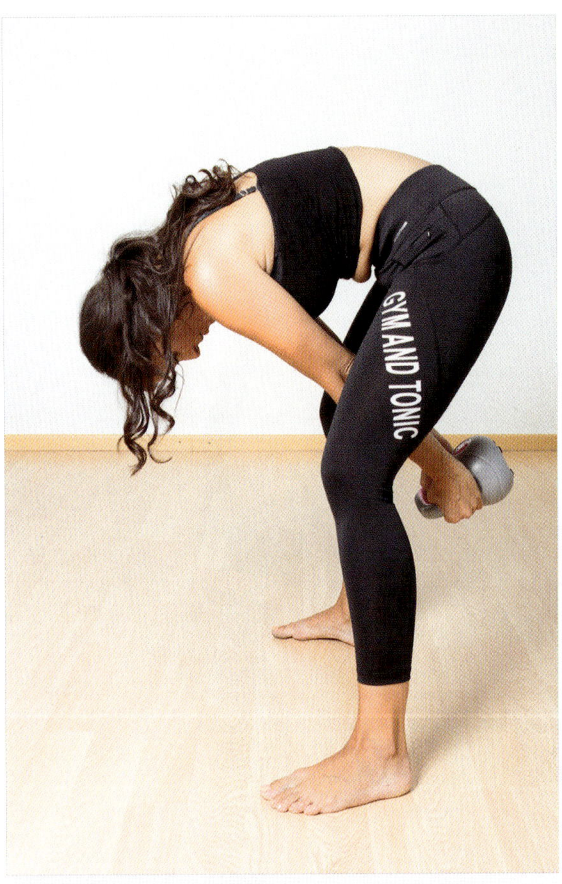

Abb. 3.42 M. trapezius pars ascendens – Kettlebell Swing: Durchführung (Fallenlassen der Kettlebell zwischen die Beine); anschließend Rückbewegung in die zweite Ausgangsposition (Foto: Kirsten Oborny)

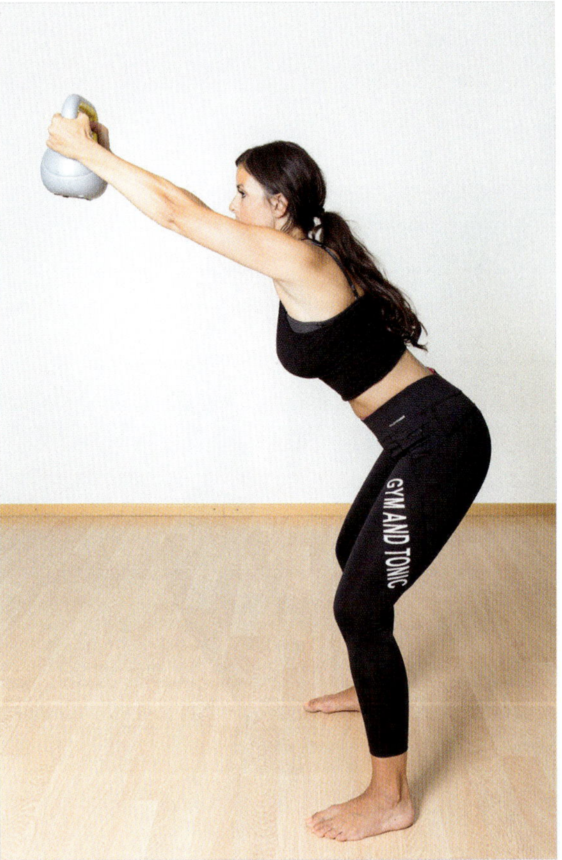

Abb. 3.43 M. trapezius pars ascendens – Kettlebell Swing: Steigerung durch mehr Oberkörpervorneige (Foto: Kirsten Oborny)

► **Tipps.** Um eine sehr hohe Qualität dieser Übung zu erreichen, ist es wichtig, genau darauf zu achten, dass der Patient nicht in ein negatives Hohlkreuz ausweicht, v. a. in der stabilisierenden Phase der Übung (Endposition, ► Abb. 3.44). Auch sollte darauf geachtet werden, dass die Ellenbogen immer gestreckt sind und der Kopf in die Verlängerung der jeweiligen Wirbelsäulenposition eingereiht bleibt.

► **Variation.** Mögliche Variationen sind, die Übung einarmig (► Abb. 3.45) oder auf einer labilen Unterlage (► Abb. 3.46) wie z. B. auf einem Jumper, Sypoba oder Airex Pad durchzuführen.

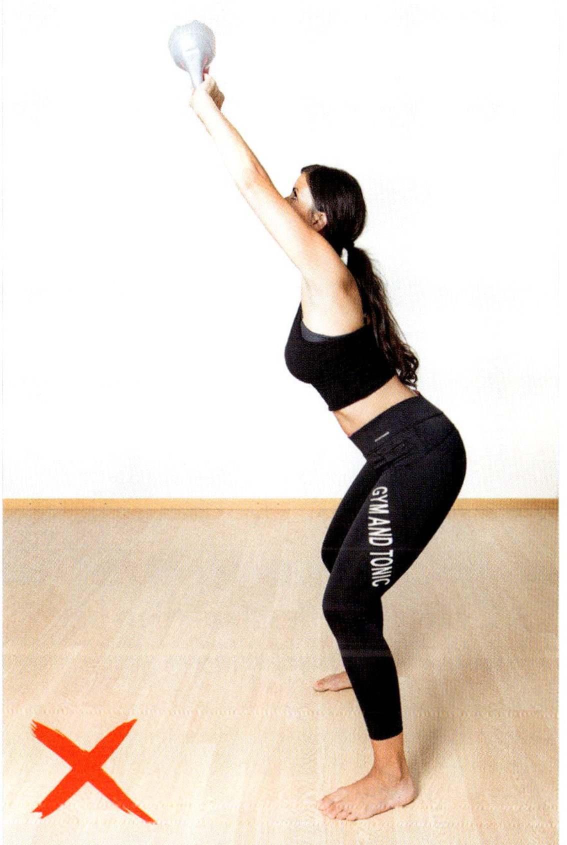

Abb. 3.44 M. trapezius pars ascendens – Kettlebell Swing: Fehlerhafte Ausführung (Mitbewegung des Kopfes, übermäßige LWS-Lordose) (Foto: Kirsten Oborny)

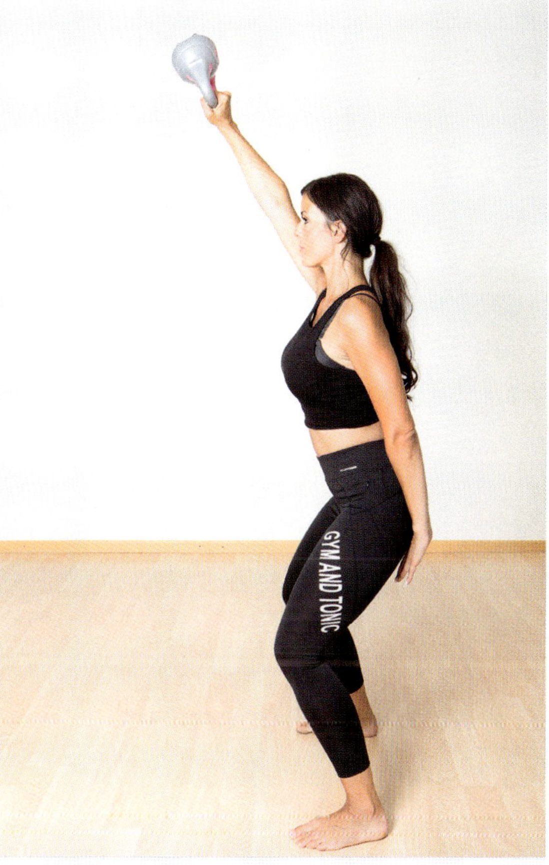

Abb. 3.45 M. trapezius pars ascendens – Kettlebell Swing: Variation einarmig (Foto: Kirsten Oborny)

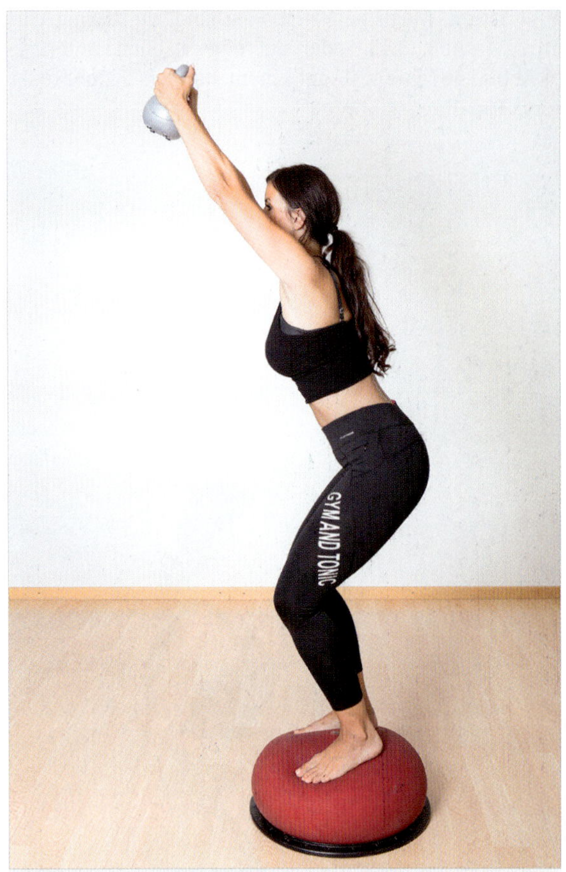

Abb. 3.46 M. trapezius pars ascendens - Kettlebell Swing: Variation auf labiler Unterlage (Foto: Kirsten Oborny)

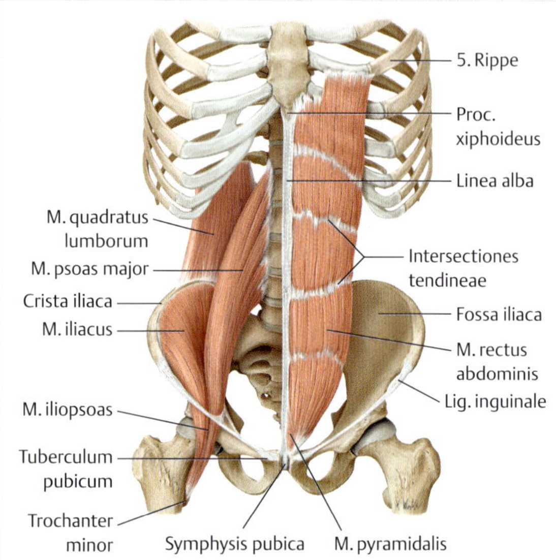

Abb. 3.47 M. rectus abdominis in vivo (Abb. aus: Schünke M, Schulte E, Schumacher U. Prometheus. LernAtlas der Anatomie. Allgemeine Anatomie und Bewegungssystem. Illustrationen von M. Voll und K. Wesker. 5. Aufl. Stuttgart: Thieme; 2018)

3.3 M. rectus abdominis

3.3.1 Anatomie in vivo

Der M. rectus abdominis gehört zu den geraden Bauchmuskeln, er hat seinen Ursprung am Processus xiphoideus und dem Rippenknorpel (▸ Abb. 3.47). Er zieht in zwei Bahnen bis zum Becken hinunter und findet seinen Ansatz am Os pubis. Zwischen dem linken und rechten M. rectus abdominis befindet sich als Mittellinie die Linea alba als Bindegewebsnaht des Bauchs. Ein Auseinanderweichen der beiden Muskeln im Bereich der Linea alba wird als Rektusdiastase bezeichnet. Oberhalb des Nabels liegt der Muskel vollständig innerhalb der sogenannten Rektusscheide, die aus Aponeurosen der seitlichen Bauchmuskeln besteht. Der obere Anteil des Muskels ist hauptsächlich am Knorpel der fünften Rippe befestigt. Der gerade Bauchmuskel ist ein sehr wichtiger Haltungsmuskel und somit eine wichtige Instanz für die Stabilisierung der LWS. Er beugt den Oberkörper nach ventral und hebt das Becken an. Bei fixiertem Oberkörper und Becken dient die Anspannung des Muskels als Unterstützung der Bauchpresse. Er ist ein Atemhilfsmuskel und unterstützt v. a. das aktive Ausatmen. Der M. rectus abdominis ist auf Grund seiner Lage und Anatomie ein wichtiger Stützpfeiler für die schrägen Bauchmuskeln. Seine Arbeitsweise ist meist eine ausdauernde Tätigkeit, daher besitzt er v. a. Slow-Twich-Fasern.

3.3.2 Mögliche Beschwerden bei Dysfunkion des Muskels

Bei einer Schwäche in diesem Muskel kommt es zu verschiedenen Beschwerdebildern. Oft treten Beschwerden in der Haltung auf, da das Becken durch eine Dysfunktion nach ventral kippt. Das kann zu vermehrter Kompression in der LWS und SIG führen, durch das Ventralkippen des Beckens kommt es zu einer Veränderung der Beinachsen (IR Femur, Valgisierung Knie, Knick-Senk-Fuß, evtl. mit Hallux valgus). Auch kann sich die Beweglichkeit für die Flexion verändern, d. h., das Vorbeugen im Stand wird reduziert oder das Aufrichten von der Rückenlage in den Sitz nimmt ab und muss mithilfe der Hände unterstützt werden. Eine Schwäche dieser Muskeln kann auch zu asthmatischen Problemen führen, da durch die Dysfunktion die aktive Ausatemleistung eingeschränkt wird. Nach der Schwangerschaft ist dieser Muskel stark überdehnt und somit insuffizient; es kommt zur Rektusdiastase, welche durch ein falsches Training (schräges Bauchmuskeltraining) zusätzlich provoziert wird. Beschwerden, welche durch die Bauchmuskeln indiziert sind, äußern sich erst nach lang anhaltenden Belastungen, z. B. langes Sitzen, langes Stehen, langes Laufen, da diese Muskeln v. a. eine ausdauernde Muskelleistung besitzen. Wird dieser Muskel über einen längeren Zeitraum gedehnt, verliert er seine Kraft und wird schwach (Schwangerschaft, Hyper-

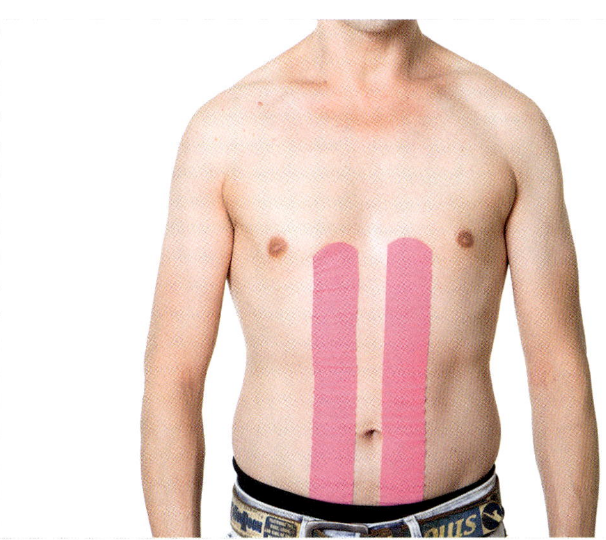

Abb. 3.48 Fertige Kinesio-Tape-Applikation: Muskeltechnik M. recuts abdominis (Foto: Kirsten Oborny)

lordose LWS, Aszites Abdomen, alle schwellungsfördernden Prozesse im Abdomen). Ist der Muskel in einer ständigen Verkürzung, wird er ebenfalls insuffizient (sitzende Tätigkeiten: Job, Sport, Hobby). Er arbeitet im Synergismus mit der Brustmuskulatur, M. Iliopsoas, M. rectus femoris und den Adduktoren der Hüfte.

3.3.3 Kinesio-Tape-Applikation – Muskeltechnik M. rectus abdominis

- **Vorbereitung:** Schnitttechnik I-Tape.
- **Ausgangsstellung des Patienten für den Anker:** Der Patient liegt auf dem Rücken auf der Bank, die Beine sind ausgestreckt und die Arme liegen links und rechts neben dem Körper.
- **Anlage des Ankers:** Die Position des Ankers, oben oder unten, wird durch den Verschieblichkeitstest ermittelt. Der Anker wird dann mindestens 5 cm lang auf die Haut in der beschriebenen Ausgangsposition geklebt (▸ Abb. 3.49). Der Anker ist entweder unten, etwas oberhalb des Os pubis oder oben, etwas unterhalb des Processus xiphoideus.
- **Tipp:** Der Anker sollte hier eher länger sein, aber mindestens 5 cm.
- **Ausgangsstellung des Patienten für den Zügel:** Für den Zügel muss nun das entsprechende Hautareal des M. rectus abdominis auf Dehnung gebracht werden. Das heißt, der Patient streckt beide Arme über den Kopf und streckt den Bauch, so gut er kann, nach außen.
- **Anlage des Zügels:** Die Zügel werden nun links und rechts neben dem Bauchnabel entlang des Muskelverlaufs appliziert (▸ Abb. 3.50).
- **Tipp:** Falls der Patient sehr kitzelig ist, kann er das Tape besser selber anreiben.

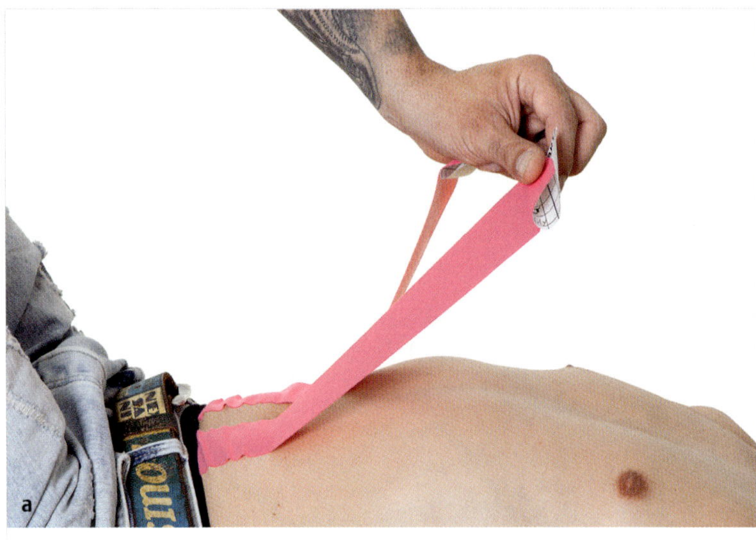

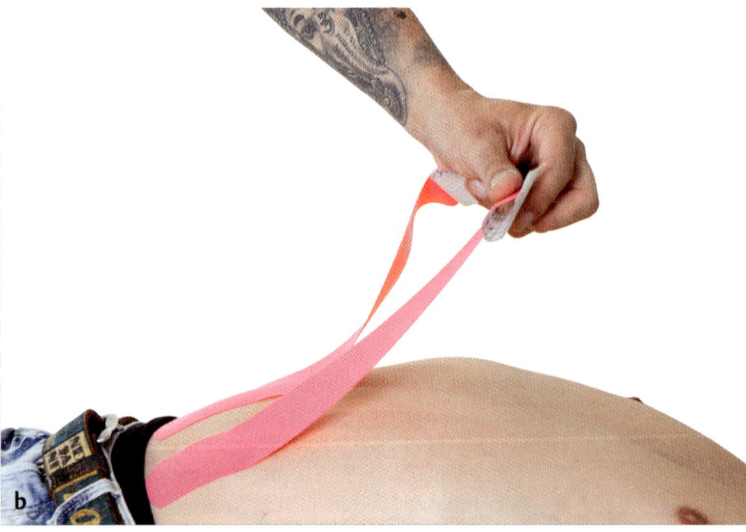

Abb. 3.49 Anker der Muskeltechnik M. rectus abdominis
- **a** Anbringen des Ankers (Foto: Kirsten Oborny)
- **b** Vordehnung des Hautareals für die Befestigung der Zügel: Streckung der Beine, Heben der Arme über Kopf und Herausstrecken des Bauches (Foto: Kirsten Oborny)

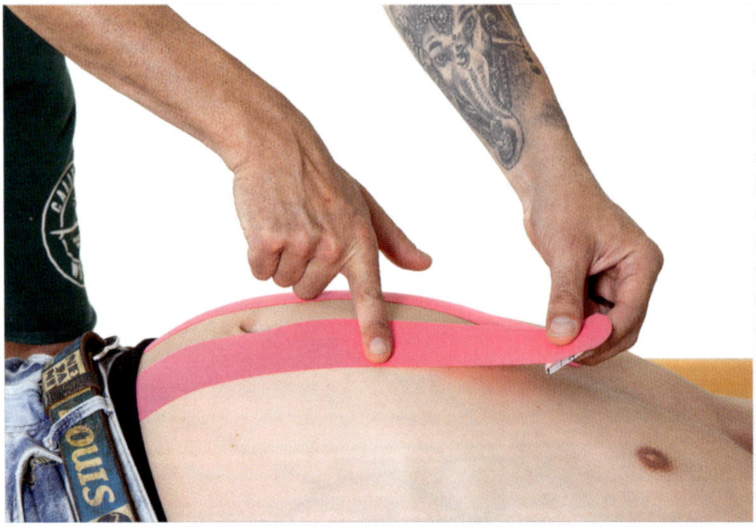

Abb. 3.50 Aufkleben der Zügel für die Muskeltechnik M. rectus abdominis auf vorgedehntem Hautareal (Foto: Kirsten Oborny)

3.3.4 Krafttraining für den M. rectus abdominis

▸ **Übung 1, Bauchaufzüge (Crunch) aus der Rückenlage**

▸ **Ziel.** Ziel dieser Übung ist es, die geraden Bauchmuskeln über die Flexion des Rumpfes bei fixiertem Becken zu kräftigen. Diese Übung eignet sich gut bei einer Instabilität in der LWS oder bei mangelnder Mobilität der BWS, v. a. für die Flexion. Die geraden Bauchmuskeln sind die Stützpfeiler der schrägen Bauchmuskeln, somit das Fundament für jegliche Kräftigung der schrägen Bauchmuskeln. Das Training der geraden Bauchmuskeln ist Grundvoraussetzung für jede weitere Bauchmuskelaktivität. Eine große Rolle spielen diese Muskeln bei Rückschlag- und Wurfbewegungen. Auch in der Schwangerschaft ist das eine sehr wichtige Übung v. a. in der Rückbildung, um der Rektusdiastase entgegenzuwirken. Voraussetzung der Übung für die gewordenen Mütter ist, dass sie während der Ausführung dieser Übung gut in den Bauch atmen können und nicht in eine Pressatmung übergehen.

▸ **Ausgangsstellung.** Der Patient liegt auf dem Rücken, die Beine sind angestellt und die Hände hinter dem Kopf gefaltet. Die LWS und das Becken sollten in ihrer natürlichen Stellung positioniert werden. Der Kopf ist in die Wirbelsäulenverlängerung eingegliedert und das Kinn ist leicht zur Brust gezogen (▸ Abb. 3.51).

▸ **Ausführung.** Nun rollt sich der Patient langsam vom Kopf her Richtung Becken ein und hebt dabei seine Schulterblätter vom Boden ab (▸ Abb. 3.52). Der Kopf wird in seiner Stellung nicht verändert und schaut während der ganzen Bewegung starr Richtung Decke, wenn nicht die

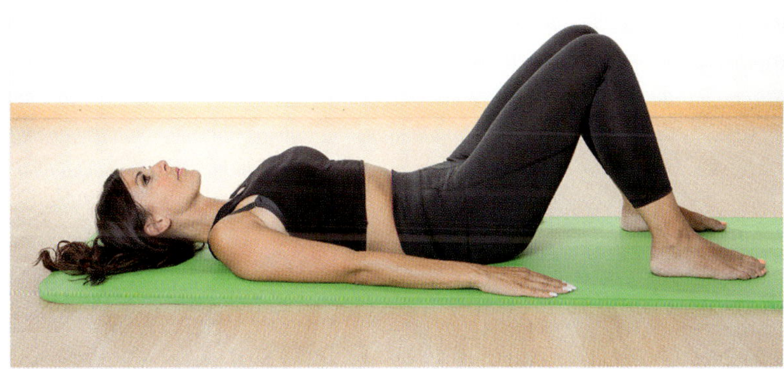

Abb. 3.51 M. rectus abdominis – Crunch: Ausgangsstellung (Foto: Kirsten Oborny)

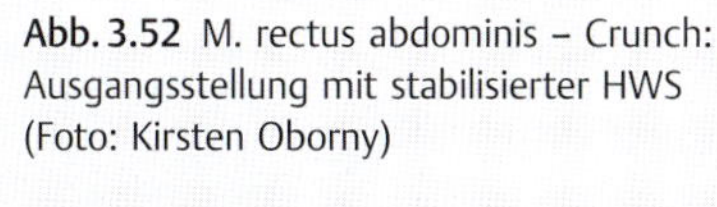

Abb. 3.52 M. rectus abdominis – Crunch: Ausgangsstellung mit stabilisierter HWS (Foto: Kirsten Oborny)

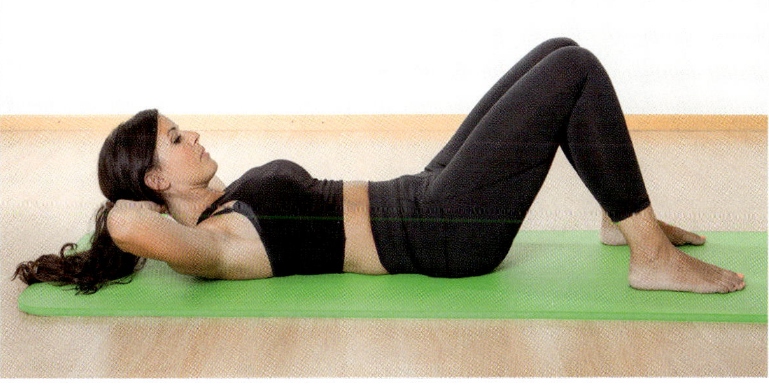

ganze Bewegung möglich ist oder unter stabiler HWS trainiert werden muss. Auch die Stellung vom Becken und der LWS wird nicht aufgelöst. Wenn möglich, kann die Bewegung bis zum Ellenbogen-Knie-Kontakt ausgeführt werden (▶ Abb. 3.53).

▶ **Steigerung.** Die Übung kann durch Einsatz von Gewichten auf der Brust oder hinter dem Kopf (▶ Abb. 3.54) oder durch eine Veränderung der Armposition (▶ Abb. 3.55 und ▶ Abb. 3.56) gesteigert werden. Auch bei dieser Übung ist es sinnvoll, die exzentrische Komponente zu betonen. Das bedeutet, den Weg in die Flexion eher schnell auszuführen und den Rückweg halb so schnell. Ein Rhythmus von 1:5 ist empfehlenswert und eine wichtige Variante für Wurf- und Rückschlagsportler. Die Position der Beine ist auch entscheidend für den Schwierigkeitsgrad der Übung. Bleiben die Beine gestreckt am Boden liegen, ist das die einfachste Ausgangslage. Je mehr die Beine angestellt werden, umso schwieriger die Übung.

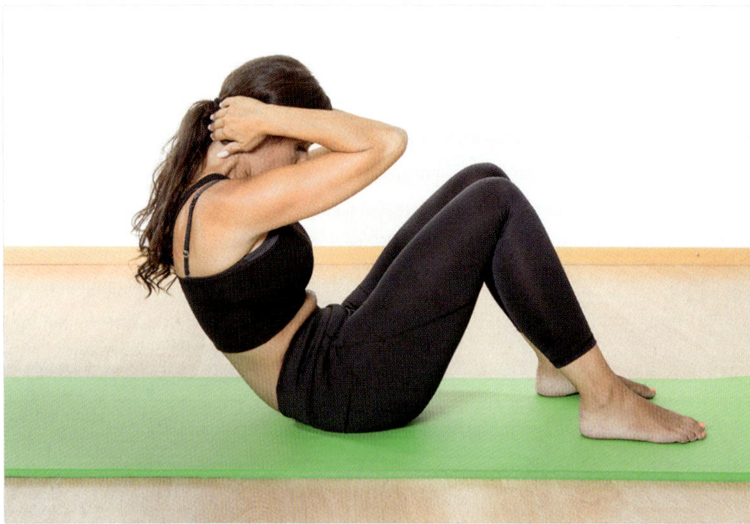

Abb. 3.53 M. rectus abdominis – Crunch mit stabilisierter HWS: Endstellung (Foto: Kirsten Oborny)

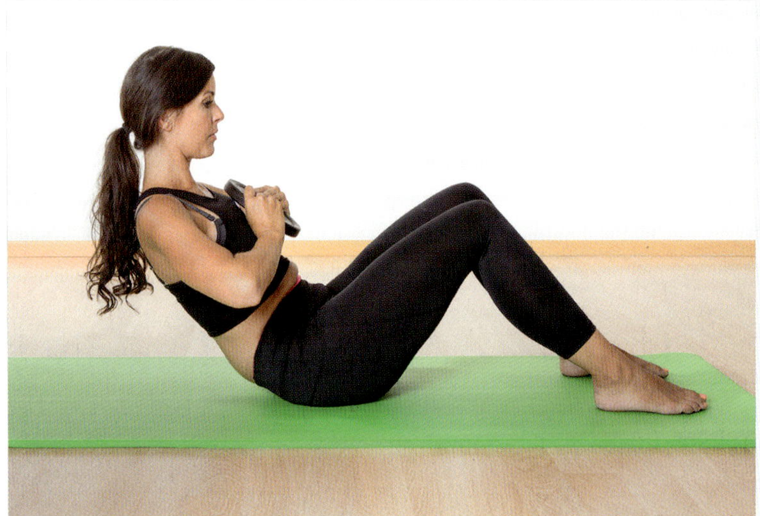

Abb. 3.54 M. rectus abdominis – Crunch: Steigerung mit Gewicht auf der Brust (Foto: Kirsten Oborny)

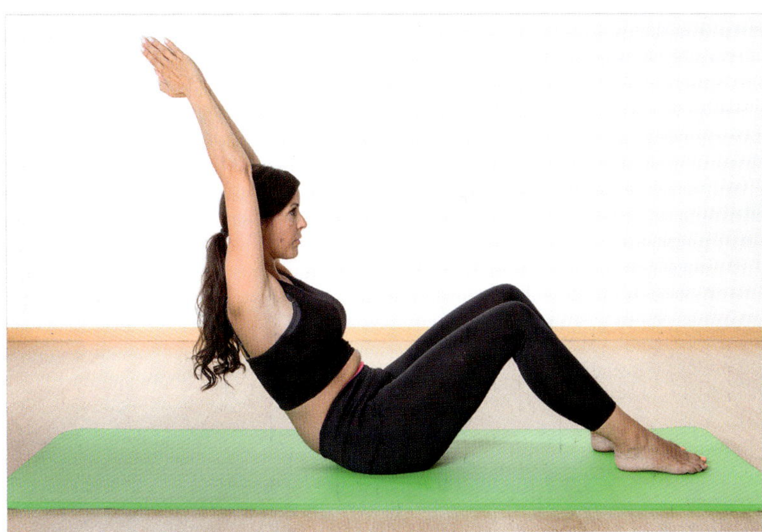

Abb. 3.55 M. rectus abdominis – Crunch: Steigerung mit gestreckten Armen über dem Kopf (Foto: Kirsten Oborny)

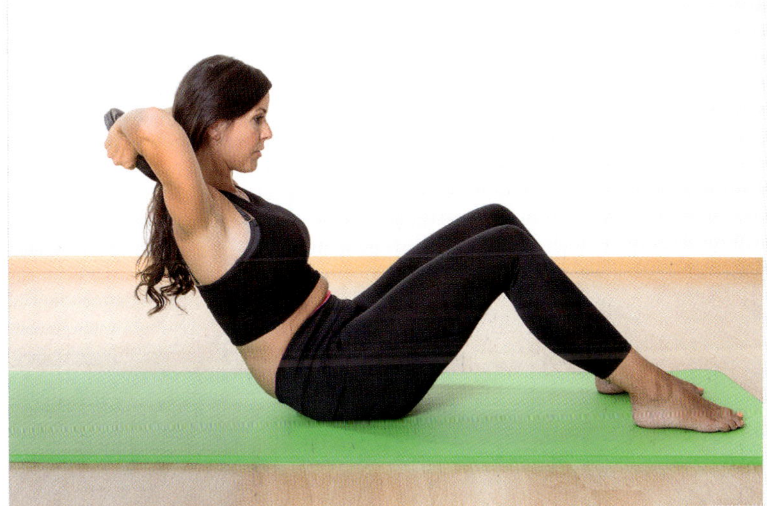

Abb. 3.56 M. rectus abdominis – Crunch: Steigerung mit abgespreizten Ellenbogen; zusätzliches Gewicht hinter dem Kopf (Foto: Kirsten Oborny)

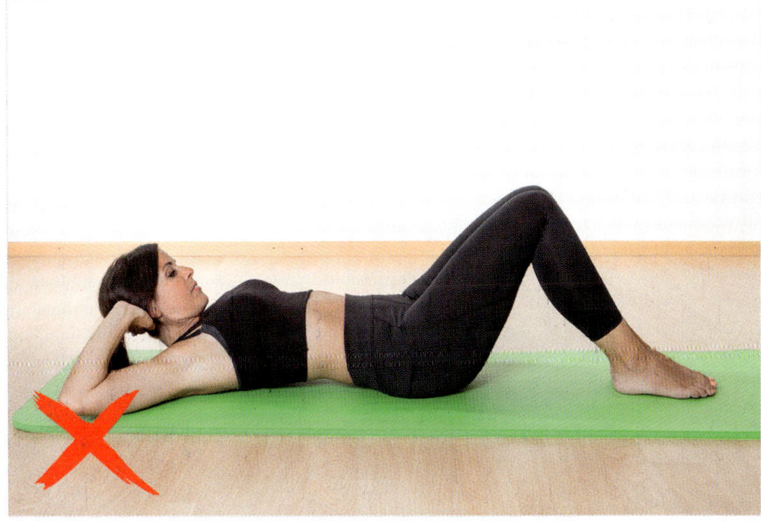

Abb. 3.57 M. rectus abdominis – Crunch: Fehlerhafte Ausführung (übermäßige LWS-Lordose) (Foto: Kirsten Oborny)

▶ **Tipps.** Der wichtigste Tipp, auf den zu achten ist: Die LWS sollte sich während der ganzen Bewegung nicht mitbewegen (▶ Abb. 3.57), es sein denn, man möchte über den ganzen Weg gehen. Es sollte darauf geachtet werden, dass die Luft nicht angehalten wird, sondern im Gegenteil sogar während dieser Übung in den Bauch geatmet wird. Ausatmen, während man den Körper vom Boden abhebt, und Einatmen beim Rückweg.

▶ **Variation.** Auch hier ist es möglich, mit der Unterstützungsfläche zu variieren. Je labiler die Unterlage, umso schwerer die Ausführung. Mögliche Unterlagen sind der Gymnastikball (▶ Abb. 3.58), die Pilatesrolle oder Blackroll (▶ Abb. 3.59) und das Airex Pad.

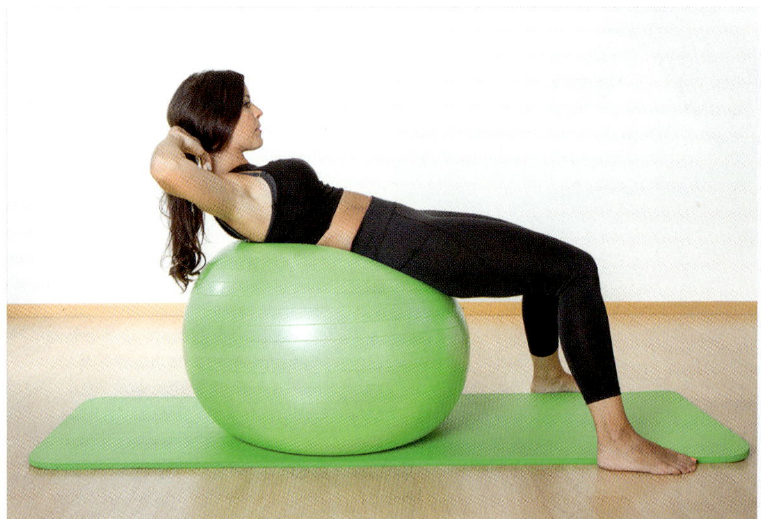

Abb. 3.58 M. rectus abdominis – Crunch: Variation mit Gymnastikball (Foto: Kirsten Oborny)

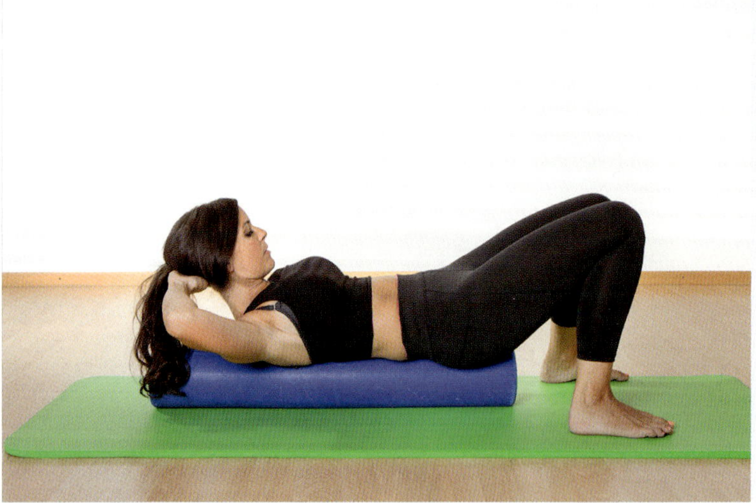

Abb. 3.59 M. rectus abdominis – Crunch: Variation auf Pilatesrolle (Foto: Kirsten Oborny)

▶ **Übung 2, Beine gleichzeitig vor-/zurückbewegen**

▶ **Ziel.** Ziel bei dieser Übung ist es, bei stabilem Rumpf die Bauchmuskeln über die Beine zu trainieren. Das ist eine Übung, welche sich hervorragend für die exzentrische Verbesserung der geraden Bauchmuskeln eignet. Dies macht sehr viel Sinn bei Fußballern, Läufern, Hockeyspielern, Fließbandarbeitern und Menschen, die viel im Sitzen tätig sind. In der Exzentrik bekommt die gerade Bauchmuskulatur wieder mehr Länge bei gleichzeitiger Kräftigung.

▶ **Ausgangsstellung.** Der Patient liegt auf dem Rücken, die Beine sind im 90°-Winkel in der Hüfte und im Knie eingestellt. Die Arme liegen neben dem Körper am Boden und der Kopf ist abgelegt. Das Kinn wird leicht an die Brust gezogen (▶ Abb. 3.60).

▶ **Ausführung.** Jetzt bewegt der Patient langsam seine Beine nach kaudal, ohne dabei die LWS-Position aufzulösen (▶ Abb. 3.61). Theoretisch können die Beine bewegt werden, bis sie parallel zum Boden liegen, ohne diese auf den Boden abzulegen. Voraussetzung dafür ist die stabile Ausgangslage der LWS. So lange diese Position aufrecht gehalten werden kann, so lange können die Beine bewegt werden. Kippt die LWS ins vermehrte Hohlkreuz, ist der Patient zu weit in die Bewegung gegangen oder hat die Bauchspannung aufgelöst. Kopf und Arme bleiben entspannt auf dem Boden liegen.

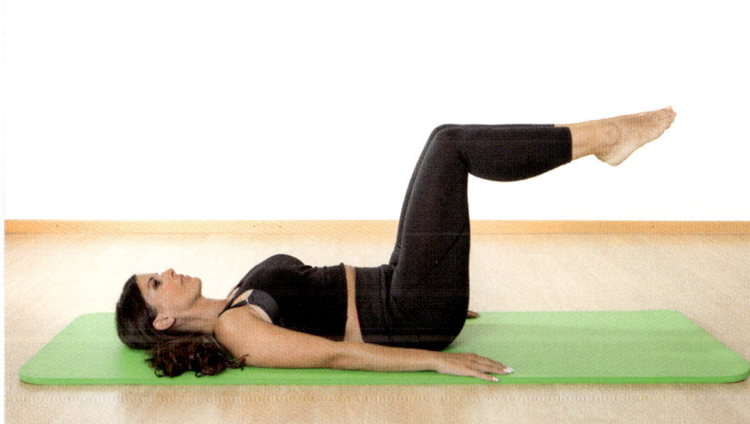

Abb. 3.60 M. rectus abdominis – Beine vor-/zurückbewegen: Ausgangsstellung (Foto: Kirsten Oborny)

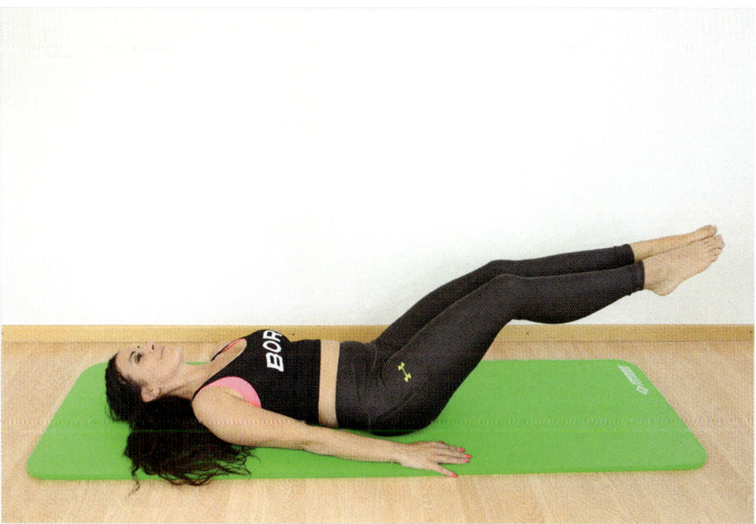

Abb. 3.61 M. rectus abdominis – Beine vor-/zurückbewegen: mögliche Endstellung (Foto: Stephan Mogel)

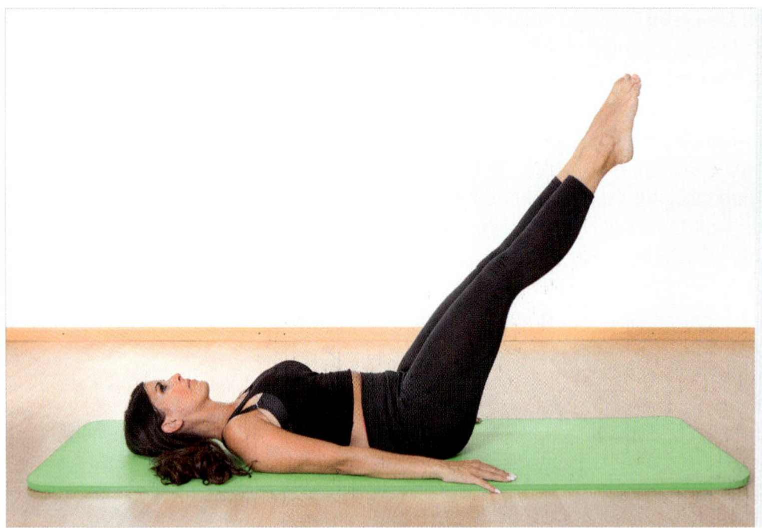

Abb. 3.62 M. rectus abdominis – Beine vor-/zurückbewegen: Steigerung mit gestreckten Knien, Beine bewegen zum Boden (Foto: Kirsten Oborny)

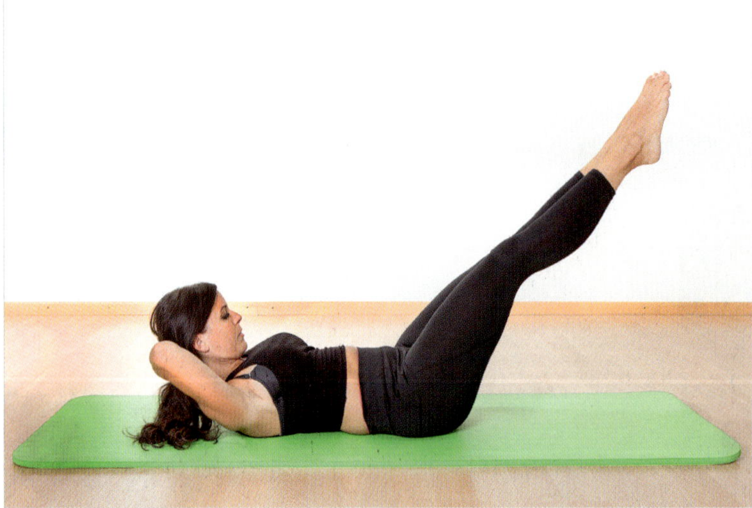

Abb. 3.63 M. rectus abdominis – Beine vor-/zurückbewegen: Steigerung mit gestreckten Knien und angehobenem Kopf (Foto: Kirsten Oborny)

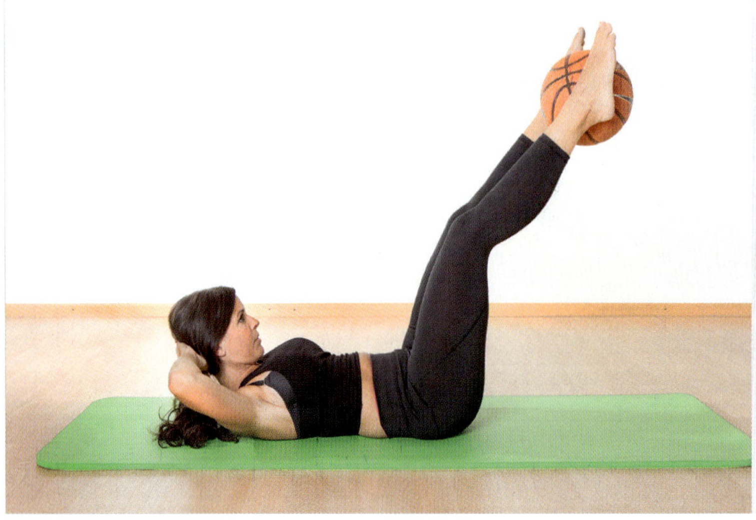

Abb. 3.64 M. rectus abdominis – Beine vor-/zurückbewegen: Steigerung mit gestreckten Knien, angehobenem Kopf und Gewichtsball (Foto: Kirsten Oborny)

▶ **Steigerung.** Die Übung wird gesteigert durch das Verändern der Hebel. Die Knie mehr strecken, die Beine mehr Richtung Boden bewegen (▶ Abb. 3.62). Wenn die Hände in den Nacken genommen werden und der Kopf mit angehoben wird, wird die Anstrengung noch etwas größer (▶ Abb. 3.63). Und zuletzt kann noch mit Gewichten gearbeitet werden, entweder mit Gewichtsmanschetten um die Knöchel oder mit Medizinbällen, welche zwischen den Beinen eingeklemmt werden (▶ Abb. 3.64).

▶ **Tipps.** Am wichtigsten ist die Kontrolle der LWS. Bei der Ausführung dieser Übung sollte die vorpositionierte LWS-Stellung nicht verändert werden, ein Mitbewegen der LWS wäre ein Zeichen, dass die Ausführung zu anstrengend ist.

▶ **Variation.** Variationen bei dieser Übung sind, diese Übung auf einer Trainingsbank (▶ Abb. 3.65) oder mithilfe des Trainers auszuführen, welcher die Beine Richtung Boden beschleunigt (▶ Abb. 3.66).

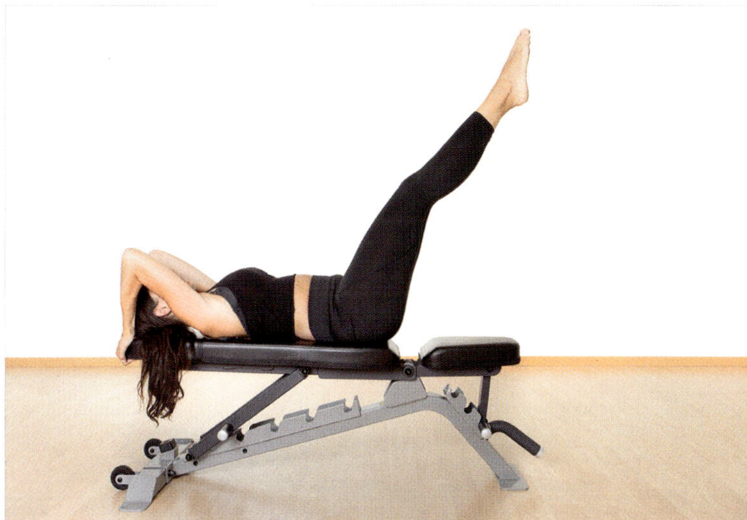

Abb. 3.65 M. rectus abdominis – Beine vor-/zurückbewegen: Variation auf Trainingsbank (Foto: Kirsten Oborny)

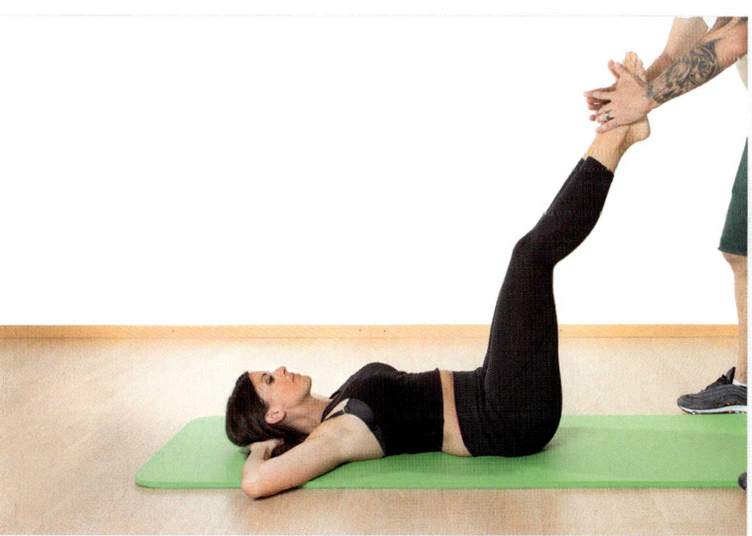

Abb. 3.66 M. rectus abdominis – Beine vor-/zurückbewegen: Variation mit Beschleunigung der Beine in Richtung Boden durch Therapeut/Trainer (Foto: Kirsten Oborny)

▸ **Übung 3, Beine gleichzeitig anziehen im Unterarmstütz im Sling-Trainer**

▸ **Ziel.** Noch mehr exzentrische Belastung in der Unterarmstützposition. Dies kann statisch oder dynamisch trainiert werden. Super geeignet, um dem Bauch ohne jeglichen Kraftverlust wieder Länge zu geben. Eignet sich gut, um einem posterioren Becken entgegenzuwirken oder ein zu waagerechtes Sakrum wieder aufzurichten.

▸ **Ausgangsstellung.** Der Patient ist im Unterarmstütz und die Füße liegen auf dem Rist in den Slingschlingen. Die Beine sind in der Hüfte und im Knie gestreckt. Der Kopf kann auf der Doppelfaust mit der Stirn abgelegt oder in Verlängerung der Wirbelsäule gehalten werden (▸ Abb. 3.67).

▸ **Ausführung.** Es gibt zwei Varianten der Übungsausführung. Einmal die statische Variation, dann wird die Ausgangsstellung möglichst lange gehalten, ohne etwas zu bewegen. Oder als zweite Variation die dynamische Übungsausführung. Dabei zieht der Patient gleichzeitig beide Knie Richtung Ellenbogen und streckt sie dann langsam wieder aus, ohne ins Hohlkreuz durchzufallen (▸ Abb. 3.68).

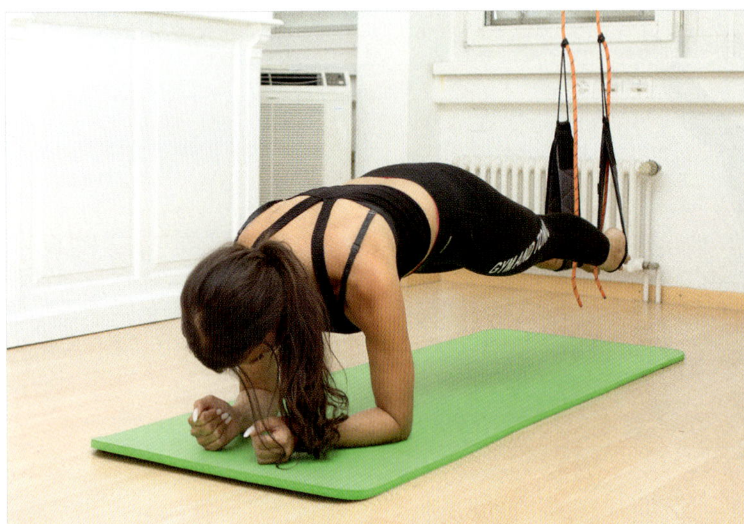

Abb. 3.67 M. rectus abdominis – Beine anziehen im Sling-Trainer: Ausgangsstellung (Foto: Kirsten Oborny)

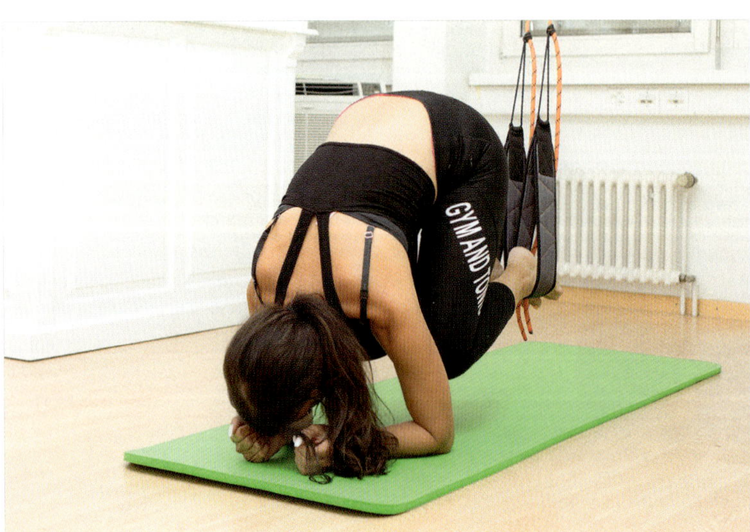

Abb. 3.68 M. rectus abdominis – Beine anziehen im Sling-Trainer: Endstellung (Foto: Kirsten Oborny)

► **Steigerung.** Je weiter der Unterarmstütz vom Aufhängepunkt des Sling-Trainers entfernt ist (► Abb. 3.69), desto schwerer wird die Übung. Die Exzentrik kann durch das Timing verschärft werden, indem man einen Rhythmus von 1:5 einführt. Das bedeutet, innerhalb einer Sekunde die Beine zum Ellenbogen ziehen und in fünf Sekunden die Beine zurück in die Ausgangsstellung bewegen.

► **Tipp.** Vor allem beim Rückweg ist darauf zu achten, dass die LWS nicht in eine ungünstige Position durchfällt (► Abb. 3.70).

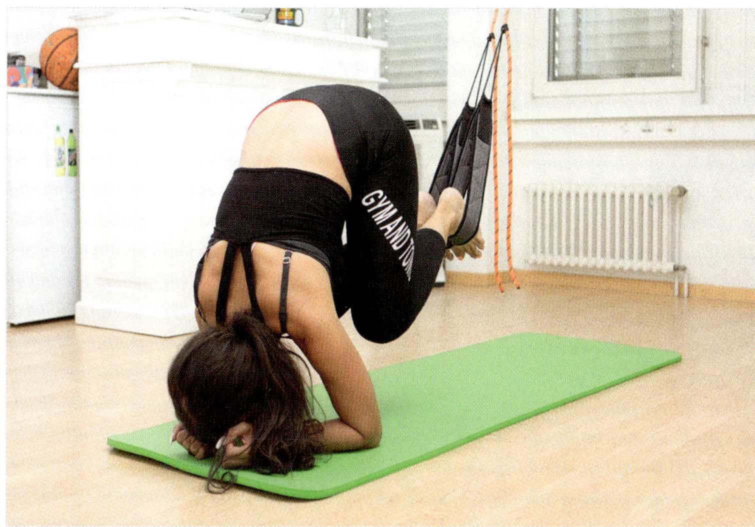

Abb. 3.69 M. rectus abdominis – Beine anziehen im Sling-Trainer: Steigerung durch Entfernung des Unterarmstützes vom Aufhängepunkt (Foto: Kirsten Oborny)

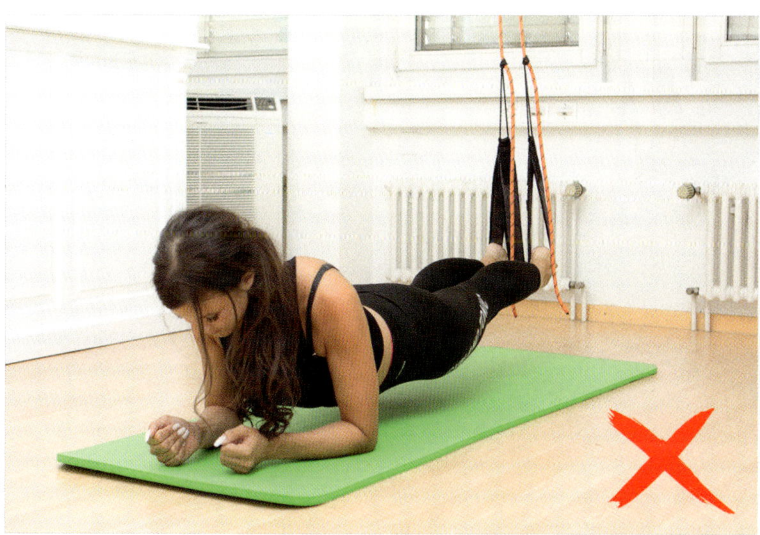

Abb. 3.70 M. rectus abdominis – Beine anziehen im Sling-Trainer: Fehlerhafte Ausführung (schlechte Stabilisation der LWS) (Foto: Kirsten Oborny)

▶ **Variation.** Die Möglichkeit der Variation gibt es durch eine Unterstützungsflächenveränderung der Unterarme mittels Airex Pad, Jumper oder Sypoba (▶ Abb. 3.71). Eine weitere Variante wäre, die Knie gestreckt zu lassen, während die Füße nun Richtung Ellenbogen gezogen werden (▶ Abb. 3.72).

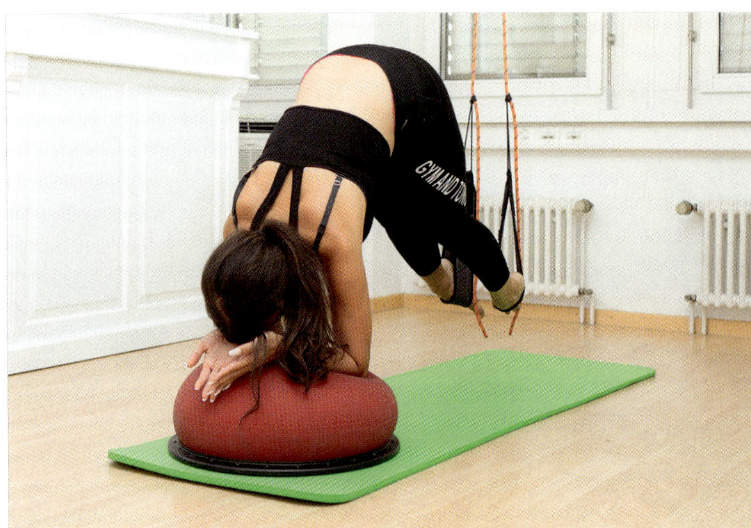

Abb. 3.71 M. rectus abdominis – Beine anziehen im Sling-Trainer: Variation mit Jumper (Foto: Kirsten Oborny)

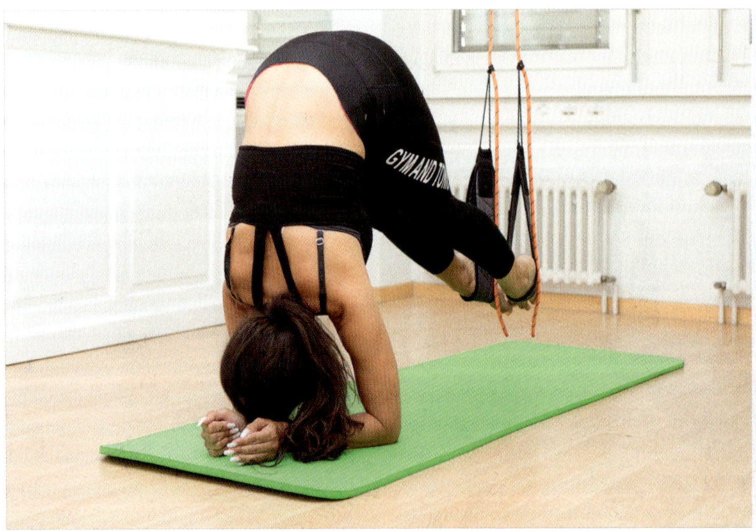

Abb. 3.72 M. rectus abdominis - Beine anziehen im Sling-Trainer: Variation mit gestreckten Knien (Foto: Kirsten Oborny)

3.4 Mm. obliquus abdominis externus und internus

3.4.1 Anatomie in vivo

Der M. obliquus abdominis internus (lat. für „innerer schräger Bauchmuskel") ist einer der Bauchmuskeln. Seine Fasern sind von kaudolateral nach kraniomedial gerichtet (▶ Abb. 3.73a). Sie kreuzen sich mit denen des M. obliquus abdominis externus in einem Winkel von 90°. Seine breite Sehnenplatte (Aponeurose) bildet zusammen mit denen des M. obliquus externus abdominis und des M. transversus abdominis die Linea alba. Der M. obliquus internus abdominis beugt den Rumpf, presst den Bauch zusammen und ist beteiligt an der Exspiration (Ausatmung).

Der M. obliquus externus abdominis (lat. für „äußerer schräger Bauchmuskel") entspringt abwechselnd mit den Zacken des M. serratus anterior und des M. latissimus dorsi von der fünften bis zwölften Rippe (▶ Abb. 3.73b). Er zieht mit seiner Bauchsehne (Crus mediale) zur Linea alba und mit seiner Beckensehne (Crus laterale) zum Darmbein. Zwischen seinen beiden Endsehnen liegt der äußere Leistenring. Einseitig neigt der M. obliquus externus abdominis den Rumpf zur selben Seite und dreht ihn zur Gegenseite. Arbeiten die Muskeln beider Seiten zusammen, so sind sie verantwortlich für die Beugung des Rumpfes und die Hebung des Beckens, weiterhin für die Ausatmung und die Bauchpresse.

3.4.2 Mögliche Beschwerden bei Dysfunktion der Muskeln

Bei einer Dysfunktion in diesen Muskeln kann es zu verschiedenen Beschwerden kommen. Bei einer Schwäche der schrägen Bauchmuskeln kann es zu einer Instabilität in der LWS führen, es kann zu einer Beckenfehlstellung kommen und zu einer Rotationseinschränkung im Rumpf. Der Patient kann Probleme haben, den Rumpf zu beugen, oder mit der Atmung in den Bauchraum. Die schrägen

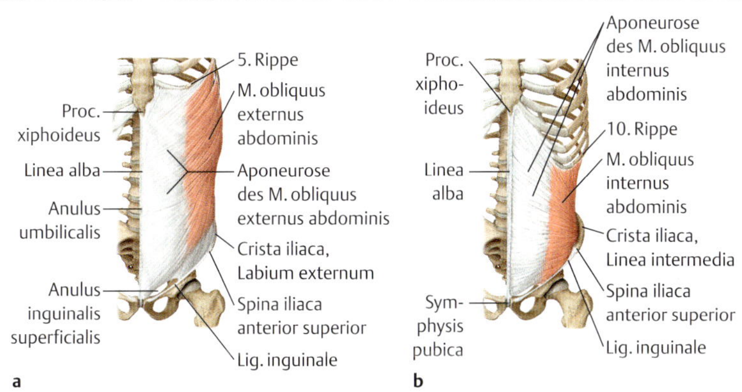

Abb. 3.73 Mm. obliquus abdominis, **a** internus und **b** externus (Abb. aus: Schünke M, Schulte E, Schumacher U. Prometheus. LernAtlas der Anatomie. Allgemeine Anatomie und Bewegungssystem. Illustrationen von M. Voll und K. Wesker. 5. Aufl. Stuttgart: Thieme; 2018)

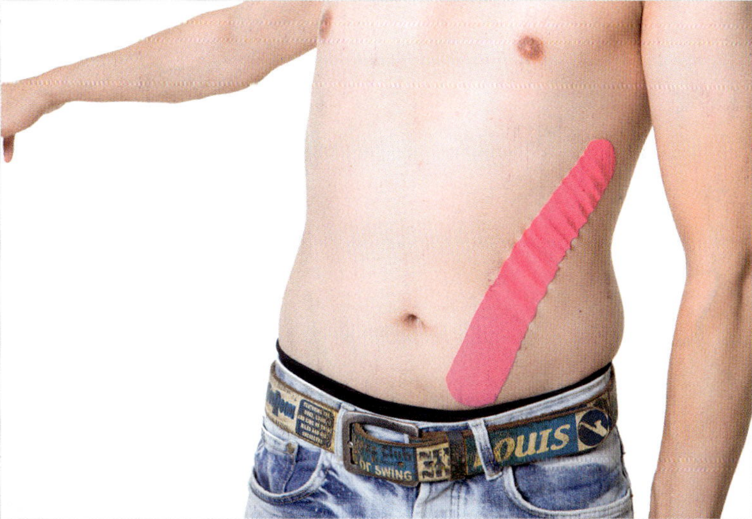

Abb. 3.74 Fertige Kinesio-Tape-Applikation: Muskeltechnik M. obliquus abdominis internus und externus (Foto: Kirsten Oborny)

Bauchmuskeln ziehen mit einigen Faseranteilen in die Fascia thoracolumbalis und sind somit an der LWS-Stabilisierung beteiligt. Durch ihre hohe Beteiligung an der Rumpfrotation sind beide Muskeln sehr wichtig für alle Rückschlagsportler und Werfer; wenn diese Funktion vermindert ist oder sogar ausbleibt, wird dies gerne in der Schulter (glenohumeral) kompensiert und führt dort meistens zu einer Überbelastung. Die schräge Bauchmuskulatur wird auch sehr in der Schwangerschaft in eine Insuffizienzstellung gebracht, sollte aber erst trainiert werden, sobald das Defizit in der geraden Bauchmuskulatur ausgeglichen ist (siehe Kap. 3.3). Die schräge Bauchmuskulatur steht im Synergismus mit dem Pectoralis und den Schultermuskeln, den Glutaeen und den Adduktoren.

(Alle folgende Übungen, Applikationen und Untersuchungen ersetzen keinesfalls eine fachmännische medizinische Diagnostik und Behandlung, sie dienen grundsätzlich als Unterstützung und Hilfestellung im medizinischen Alltag.)

3.4.3 Kinesio-Tape-Applikation – Muskeltechnik Mm. obliquus abdominis externus und internus

- **Vorbereitung:** Schnitttechnik I-Tape.
- **Ausgangsstellung des Patienten für den Anker:** Der Patient liegt auf der Bank, die Beine sind angestellt und die Arme liegen neben dem Körper.
- **Anlage des Ankers:** Der Anker kranial für den M. obliquus abdominis externus liegt seitlich auf den Rippenbögen (▶ Abb. 3.75), kaudal liegt er in der Leiste. Der Anker kranial für den M. obliquus abdominis internus liegt innen an den Rippenbögen und am Schwertfortsatz (▶ Abb. 3.75), kaudal liegt er am Beckenkamm. Die Ankerbestimmung wird mittels Verschiebetest herausgefunden.
- **Tipp:** Der Anker wird nicht gedehnt.
- **Ausgangsstellung des Patienten für den Zügel:** Bei der Anlage des Zügels werden die Beine zum Therapeuten gedreht, sodass die Haut für den jeweiligen Muskel in maximale Dehnung kommt. Zusätzlich kann der Patient seinen Bauch maximal herausstrecken und tief einatmen. Der Arm von der zu klebenden Seite wird über den Kopf gestreckt.
- **Anlage des Zügels:** Jetzt werden die Zügel ohne Zug auf dem Tape auf die Haut angeklebt. Die Zügel beider Muskeln verlaufen schräg. Externus von den Rippen außen nach innen in die Leiste (▶ Abb. 3.76) oder umgekehrt, je nach Ausgangsstellung des Ankers. Der Internus verläuft von den Rippen innen nach außen an den Beckenkamm (▶ Abb. 3.77).
- **Tipp:** Auch bei den Zügeln gibt es keinen Zug auf das Tape.

3.4.4 Training für die Mm. obliquus abdominis externus und internus

▶ Übung 1, Unterarmstütz (Plank)

▶ Ziel. Ziel bei dieser Übung ist es, die schräge Bauchmuskulatur v. a. statisch und fallverhindernd zu kräftigen. Dies macht sehr viel Sinn, da die Bauchmuskeln häufig fallverhindernd und haltend arbeiten, um die LWS zu stabilisieren und deren Strukturen zu schützen. Diese Übung kann gut eingesetzt werden, um Schwierigkeiten oder Beschwerden v. a. in der vorgebeugten Situation entgegenzuwirken (Staubsaugen, Fegen, Gartenarbeit).

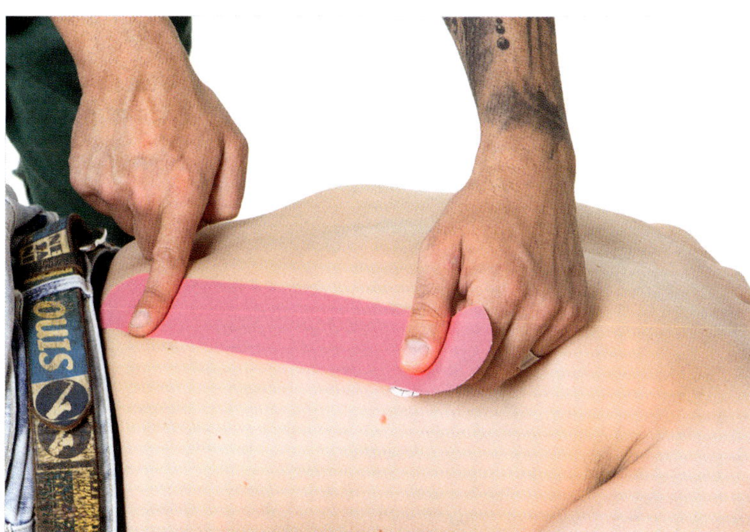

Abb. 3.75 Anker für die Muskeltechnik M. obliquus abdominis externus (Foto: Kirsten Oborny)

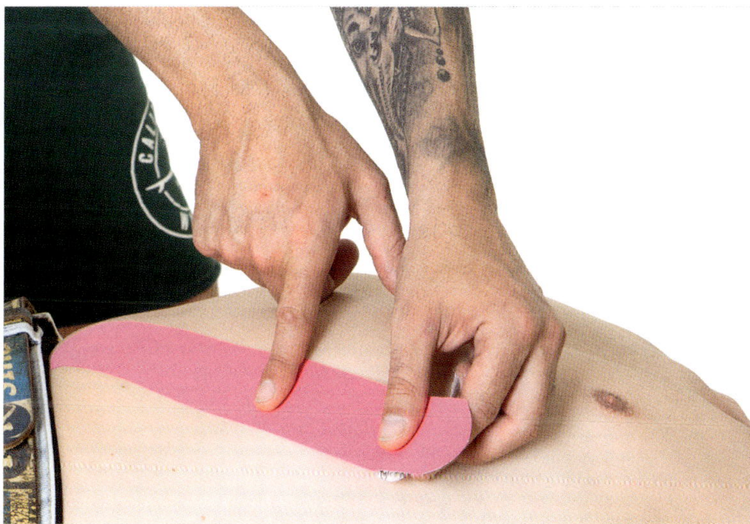

Abb. 3.76 Anbringen des Zügels für die Muskeltechnik M. obliquus abdominis externus bei herausgestrecktem Bauch (Foto: Kirsten Oborny)

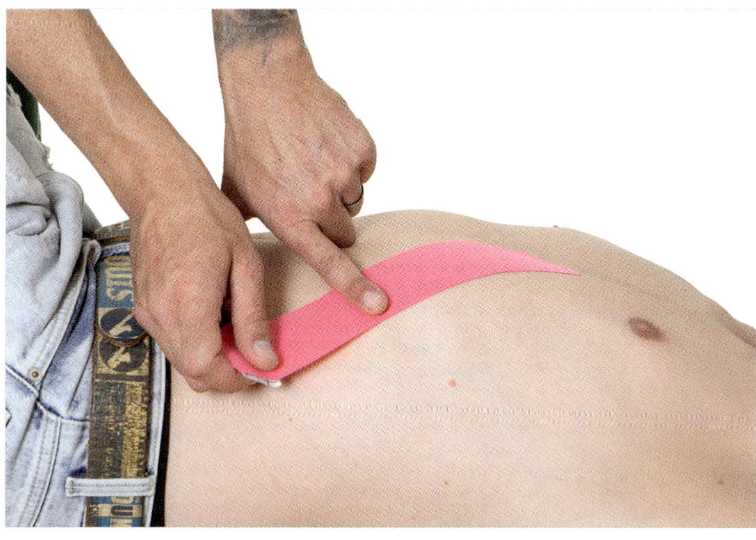

Abb. 3.77 Anbringen des Zügels für die Muskeltechnik M. obliquus abdominis internus bei herausgestrecktem Bauch (Foto: Kirsten Oborny)

▸ **Ausgangsstellung.** Der Patient liegt auf dem Bauch. Die Füße sind auf die Zehen angestellt und die Unterarme sind unter der Schulter positioniert. Die Handflächen zeigen zum Boden, der Kopf ist in die Verlängerung der Wirbelsäule eingereiht und die Nasenspitze berührt den Boden gerade nicht (▸ Abb. 3.78).

▸ **Ausführung.** Nun drückt sich der Patient nach oben in den Unterarmstütz. Das heißt, der Patient trägt nun sein ganzes Körpergewicht mit den Unterarmen, den Händen und den Zehen. Der Bauch ist leicht eingezogen und die Wirbelsäule gerade (▸ Abb. 3.79).

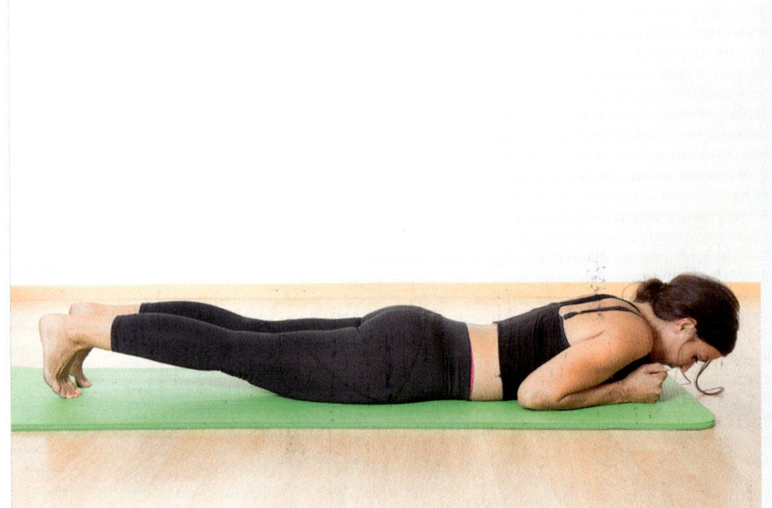

Abb. 3.78 M. obliquus abdominis internus und externus – Unterarmstütz: Ausgangsstellung (Foto: Kirsten Oborny)

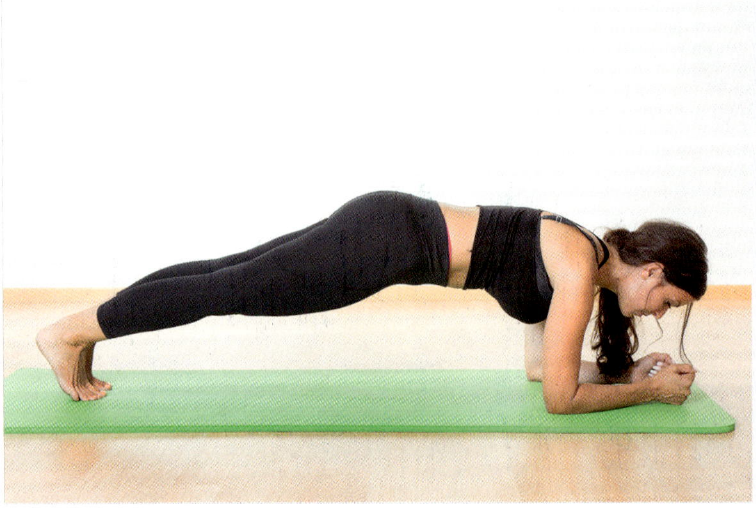

Abb. 3.79 M. obliquus abdominis internus und externus – Unterarmstütz: Endstellung (Foto: Kirsten Oborny)

▶ **Steigerung.** Steigern kann man die Übung, indem man die Arbeitsweise der Muskulatur von statisch auf dynamisch verändert. Das bedeutet, dass zusätzlich Bewegungen mit den Extremitäten hinzugefügt werden. Eine Form davon wäre, während die Stützposition gehalten wird, gleichzeitig im Wechsel mit beiden Knien gegen den Boden zu tippen (▶ Abb. 3.80).

▶ **Tipp.** Häufigster Fehler bei dieser Übung ist, dass die stabile Position der LWS aufgelöst wird und der Patient ins vermehrte Hohlkreuz fällt (▶ Abb. 3.81).

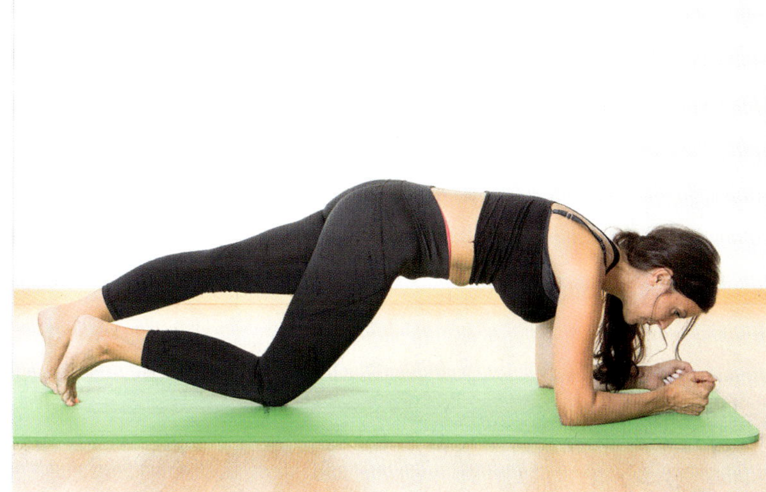

Abb. 3.80 M. obliquus abdominis internus und externus – Unterarmstütz: Steigerung durch wechselseitiges Berühren des Bodens mit den Knien (Foto: Kirsten Oborny)

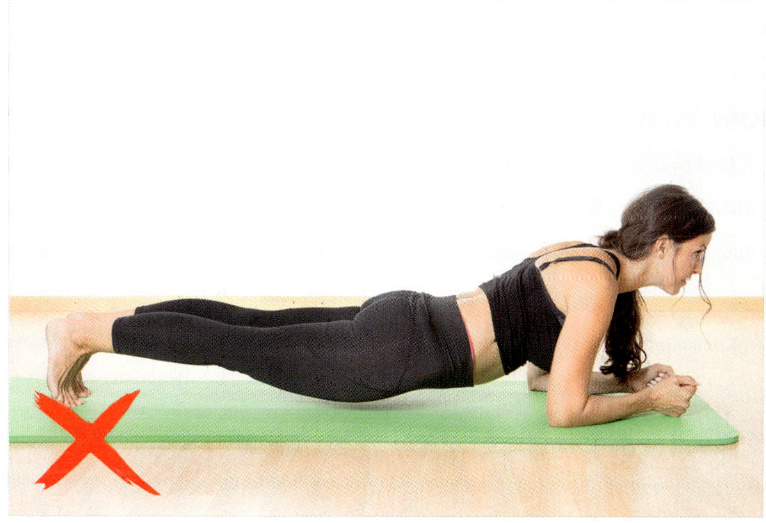

Abb. 3.81 M. obliquus abdominis internus und externus – Unterarmstütz: Fehlerhafte Ausführung („Durchhängen" der LWS) (Foto: Kirsten Oborny)

▶ **Variation.** Hier gibt es sehr viele Variationsmöglichkeiten. Unterarmstütz mit abwechselndem Fersentippen (▶ Abb. 3.82); im Unterarmstütz mit dem Knie zum gleichseitigen Ellenbogen ziehen (▶ Abb. 3.83); während dem Unterarmstütz einen Arm nach vorne oder zur Seite strecken (▶ Abb. 3.84) oder sogar in der Diagonalen einen Arm strecken und ein Bein abheben (▶ Abb. 3.85). Auch hier kann auf labilere Unterlagen ausgeweitet werden, was die Übung ebenfalls erschwert (z. B. Unterarmstütz auf einem Gymnastikball, ▶ Abb. 3.86).

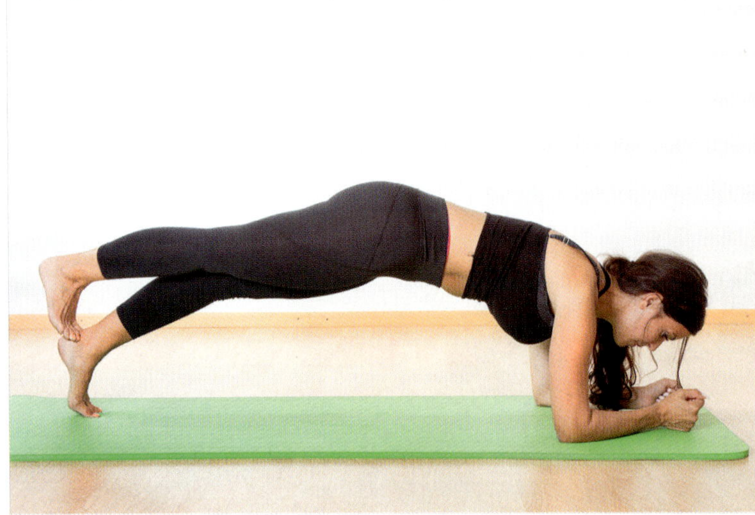

Abb. 3.82 M. obliquus abdominis internus und externus – Unterarmstütz: Variation durch Tippen mit den Zehen auf gegenüberliegende Ferse (Foto: Kirsten Oborny)

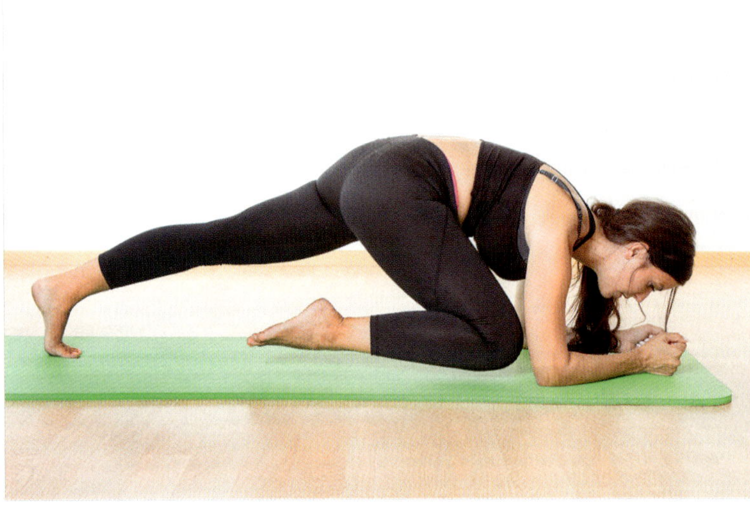

Abb. 3.83 M. obliquus abdominis internus und externus – Unterarmstütz: Variation durch Bewegen des Knies zum gleichseitigen Ellenbogen (Foto: Kirsten Oborny)

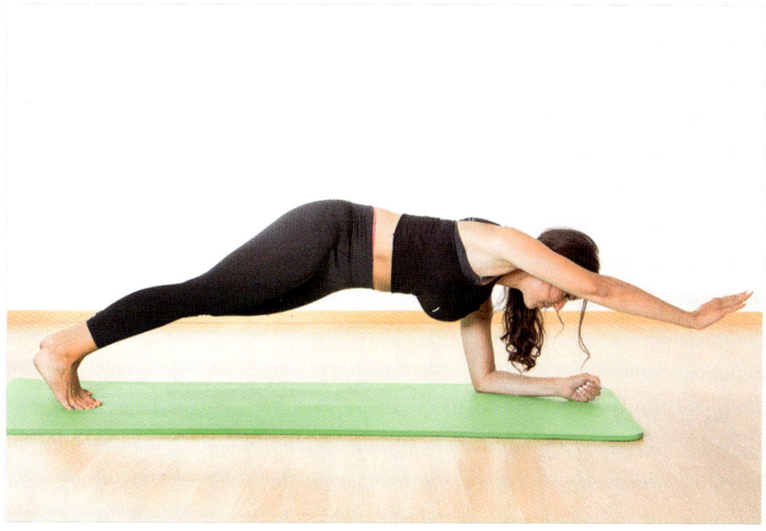

Abb. 3.84 M. obliquus abdominis internus und externus – Unterarmstütz: Variation durch abwechselndes Strecken der Arme nach vorne (Foto: Kirsten Oborny)

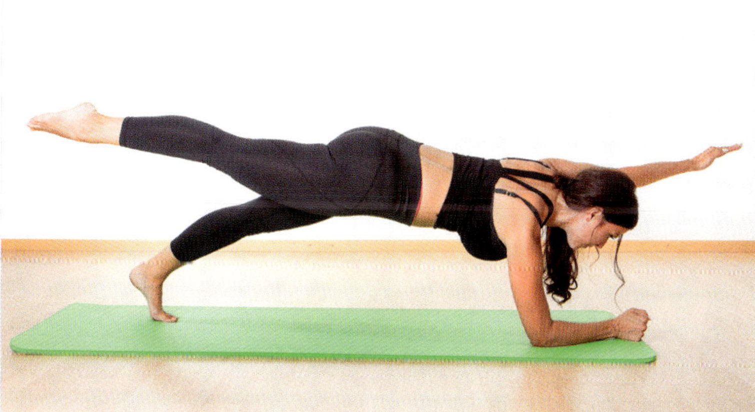

Abb. 3.85 M. obliquus abdominis internus und externus – Unterarmstütz: Variation durch Strecken von Arm und gegenüberliegendem Bein in der Diagonalen (Foto: Kirsten Oborny)

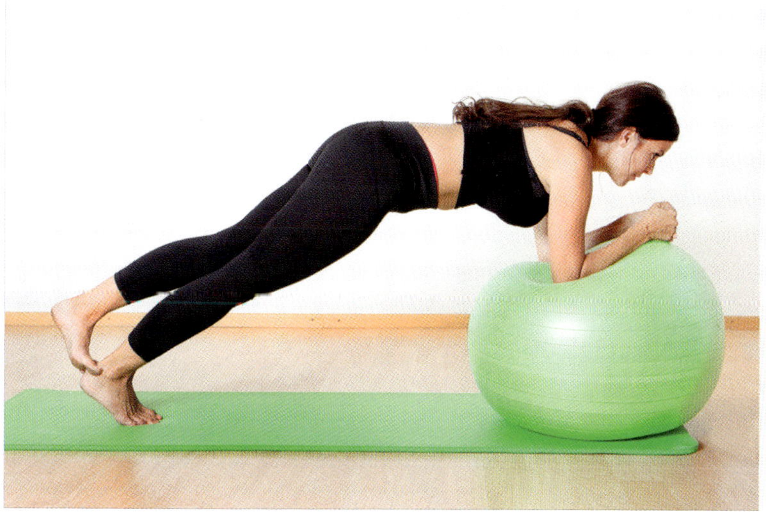

Abb. 3.86 M. obliquus abdominis internus und externus – Unterarmstütz: Variation auf dem Gymnastikball (Foto: Kirsten Oborny)

▸ **Übung 2, Beinschere (Scissors)**

▸ **Ziel.** Bei dieser Übung werden die schrägen Bauchmuskeln über die Beine bei stabilem Rumpf trainiert. Dies macht viel Sinn bei Sportlern, die viel über die Beine arbeiten (Fußballer, Hockeyspieler, Inliner), oder Menschen, die viel im Stehen arbeiten und den Rumpf dabei drehen müssen (Fließbandarbeiter). Bei der Übung lernt der Patient v. a., dass er den Oberkörper stabil halten kann, obwohl die Beine eine Drehung einleiten.

▸ **Ausgangsstellung.** Der Patient liegt auf dem Rücken und die Beine sind in Richtung Decke gestreckt. Beide Arme sind vom Körper abgespreizt (▸ Abb. 3.88).

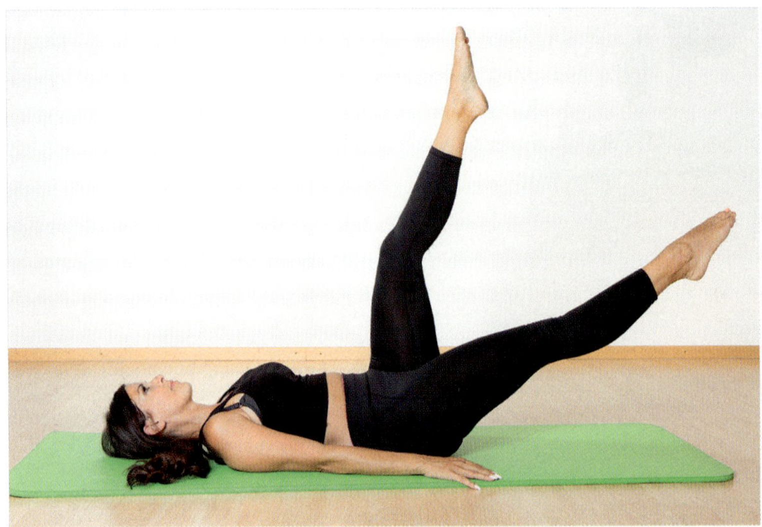

Abb. 3.87 M. obliquus abdominis internus und externus – Beinschere: Durchführung (Foto: Kirsten Oborny)

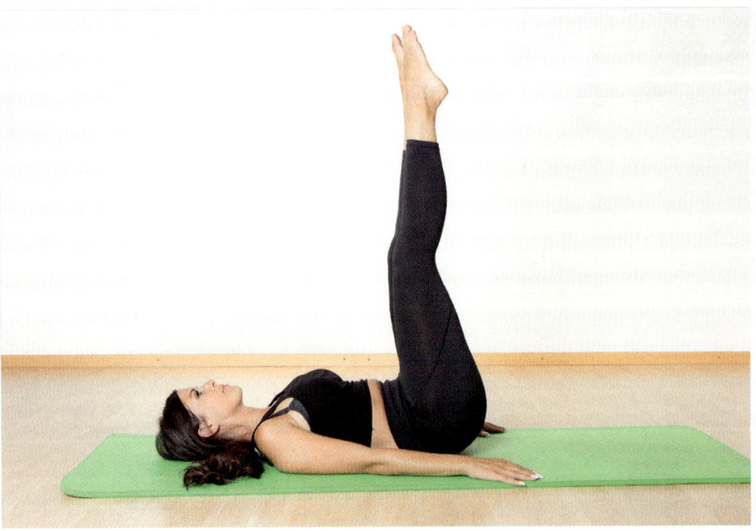

Abb. 3.88 M. obliquus abdominis internus und externus – Beinschere: Ausgangsstellung (Foto: Kirsten Oborny)

► **Ausführung.** Jetzt werden die Beine so weit wie möglich gestreckt und, ohne die stabile Position der LWS aufzulösen, abwechselnd Richtung Boden bewegt (► Abb. 3.87).

► **Steigerung.** Je weiter die Beine Richtung Boden bewegt werden, umso strenger wird die Übung. Zur weiteren Steigerung kann mit Gewichtsmanschetten um die Knöchel gearbeitet werden. Auch hier kann man exzentrisch betont arbeiten. Dann wäre die Bewegung der Beine Richtung Boden sehr langsam auszuführen und der Rückweg deutlich schneller.

► **Tipp.** Bei dieser Übung ist es sehr wichtig, dass die Lendenwirbelsäule ihre Position nicht verändert. Sie darf nicht mehr abgehoben werden, auch wenn die Hebelwirkung der Beine bei größerer Bewegung immer mehr zunimmt (► Abb. 3.89). Das ist die Herausforderung bei dieser Übung. Wenn die Wirbelsäule nicht stabil gehalten werden kann, ist die Übung zu streng und die Bewegung der Beine muss vermindert oder die Beine müssen leicht im Knie gebeugt werden (► Abb. 3.90).

► **Variation.** Variationsmöglichkeiten sind bei dieser Übung, die Unterstützungsfläche auf eine labile Unterlage, wie z. B. auf einer Pilatesrolle (► Abb. 3.91) zu verändern. Die Arme können während der Übung hinter dem Kopf verschränkt werden und der Kopf wird dabei leicht abgehoben (► Abb. 3.92) oder die Arme werden gleichzeitig in der Diagonalen über den Kopf mitbewegt (► Abb. 3.93).

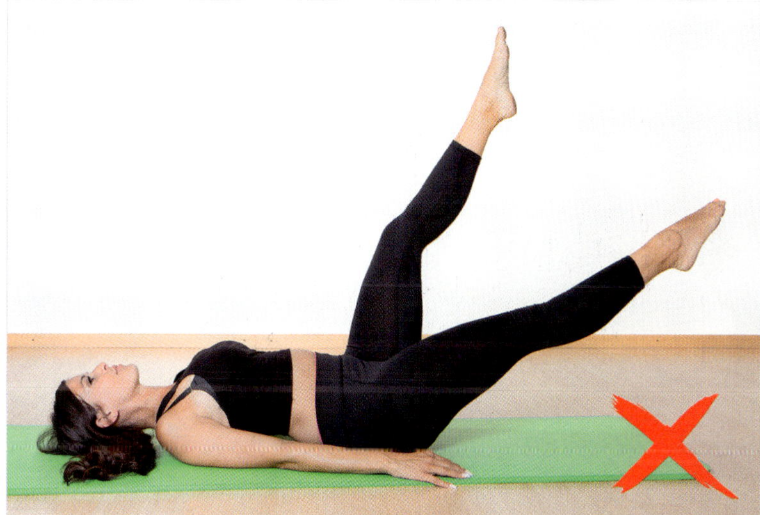

Abb. 3.89 M. obliquus abdominis internus und externus – Beinschere: Fehlerhafte Ausführung (Abheben der LWS) (Foto: Kirsten Oborny)

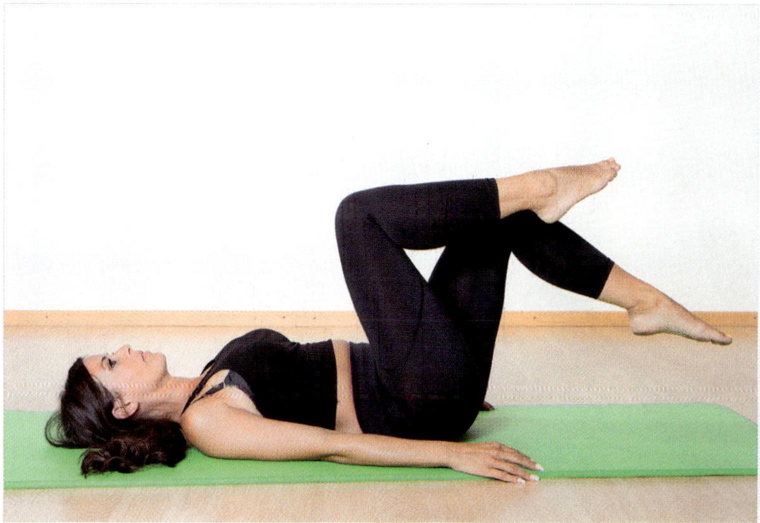

Abb. 3.90 M. obliquus abdominis internus und externus – Beinschere: leichtere Variante mit angewinkelten Knien (Foto: Kirsten Oborny)

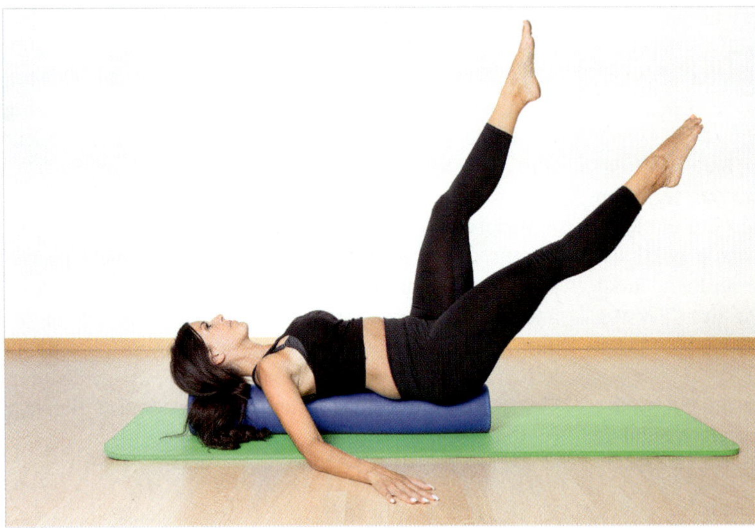

Abb. 3.91 M. obliquus abdominis internus und externus – Beinschere: Variante auf Pilatesrolle (Foto: Kirsten Oborny)

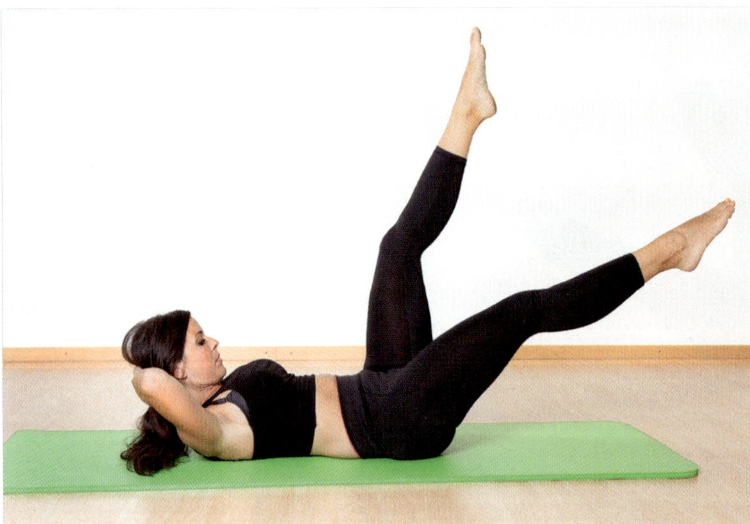

Abb. 3.92 M. obliquus abdominis internus und externus – Beinschere: Variante mit abgehobenem Kopf (Foto: Kirsten Oborny)

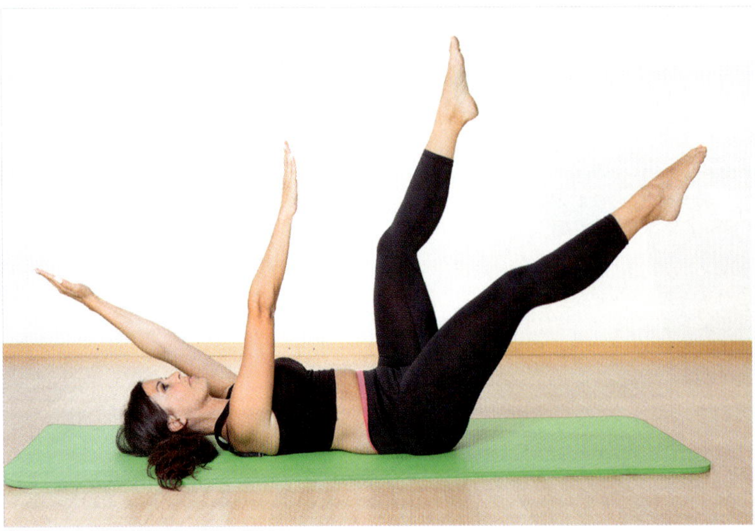

Abb. 3.93 M. obliquus abdominis internus und externus – Beinschere: Variante mit gegengleichem Bewegen der Arme (Foto: Kirsten Oborny)

▶ Übung 3, Crunch mit Rotation

▶ **Ziel.** Ziel dieser Übung ist es, die Rotation des Rumpfs aktiv zu kräftigen und dessen Mobilität zu fördern. Der Patient soll lernen, die rotatorische Kraft des Rumpfs zu nutzen, um damit extremitäre Bewegungen zu unterstützen. Häufig kommt es zu Überbelastungen in der Schulter, da die gesamte Kraft nur aus der Schulter genommen und nicht die weiterlaufende Bewegung und Kraft im Rumpf mitgenutzt wird.

▶ **Ausgangsstellung.** Der Patient liegt auf dem Rücken, die Beine sind angestellt. Die Arme sind hinter dem Kopf verschränkt (▶ Abb. 3.95).

▶ **Ausführung.** Jetzt hebt der Patient seinen Oberkörper von Boden ab, bis beide Schulterblätter den Bodenkontakt verlieren und der Bauch in eine deutliche Anspannung geht. Dann bewegt der Patient seinen linken Ellenbogen in Richtung seines rechten Knies und zurück, dann führ er den rechten Ellenbogen zum linken Knie (▶ Abb. 3.94). Es ist nicht unbedingt das Ziel, mit dem Ellenbogen das Knie zu erreichen; wichtig ist, dass dabei die schrägen Bauchmuskeln vermehrt angespannt werden und die Bewegung so weit ausgeführt wird, wie es möglich ist. Ziel kann sein, zunächst mit den Ellenbogen die Knie zu erreichen, bevor man mit Gewichten oder labilen Unterlagen anfängt zu steigern.

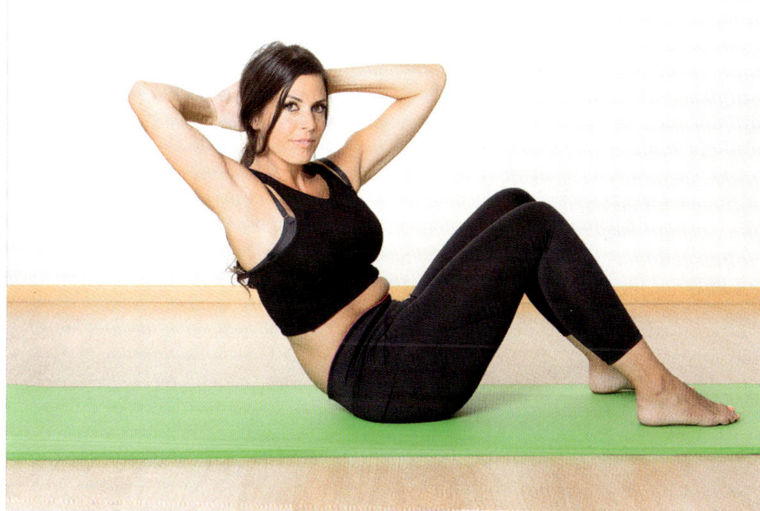

Abb. 3.94 M. obliquus abdominis internus und externus – Crunch mit Rotation: Durchführung (Foto: Kirsten Oborny)

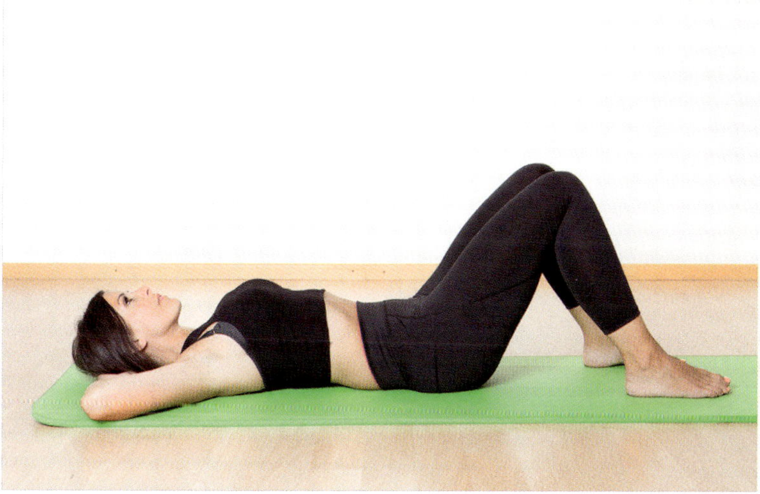

Abb. 3.95 M. obliquus abdominis internus und externus – Crunch mit Rotation: Ausgangsstellung (Foto: Kirsten Oborny)

▸ **Steigerung.** Gesteigert werden kann diese Übung mittels Gewicht, welches mit beiden Händen hinter dem Kopf gehalten wird (▸ Abb. 3.96), oder indem man beide Beine in 90°-Winkel im Knie und in der Hüfte über den Boden hält (▸ Abb. 3.97).

▸ **Tipps.** Hier ist v. a. auf den Kopf zu achten, damit dieser nicht als Schwungelement eingesetzt wird. Dies passiert häufig über eine Flexionsbewegung in der HWS. Die Beine bzw. Füße sollten immer frei am Boden stehen und nicht eingeklemmt werden (▸ Abb. 3.98).

▸ **Variation.** Variation bekommt man über verschiedene Unterstützungsflächen. Je labiler die Unterlage, umso anstrengender ist die Übung. Mögliche Unterlagen sind Airex Pad, Gynastikball oder eine Pilatesrolle (▸ Abb. 3.99). Eine weitere Variation wäre, mit den Beinen eine Beinschere in der Diagonalen mitzubewegen (▸ Abb. 3.100).

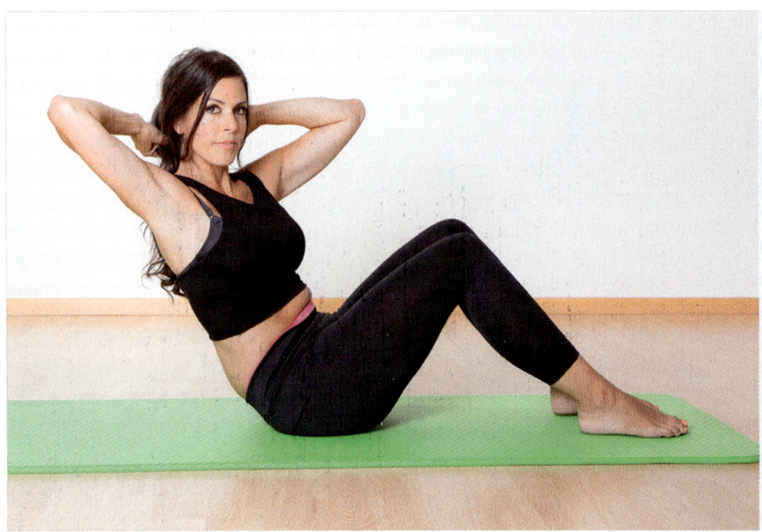

Abb. 3.96 M. obliquus abdominis internus und externus – Crunch mit Rotation: Steigerung mit Gewicht hinter dem Kopf (Foto: Kirsten Oborny)

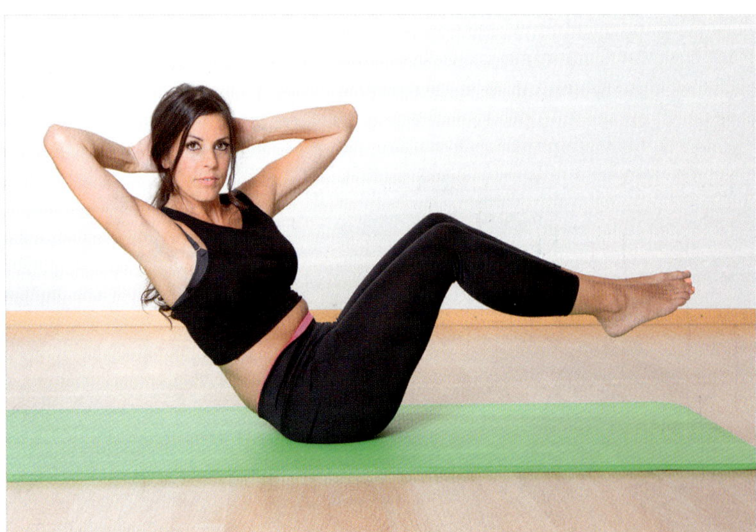

Abb. 3.97 M. obliquus abdominis internus und externus – Crunch mit Rotation: Steigerung mit angehobenen Beinen (Foto: Kirsten Oborny)

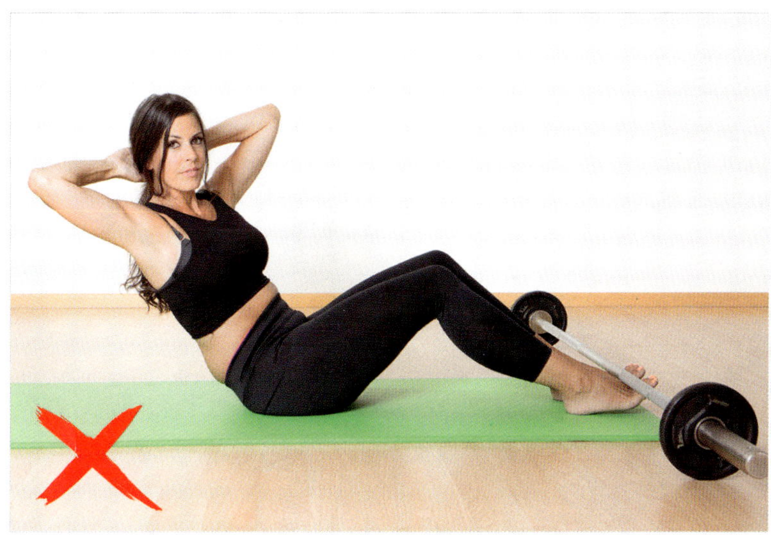

Abb. 3.98 M. obliquus abdominis internus und externus – Crunch mit Rotation: Fehlerhafte Ausführung (Füße festgeklemmt) (Foto: Kirsten Oborny)

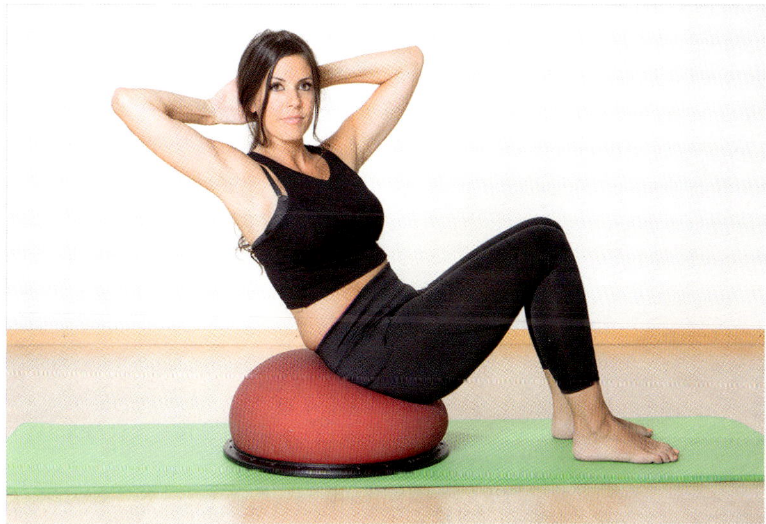

Abb. 3.99 M. obliquus abdominis internus und externus – Crunch mit Rotation: Variation auf Jumper (Foto: Kirsten Oborny)

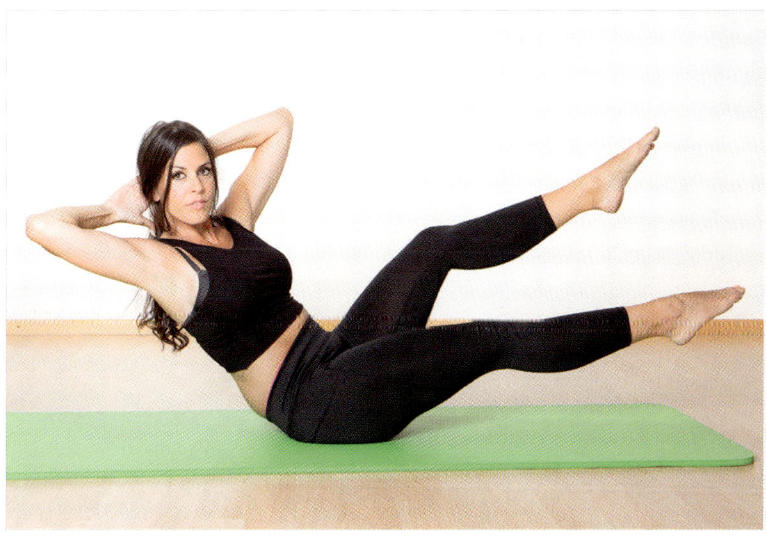

Abb. 3.100 M. obliquus abdominis internus und externus – Crunch mit Rotation: Variation durch Mitbewegung der Beine („Beinschere“) (Foto: Kirsten Oborny)

▸ Übung 4, Russian Twist

▸ Ziel. Ziel bei dieser Übung ist es, die Rotationsleistung des Rumpfs im Sitz noch mehr zu fördern. Dabei sollte die LWS und die BWS in der aufrechten Haltung gehalten werden.

▸ Ausgangsstellung. Der Patient sitzt am Boden, die Beine sind angestellt und die Füße stehen am Boden. Beide Arme sind im 90°-Winkel in der Schulter, gestreckt in den Ellenbogen in der Vorhalteposition. Beide Handinnenflächen sind aufeinandergepresst (▸ Abb. 3.102).

▸ Ausführung. Jetzt dreht der Patient seine Arme, so weit er kann, nach links und rechts, ohne dabei die aufrechte Haltung der Wirbelsäule zu verändern. Die Füße bleiben dabei fest auf den Boden gedrückt (▸ Abb. 3.101).

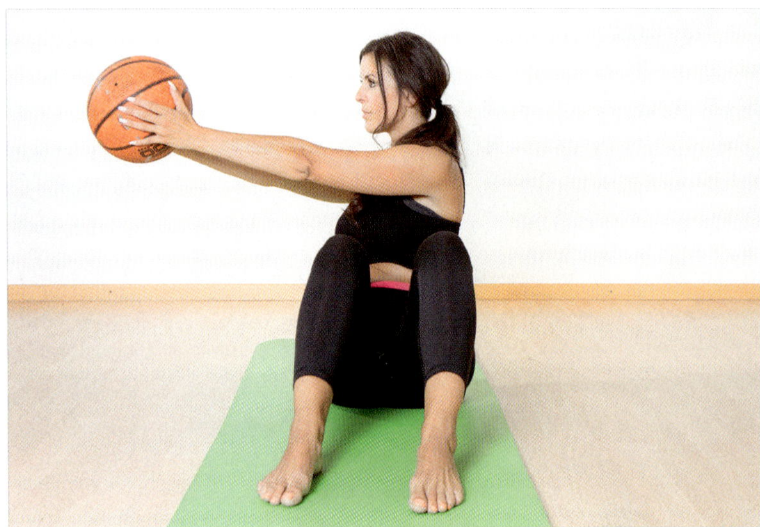

Abb. 3.101 M. obliquus abdominis internus und externus – Russian Twist: Durchführung; hier bereits mit Gewichtsball (Foto: Kirsten Oborny)

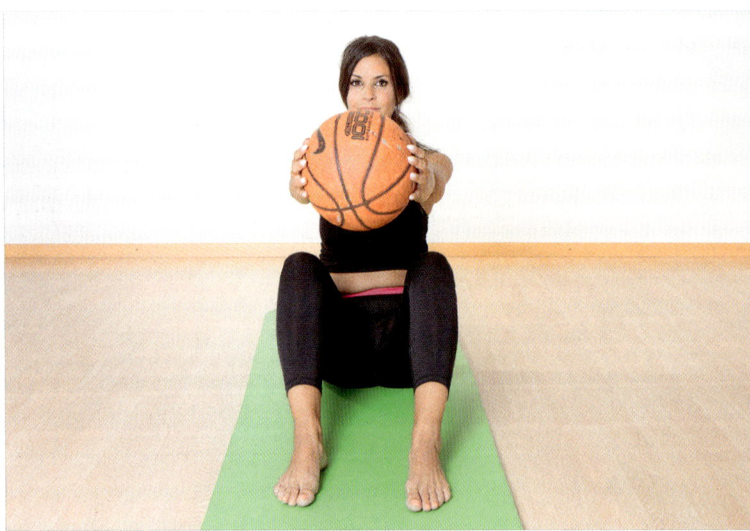

Abb. 3.102 M. obliquus abdominis internus und externus – Russian Twist: Ausgangsstellung, hier bereits mit Gewichtsball (Foto: Kirsten Oborny)

▸ **Steigerung.** Steigern kann man die Übung mittels Gewicht. Es empfiehlt sich, eine Hantel oder einen Gewichtsball zwischen die Hände zu nehmen (▸ Abb. 3.103).

▸ **Tipps.** Hier ist v. a. darauf zu achten, dass die Wirbelsäule stets gestreckt bleibt und die Arme von der 90°-Flexion in der Schulter nicht abweichen (▸ Abb. 3.104). Die Füße sollten immer im Bodenkontakt bleiben. Unter diesen Voraussetzungen kann die Bewegung so weit wie möglich ausgeführt werden. Wenn eine Seite besser dreht als die andere, sollte die schlechtere Seite im Training verstärkt trainiert werden, bis ein Gleichgewicht der Beweglichkeit wiederhergestellt ist. Dann können beide Seiten homogen trainiert werden.

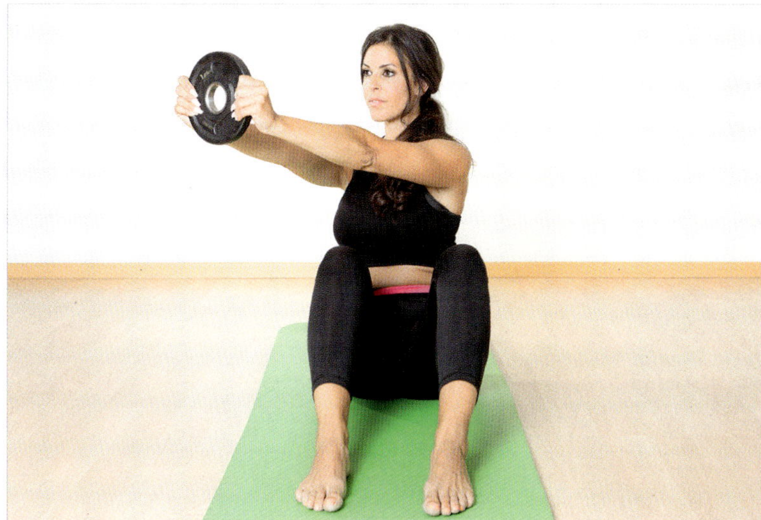

Abb. 3.103 M. obliquus abdominis internus und externus – Russian Twist: Steigerung mit Gewicht (Foto: Kirsten Oborny)

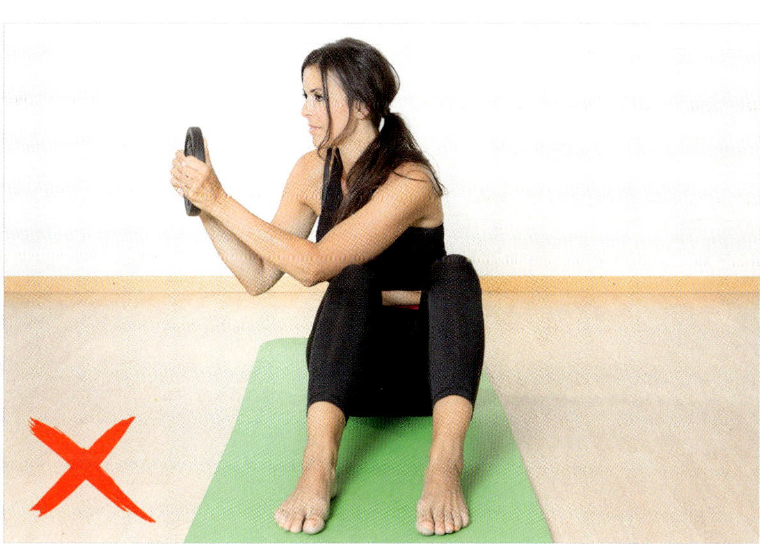

Abb. 3.104 M. obliquus abdominis internus und externus – Russian Twist: Fehlerhafte Ausführung (Absinken der Arme) (Foto: Kirsten Oborny)

▶ **Variation.** Variiert werden kann hier mittels verschiedener Sitzflächen. Je labiler die Sitzfläche, umso anstrengender wird die Übung (▶ Abb. 3.105). Eine weitere Variation wäre, entweder ein Bein oder beide Beine vom Boden abzuheben (▶ Abb. 3.106). Theoretisch wäre diese Übung auch im Stand mithilfe eines Kabelzugs oder mit der Langhantelstange (▶ Abb. 3.107) möglich.

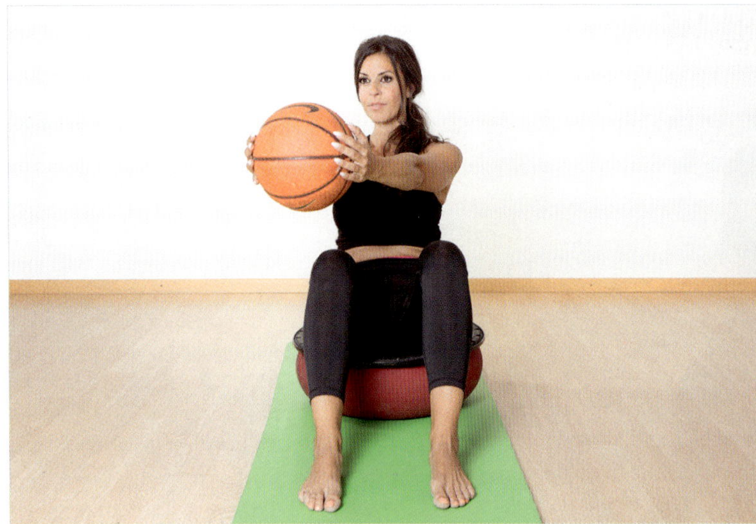

Abb. 3.105 M. obliquus abdominis internus und externus – Russian Twist: Variation mit labiler Unterlage (Foto: Kirsten Oborny)

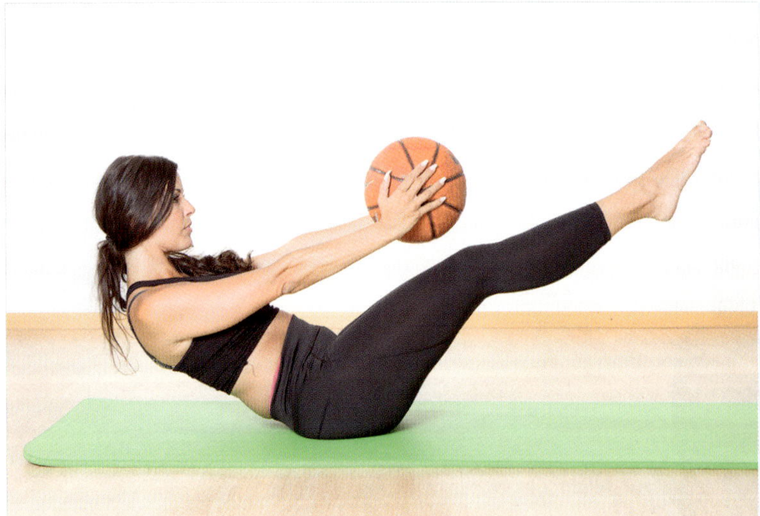

Abb. 3.106 M. obliquus abdominis internus und externus – Russian Twist: Variation mit angehobenen Beinen (Foto: Kirsten Oborny)

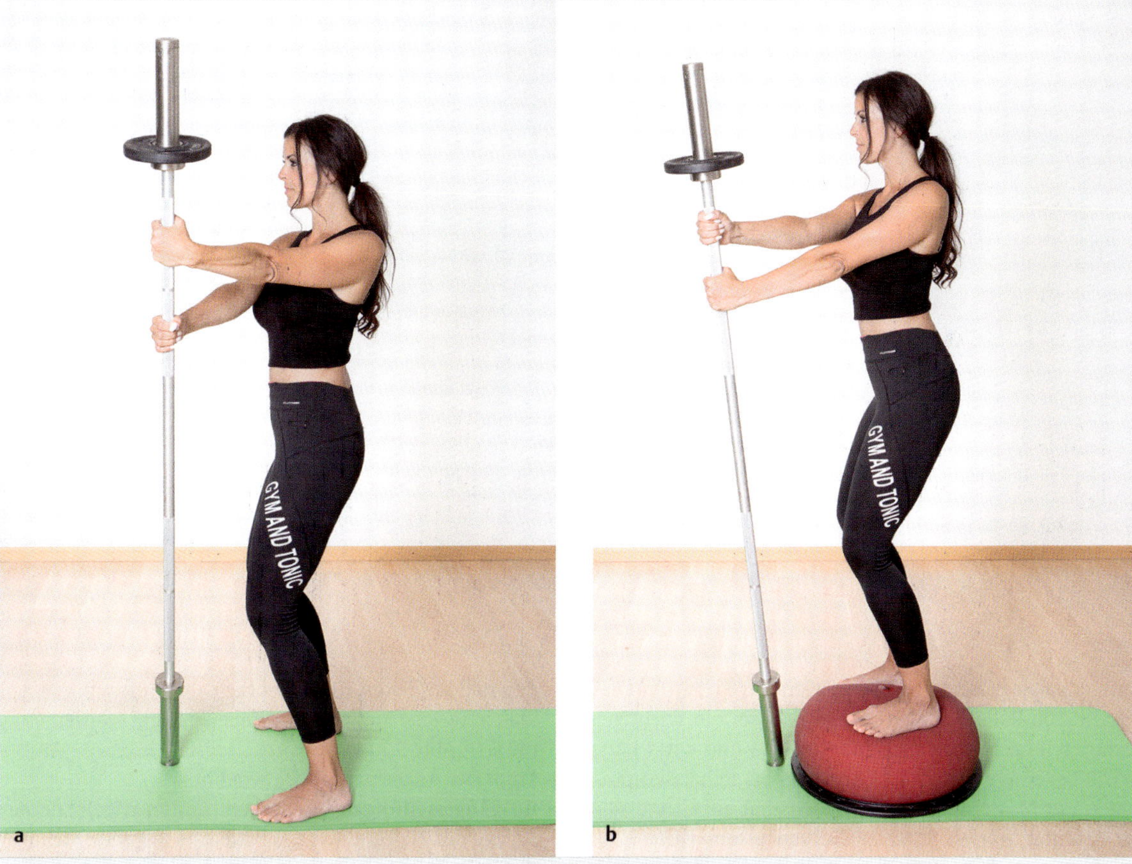

Abb. 3.107 M. obliquus abdominis internus und externus – Russian Twist: Variation im Stand
a mit Langhantel (Foto: Kirsten Oborny)
b mit Langhantel auf labiler Unterlage (Foto: Kirsten Oborny)

3.5 M. sternocleidomastoideus

3.5.1 Anatomie in vivo

Der M. sternocleidomastoideus ist ein Skelettmuskel der oberflächlichen Schicht der bauchwärts (ventral) gelegenen Halsmuskulatur. Es handelt sich um einen zweiköpfigen Muskel, an dem man einen seitlichen (Caput laterale) und einen zur Körpermitte hin gelegenen Kopf (Caput mediale) unterscheiden kann (▶ Abb. 3.108). Beide Köpfe verlaufen schräg über die Seitenfläche des Halses. Jeder Mensch besitzt zwei große Kopfwender: einen linken (M. sternocleidomastoideus sinister) und einen rechten (M. sternocleidomastoideus dexter). Der Ursprung des seitlichen Kopfes liegt an der Oberkante und Vorderfläche des zur Körpermitte gelegenen Drittels der Clavicula. Von dort laufen seine fleischigen und sehnenplattenartigen Fasern fast vertikal nach oben. Der zur Körpermitte hin gelegene Kopf entspringt an der Vorderfläche des Manubrium sterni. Von dort laufen seine Fasern nach kraniolateral und dorsal. Der Ansatz des großen Kopfwenders liegt zum größten Teil an der Außenseite des Processus mastoideus. Über eine dünne Sehnenplatte setzt er weiterhin an der seitlichen Hälfte der Linea nuchae superior des Os occipitale an. Der große Kopfwender bewirkt bei einseitiger Kontraktion eine Lateralflexion des Kopfs in Richtung der Schulter zur gleichen Seite sowie eine leichte Extension bzw. nach hinten. Gleichzeitig findet eine Rotation zur Gegenseite statt. Bei fixiertem Kopf wirken beide großen Kopfwender (linker und rechter) zusammen als Atemhilfsmuskel. Beidseits innerviert macht er eine Flexion.

3.5.2 Mögliche Beschwerden bei Dysfunktion des Muskels

Dieser Muskel spielt eine große Rolle in verschiedenen Situationen. Bei Dysfunktion kommt es häufig zu Rotationseinschränkungen oder Lateralflexionen. Meist reagiert der Muskel mit einem Hypertonus, da er häufig die Schwäche von verschiedensten Muskeln ausgleichen möchte. Laut Thomas Myers, dem Autor von „Anatomy

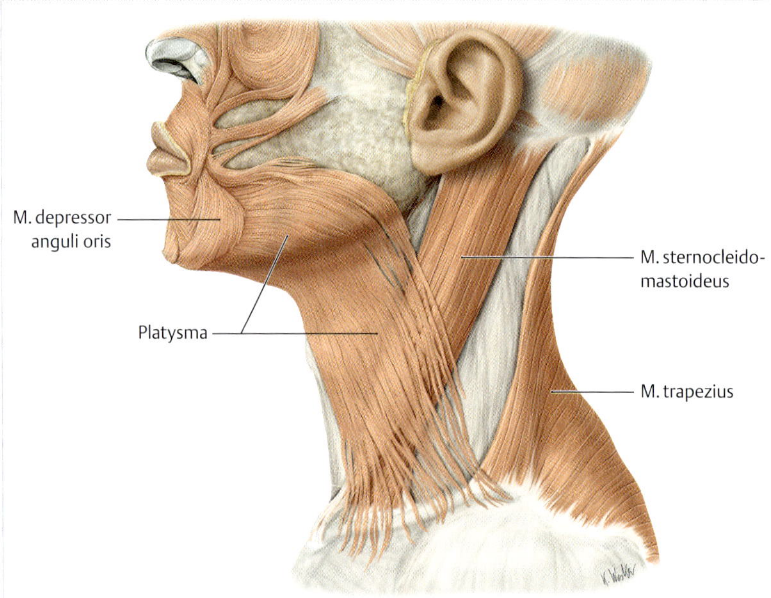

Abb. 3.108 M. sternocleidomastoideus (Abb. aus: Schünke M, Schulte E, Schumacher U. Prometheus. LernAtlas der Anatomie. Allgemeine Anatomie und Bewegungssystem. Illustrationen von M. Voll und K. Wesker. 5. Aufl. Stuttgart: Thieme; 2018)

Trains", spielt dieser Muskel in vielen Muskelketten eine wesentliche Rolle. Somit ist dieser Muskel ein wichtiger Bestandteil nach einem Schleudertrauma und wirkt häufig mit bei einem Torti collis oder einer Schiefhalssymptomatik. Der M. sternocleidomastoideus hat auf Grund seiner Affinität zum vegetativen Nervensystem einen großen Einfluss auf den Schläfenpuls. Bei Dysfunktion kann dieser Muskel zur einseitigen Pulsverstärkung führen, welche zur retrobulbären Symptomatik führen kann und migräneähnliche Kopfschmerzen auslöst. Bei Dysfunktion kann es auch noch zu weiteren vegetativen Begleiterscheinungen kommen, wie z. B. Schwindel, Übelkeit, Konzentrationsstörungen und zu vermehrtem Schwitzen.

3.5.3 Kinesio-Tape-Applikation – Muskeltechnik M. sternocleidomastoideus

- **Vorbereitung:** Schnitttechnik I-Tape.
- **Ausgangsstellung des Patienten für den Anker:** Der Patient sitzt auf der Bank, der Oberkörper ist relativ aufgerichtet.
- **Anlage des Ankers:** Der Anker ist entweder kaudal im Bereich des Sternoclaviculargelenks oder kranial am Mastoid (▶ Abb. 3.110). Ausfindig gemacht wird der Anker durch den Verschiebetest. Ein spezieller Test für diesen Muskel ist der Arteria-temporalis-Test. Hierfür wird der Temporalispuls beidseitig palpiert. Dieser ist auffällig, wenn er einseitig erhöht ist. Nun bleibt man mit der Palpationshand auf dem erhöhten Puls und verschiebt mit der anderen Hand den M. sternocleidomastoideus nach kranial oder kaudal (Verschiebetest). Wenn eine Verschieberichtung positiv ist, dann normalisiert sich der Puls auf der palpierten Seite innerhalb von Sekunden und wird vom Tonus deutlich abnehmen. Somit ist klar, in welche Richtung das Tape angelegt werden muss (▶ Abb. 3.111).
- **Tipp:** Der Anker wird nicht gedehnt.
- **Ausgangsstellung des Patienten für den Zügel:** Für die Anlage des Zügels muss der Patient in folgende Stellung gebracht werden. Der Kopf wird vorpositioniert in: Extension, Seitneigung zur Gegenseite und Rotation zur gleichen Seite (▶ Abb. 3.112).
- **Anlage des Zügels:** Jetzt wird der Zügel ohne Zug auf dem Tape auf die Haut angeklebt. Der Zügel für den Muskel verläuft schräg (▶ Abb. 3.109).

3.5.4 Training des M. sternocleidomastoideus

▶ Übung 1, Kopfheben in Rückenlage

▶ Ziel. Ziel dieser Übung ist es, die Stabilität der HWS zu verbessern. Mit dieser Übung kann zu einem sehr frühen Stadium nach Schleudertrauma oder bei massiven Instabilitäten begonnen werden. Die Übung verbessert die Kraftausdauerleistung des Muskels enorm und hilft bei der richtigen Positionierung der HWS mit.

▶ Ausgangsstellung. Der Patient liegt auf dem Boden, die Arme liegen neben dem Körper, die Beine sind gestreckt. Wenn möglich, wird der Kopf auf dem Boden abgelegt; sollte dies noch nicht möglich sein, kann mit einem Kissen ausgeholfen werden (▶ Abb. 3.114).

▶ Ausführung. Nun hebt der Patient den Kopf maximal 1 cm vom Boden ab. Dabei zieht er das Kinn leicht Richtung Brustbein. Dies sollte im Idealfall mindestens 10 Sekunden gehalten werden, ohne dabei die Position zu verändern (▶ Abb. 3.113).

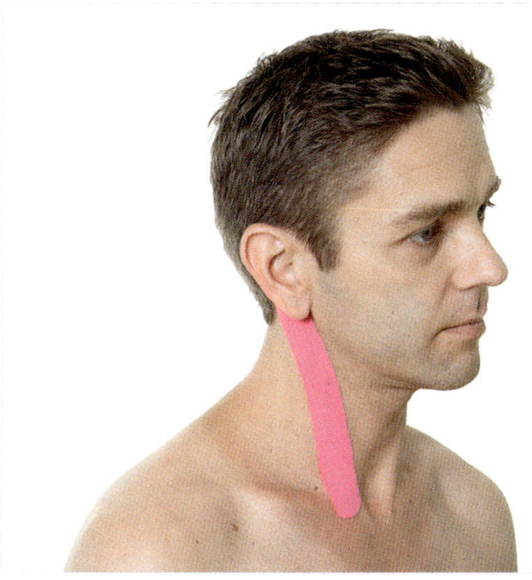

Abb. 3.109 Fertige Kinesio-Tape-Applikation: Muskeltechnik M. sternocleidomastoideus (Foto: Kirsten Oborny)

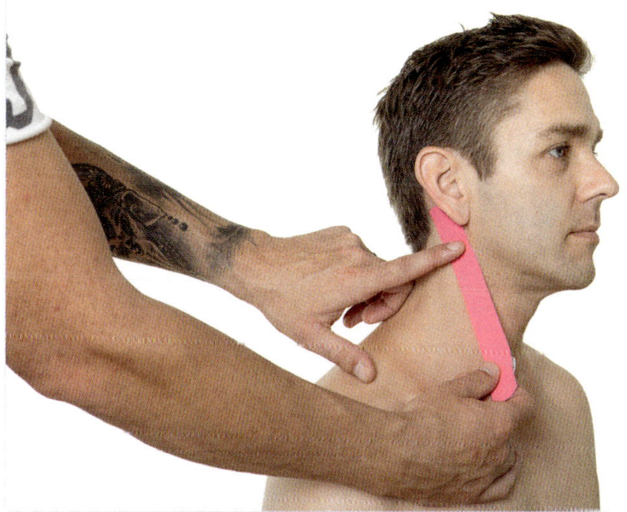

Abb. 3.110 Anbringen des Ankers für die Muskeltechnik M. sternocleidomastoideus am Mastoid (Foto: Kirsten Oborny)

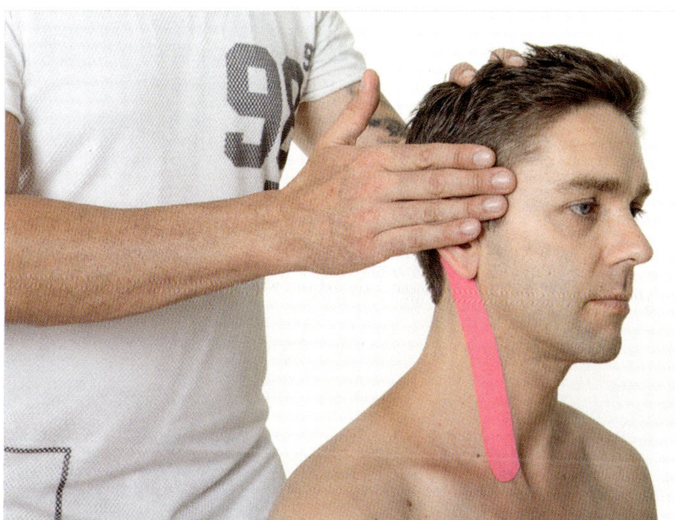

Abb. 3.111 Palpation des Arteria-temporalis-Pulses (Foto: Kirsten Oborny)

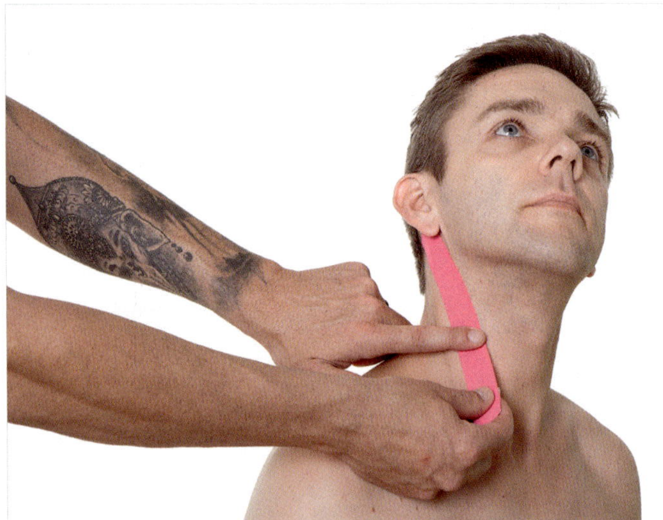

Abb. 3.112 Ankleben des Zügels für die Muskeltechnik M. sternocleidomastoideus in HWS-Extension, -Seitneigung zur Gegenseite und -Rotation zur gleichen Seite (Foto: Kirsten Oborny)

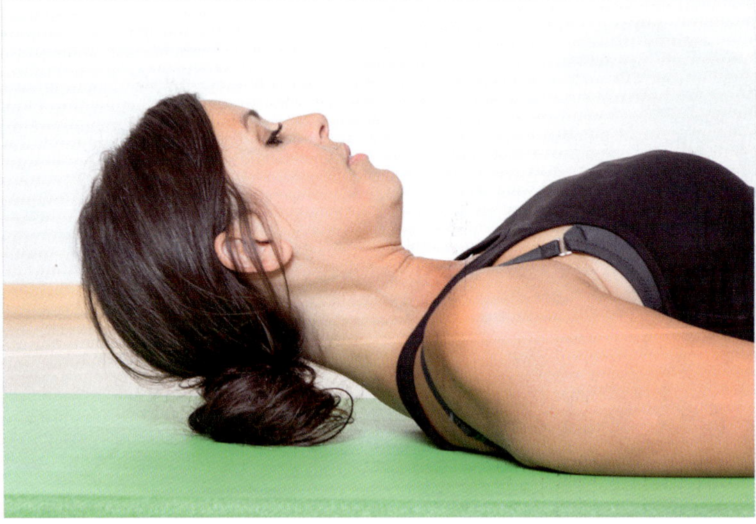

Abb. 3.113 M. sternocleidomastoideus – Kopfheben aus Rückenlage: Durchführung (Foto: Kirsten Oborny)

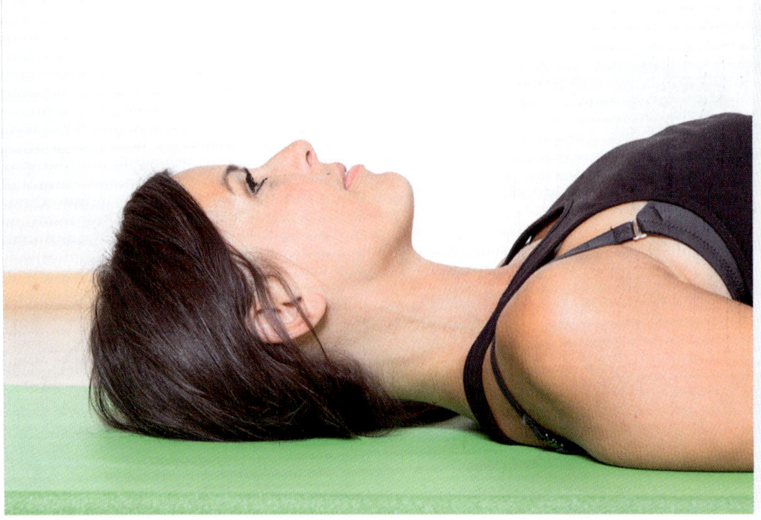

Abb. 3.114 M. sternocleidomastoideus – Kopfheben aus Rückenlage: Ausgangsstellung (Foto: Kirsten Oborny)

▸ **Steigerung.** Gesteigert werden kann diese Übung durch die Zeit: je länger die Position gehalten werden muss, umso anstrengender. Oder man baut mehrere Sätze ein.

▸ **Tipps.** Die häufigste Ausweichbewegung ist das Auflösen der Kinn-Brustbein-Stellung, d. h., das Kinn kippt nach oben weg (▸ Abb. 3.115). Ein weiteres Zeichen für die Schwäche wäre das Ausweichen in die vermehrte Flexion der HWS (▸ Abb. 3.116).

▸ **Variation.** Variabilität bekommt man durch die Veränderung der Unterstützungsfläche, z. B. den Wechsel auf eine Pilatesrolle (▸ Abb. 3.117). Dann können bei sehr guter und langer korrekter Ausführung Zusatzbewegungen mit den Extremitäten gemacht werden, z. B. Arme abspreizen oder Beine im Wechsel abheben (▸ Abb. 3.118 und ▸ Abb. 3.119).

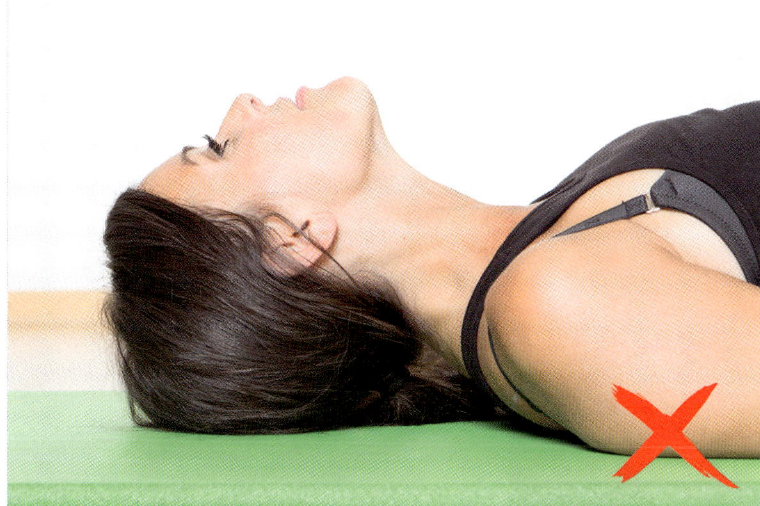

Abb. 3.115 M. sternocleidomastoideus – Kopfheben aus Rückenlage: Fehlerhafte Ausführung (Auflösen der Kinn-Brustbein-Stellung) (Foto: Kirsten Oborny)

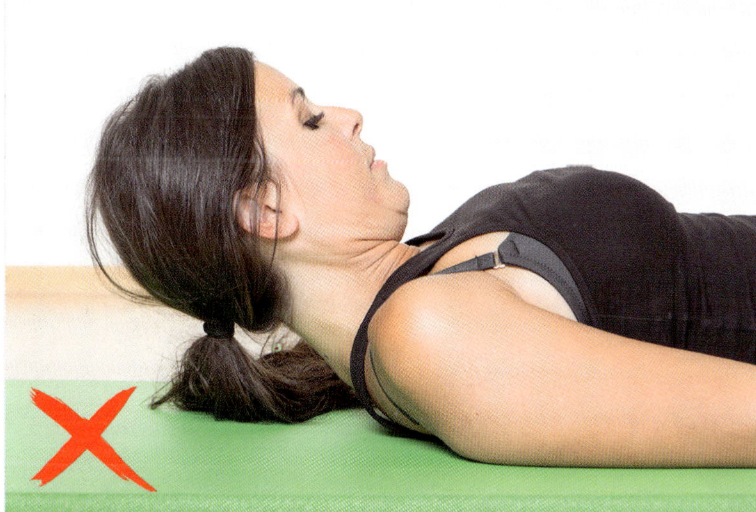

Abb. 3.116 M. sternocleidomastoideus – Kopfheben aus Rückenlage: Fehlerhafte Ausführung (zu starke Flexion der HWS) (Foto: Kirsten Oborny)

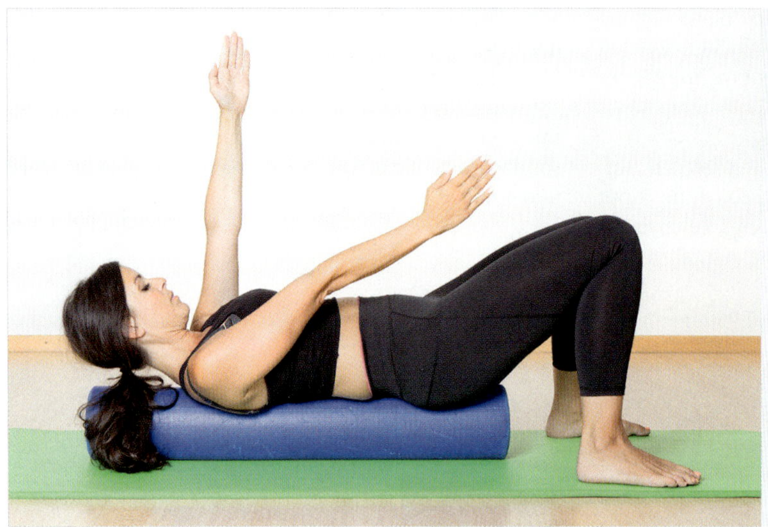

Abb. 3.117 M. sternocleidomastoideus – Kopfheben aus Rückenlage: Variation auf Pilatesrolle und mit Armbewegungen (Foto: Kirsten Oborny)

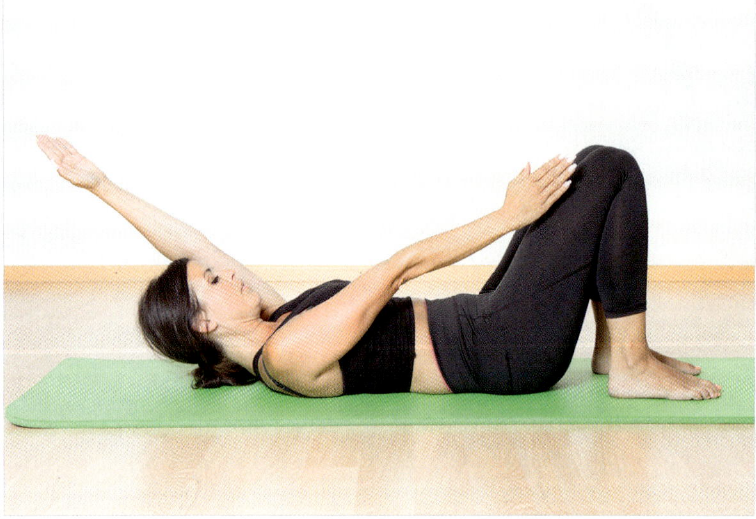

Abb. 3.118 M. sternocleidomastoideus – Kopfheben aus Rückenlage: Variation mit wechselseitigen Armbewegungen (Foto: Kirsten Oborny)

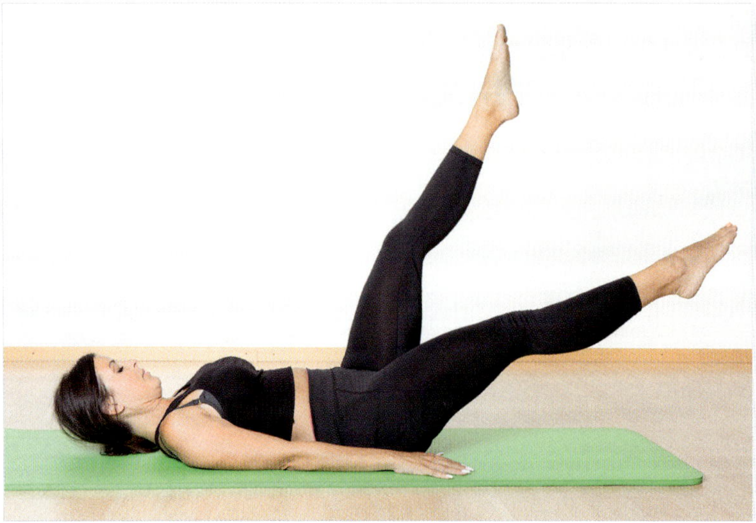

Abb. 3.119 M. sternocleidomastoideus – Kopfheben aus Rückenlage: Variation mit wechselseitigen Beinbewegungen (Foto: Kirsten Oborny)

▸ Übung 2, Kopfheben in Rückenlage mit Rotation

▸ **Ziel.** Ziel dieser Übung ist es, die Stabilität in der Rotation der HWS zu verbessern. Mit dieser Übung kann zu einem sehr frühen Stadium nach Schleudertrauma oder bei massiven Instabilitäten begonnen werden. Die Übung verbessert die Kraftausdauerleistung des Muskels enorm und hilft bei der richtigen Positionierung der HWS mit.

▸ **Ausgangsstellung.** Der Patient liegt auf dem Boden, die Arme liegen neben dem Körper, die Beine sind gestreckt. Wenn möglich, wird der Kopf auf dem Boden abgelegt und soweit wie möglich zur Seite gedreht, sollte dies noch nicht möglich sein, kann mit einem Kissen ausgeholfen werden (▸ Abb. 3.121).

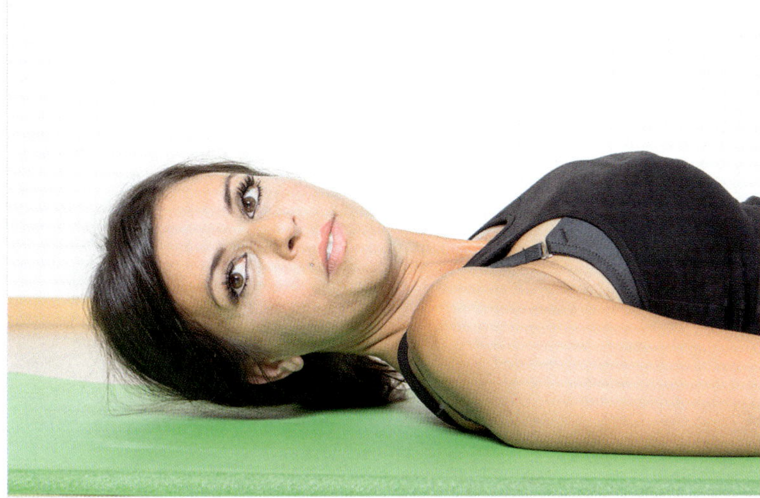

Abb. 3.120 M. sternocleidomastoideus – Kopfheben aus Rückenlage mit Rotation: Durchführung (Foto: Kirsten Oborny)

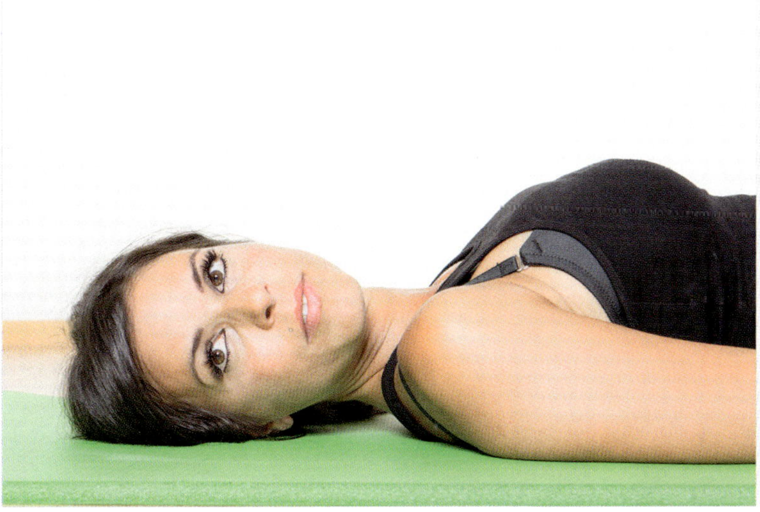

Abb. 3.121 M. sternocleidomastoideus – Kopfheben aus Rückenlage mit Rotation: Ausgangsstellung (Foto: Kirsten Oborny)

▶ **Ausführung.** Nun hebt der Patient seinen Kopf 1 cm vom Boden ab, ohne die Rotationsstellung zu verändern. Dabei zieht er sein Kinn leicht Richtung Brustbein und hält sein Hinterhaupt gestreckt (▶ Abb. 3.120).

▶ **Steigerung.** Gesteigert wird die Übung durch die Dauer oder den Umfang.

▶ **Tipps.** Es sollte v. a. darauf geachtet werden, dass die Rotationsstellung nicht aufgelöst wird, das Kinn am Brustbein bleibt und der Kopf nicht weiter in die Flexion geht (▶ Abb. 3.122).

▶ **Variation.** Variabilität bekommt man durch die Veränderung der Unterstützungsfläche, z. B. Wechsel auf eine Pilatesrolle (▶ Abb. 3.123). Dann können bei sehr guter und langer korrekter Ausführung Zusatzbewegungen mit den Extremitäten gemacht werden, z. B. Arme abwechselnd über den Kopf strecken oder Beine im Wechsel abheben (▶ Abb. 3.124 und ▶ Abb. 3.125).

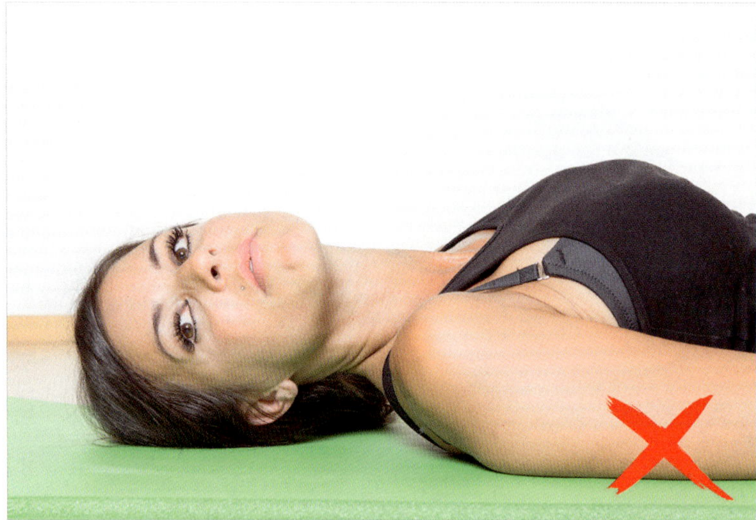

Abb. 3.122 M. sternocleidomastoideus – Kopfheben aus Rückenlage mit Rotation: Fehlerhafte Ausführung (Auflösung der Kinnposition) (Foto: Kirsten Oborny)

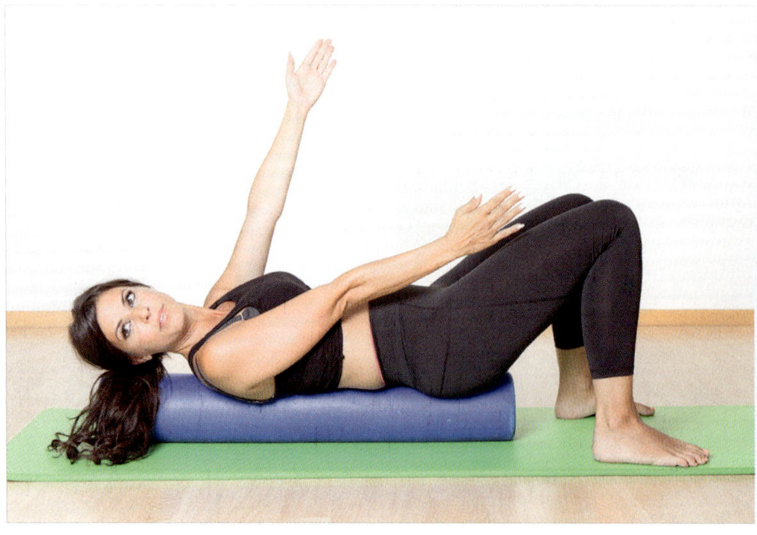

Abb. 3.123 M. sternocleidomastoideus – Kopfheben aus Rückenlage mit Rotation: Variation mit Pilatesrolle und Armbewegung (Foto: Kirsten Oborny)

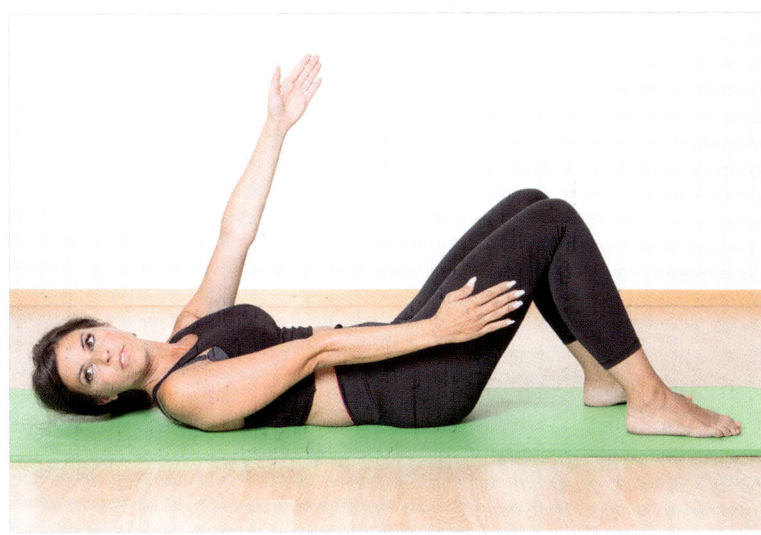

Abb. 3.124 M. sternocleidomastoideus – Kopfheben aus Rückenlage mit Rotation: Variation mit wechselseitigen Armbewegungen über Kopf (Foto: Kirsten Oborny)

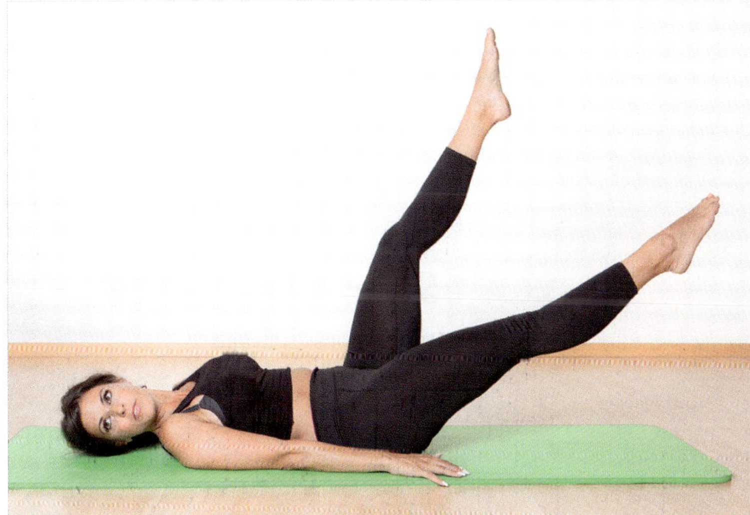

Abb. 3.125 M. sternocleidomastoideus – Kopfheben aus Rückenlage mit Rotation: Variation mit wechselseitigen Beinbewegungen (Foto: Kirsten Oborny)

3.6 M. piriformis

3.6.1 Anatomie in vivo

Der M. piriformis (▸ Abb. 3.126) ist ein flacher, pyramidal bis birnenförmig geformter Skelettmuskel der unteren Extremität, genauer der tiefen Schicht der Hüftmuskulatur. Er verläuft an der Innenseite des Beckens zum Oberschenkelknochen. Ursprungsfläche des birnenförmigen Muskels ist die laterale Innenfläche, die Facies pelvica des Os sacrum, wo er mit mehreren Zacken fleischig vom Knochen zwischen den vier vorderen Kreuzbeinlöchern entspringt. Weitere Faserzüge entstammen vom oberen Rand Incisura ischiadica major am Os ischii. Von dort aus verläuft er durch das große Foramen ischiadicum majus, welches er unterteilt, und setzt an der Innenseite der

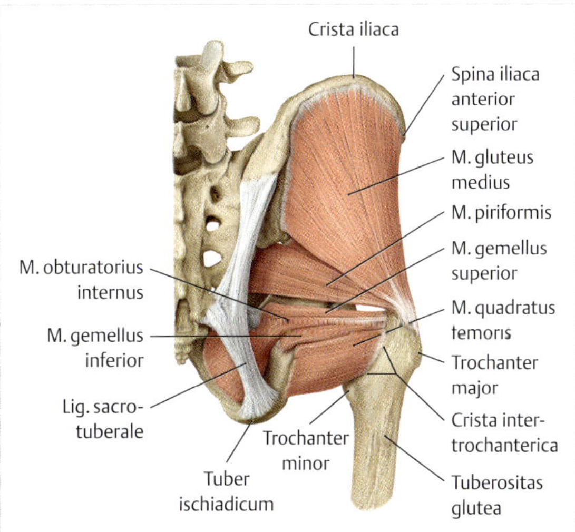

Abb. 3.126 M. piriformis (Abb. aus: Schünke M, Schulte E, Schumacher U. Prometheus. LernAtlas der Anatomie. Allgemeine Anatomie und Bewegungssystem. Illustrationen von M. Voll und K. Wesker. 5. Aufl. Stuttgart: Thieme; 2018)

Apex des Trochanter major des Femurs an. Der birnenförmige Muskel dreht den Oberschenkel im Stand nach außen, macht eine Abduktion und streckt ihn bzw. führt ihn nach hinten.

3.6.2 Mögliche Beschwerden bei Dysfunktion des Muskels

Die häufigsten Beschwerden bei Dysfunktion dieses Muskels äußern sich als das Piriformis-Syndrom. Dies tritt normalerweise nach einem Trauma auf und ist mit starken Schmerzen in der Gesäßregion verbunden. Diese Beschwerden werden v. a. durch eine Kompression von Teilen des Nervus ischiadicus ausgelöst. Das Piriformis-Syndrom wird oftmals mit einer Bandscheibenproblematik verwechselt, da die Symptome, die beim Piriformis-Syndrom in Erscheinung treten, einer Wurzelreizung des Nervus ischiadicus ähneln. Das Piriformis-Syndrom besteht häufig dann, wenn keine eindeutige Ursache für „Ischiasschmerzen" diagnostiziert werden kann. Der Ischiasnerv verlässt in Höhe des Gesäßes das Becken, läuft auf die Rückseite des Oberschenkels und schickt seine Äste schließlich bis in die Fußspitzen. An der Austrittsstelle zieht sich der Nerv gemeinsam und unmittelbar unterhalb des M. piriformis durch eine knöcherne Öffnung des Beckens entlang. Die eigentliche Ursache ist die nicht ausreichende Verlängerungsfähigkeit (entweder durch Verspannung oder Verkürzung) des Muskels, denn dazu neigt der M. piriformis mit der Zeit. Die Muskelmasse bleibt gleich, der Muskel wird dicker. Dieses vermehrte Platzbedürfnis geht zulasten des Ischiasnervs. Mögliche Ursachen sind langes einseitiges Sitzen (Computerarbeit, Autofahren), Geldtasche in der Gesäßtasche, Überanstrengung (v. a. vornübergebeugte Haltung) und Heben schwerer Gegenstände aus der Grätsche heraus. Der M. piriformis kompensiert viele Funktionsverluste seiner Synergisten, so z. B. kompensiert er gerne die Schwäche der Glutealmuskulatur und der ischiocruralen Muskulatur. Auch geht er oft einen Hypertonus ein, bei Dysfunktion im Iliosakralgelenk (Instabilität).

3.6.3 Kinesio-Tape-Applikation – Muskeltechnik für den M. piriformis

- **Vorbereitung:** Schnitttechnik Y-Tape.
- **Ausgangsstellung des Patienten für den Anker:** Der Patient liegt auf der Seite, der Oberkörper ist relativ aufgerichtet, die Beine leicht angebeugt.
- **Anlage des Ankers:** Der Anker befindet sich entweder medial im Bereich des Os sacrum oder lateral am Trochanter major des Femurs (▶ Abb. 3.128). Die Positionierung des Ankers wird durch den Verschiebetest erreicht. Ein zusätzlicher Test könnte der SLR-Test sein. Hier kann man herausfinden, ob der Ischiasnerv durch den M. piriformis gestört wird und in welche Richtung dieser faszilitiert werden muss (▶ Abb. 3.129).
- **Tipp:** Der Anker wird nicht gedehnt.
- **Ausgangsstellung des Patienten für den Zügel:** Für die Anlage des Zügels muss der Patient in folgende Stellung gebracht werden. Das obere Bein wird in maximale Hüftbeugung gebracht und in leichte Adduktion (▶ Abb. 3.130).
- **Anlage des Zügels:** Jetzt werden die Zügel ohne Zug auf das Tape auf die Haut angeklebt. Die Zügel für den Muskel verlaufen schräg über das Gesäß (▶ Abb. 3.127). Es werden beide Zügel nacheinander angebracht.
- **Tipp:** Jetzt sollte das Tape gut angerieben werden, damit richtig Wärme entsteht und das Tape eine gute Bindung mit der Haut eingehen kann.

3.6.4 Training des M. piriformis

▶ **Übung 1, Dehnung des Piriformis**

▶ **Ziel.** Ziel bei dieser Übung ist es, den Muskel aus seiner Verspannung mittels Dehnung zu bringen. Damit wird der Nervus ischiadicus von seinem Interface gelöst und kann wieder besser gleiten. Der M. piriformis drückt nicht mehr auf den Nerv und die ausstrahlende Dysfunktion wird beseitigt.

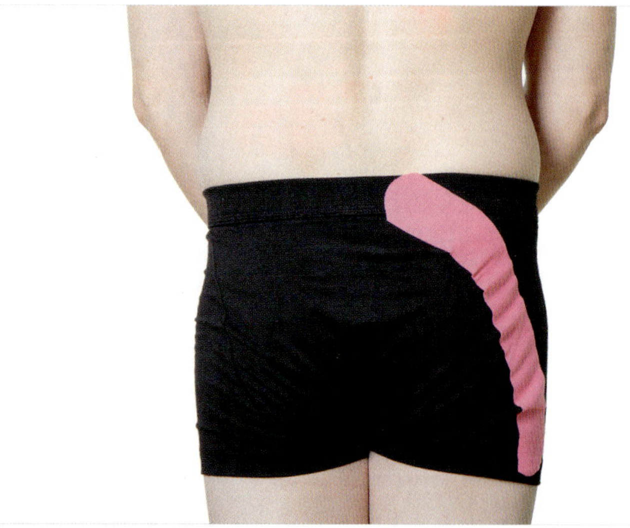

Abb. 3.127 Fertige Kinesio-Tape-Applikation: Muskeltechnik M. piriformis (Foto: Kirsten Oborny)

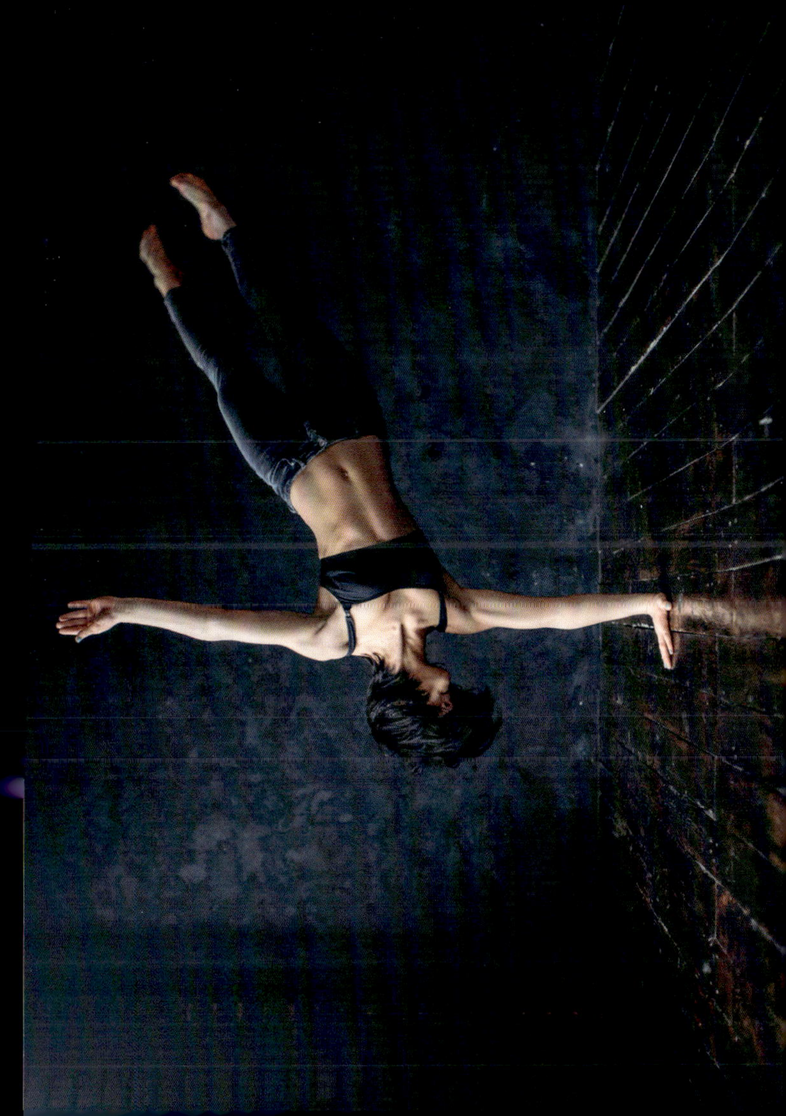

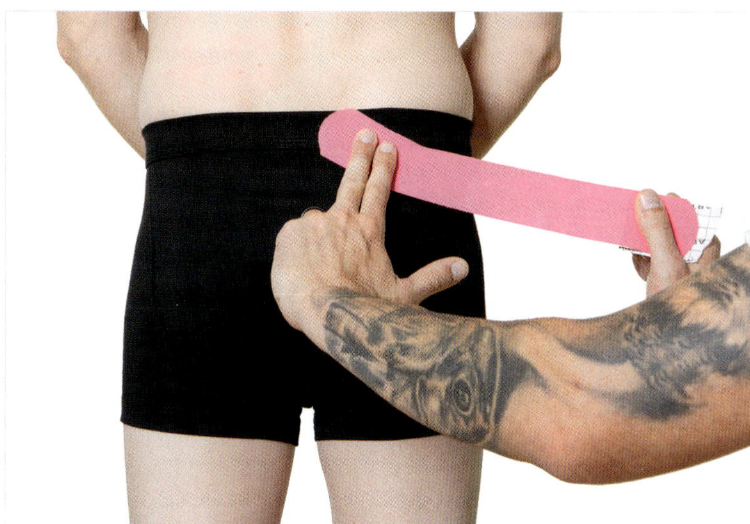

Abb. 3.128 Anbringen des Ankers für die Muskeltechnik M. piriformis am Os sacrum (Foto: Kirsten Oborny)

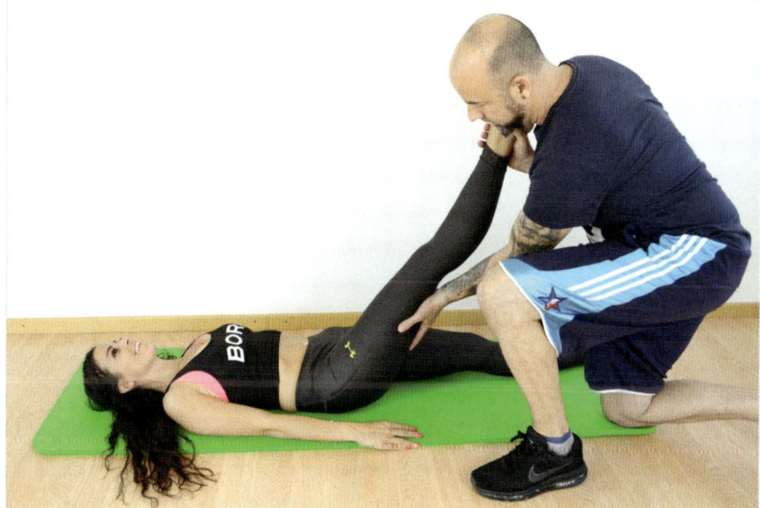

Abb. 3.129 SLR-Test mit Verschiebetest (Foto: Stephan Mogel)

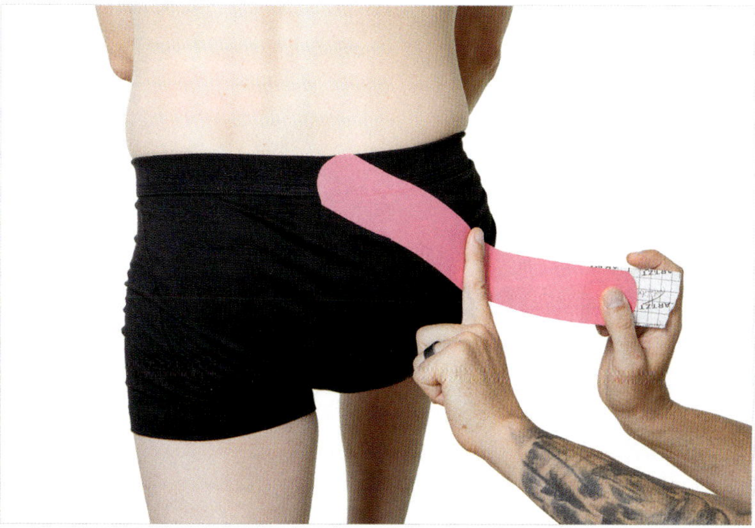

Abb. 3.130 Anbringen des Zügels für die Muskeltechnik M. piriformis in maximaler Hüftflexion und leichter -adduktion (Foto: Kirsten Oborny)

▶ **Ausgangsstellung.** Der Patient liegt auf dem Rücken, das betroffene Bein hält er mit der einen Hand am Knie und mit der anderen Hand am Knöchel. Das Bein ist in der Hüfte und im Knie gebeugt und der Unterschenkel nach innen gedreht. Das andere Bein liegt gestreckt daneben (▶ Abb. 3.132).

▶ **Ausführung.** Jetzt zieht der Patient seinen Oberschenkel Richtung Bauch, drückt das Knie dabei nach kaudal, aber zieht den Fuß nach kranial (Hebelwirkung). Das Bein wird so weit Richtung Bauch gezogen, bis eine deutliche Spannung im Gesäß stattfindet. Dann wird wieder etwas nachgelassen und danach die Spannung wieder aufgebaut. Dieser Prozess wird öfter wiederholt (▶ Abb. 3.131).

▶ **Tipps.** Die Dehnung sollte immer nur kurz gehalten und dafür mehrmals wiederholt werden. Bei dieser Übung macht es Sinn, sie mit einer Slumpmobilisation zu unterstützen. Diese Übung wird am besten im Sitzen auf einem Tisch ausgeführt. Dabei sitzt der Patient mit einem runden Rücken, die Hände auf dem Rücken abgelegt. Nun führt er das betroffene Bein im Knie in eine Extension (▶ Abb. 3.133), bis eine deutliche Spannung im Bein oder Gesäß evtl. im Rücken spürbar ist. Diese Position wird dann gehalten und dabei wird der Fuß auf der beschriebenen Seite mehrmals in Dorsalextension und Plantarflexion bewegt (▶ Abb. 3.134). Nach ca. 10 Wiederholungen wird dann der Fuß in der Dorsalextension gehalten und das Knie in Flexion und Extension mehrmals bewegt. Nach mindestens 10 Wiederholungen wird dann das Bein in der Extension gehalten, der Fuß bleibt in Dorsalextension und jetzt bewegt der Patient seinen Kopf in Flexion und Extension mehrmals (▶ Abb. 3.135). Auch dies muss mindestens 10-mal wiederholt werden.

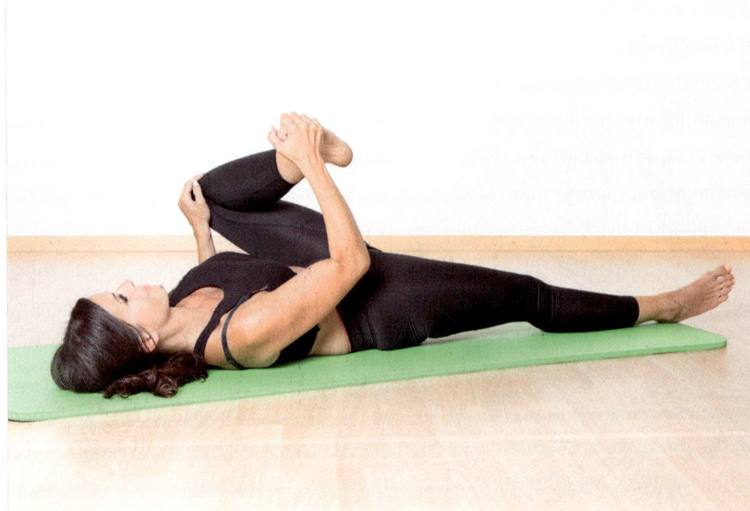

Abb. 3.131 M. piriformis – Dehnung: Durchführung (Foto: Kirsten Oborny)

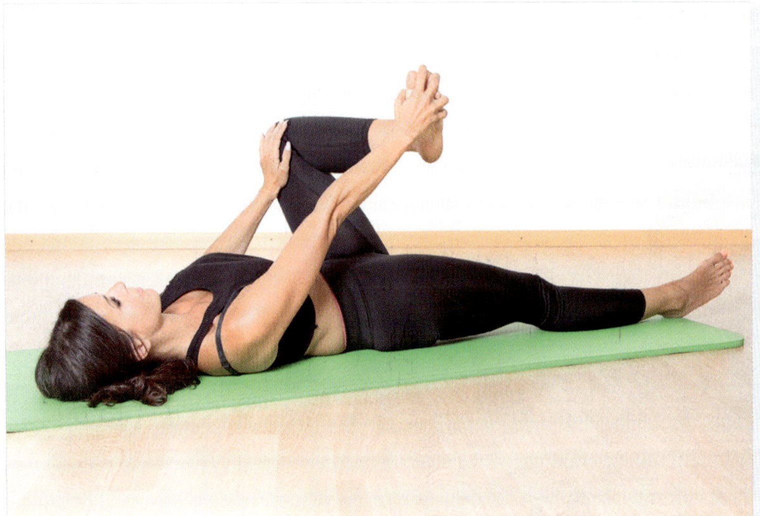

Abb. 3.132 M. piriformis – Dehnung: Ausgangsstellung (Foto: Kirsten Oborny)

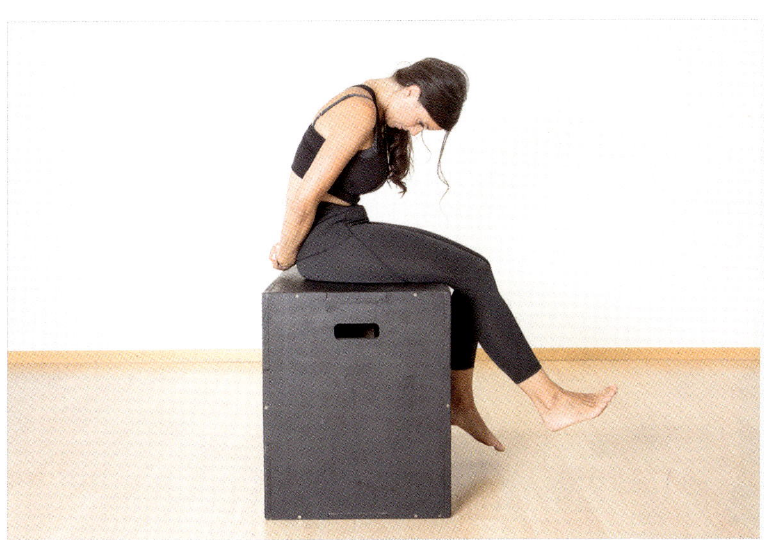

Abb. 3.133 Slumpmobilisation, Ausgangsstellung (Foto: Kirsten Oborny)

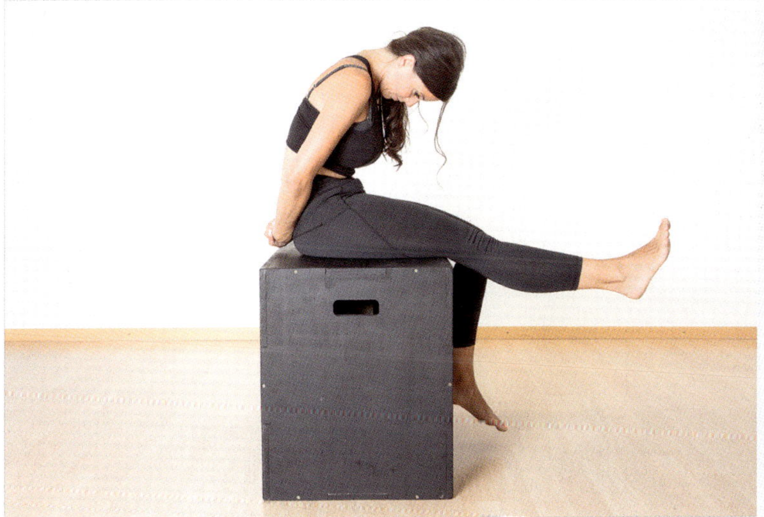

Abb. 3.134 Slumpmobilisation über den Fuß (Foto: Kirsten Oborny)

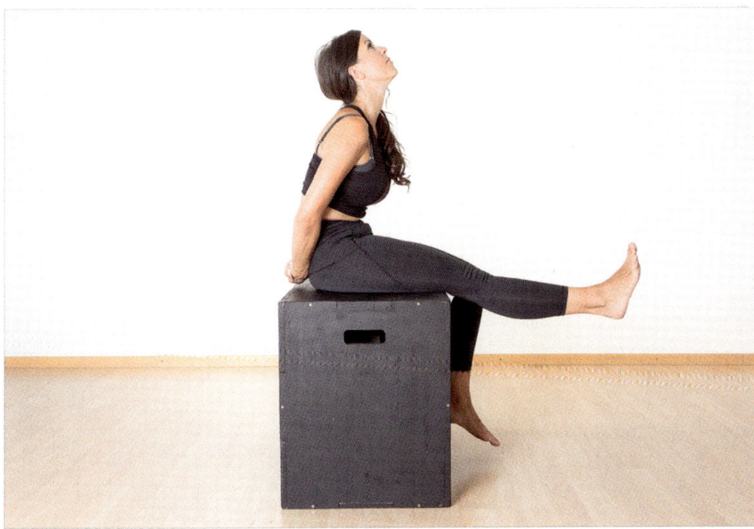

Abb. 3.135 Slumpmobilisation über den Kopf (Foto: Kirsten Oborny)

► **Variation.** Variationen für die Piriformisdehnung gibt es im Sitz (► Abb. 3.136). Dabei wird das eine Bein über das andere Bein gestellt. Dann dreht man mit dem Oberkörper über das angestellte Bein, sodass mit dem gegenüberliegenden Arm das Knie nach innen gedrückt werden kann. Damit wird ein ähnlicher Dehnungseffekt im Gesäß erreicht. Eine weitere Variation ist, die Dehnung im Stand durchzuführen, mit dem Bein abgelegt auf einem Tisch (► Abb. 3.137). Das Bein auf dem Tisch ist in einer Schneidersitzposition und der Patient beugt seinen Oberkörper über das Bein so weit, bis eine gute Dehnung im Gesäß spürbar ist. Bei beiden Übungsvarianten geht man immer nur kurz in die Dehnung hinein und lässt dann wieder nach, dies wird mehrmals hintereinander wiederholt.

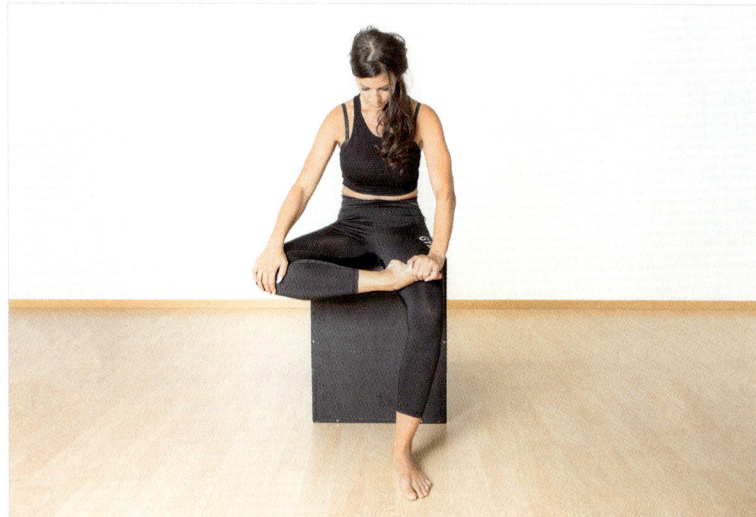

Abb. 3.136 M. piriformis – Dehnung: Variation im Sitz (Foto: Kirsten Oborny)

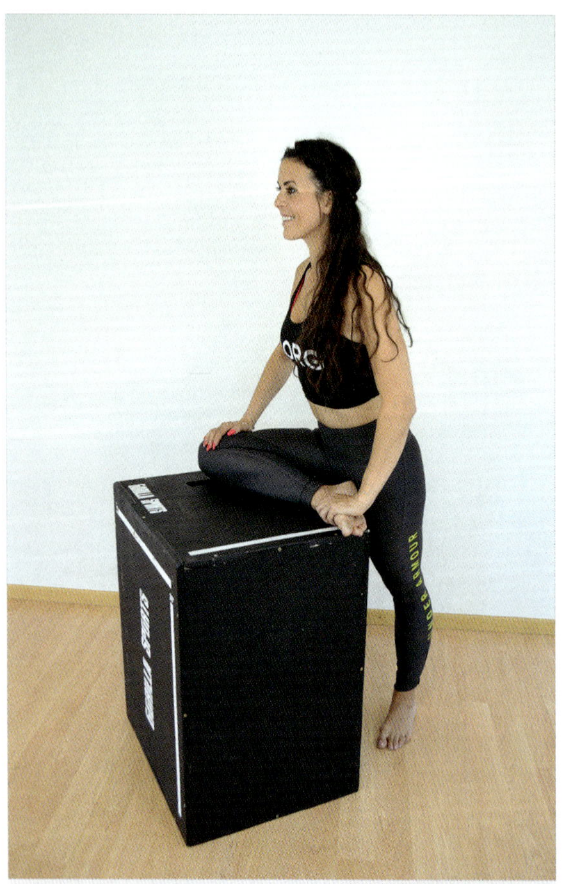

Abb. 3.137 M. piriformis – Dehnung: Variation mit dem zu dehnenden Bein auf einem Tisch (Foto: Stephan Mogel)

▸ Übung 2, Abspreizung in Seitlage mit Außenrotation

▸ Ziel. Ziel dieser Übung ist es, den M. piriformis in Seitlage gegen die Schwerkraft zu kräftigen. Sie eignet sich sehr gut, um diesen Muskel in einer frühen Phase wieder anzusteuern, da diese Übung ohne Kompression auf das Hüftgelenk und das Iliosakralgelenk ausgeübt wird. Dies macht v. a. bei Patienten mit Hüftarthrose oder mit diversen lumbalen Beschwerden (LVS, LSS, Lumbago, DH) Sinn.

▸ Ausgangsstellung. Der Patient liegt auf der Seite, das untere Bein ist angewinkelt und der obere Arm wird seitlich auf das Becken gestützt (▸ Abb. 3.138).

▸ Ausführung. Jetzt hebt der Patient das Bein seitlich gestreckt vom Boden ab und dreht dabei, so weit er kann, seinen Fuß nach außen, sodass die Fußzehen zur Decke zeigen. Danach führt er das Bein wieder Richtung Boden, bis er mit dem Bein den Boden berührt, dann geht es wieder in die Abspreizung mit Auswärtsdrehung (▸ Abb. 3.139). Das Limit dieser Bewegung ist dann erreicht, wenn der Beckenkamm sich nach kranial mitbewegt, dann ist die maximale Abduktion in der Hüfte vollendet.

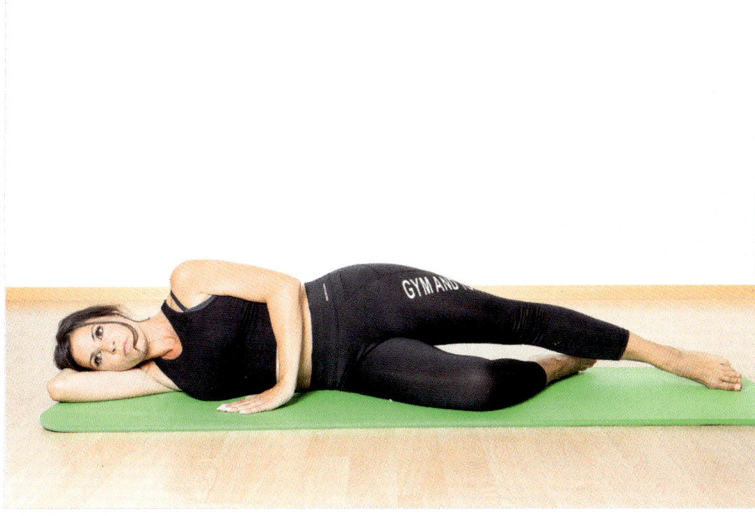

Abb. 3.138 M. piriformis – Abspreizung in Seitenlage mit Außenrotation: Ausgangsstellung (Foto: Kirsten Oborny)

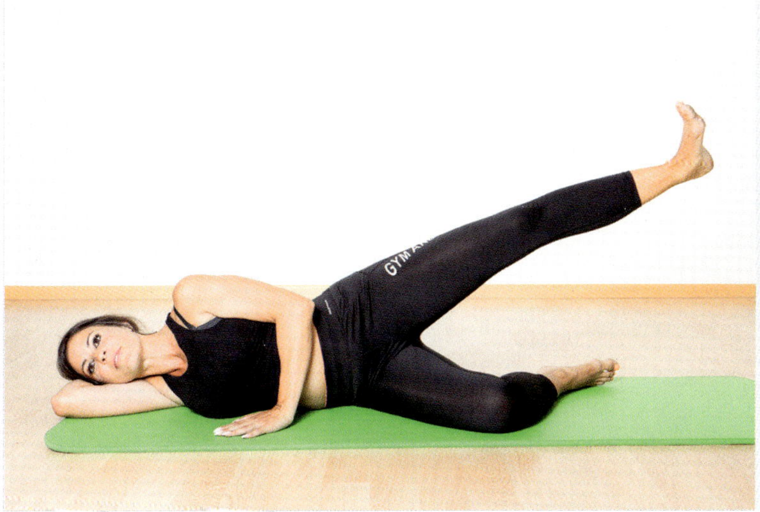

Abb. 3.139 M. piriformis – Abspreizung in Seitenlage mit Außenrotation: Durchführung (Foto: Kirsten Oborny)

▶ **Steigerung.** Die Übung kann durch Gewichtsmanschetten oder mit einem Theraband (▶ Abb. 3.140) erschwert werden. Dabei sollte der Rücken aber immer stabil gehalten werden und das Becken ruhig.

▶ **Tipps.** Die häufigsten nicht gewollten Ausweichbewegungen sind das kraniale Mitbewegen des Beckenkamms oder das vermehrte Hohlkreuz (▶ Abb. 3.141). Treten diese beiden Phänomene auf oder eines von beiden, dann ist der Schwierigkeitsgrad der Übung zu hoch oder die Bewegung wird groß ausgeführt.

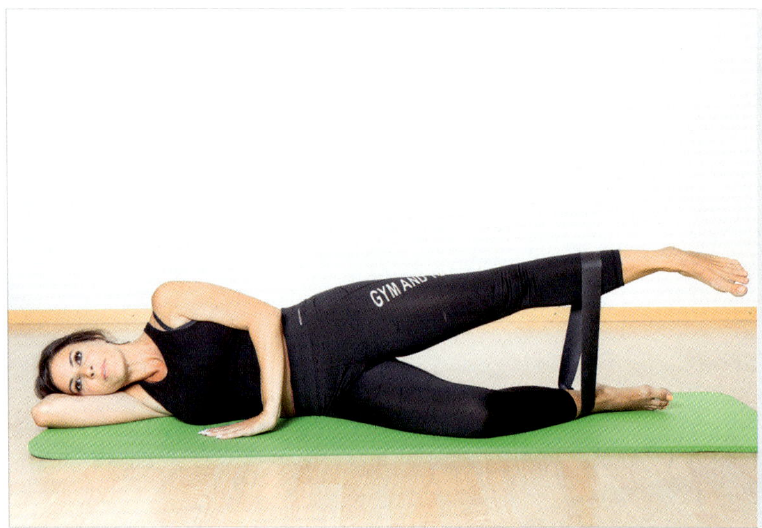

Abb. 3.140 M. piriformis – Abspreizung in Seitenlage mit Außenrotation: Steigerung mit Theraband (Foto: Kirsten Oborny)

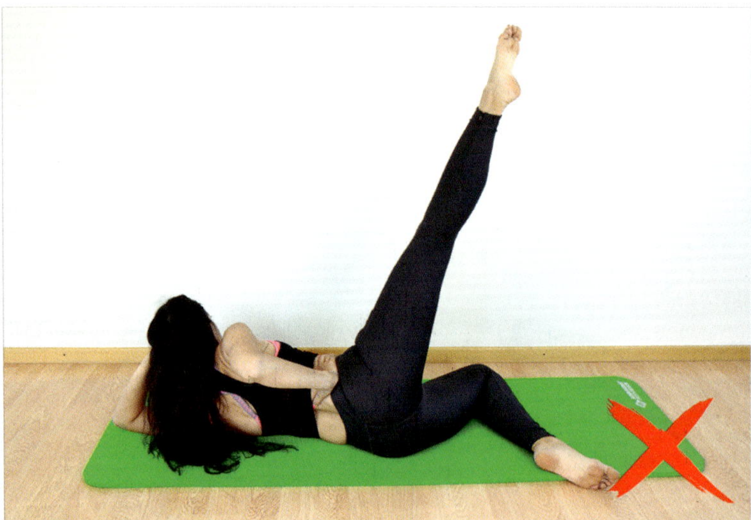

Abb. 3.141 M. piriformis – Abspreizung in Seitenlage mit Außenrotation: Fehlerhafte Ausführung (Hyperlordose und Mitbewegung des Beckenkamms) (Foto: Kirsten Oborny)

▶ **Variation.** Variationen bekommt man durch verschiedene Unterstützungsflächen, Matte oder Airex Pad (▶ Abb. 3.142). Oder es werden beide Beine gestreckt gleichzeitig vom Boden abgespreizt. Auch ist es möglich, während der Übung die Arme über den Kopf zu strecken (▶ Abb. 3.143) oder diese Übung im Stand mithilfe eines Kabelzugs auszuführen (▶ Abb. 3.144), auf verschiedenen Unterlagen (Airex Pad, Jumper, Sypoba; ▶ Abb. 3.145).

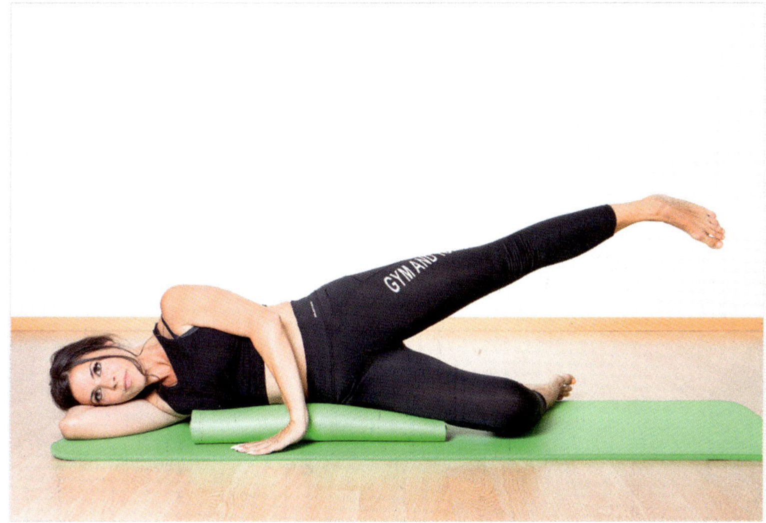

Abb. 3.142 M. piriformis – Abspreizung in Seitenlage mit Außenrotation: Variation auf labiler Unterlage (Foto: Kirsten Oborny)

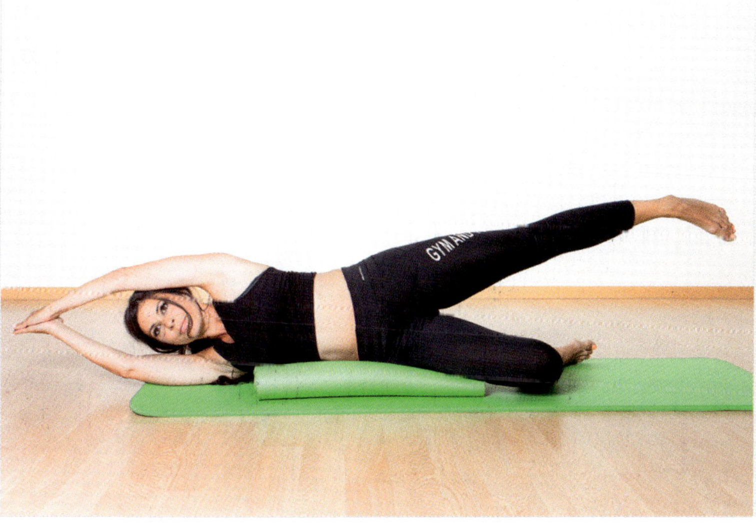

Abb. 3.143 M. piriformis – Abspreizung in Seitenlage mit Außenrotation: Variation auf labiler Unterlage und mit über den Kopf gestreckten Armen (Foto: Kirsten Oborny)

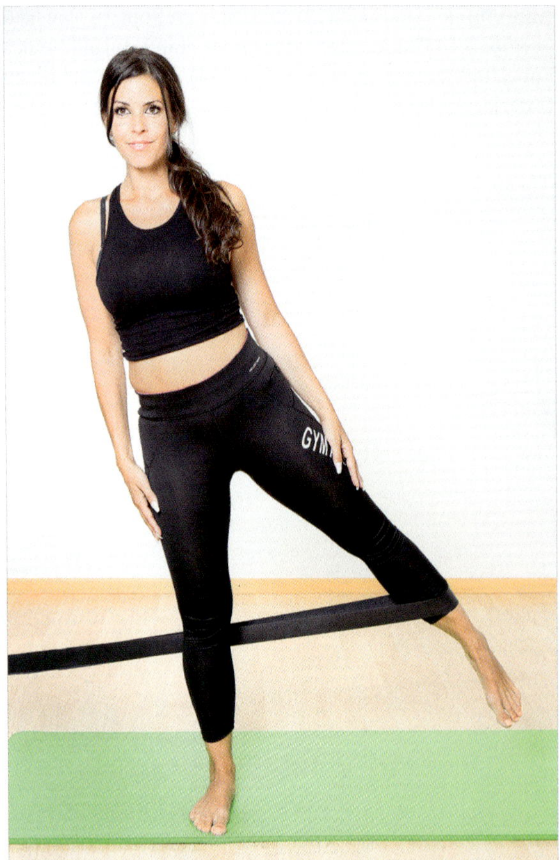

Abb. 3.144 M. piriformis – Abspreizung in Seitenlage mit Außenrotation: Variation im Stand mit Theraband (Foto: Kirsten Oborny)

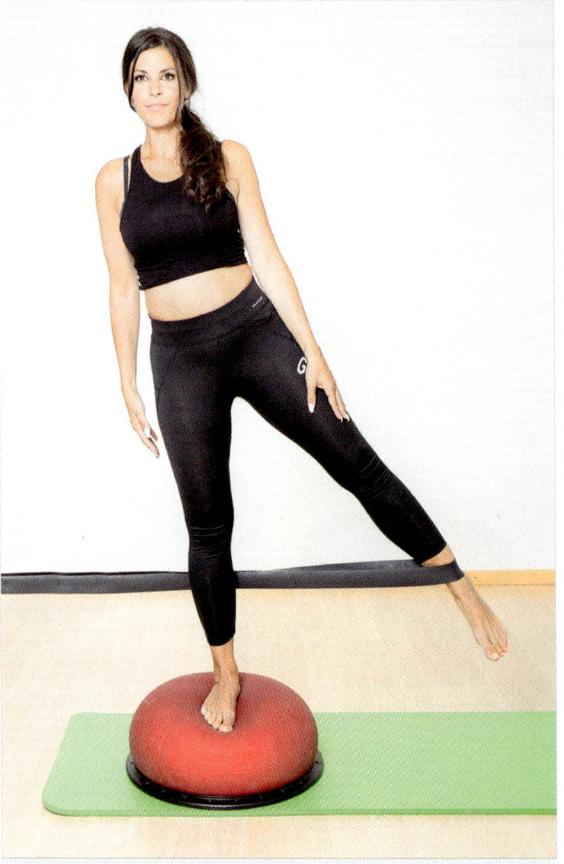

Abb. 3.145 M. piriformis – Abspreizung in Seitenlage mit Außenrotation: Variation im Stand mit Theraband auf Jumper (Foto: Kirsten Oborny)

3.7 Mm. rhomboideus major und minor

3.7.1 Anatomie in vivo

Der M. rhomboideus major (lat., wörtlich „größerer rautenförmiger Muskel") ist ein Skelettmuskel und gehört zur Rückenmuskulatur. Die Bezeichnung ergibt sich daraus, dass er als großer Rautenmuskel zusammen mit dem kleinen Rautenmuskel (M. rhomboideus minor), der oberhalb liegt, eine Raute bildet (▸ Abb. 3.146). Der M. rhomboideus major entspringt an den Dornfortsätzen des ersten bis vierten Brustwirbels und setzt am rückenseitigen Rand des Schulterblatts (Margo medialis) an. Er wird vom M. trapezius überdeckt. Zusammen mit diesem Muskel befestigt er das Schulterblatt am Thorax und zieht es in Richtung Wirbelsäule. Eine Schwäche des M. rhomboideus zeigt sich beim Menschen in der Ausprägung einer Scapula alata (Engelsflügel), d. h. einem Abstehen des medialen Schulterblattrandes vom Brustkorb.

Die Bezeichnung M. rhomboideus minor ergibt sich daraus, dass er als kleiner Rautenmuskel zusammen mit

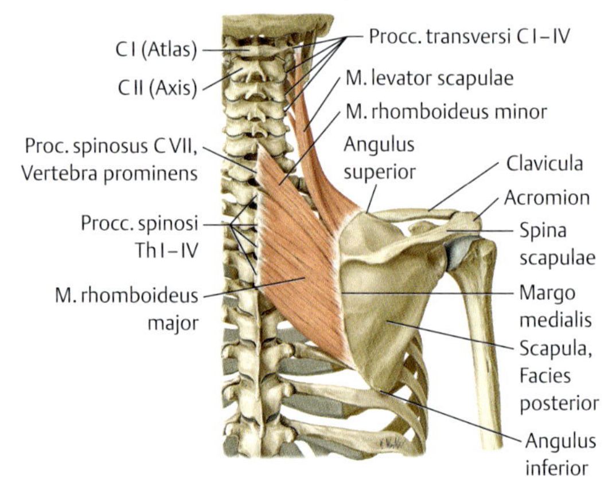

Abb. 3.146 Mm. rhomboideus major und minor (Abb. aus: Schünke M, Schulte E, Schumacher U. Prometheus. LernAtlas der Anatomie. Allgemeine Anatomie und Bewegungssystem. Illustrationen von M. Voll und K. Wesker. 5. Aufl. Stuttgart: Thieme; 2018)

dem großen Rautenmuskel (M. rhomboideus major) eine Raute bildet. Der Muskel entspringt an den Dornfortsätzen der letzten beiden Halswirbel und setzt am rückenseitigen Rand des Schulterblatts an. Der M. rhomboideus minor liegt oberhalb des M. rhomboideus major, beide werden vom M. trapezius überdeckt. Zusammen mit diesem Muskel befestigt er das Schulterblatt am Thorax und zieht es in Richtung Rücken.

3.7.2 Mögliche Beschwerden bei Dysfunktion der Muskeln

Bei einer Schwäche in den Mm. rhomboidei kann es zu einer Instabilität im skapulothorakalen Gelenk kommen. Das Schulterblatt kann nicht mehr so gut an die Wirbelsäule gezogen werden und provoziert somit eine generelle Fehlstellung des Schultergelenks. Dabei kommt es häufig zu Überlastungen im ventralen Schulterbereich und zu impingementähnlichen Symptomen v. a. bei verstärkter Flexion und/oder Abduktion in der Schulter. Eine Dysfunktion in diesem Muskel korreliert manchmal auch mit einer Dysfunktion des vegetativen Nervensystems, was sich in einem erhöhten Schläfenpuls äußern kann. Auch hilft dieser Muskel bei der oberen Aufrichtung in der BWS mit. Bei einer Schwäche in diesem Muskel kann der Patient Schwierigkeiten haben, die BWS extensorisch zu aktivieren. Häufig kommt es dann zu Fehlstellungen in der BWS (Buckelbildung) oder zu skoliotischen Veränderungen.

3.7.3 Kinesio-Tape-Applikation – Muskeltechnik für die Mm. rhomboideus major und minor

- **Vorbereitung:** Schnitttechnik 2-mal I-Tape.
- **Ausgangsstellung des Patienten für den Anker:** Der Patient sitzt auf der Bank, der Oberkörper ist aufgerichtet und die Schulterblätter leicht gegen die Wirbelsäule gezogen.
- **Anlage des Ankers:** Der Anker ist entweder auf dem Schulterblatt, entlang der Margo medialis oder an den Querfortsätzen an der Wirbelsäule (C 7–TH5, ▶ Abb. 3.148). Die genaue Position des Ankers wird über den Verschiebetest ausfindig gemacht.
- **Tipp:** Wenn beide Muskeln getapt werden sollen, dann ist es ratsam, zwei I-Tapes zu kleben. Es kann aber durchaus sein, dass nur ein Muskel zu tapen ist.
- **Ausgangsstellung des Patienten für den Zügel:** Für die Anlage des Zügels muss der Patient die entsprechende Hautregion in Vordehnung bringen. Die entsteht für diesen Muskel wie folgt: Der Patient geht mit der Hand der betroffenen Seite auf die gegenüberliegende Schulter, rollt den Oberkörper ein und dreht diesen leicht zur Gegenseite (▶ Abb. 3.149).
- **Anlage des Zügels:** Jetzt wird der Zügel ohne Zug auf das Tape auf die Haut angeklebt. Der Zügel für diesen Muskel verläuft schräg zwischen Wirbelsäule und Schulterblatt (▶ Abb. 3.147).

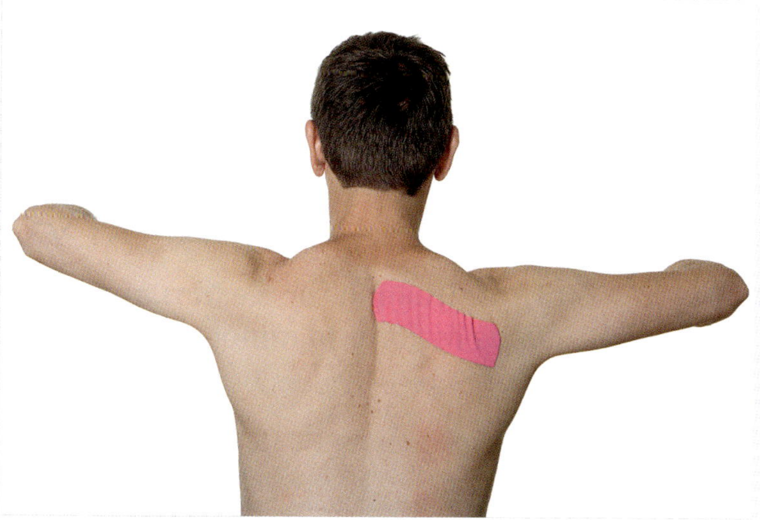

Abb. 3.147 Fertige Kinesio-Tape-Applikation: Muskeltechnik Mm. rhomboideus major und minor (Foto: Kirsten Oborny)

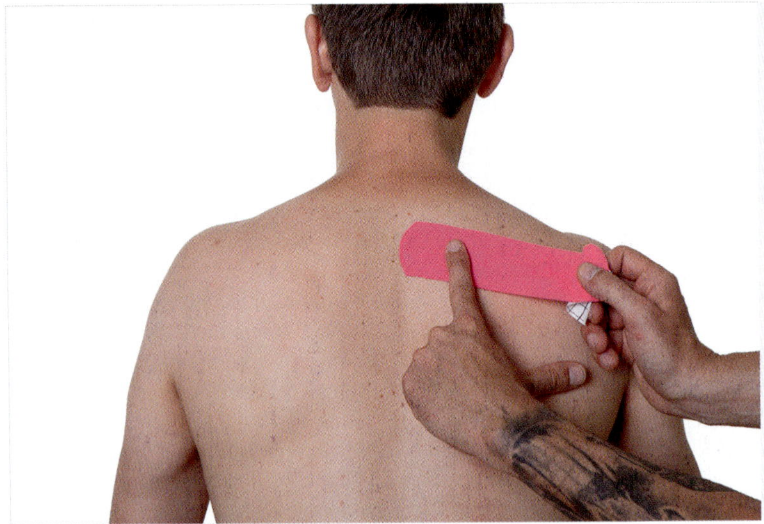

Abb. 3.148 Anlage das Ankers für die Muskeltechnik Mm. rhomboideus major und minor (Foto: Kirsten Oborny)

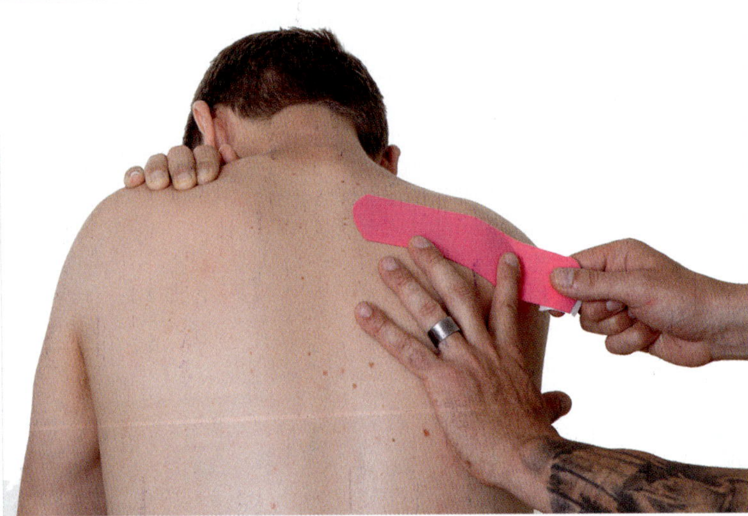

Abb. 3.149 Anbringen des Zügels für die Muskeltechnik Mm. rhomboideus major und minor: Hand auf gegenüberliegender Schulter, Oberkörper eingerollt und leicht rotiert (Foto: Kirsten Oborny)

- **Tipp:** Jetzt sollte das Tape gut angerieben werden, damit genügend Wärme entsteht und das Tape eine gute Bindung mit der Haut eingehen kann.

3.7.4 Training für die Mm. rhomboideus major und minor

▸ **Übung 1, Flieger in Bauchlage auf der Hantelbank**

▸ **Ziel.** Ziel dieser Übung ist es, den Muskel gegen die Schwerkraft zu aktivieren und die obere Aufrichtung zu fördern. Durch die große Unterstützungsfläche kann mit dieser Übung sehr früh im Training begonnen werden.

► **Ausgangsstellung.** Der Patient liegt auf dem Bauch auf einer Kurzhantelbank. Die Beine sind angewinkelt und mit den Füßen am Boden abgestellt. Beide Arme sind bis 90° in der Schulter abduziert und im Ellenbogen 90° flektiert. In den Händen kann ein Gewicht gehalten werden (► Abb. 3.151). Der Kopf wird leicht über der Bank gehalten, sodass die Nasenspitze die Bank gerade nicht berührt.

► **Ausführung.** Jetzt zieht der Patient seine beiden Ellenbogen, so weit er kann, hinter seine Körpermittellinie. So weit, dass der Oberkörper seine Position nicht verändert (► Abb. 3.150) und die Schulterblätter sich maximal zur Wirbelsäule bewegen. Der Bauch bleibt während der Übung leicht eingezogen und evtl. kann die BWS leicht in eine Extension mitbewegt werden.

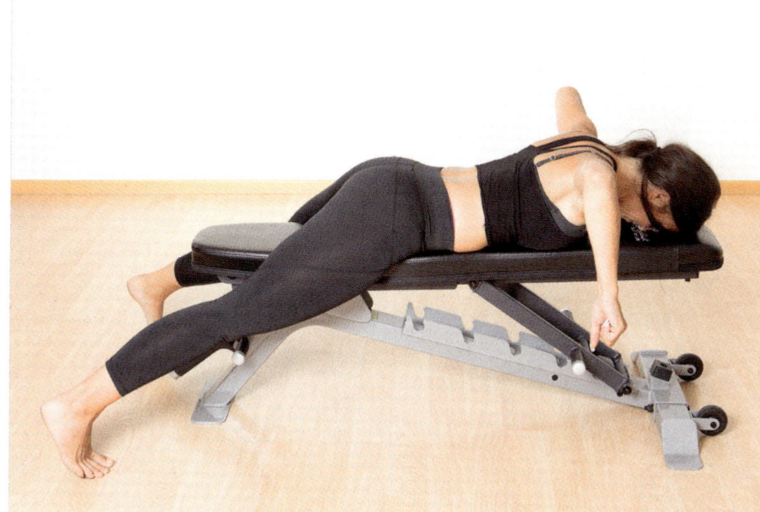

Abb. 3.150 Mm. rhomboideus major und minor – Flieger: Durchführung (Foto: Kirsten Oborny)

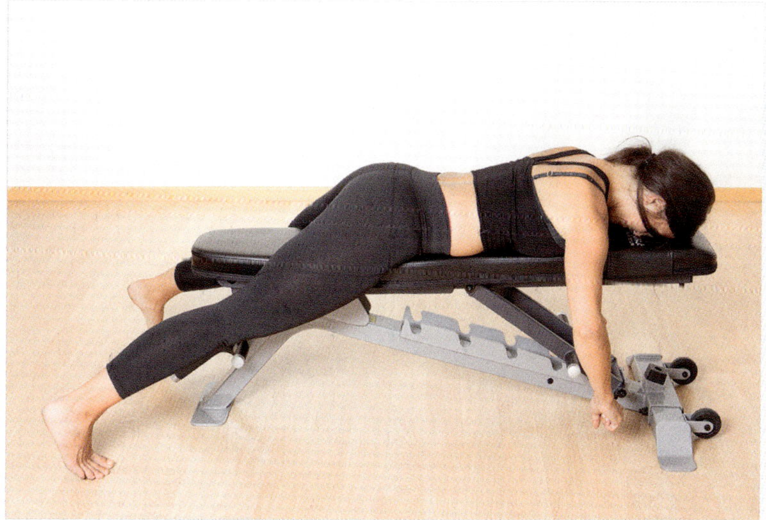

Abb. 3.151 Mm. rhomboideus major und minor – Flieger: Ausgangsstellung (Foto: Kirsten Oborny)

▶ **Steigerung.** Diese Übung kann gesteigert werden, indem das Gewicht verändert wird oder die Hebelverhältnisse, d. h., die Ellenbogen werden jetzt gestreckt (▶ Abb. 3.152).

▶ **Tipps.** Wichtig ist, dass während der Übung die LWS stabil gehalten werden muss, und es darf nicht in ein vermehrtes Hohlkreuz ausgewichen werden. Der Kopf darf seine Position auch nicht verlassen und in eine Extension ausweichen (▶ Abb. 3.153).

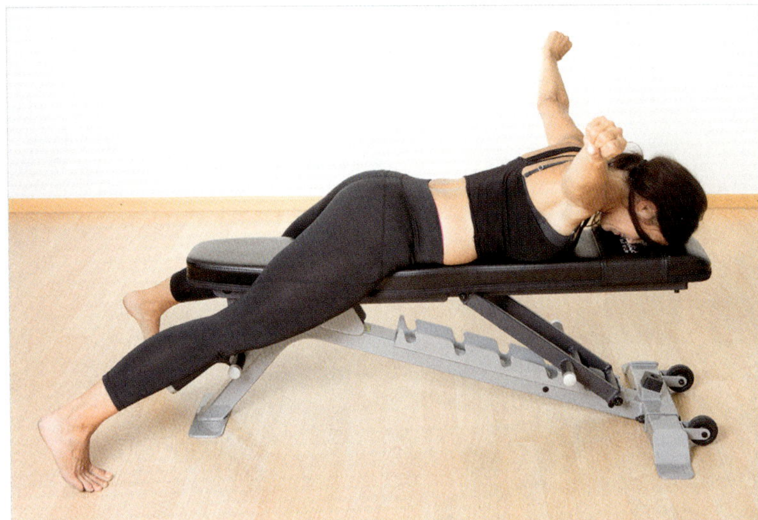

Abb. 3.152 Mm. rhomboideus major und minor – Flieger: Steigerung durch Strecken der Ellenbogen (Foto: Kirsten Oborny)

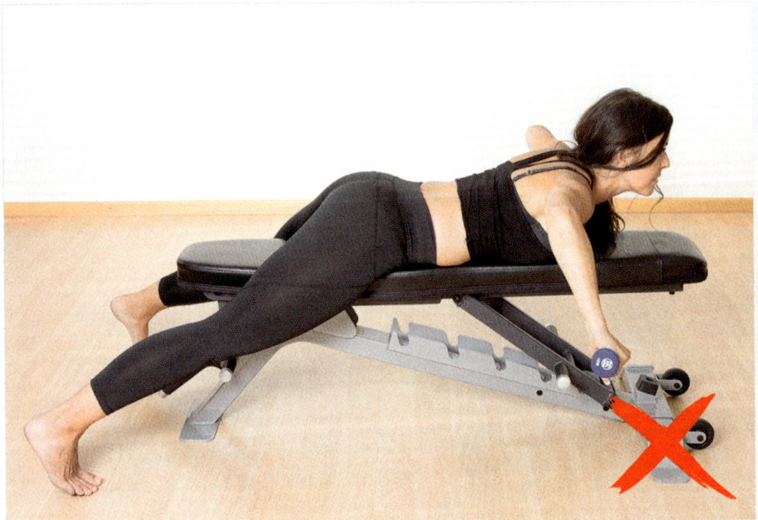

Abb. 3.153 Mm. rhomboideus major und minor – Flieger: Fehlerhafte Ausführung (übermäßige LWS-Lordose, Anheben des Kopfes) (Foto: Kirsten Oborny)

▶ **Variation.** Die Übung kann gut durch eine Veränderung der Unterstützungsfläche (Pilatesrolle, Gymnastikball, ▶ Abb. 3.154) variiert werden oder sie wird nur einarmig ausgeführt oder evtl. sogar alternierend (▶ Abb. 3.155).

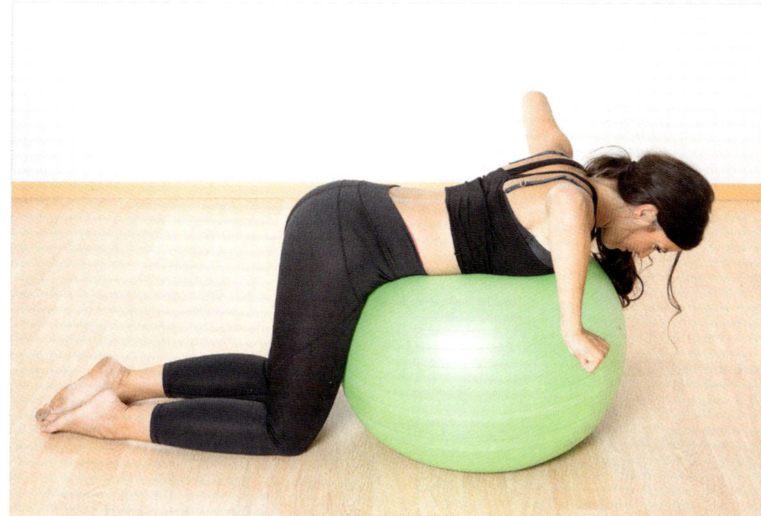

Abb. 3.154 Mm. rhomboideus major und minor – Flieger: Variation auf Gymnastikball (Foto: Kirsten Oborny)

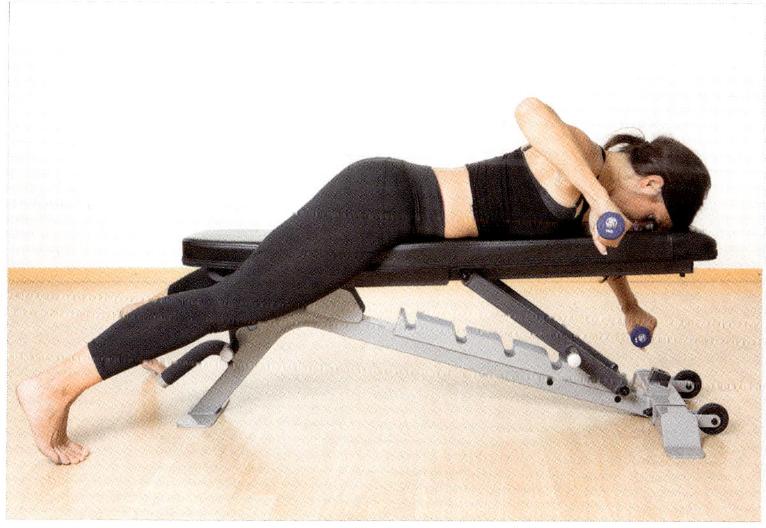

Abb. 3.155 Mm. rhomboideus major und minor – Flieger: Variation mit Zusatzgewicht und einarmiger, alternierender Ausführung (Foto: Kirsten Oborny)

► Übung 2; Barbell Row

► Ziel. Bei dieser Übung wird die Ruderbewegung mittels Langhantel im Stand trainiert. Das eignet sich v. a., um die LWS in Vorbeugung zu stabilisieren. Diese Übung bereitet sehr gut Alltagssituationen vor, wie z. B. Staubsaugen, Fegen, Unkrautjäten, Fließbandarbeiten und alle Vorgänge, bei denen etwas vom Boden aufgehoben werden muss.

► Ausgangsstellung. Der Patient steht gut hüftbreit auf dem Boden und die Knie sind leicht gebeugt, dabei beugt er gleichzeitig seinen Oberkörper nach vorne bis maximal 90°. Die LWS wird gestreckt und in eine natürliche Hohlkreuzposition gebracht. Der Kopf ist in die Wirbelsäulenverlängerung eingereiht. Und die Arme hängen entspannt vor dem Körper Richtung Boden und halten eine Langhantelstange (► Abb. 3.157).

► Ausführung. Nun zieht der Patient die Langhantelstange Richtung Bauchnabel, ohne dabei die Wirbelsäulenstellung zu verändern (► Abb. 3.156). Er sollte dabei die Schulterblätter aktiv zur Wirbelsäule ziehen.

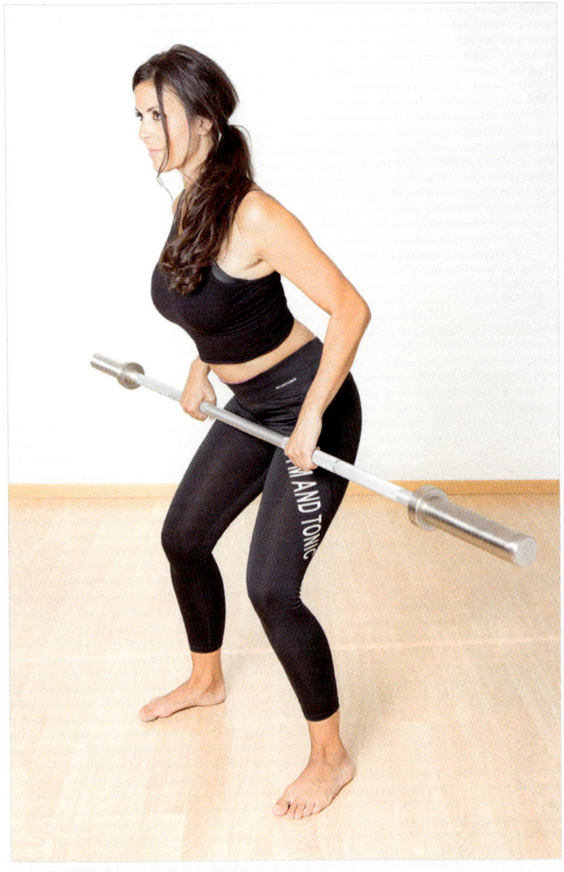

Abb. 3.156 Mm. rhomboideus major und minor – Barbell Row: Durchführung mit Betonung der Schulterblattbewegung zur Wirbelsäule (Foto: Kirsten Oborny)

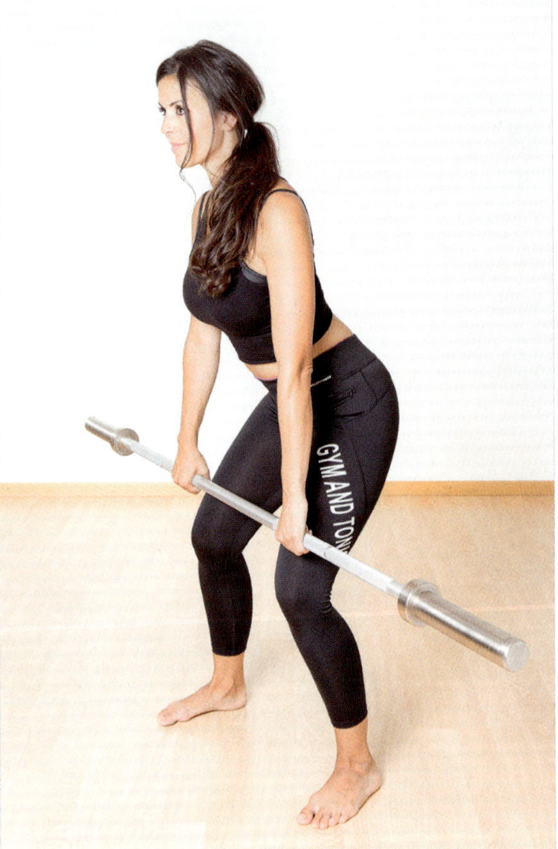

Abb. 3.157 Mm. rhomboideus major und minor – Barbell Row: Ausgangsstellung (Foto: Kirsten Oborny)

▶ **Steigerung.** Die Übung kann durch das Gewicht gesteigert werden oder durch die Stellung der Wirbelsäule. Je mehr Vorbeugung, umso anstrengender (▶ Abb. 3.158). Auch kann hier mit der Exzentrik gespielt werden; je mehr die Exzentrik betont wird, umso anstrengender ist die Übung. Die Exzentrik entsteht bei dieser Übung beim Rückweg der Hantelstange vom Bauchnabel zum Boden.

▶ **Tipps.** Am meisten wird bei dieser Übung in der LWS ausgewichen oder sogar die Vorbeugestellung aufgelöst (▶ Abb. 3.159). Dies gilt es, sicher zu vermeiden.

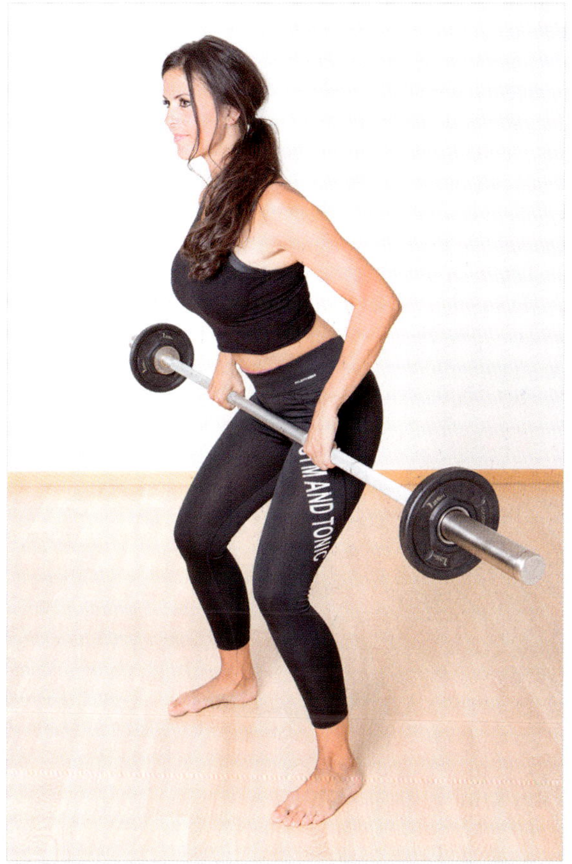

Abb. 3.158 Mm. rhomboideus major und minor – Barbell Row: Steigerung durch Zusatzgewicht (Foto: Kirsten Oborny)

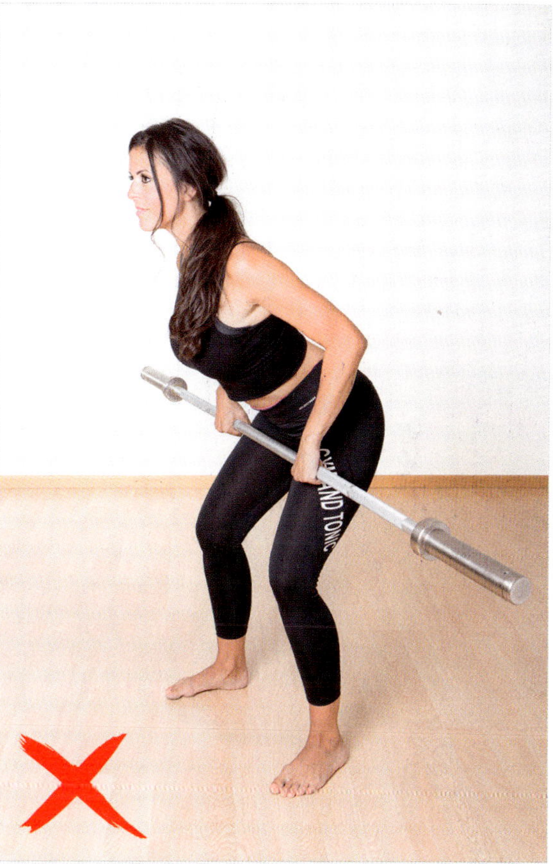

Abb. 3.159 Mm. rhomboideus major und minor – Barbell Row: Fehlerhafte Ausführung (Auflösen der stabilen LWS-Position) (Foto: Kirsten Oborny)

▶ **Variation.** Hier kann man mit verschiedenen Variationen spielen. Man kann die Unterstützungsfläche verändern, von beidbeinig auf einbeinig oder von stabiler Unterlage auf labile Unterlage mithilfe von Jumper, Airex Pad oder Sypoba (▶ Abb. 3.160, ▶ Abb. 3.161). Die Übung kann imbalanced trainiert werden (▶ Abb. 3.162).

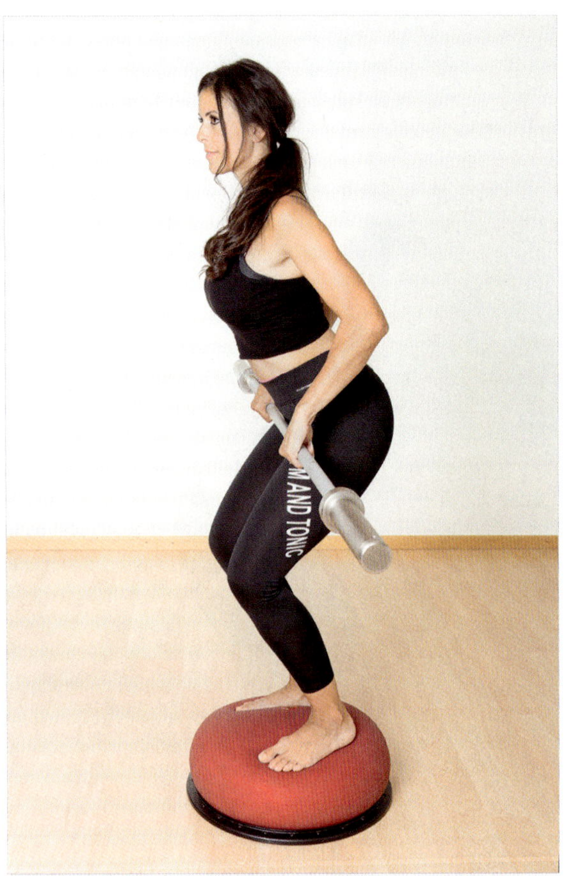

Abb. 3.160 Mm. rhomboideus major und minor – Barbell Row: Variation auf labiler Unterlage, beidbeinig (Foto: Kirsten Oborny)

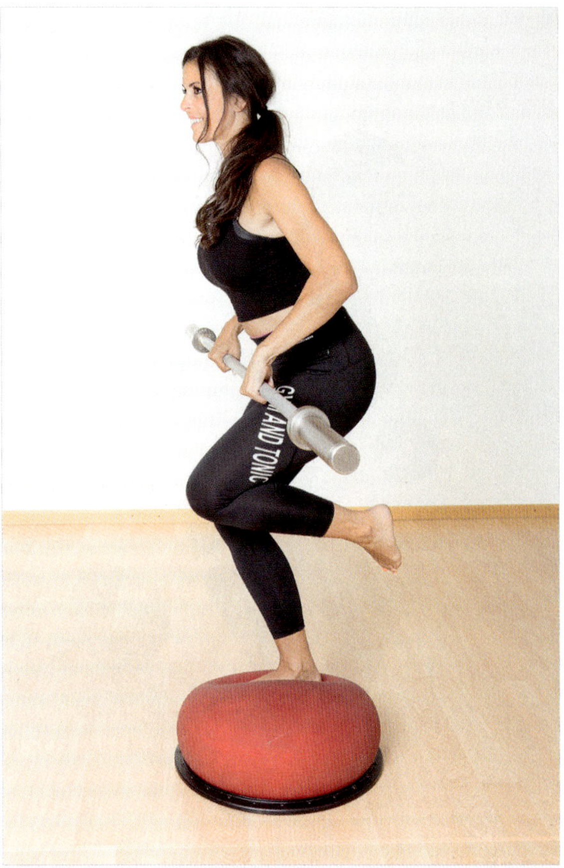

Abb. 3.161 Mm. rhomboideus major und minor – Barbell Row: Variation auf labiler Unterlage, einbeinig (Foto: Kirsten Oborny)

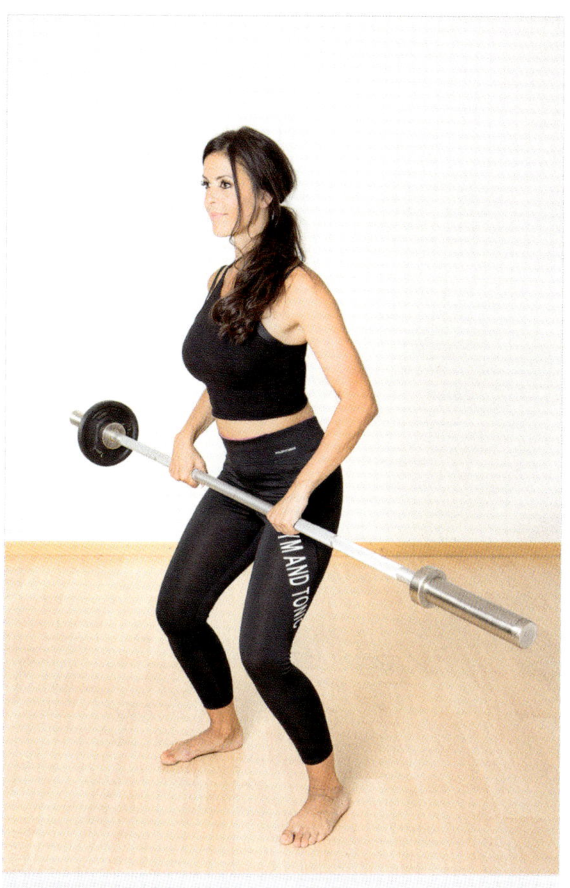

Abb. 3.162 Mm. rhomboideus major und minor – Barbell Row: Variation „imbalanced“ (Foto: Kirsten Oborny)

▶ Übung 3, One Arm Dumbbell Row

▶ Ziel. Diese Übung ist die Steigerung oder Fortsetzung des Barbell Row. Erst wenn die vorherige Übung beherrscht wird, kann mit dieser Übung gestartet werden. Diese Übung kräftigt alle Tätigkeiten in vorgebeugter Haltung mit Armbeteiligung. Sie eignet sich v. a., um rotatorisch die Wirbelsäule zu stabilisieren.

▶ Ausgangsstellung. Der Patient steht gut hüftbreit auf dem Boden und die Knie sind leicht gebeugt, dabei beugt er gleichzeitig seinen Oberkörper nach vorne bis maximal 90°. Die LWS wird gestreckt und in eine natürliche Hohlkreuzposition gebracht. Der Kopf ist in die Wirbelsäulenverlängerung eingereiht. Ein Arm hängt entspannt vor dem Körper Richtung Boden und hält eine Kurzhantel, der andere Arm ist seitlich eingestützt (▶ Abb. 3.164) oder auf eine Schrägbank abgestützt (▶ Abb. 3.165).

▶ Ausführung. Nun zieht der Patient die Kurzhantel Richtung Bauchnabel, ohne dabei die Wirbelsäulenstellung zu verändern (▶ Abb. 3.163). Er sollte dabei das Schulterblatt aktiv zur Wirbelsäule ziehen und den Ellenbogen so dicht wie möglich am Körper vorbeiziehen. Sobald der Ellenbogen die Körpermittellinie überschritten hat, wird dieser nach innen zur Wirbelsäule geführt und diese macht somit eine kleine Rotation zur Gegenseite.

▶ Steigerung. Gesteigert wird diese Übung mit vermehrtem Gewicht oder, wenn zuerst auf der Bank mit der anderen Hand abgestützt wurde, wechseln und die Hand seitlich an der Hüfte einstützen (▶ Abb. 3.164).

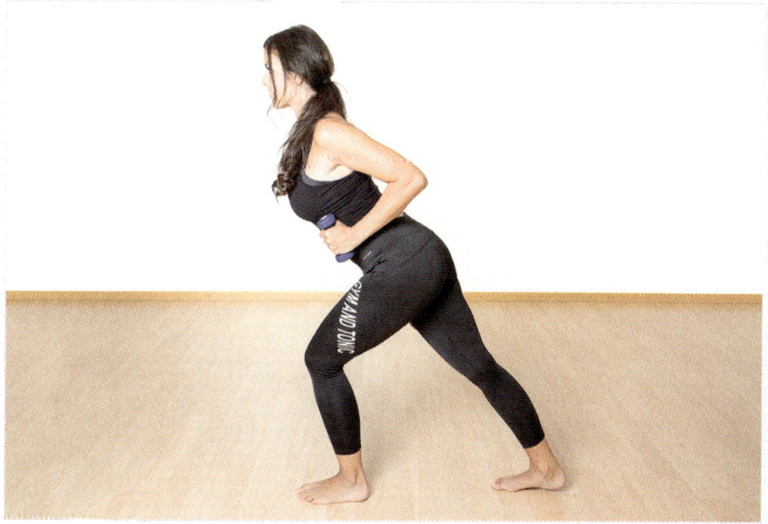

Abb. 3.163 Mm. rhomboideus major und minor – One Arm Dumbbell Row: Durchführung (Foto: Kirsten Oborny)

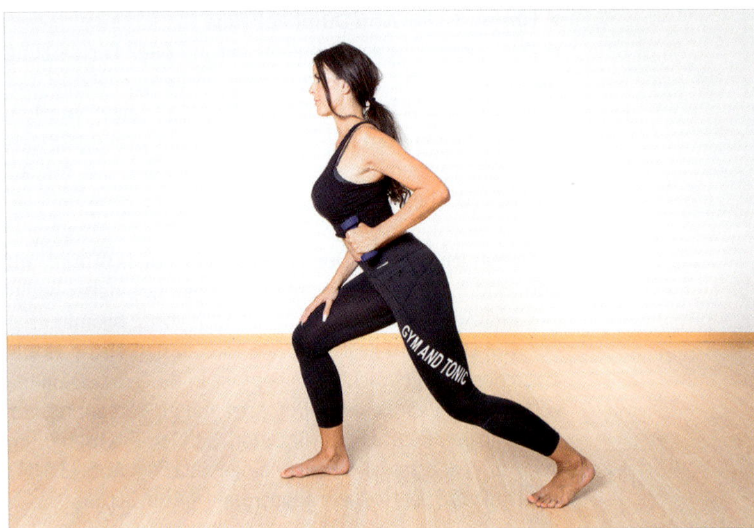

Abb. 3.164 Mm. rhomboideus major und minor – One Arm Dumbbell Row: Steigerung mit abgestützter Hand (Foto: Kirsten Oborny)

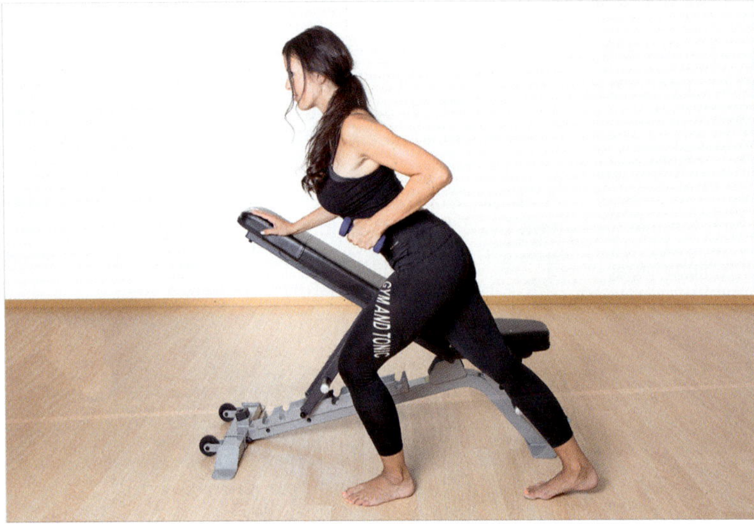

Abb. 3.165 Mm. rhomboideus major und minor – One Arm Dumbbell Row: Durchführung mit Abstützen der gegenüberliegenden Hand auf einer Bank (Foto: Kirsten Oborny)

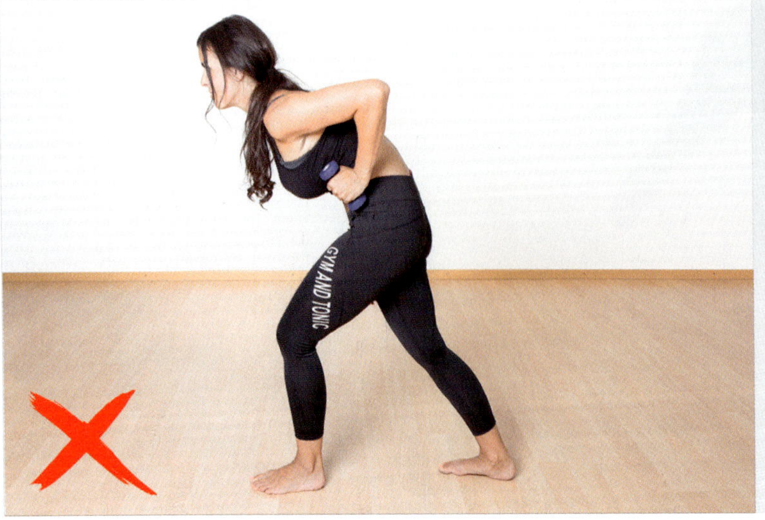

Abb. 3.166 Mm. rhomboideus major und minor – One Arm Dumbbell Row: Fehlerhafte Ausführung (Auflösen der stabilen Ausgangsstellung) (Foto: Kirsten Oborny)

▸ **Tipps.** Am meisten wird bei dieser Übung in der LWS ausgewichen oder sogar die Vorbeugestellung aufgelöst (▸ Abb. 3.166). Dies gilt es, sicher zu vermeiden.

▸ **Variation.** Diese Übung kann über die Unterstützungsfläche variiert werden, von beidbeinig auf einbeinig (▸ Abb. 3.167). Auch hier macht es durchaus Sinn, die exzentrische Komponente zu betonen. Dies wird erreicht, indem man bei der Rückbewegung vom Bauchnabel Richtung Boden den Rhythmus deutlich verlangsamt. Je mehr der Oberkörper vorgebeugt wird, umso mehr wird die Übung intensiviert. Die Übung kann auch an einem Kabelzug, einem Theraband (▸ Abb. 3.168) oder mit einem Sling-Trainer ausgeführt werden (▸ Abb. 3.169).

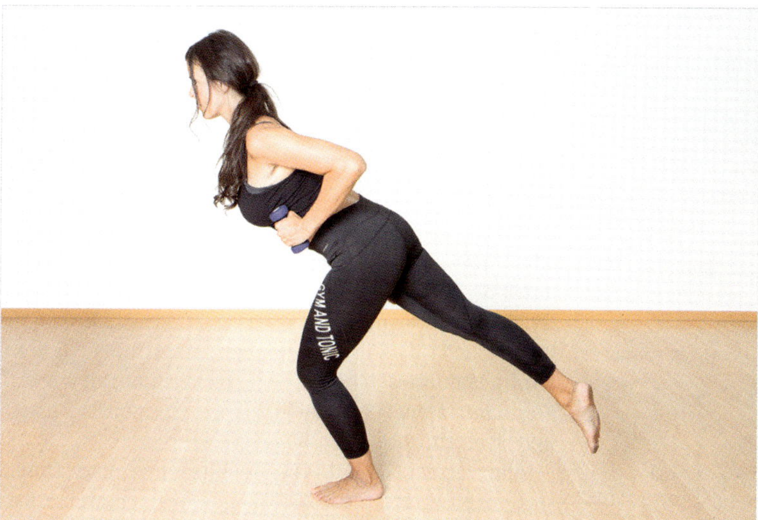

Abb. 3.167 Mm. rhomboideus major und minor – One Arm Dumbbell Row: Variation im Einbeinstand (Foto: Kirsten Oborny)

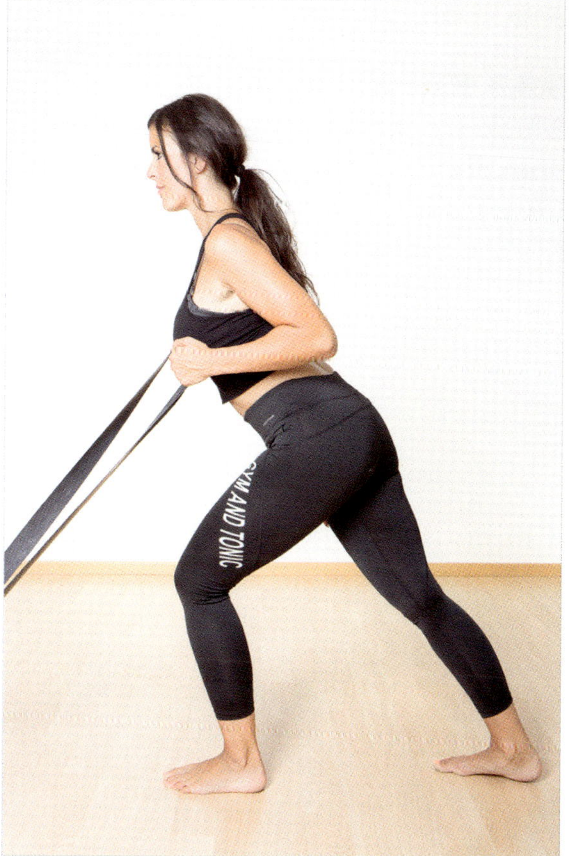

Abb. 3.168 Mm. rhomboideus major und minor – One Arm Dumbbell Row: Variation mit Theraband (Foto: Kirsten Oborny)

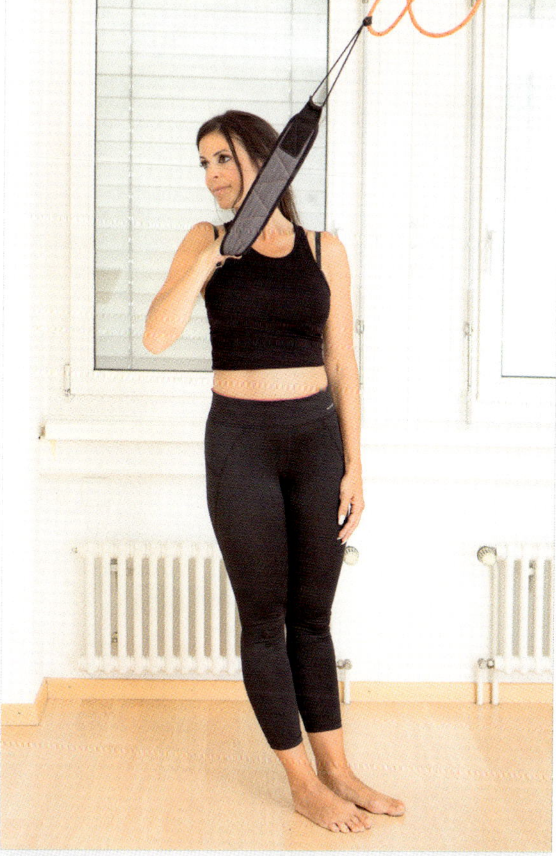

Abb. 3.169 Mm. rhomboideus major und minor – One Arm Dumbbell Row: Variation mit Sling-Trainer (Foto: Kirsten Oborny)

3.8 M. cervicospinalis

3.8.1 Anatomie in vivo

Der M. cervicospinalis ist der Anteil des M. erector spinae in der Halswirbelsäule bis zum zervikothorakalen Übergang. Der M. erector spinae (lat. für „Aufrichter der Wirbelsäule“, auch Rückenstrecker oder Rückenstreckmuskel) stellt eine ganze Gruppe von Muskeln dar, die der Aufrichtung bzw. dem Strecken sowie der Rotation wie auch der Seitneigung (M. intertransversarius) der Wirbelsäule dienen (▶ Abb. 3.170). M. erector spinae ist ein unscharf definierter Begriff, der deshalb von Anatomen ungern benutzt wird. Teilweise beschreibt man damit die gesamte autochthone Rückenmuskulatur, teilweise nur Abschnitte davon, nämlich M. iliocostalis, M. longissimus und M. spinalis. Oft nennt man diese drei zusammenfassend „der Rückenstrecker“ oder – im Plural – „die Rückenstrecker“. Die Rückenstrecker verlaufen entlang der Wirbelsäule. Sie sind auf der Körperoberfläche nicht zu sehen, man kann sie seitlich des Rückgrats als Wulst ertasten.

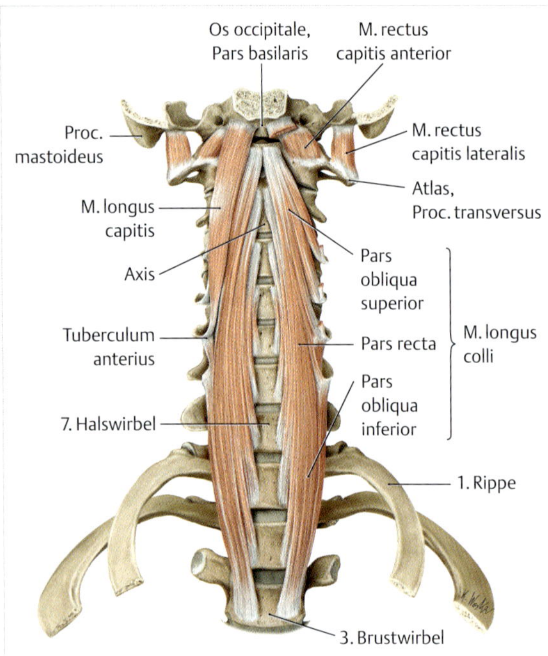

Abb. 3.170 M. cervicospinalis, Anteil des M. errector spinae (Abb. aus: Schünke M, Schulte E, Schumacher U. Prometheus. LernAtlas der Anatomie. Allgemeine Anatomie und Bewegungssystem. Illustrationen von M. Voll und K. Wesker. 5. Aufl. Stuttgart: Thieme; 2018)

3.8.2 Mögliche Beschwerden bei Dysbalance des Muskels

Die häufigste Dysbalance dieser Muskulatur führt v. a. zu einer massiven Instabilität in der HWS. Oft verursacht durch Beschleunigungstraumata, Schleudertraumata oder HWS-Distorsionen. Eine Schwäche in dieser Muskulatur kann langfristig zur Abnützung und Arthrose führen. Häufig kommt es dabei zu Begleiterscheinungen wie z. B. Kopfschmerzen, Schwindel, Konzentrationsstörungen und Übelkeit.

(Alle folgende Übungen, Applikationen und Untersuchungen ersetzen keinesfalls eine fachmännische medizinische Diagnostik und Behandlung, sie dienen grundsätzlich als Unterstützung und Hilfestellung im medizinischen Alltag.)

3.8.3 Kinesio-Tape-Applikation – Muskeltechnik für den M. cervicospinalis

- **Vorbereitung** : Schnitttechnik Y-Tape.
- **Ausgangsstellung des Patienten für den Anker:** Der Patient sitzt auf der Bank, der Oberkörper ist relativ aufgerichtet.

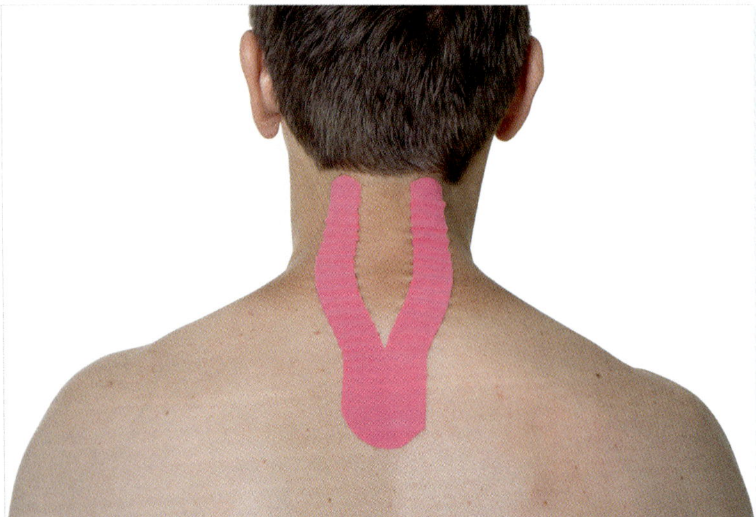

Abb. 3.171 Fertige Kinesio-Tape-Applikation: Muskeltechnik M. cervicospinalis (Foto: Kirsten Oborny)

- **Anlage des Ankers:** Der Anker ist entweder kaudal auf der Brustwirbelsäule oder kranial an der Halswirbelsäule. Die Position wird durch den Verschiebetest an der HWS ermittelt. Die Länge des Tapes, wie auch die genaue Position, werden durch das Auflegen der Hand festgelegt. Der Anker sollte der breitere Teil des Tapes sein (▶ Abb. 3.172).
- **Tipp:** Der Anker wird nicht gedehnt.
- **Ausgangsstellung des Patienten für den Zügel:** Für die Anlage des Zügels muss der Patient in folgende Stellung gebracht werden. Der Kopf wird vorpositioniert in maximale Flexion (▶ Abb. 3.173).
- **Anlage des Zügels:** Jetzt wird der Zügel ohne Zug auf das Tape auf die Haut angeklebt. Die Zügel für den Muskel verlaufen paravertebral neben der Wirbelsäule.

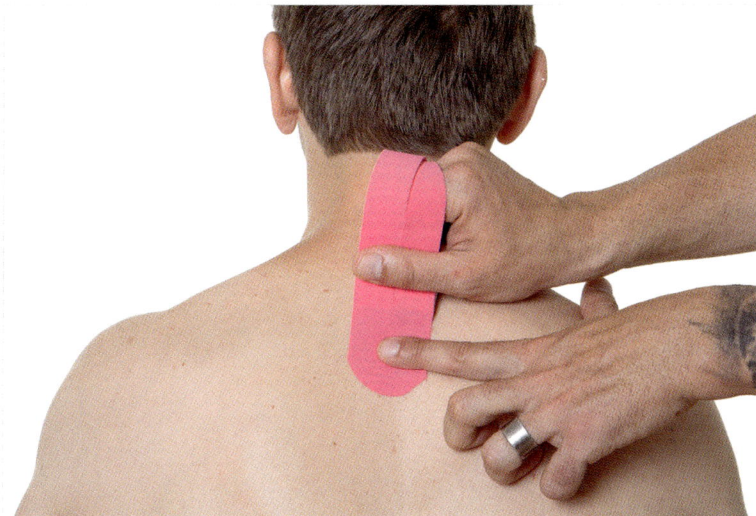

Abb. 3.172 Anlage des Ankers für die Muskeltechnik M. cervicospinalis an der oberen Brustwirbelsäule (Foto: Kirsten Oborny)

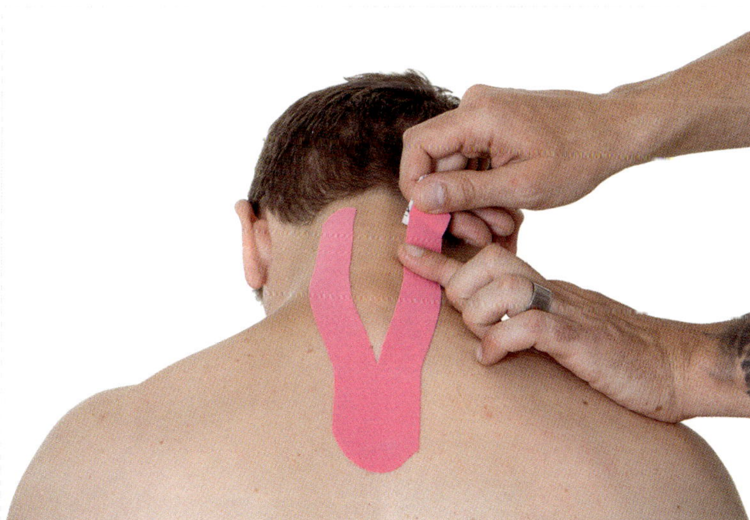

Abb. 3.173 Anbringen der Zügel für die Muskeltechnik M. cervicospinalis in maximaler HWS-Flexion (Foto: Kirsten Oborny)

3.8.4 Training des M. cervicospinalis

► **Übung 1, Kopfheben aus der Bauchlage**

► **Ziel.** Ziel dieser Übung ist es, die Stabilität der HWS zu verbessern. Mit dieser Übung kann zu einem sehr frühen Stadium nach Schleudertrauma oder bei massiven Instabilitäten begonnen werden. Die Übung verbessert die Kraftausdauerleistung des Muskels enorm und hilft bei der richtigen Positionierung der HWS mit.

► **Ausgangsstellung.** Der Patient liegt auf dem Bauch auf dem Boden, die Arme liegen neben dem Körper, die Beine sind gestreckt. Wenn möglich wird der Kopf auf der Stirn am Boden abgelegt (► Abb. 3.174).

► **Ausführung.** Nun hebt der Patient maximal 1 cm den Kopf von Boden ab. Dabei zieht er leicht das Kinn Richtung Brustbein. Dies sollte im Idealfall mindestens 10 s gehalten werden, ohne dabei die Position zu verändern (► Abb. 3.175).

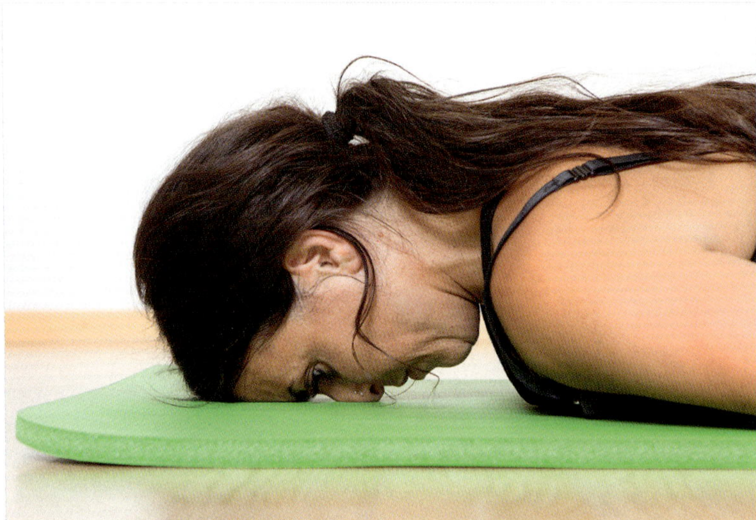

Abb. 3.174 M. cervicospinalis – Kopfheben aus Bauchlage: Ausgangsstellung (Foto: Kirsten Oborny)

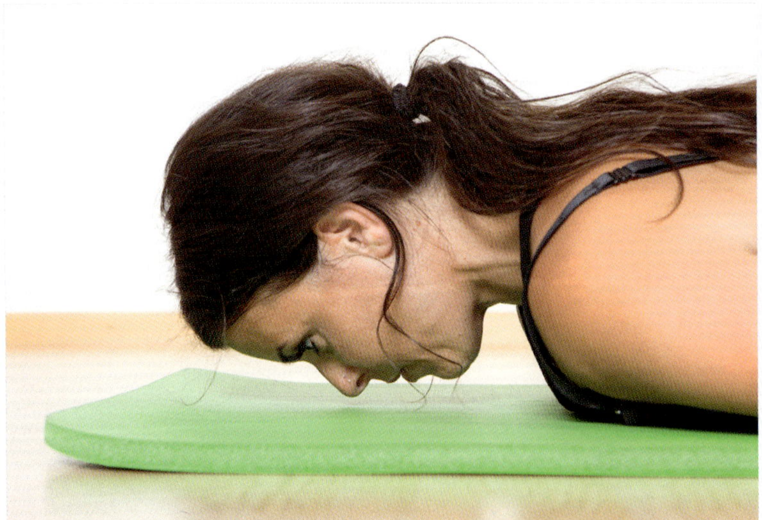

Abb. 3.175 M. cervicospinalis – Kopfheben aus Bauchlage: Durchführung (Foto: Kirsten Oborny)

▶ **Steigerung.** Gesteigert werden kann diese Übung durch die Zeit: je länger die Position gehalten werden muss, umso anstrengender. Oder man baut mehrere Sätze ein.

▶ **Tipps.** Die häufigste Ausweichbewegung ist das Auflösen der Kinn-Brustbein-Stellung, d. h., das Kinn kippt nach vorne weg (▶ Abb. 3.176). Ein weiteres Zeichen für die Schwäche wäre das Ausweichen in die vermehrte Extension der HWS (▶ Abb. 3.177).

▶ **Variation.** Variabilität bekommt man durch die Veränderung der Unterstützungsfläche, z. B. Wechsel auf eine Pilatesrolle (▶ Abb. 3.178). Dann können bei sehr guter und langer korrekter Ausführung Zusatzbewegungen mit den Extremitäten gemacht werden, z. B. die Arme über den Kopf strecken oder die Beine im Wechsel abheben (▶ Abb. 3.179 und ▶ Abb. 3.180).

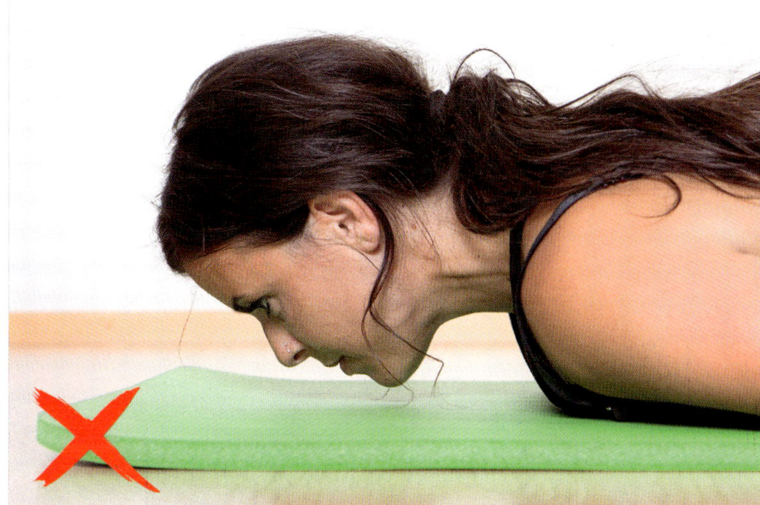

Abb. 3.176 M. cervicospinalis – Kopfheben aus Bauchlage: Fehlerhafte Ausführung (Kinn kippt nach vorne weg) (Foto: Kirsten Oborny)

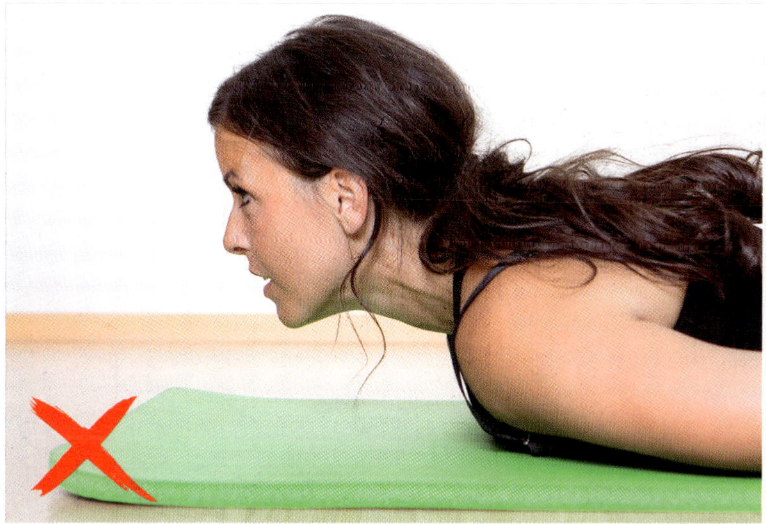

Abb. 3.177 M. cervicospinalis – Kopfheben aus Bauchlage: Fehlerhafte Ausführung (übermäßige HWS-Extension) (Foto: Kirsten Oborny)

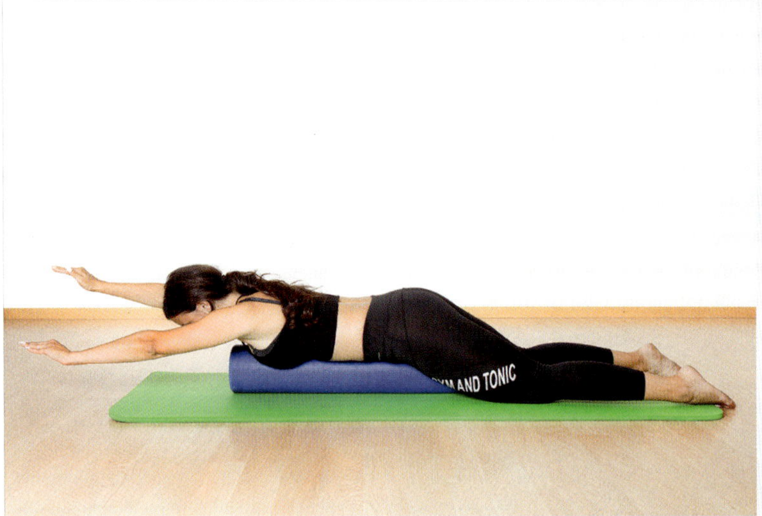

Abb. 3.178 M. cervicospinalis – Kopfheben aus Bauchlage: Variation auf labiler Unterlage und mit Armbewegungen (Foto: Kirsten Oborny)

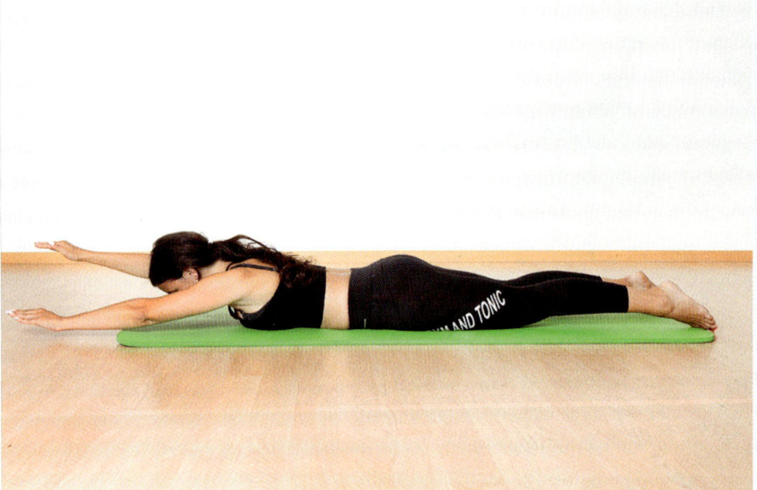

Abb. 3.179 M. cervicospinalis – Kopfheben aus Bauchlage: Variation mit alternierenden Armbewegungen (Foto: Kirsten Oborny)

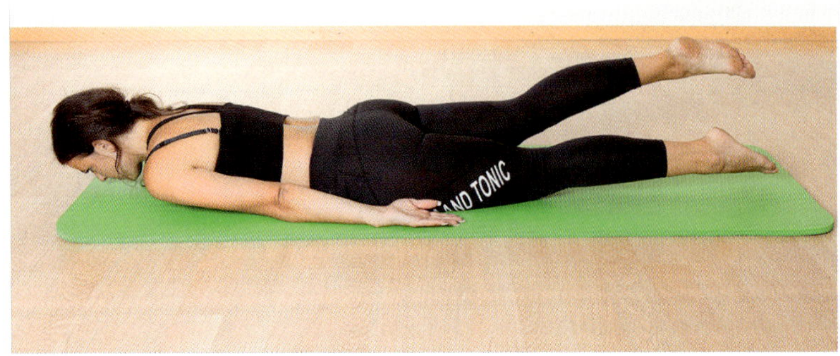

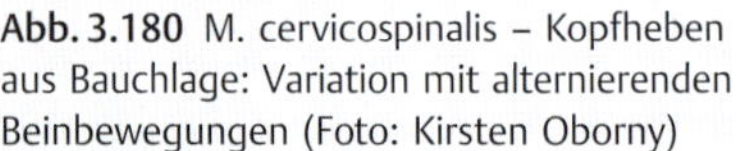

Abb. 3.180 M. cervicospinalis – Kopfheben aus Bauchlage: Variation mit alternierenden Beinbewegungen (Foto: Kirsten Oborny)

▶ **Übung 2, Kopfheben in Bauchlage mit Rotation**

▶ **Ziel.** Ziel dieser Übung ist es, die Stabilität in der Rotation der HWS zu verbessern. Mit dieser Übung kann in einem sehr frühen Stadium nach Schleudertrauma oder bei massiven Instabilitäten begonnen werden. Die Übung verbessert die Kraftausdauerleistung des Muskels enorm und hilft bei der richtigen Positionierung der HWS mit.

▶ **Ausgangsstellung.** Der Patient liegt auf dem Bauch am Boden, die Arme liegen neben dem Körper, die Beine sind gestreckt. Wenn möglich wird der Kopf auf dem Boden abgelegt und so weit wie möglich zur Seite gedreht (▶ Abb. 3.181).

▶ **Ausführung.** Nun hebt der Patient seinen Kopf 1 cm vom Boden ab, ohne die Rotationsstellung zu verändern. Dabei zieht er sein Kinn leicht Richtung Brustbein und hält sein Hinterhaupt gestreckt (▶ Abb. 3.182).

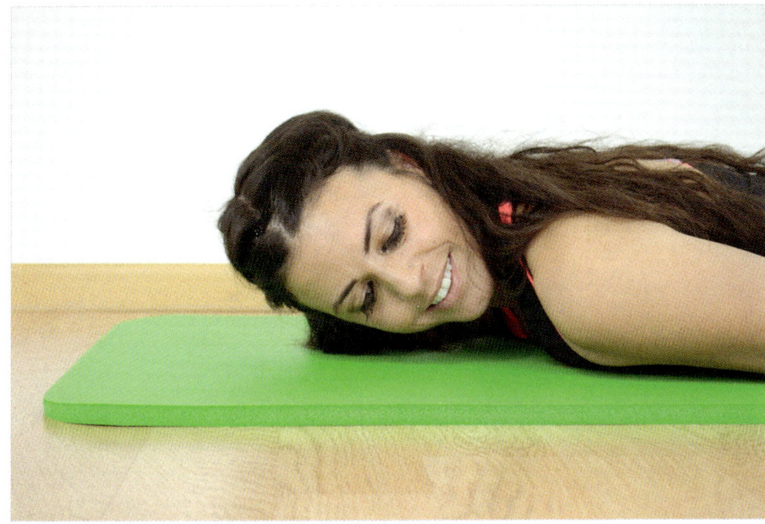

Abb. 3.181 M. cervicospinalis – Kopfheben aus Bauchlage in Rotation: Ausgangsstellung (Kopf liegt ab) (Foto: Stephan Mogel)

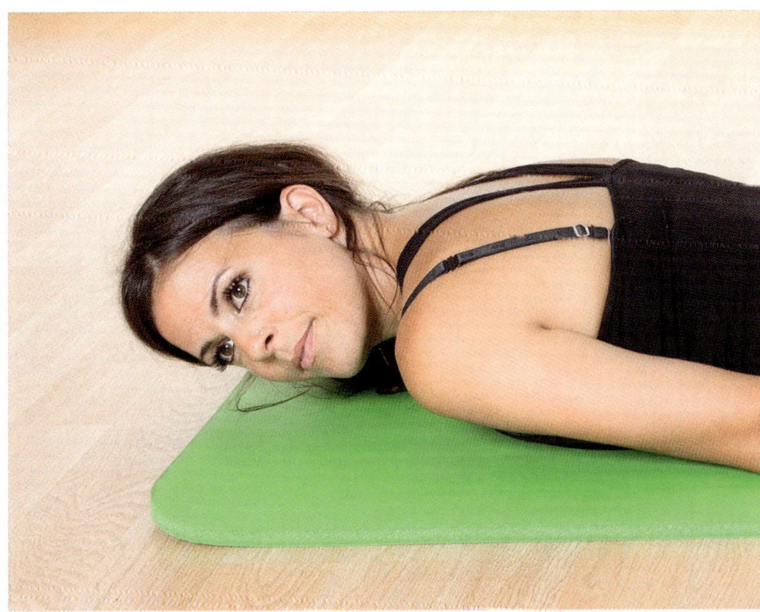

Abb. 3.182 M. cervicospinalis – Kopfheben aus Bauchlage in Rotation: Durchführung (Foto: Kirsten Oborny)

▶ **Steigerung.** Gesteigert wird die Übung durch die Dauer oder den Umfang.

▶ **Tipps.** Es sollte v. a. darauf geachtet werden, dass die Rotationsstellung nicht aufgelöst wird, das Kinn am Brustbein bleibt und der Kopf nicht weiter in die Flexion geht (▶ Abb. 3.183).

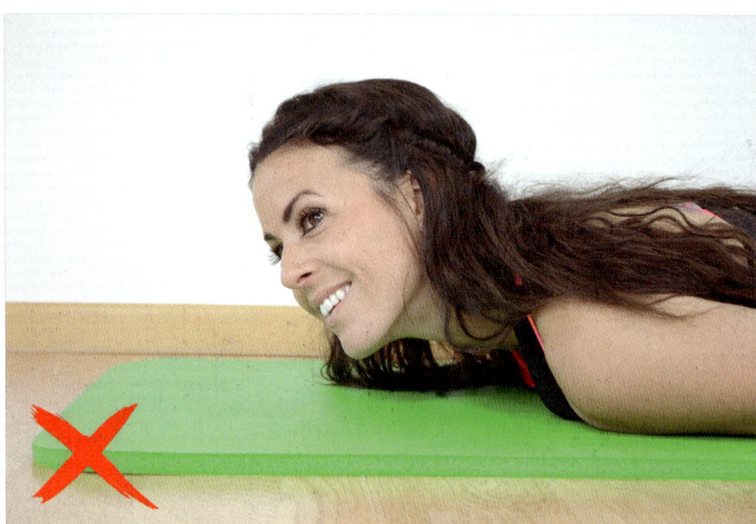

Abb. 3.183 M. cervicospinalis – Kopfheben aus Bauchlage in Rotation: Fehlerhafte Ausführung (Wegkippen des Kinns) (Foto: Stephan Mogel)

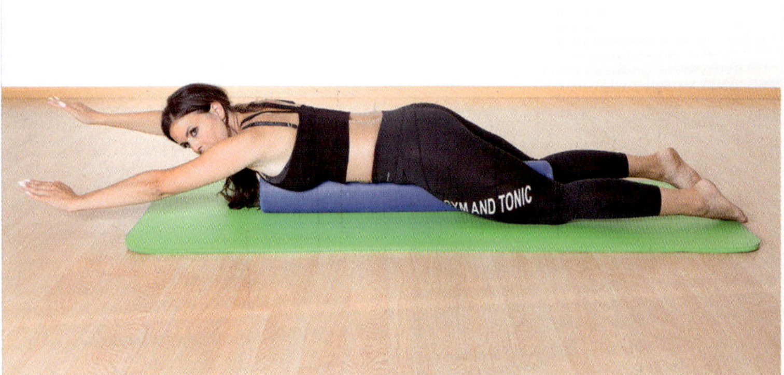

Abb. 3.184 M. cervicospinalis – Kopfheben aus Bauchlage in Rotation: Variation auf labiler Unterlage und mit Armbewegungen (Foto: Kirsten Oborny)

▶ **Variation.** Variabilität bekommt man durch die Veränderung der Unterstützungsfläche, z. B. Wechsel auf eine Pilatesrolle (▶ Abb. 3.184). Dann können bei sehr guter und langer korrekter Ausführung Zusatzbewegungen mit den Extremitäten gemacht werden, z. B. die Arme abwechselnd über den Kopf strecken oder die Beine im Wechsel abheben (▶ Abb. 3.185 und ▶ Abb. 3.186).

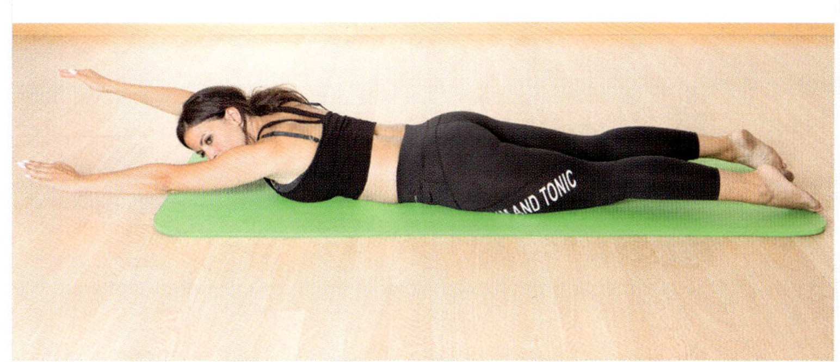

Abb. 3.185 M. cervicospinalis – Kopfheben aus Bauchlage in Rotation: Variation mit alternierenden Armbewegungen (Foto: Kirsten Oborny)

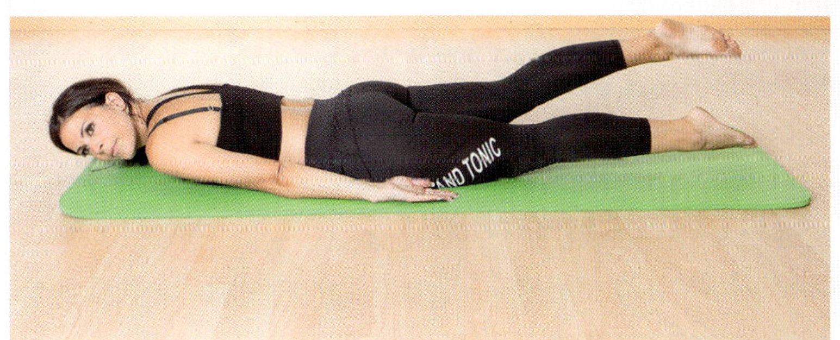

Abb. 3.186 M. cervicospinalis – Kopfheben aus Bauchlage in Rotation: Variation mit alternierenden Beinbewegungen (Foto: Kirsten Oborny)

3.9 M. iliopsoas

3.9.1 Anatomie in vivo

Der M. psoas major (lat. für „großer Lendenmuskel") ist ein Skelettmuskel der unteren Extremität, genauer der vorderen (ventralen) Schicht der hinteren (dorsalen) Hüftmuskulatur. Er wird funktionell mit dem Darmbeinmuskel (M. iliacus) zum Lenden-Darmbein-Muskel (M. iliopsoas) zusammengefasst (▶ Abb. 3.187). Auf dem großen Lendenmuskel kann bei weniger als der Hälfte aller Menschen noch ein kleiner Lendenmuskel (M. psoas minor) liegen; dieser Muskel ist aber nicht bei allen Säugetieren ausgebildet. Der oberflächliche Anteil des großen Lendenmuskels entspringt an den Seitenflächen des zwölften Brustwirbelkörpers, den ersten vier Lendenwirbelkörpern und den dazugehörigen Bandscheiben (Disci intervertebrales). Der tiefe Anteil entspringt an den Rippenfortsätzen (Processus costales) des ersten bis fünften Lendenwirbelkörpers. Beide Anteile vereinigen sich mit dem Darmbeinmuskel und gelangen, umhüllt von ihrer Muskelbinde (Faszie; Fascia iliaca) als Lenden-Darmbein-Muskel durch die Muskelpforte (Lacuna musculorum) zum kleinen Rollhügel (Trochanter minor) des Oberschenkelknochens, an dem er ansetzt. Im Hüftgelenk bewirkt der Muskel eine Beugung (Flexion), er ist der stärkste Hüftbeuger des Menschen. Außerdem ist er im Hüftgelenk für die Auswärtsdrehung (Außenrotation) zuständig. Des Weiteren bewirkt er bei einseitiger Anspannung eine Seitneigung (Lateralflexion) und bei beidseitiger Anspannung eine Beugung (Inklination) in der Wirbelsäule.

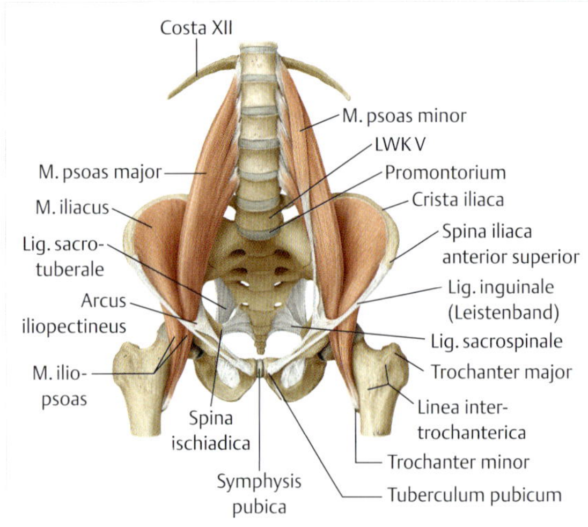

Abb. 3.187 M. iliopsoas (Abb. aus: Schünke M, Schulte E, Schumacher U. Prometheus. LernAtlas der Anatomie. Allgemeine Anatomie und Bewegungssystem. Illustrationen von M. Voll und K. Wesker. 5. Aufl. Stuttgart: Thieme; 2018)

Der M. iliacus (lat. für „Darmbeinmuskel") ist ein Skelettmuskel der unteren Extremität, genauer der bauchseitigen (ventralen) Lendenmuskulatur. Er wird funktionell mit dem großen Lendenmuskel (M. psoas major) – beim Menschen auch mit dem nicht immer vorhandenen kleinen Lendenmuskel (M. psoas minor) – zum Lenden-Darmbein-Muskel (M. iliopsoas) zusammengefasst. Der M. iliacus entspringt von der Grube (Fossa iliaca) des Darmbeines (Os ilium) und dem vorderen unteren Darmbeinstachel (Spina iliaca anterior inferior). Er vereinigt sich mit den Lendenmuskeln und gelangt, umhüllt von ihrer Muskelbinde (Fascia iliaca) als Lenden-Darmbein-Muskel durch die Muskelpforte (Lacuna musculorum) zum kleinen Rollhügel (Trochanter minor) des Oberschenkelknochens, an dem er ansetzt. Im Hüftgelenk bewirkt der Muskel eine Beugung (Flexion), er ist der stärkste Hüftbeuger (Flexor) des Menschen. Außerdem ist er im Hüftgelenk für die Auswärtsdrehung (Außenrotation) zuständig. Des Weiteren bewirkt er bei einseitiger Anspannung eine Seitneigung (Lateralflexion) und bei beidseitiger Anspannung eine Beugung (Inklination) der Wirbelsäule.

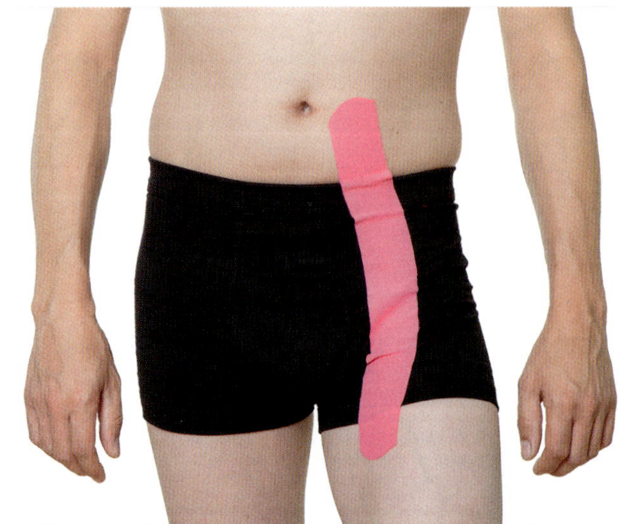

Abb. 3.188 Fertige Kinesio-Tape-Applikation: Muskeltechnik M. iliopsoas (Foto: Kirsten Oborny)

3.9.2 Mögliche Beschwerden bei Dysbalance des Muskels

Dieser Muskel kann verschiedene Beschwerden auslösen und fördern. Aufgrund seiner Faserausprägung neigt er zur Verkürzung und Abschwächung. Meist ist die Abschwächung in der exzentrischen Muskelarbeit zu erkennen. Die Verkürzung des Muskels spielt eine große Rolle in der Positionierung der LWS und der Hüfte. Die LWS wird durch diese Aktivierung in ein vermehrtes Hohlkreuz gezogen und bei einseitiger Überaktivierung zieht er die LWS in eine skoliotische Fehlhaltung. In der Hüfte kann dieser Muskel ein Impingement auslösen, weil er den Femurkopf zu sehr ins Gelenk kranialisiert. Er zieht die Hüfte vermehrt in eine Beugestellung und vermindert dadurch die Extension der Hüfte. Somit spielt dieser Muskel bei diversen Krankheitsbildern eine mehr oder weniger große Rolle, wie z. B. bei Lumbovertebralsyndrom, LWS-Chondrosen, Lumbalskoliose, Spondylolysthesis, SIG-Dysfunktion, Hüftarthrose oder Hüftimpingement. Auch nimmt dieser Muskel eine große Rolle bei der Positionierung des Beckens ein.

3.9.3 Kinesio-Tape-Applikation – Muskeltechnik für den M. iliopsoas

- **Vorbereitung:** Schnitttechnik I-Tape.
- **Ausgangsstellung des Patienten für den Anker:** Der Patient liegt auf dem Rücken, ziemlich nah an der Bankkante. Das Bein auf der betroffenen Seite ist leicht angestellt. Der Anker ist entweder dreifingerbreit unterhalb des Bauchnabels und dreifingerbreit nach lateral oder am Trochanter minor. Die Position des Ankers wird durch den Verschiebetest ermittelt.
- **Anlage des Ankers:** Der Anker wird ohne Zug auf die entspannte Haut angeklebt (▶ Abb. 3.189).
- **Tipp:** Erst das Papier vom Tape lösen, bevor der Anker angebracht wird.

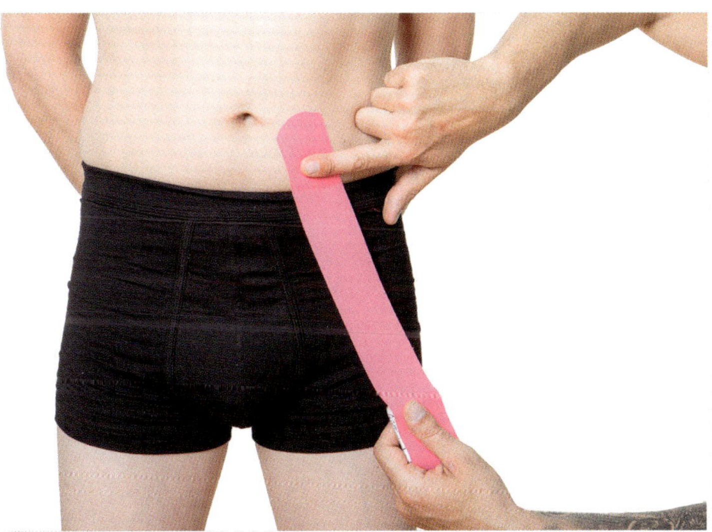

Abb. 3.189 Anbringen des Ankers für die Muskeltechnik M. iliopsoas; hier im Stand (Foto: Kirsten Oborny)

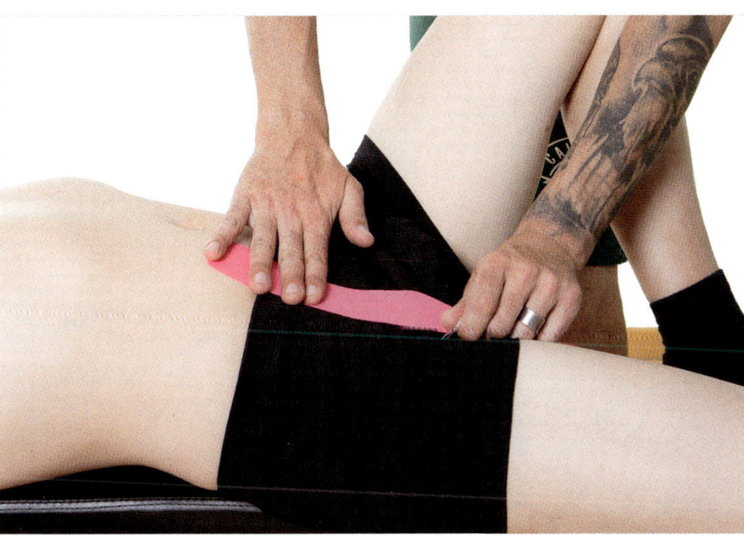

Abb. 3.190 Anlage des Zügels für die Muskeltechnik M. iliopsoas in Überhang des zu tapenden Beins und Flexion des anderen Beins (Foto: Kirsten Oborny)

- **Ausgangsstellung des Patienten für den Zügel:** Dann wird die Haut für die betroffene Region wie folgt auf Dehnung gebracht. Der Patient streckt sein Bein von der Bank Richtung Boden und beugt das andere Bein währenddessen maximal an (▶ Abb. 3.190).
- **Anlage des Zügels:** Der Zügel verläuft dann schräg durch die Leiste und wird auf die vorgedehnte Haut ohne Zug aufs Tape angeklebt.
- **Tipp:** Das Tape kann auch im Stand mit Extension in Rumpf und Hüfte angebracht werden (▶ Abb. 3.189 und ▶ Abb. 3.191).

3.9.4 Training für den M. iliopsoas

▶ **Übung 1, Beinheben mit Backslide**

▶ **Ziel.** Ziel bei dieser Übung ist es, den Muskel zu kräftigen in der exzentrischen Position. Das eignet sich sehr gut für Fußballer, Hockeyaner und andere Stop-and-go-Sportler, welche Probleme in der Leiste/Hüfte haben.

▶ **Ausgangsstellung.** Der Patient steht beidbeinig auf dem Boden, der Rumpf ist aufgerichtet und das betroffene Bein steht auf einem Tuch. Die Arme hängen locker seitlich am Rumpf. Das Tuch wird benutzt, um später eine Gleitbewegung auf dem Boden (Parkett, Laminat oder Steinboden) auszuführen (▶ Abb. 3.192).

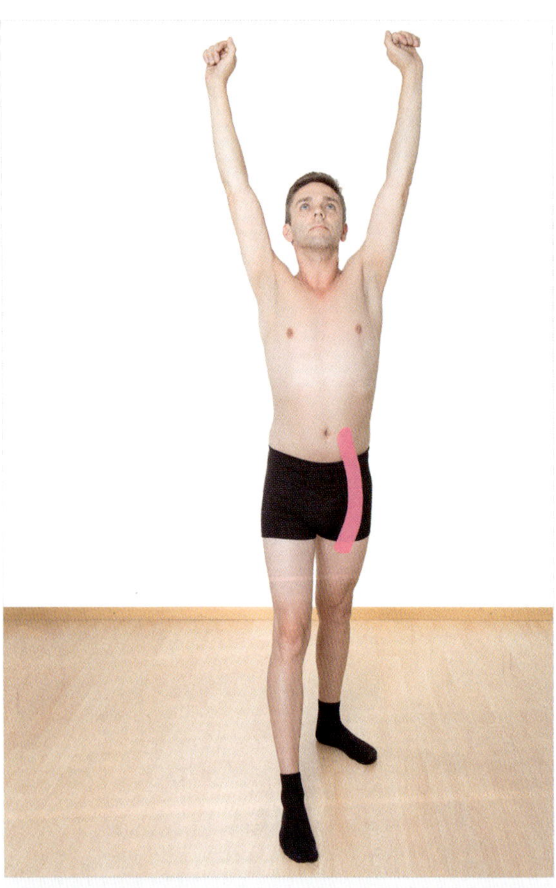

Abb. 3.191 Alternative Ausgangsstellung für die Anlage der Muskeltechnik M. iliopsoas (Foto: Kirsten Oborny)

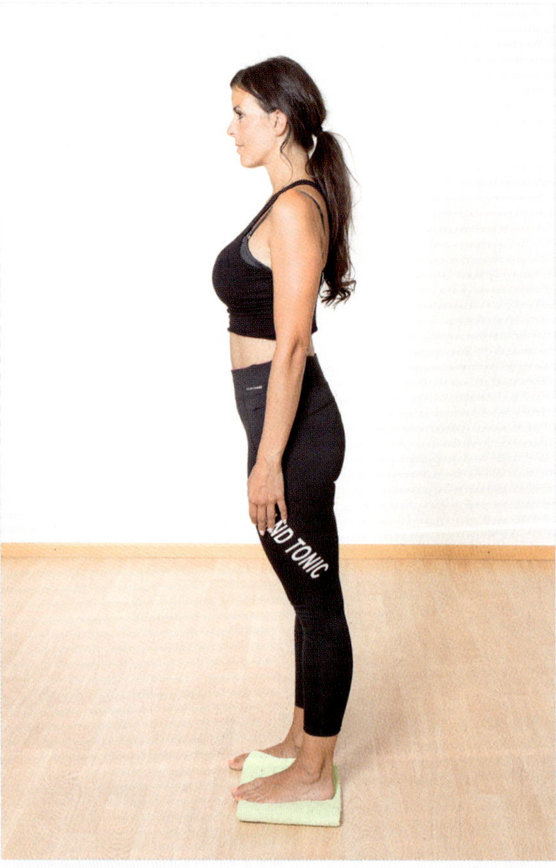

Abb. 3.192 M. iliopsoas – Beinheben mit Backslide: Ausgangsstellung mit Tuch unter linkem Fuß (Foto: Kirsten Oborny)

▶ **Ausführung.** Jetzt zieht der Patient sein Bein, so gut er kann, hoch Richtung Bauch (▶ Abb. 3.193), dann zurück auf das Tuch und schiebt dann sein Bein auf dem Tuch so weit wie möglich nach hinten in die Streckung (▶ Abb. 3.194). Anschließend geht man von dort wieder in die angezogene Position vor dem Bauch.

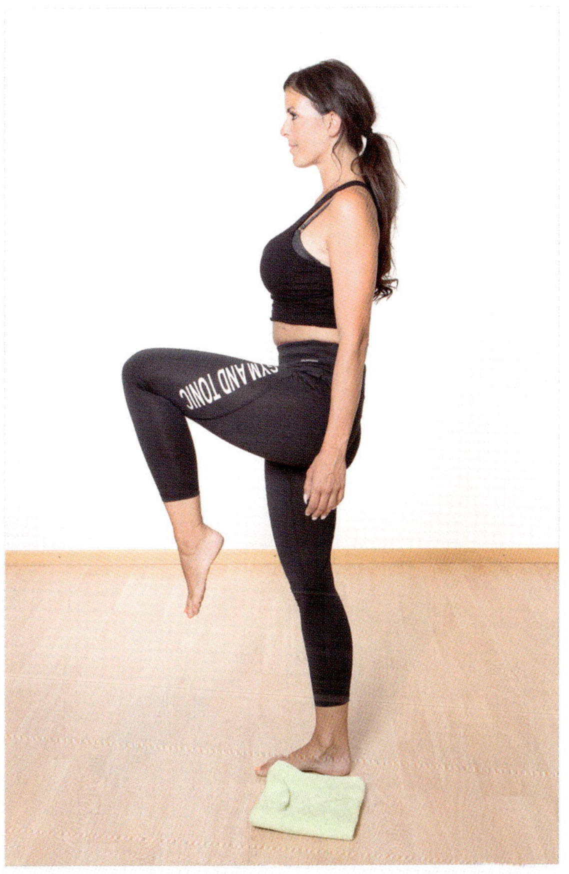

Abb. 3.193 M. iliopsoas – Beinheben mit Backslide: Variation mit Betonung der Exzentrik (Foto: Kirsten Oborny)

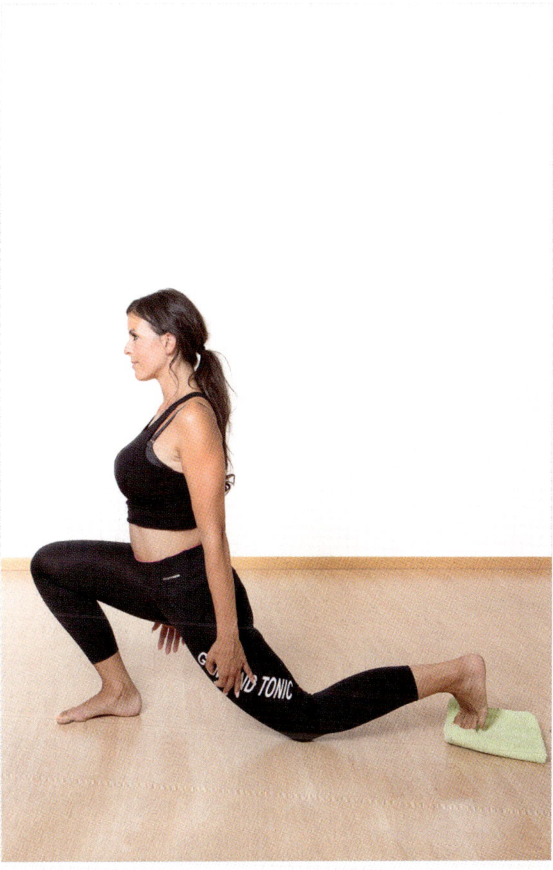

Abb. 3.194 M. iliopsoas – Beinheben mit Backslide: Endposition, Bein maximal in Hüfte nach dorsal gestreckt (Foto: Kirsten Oborny)

▶ **Steigerung.** Diese Übung kann gut mit Gewicht oder mit einer exzentrischen Betonung (▶ Abb. 3.195) gesteigert werden. Die Exzentrik bekommt man vom Bauch bis in die hintere Streckung. Dieser Bewegungsabschnitt muss dann deutlich langsamer ausgeführt werden als der Weg von hinten nach vorne in die Beugehaltung vor dem Bauch.

▶ **Tipps.** Dabei ist es wichtig, darauf zu achten, dass die Übung nicht in der LWS kompensiert wird. Die häufigste Kompensation ist das vermehrte Hohlkreuz (▶ Abb. 3.196).

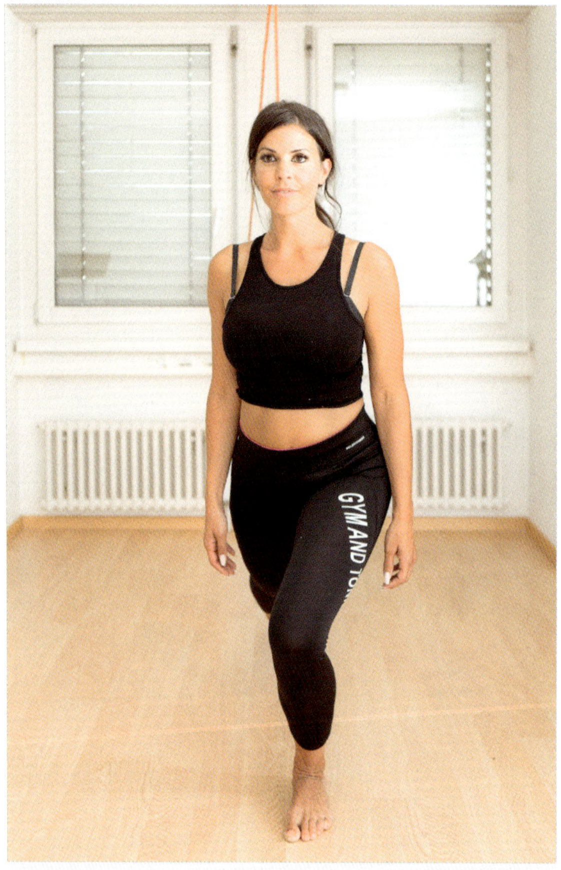

Abb. 3.195 Steigerung der Übung durch Exzentrikbetonung im Sling-Trainer (Foto: Kirsten Oborny)

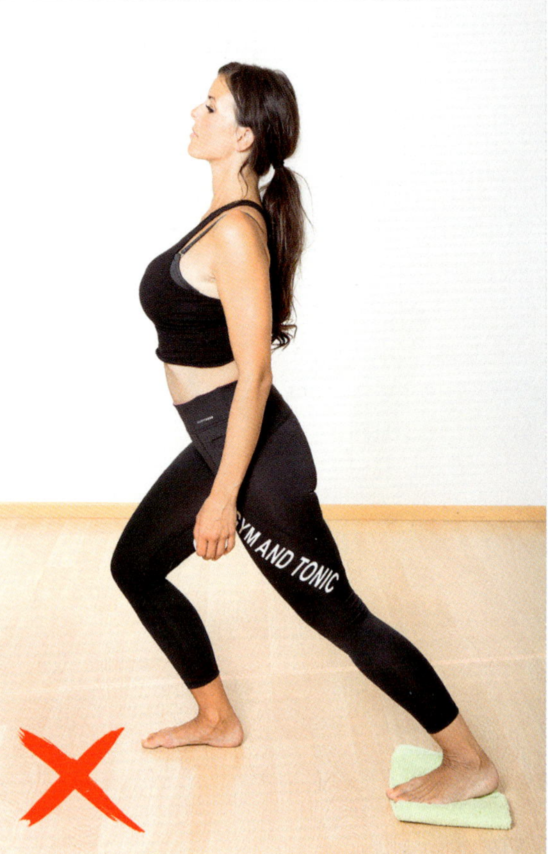

Abb. 3.196 Fehlerhafte Ausführung mit vermehrter LWS-Lordose (Foto: Kirsten Oborny)

▶ **Variation.** Variationen sind möglich, indem die Unterstützungsfläche vom Standbein geändert wird, von stabilem auf labilen Untergrund (▶ Abb. 3.197) oder indem man die Bewegung des Schwungbeins in einem Sling ausführt (▶ Abb. 3.198).

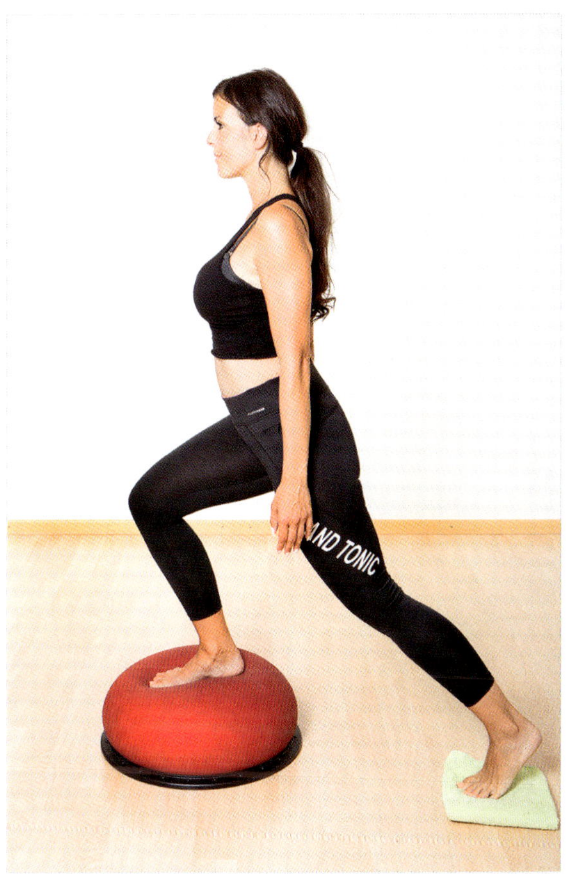

Abb. 3.197 M. iliopsoas – Beinheben mit Backslide: Variation mit labiler Unterlage (Foto: Kirsten Oborny)

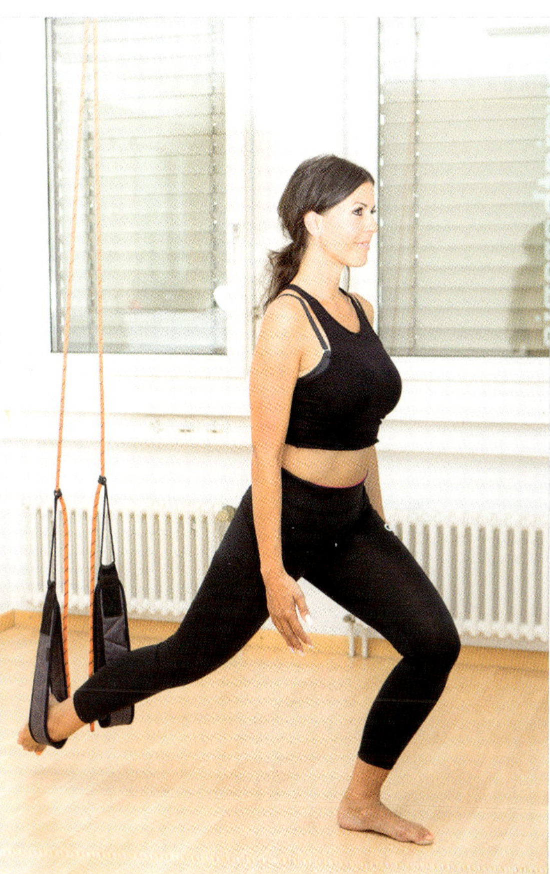

Abb. 3.198 M. iliopsoas – Beinheben mit Backslide: Variation mit Sling-Trainer (Foto: Kirsten Oborny)

▸ **Übung 2, Abspreizung aus Rückenlage**

▸ **Ziel.** Bei dieser Übung geht es v. a. um die Kräftigung konzentrisch, gegen die Schwerkraft. Das empfiehlt sich bei allen Arten von LWS-Beschwerden, welche über eine Schwäche im M. iliopsoas provoziert oder gefördert werden. Auch bei Beckenringinstabilitäten oder weicher Hüfte hilft diese Übung, die Situation zu stabilisieren.

▸ **Ausgangsstellung.** Der Patient liegt auf dem Rücken, der Unterbauch ist leicht eingezogen, die Arme und der Kopf sind locker auf dem Boden abgelegt. Beide Beine liegen gestreckt auf der Unterstützungsfläche (▸ Abb. 3.200).

▸ **Ausführung.** Jetzt hebt der Patient das betroffene Bein vom Boden bis 30° Flexion ab, dabei wird das Bein leicht abduziert und auswärts gedreht. Die LWS bleibt während der Bewegung stabil gehalten, ohne dass sie mitbewegt wird (▸ Abb. 3.199).

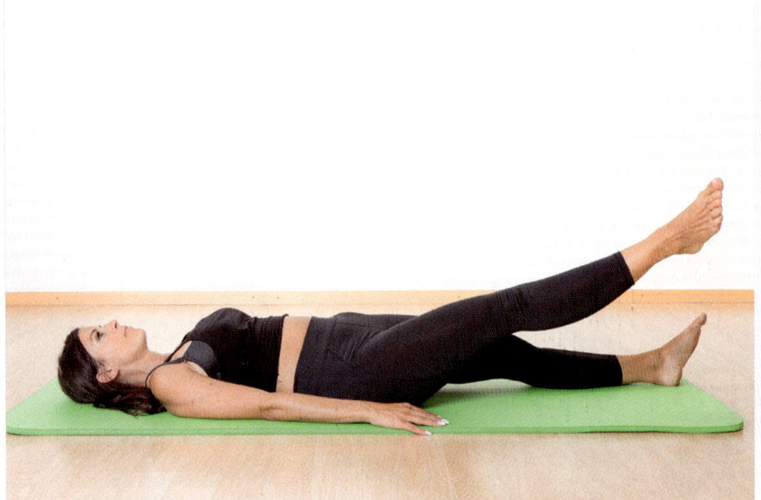

Abb. 3.199 M. iliopsoas – Abspreizung aus Rückenlage: Durchführung mit leicht abduziertem und auswärtsgedrehtem Bein (Foto: Kirsten Oborny)

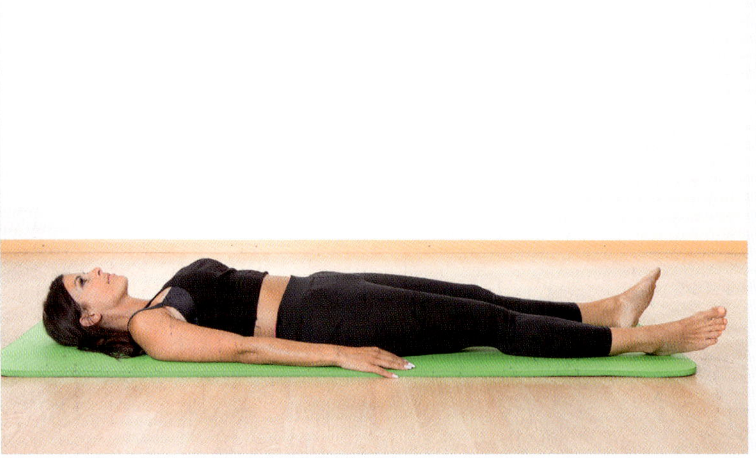

Abb. 3.200 M. iliopsoas – Abspreizung aus Rückenlage: Ausgangsstellung (Foto: Kirsten Oborny)

▶ **Steigerung.** Diese Übung kann mittels Gewichtsbandagen oder Theraband (▶ Abb. 3.201) gesteigert werden.

▶ **Tipp.** Die LWS sollte während der gesamten Bewegung in ihrer Position stabil gehalten werden und sollte keine Bewegung zulassen.

▶ **Variation.** Die Variabilität dieser Übung kann unterstützt werden durch verschiedene Unterlagen (Kurzhantelbank, ▶ Abb. 3.202, Pilatesrolle, ▶ Abb. 3.203) oder durch Zusatzbewegungen über die Arme (▶ Abb. 3.204).

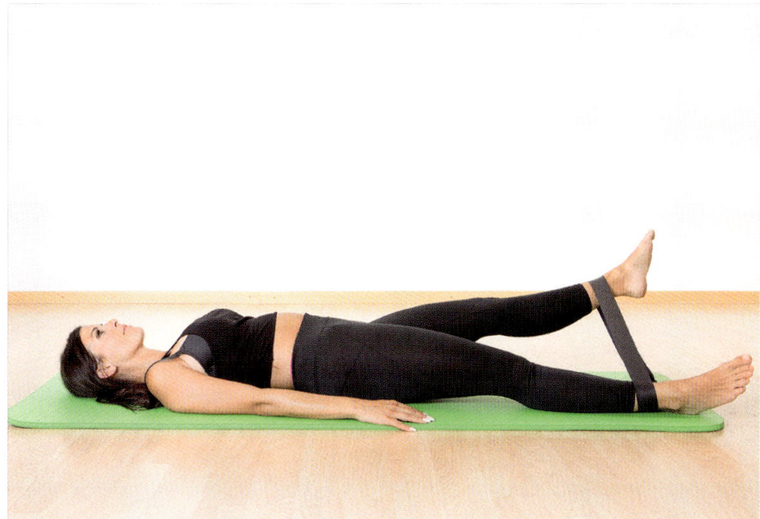

Abb. 3.201 M. iliopsoas – Abspreizung aus Rückenlage: Steigerung mittels Theraband (Foto: Kirsten Oborny)

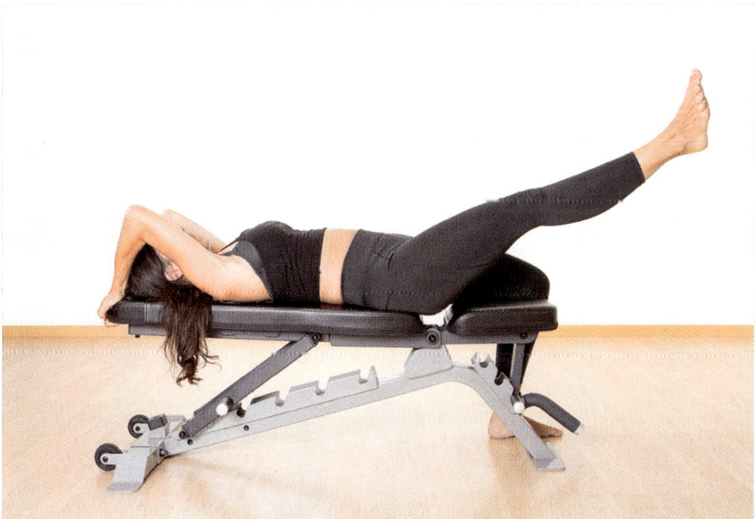

Abb. 3.202 M. iliopsoas – Abspreizung aus Rückenlage: Variation auf Flachbank (Foto: Kirsten Oborny)

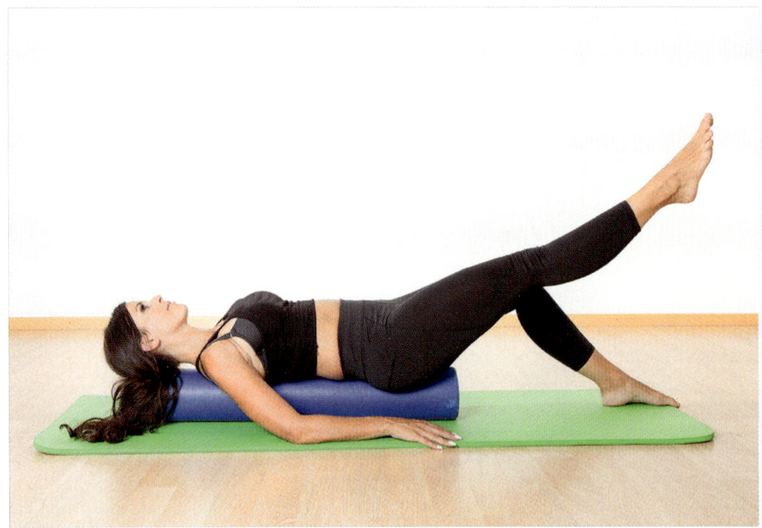

Abb. 3.203 M. iliopsoas – Abspreizung aus Rückenlage: Variation auf Pilatesrolle (Foto: Kirsten Oborny)

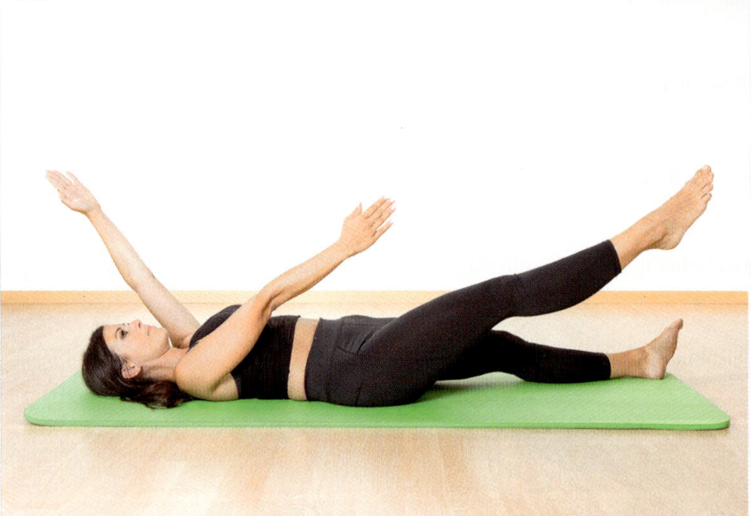

Abb. 3.204 M. iliopsoas – Abspreizung aus Rückenlage: Variation mit alternierender Bewegung der Arme (Foto: Kirsten Oborny)

▶ **Übung 3, Kniehebetappings**

▶ **Ziel.** Da dieser Muskel ein Beschleuniger ist und v. a. aus tonischen Fasern besteht, ist es wichtig, ihn auch in hohen Geschwindigkeiten zu trainieren. Diese Übung betont die Frequentierung des Muskels und somit seine schnellen Bewegungen.

▶ **Ausgangsstellung.** Der Patient steht in einer Squatstellung oder Defenceposition. Bauch ist leicht eingezogen und der Kopf in Achse der Wirbelsäule eingereiht (▶ Abb. 3.206).

▶ **Ausführung.** Jetzt bewegt der Patient im Wechsel, so schnell er kann, seine Knie hoch an den Bauch. Das sollte möglichst rhythmisch und schnell ausgeführt werden. Am Anfang empfiehlt sich 3 × 10 s (▶ Abb. 3.205).

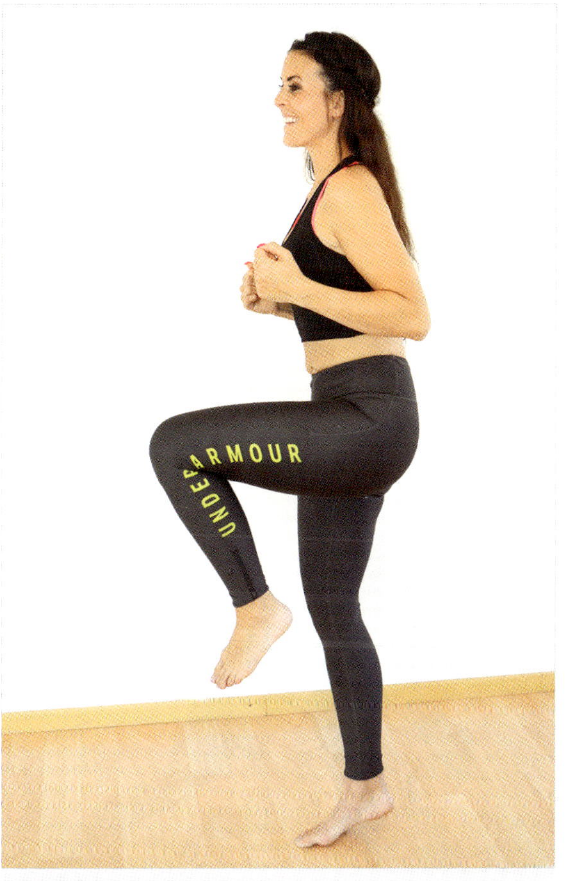

Abb. 3.205 M. iliopsoas – Kniehebetappings: Durchführung (Foto: Stephan Mogel)

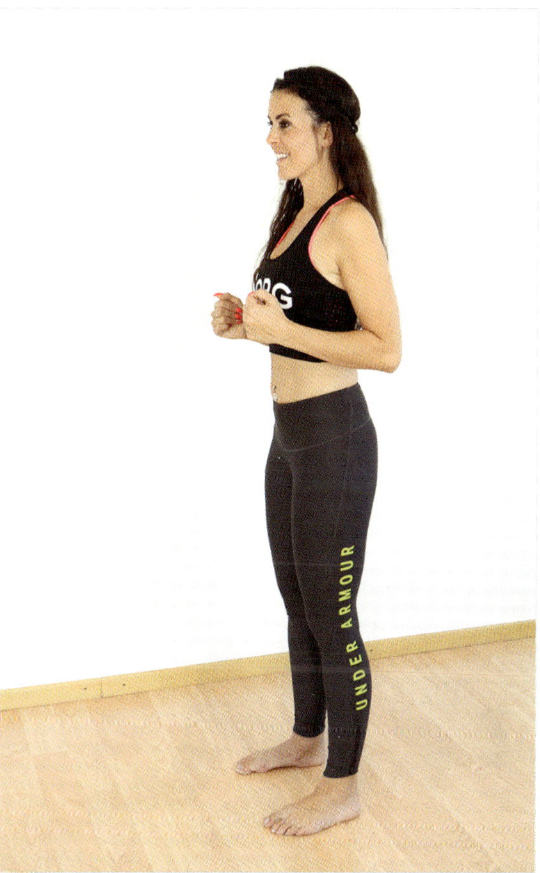

Abb. 3.206 M. iliopsoas – Kniehebetappings: Ausgangsstellung (Foto: Stephan Mogel)

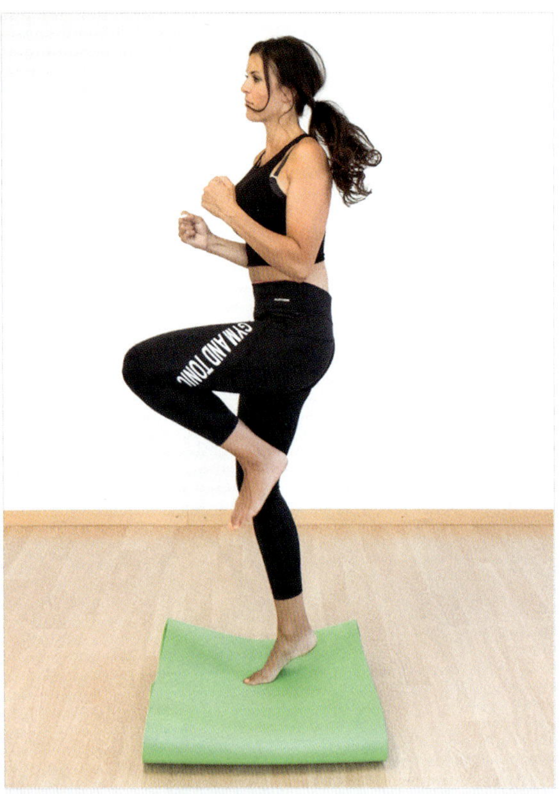

Abb. 3.207 M. iliopsoas – Kniehebetappings: Variation auf Airex Pad (Foto: Kirsten Oborny)

► **Steigerung.** Steigern kann man die Übung, indem man die Zeit verlängert oder einen 4. bis maximal 5. Satz einbaut.

► **Tipp.** Die Übung sollte nur so schnell ausgeführt werden, dass der gleichmäßige Rhythmus beigehalten werden kann. Arrhythmie wäre ein Zeichen von Überbelastung.

► **Variation.** Variationen bekommt man auf verschiedenen Unterstützungsflächen, wie z. B. eine Weichbodenmatte (► Abb. 3.207), Sand, 2 Jumper oder durch eine andere Ausgangsstellung, wie z. B. im Vierfüßlerstand (► Abb. 3.208), evtl. mithilfe eines Sling-Trainers (► Abb. 3.209). Bei diesen Varianten ist zusätzlich darauf zu achten, dass die LWS nicht durchhängt.

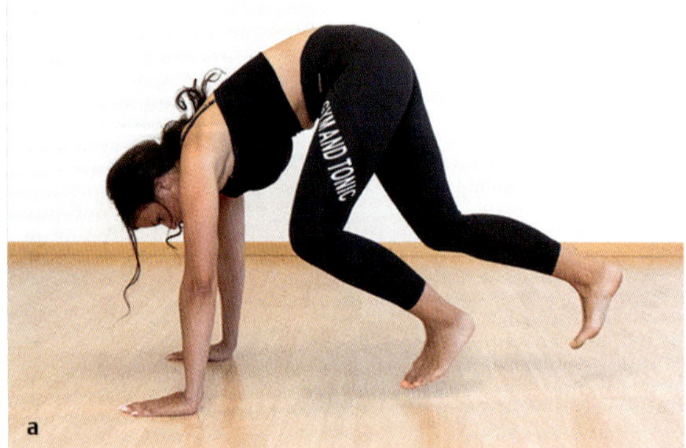

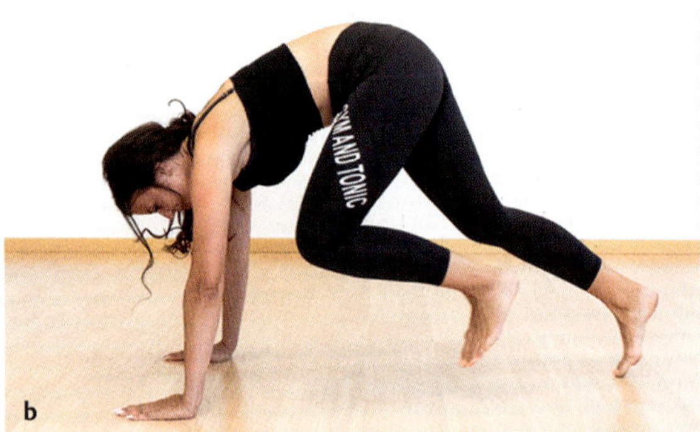

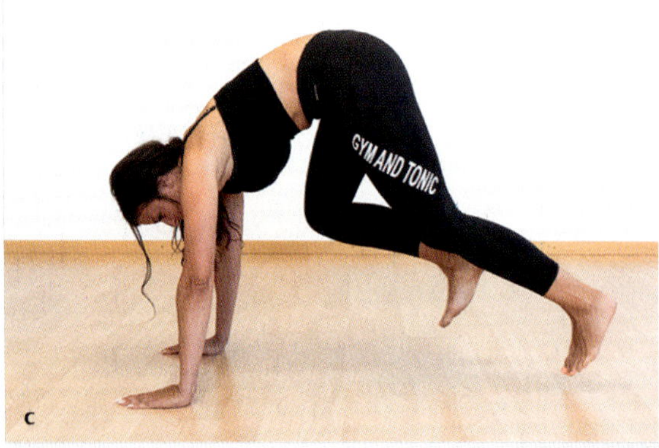

Abb. 3.208 M. iliopsoas – Kniehebetappings: Variation im Vierfüßlerstand (Fotos: Kirsten Oborny)

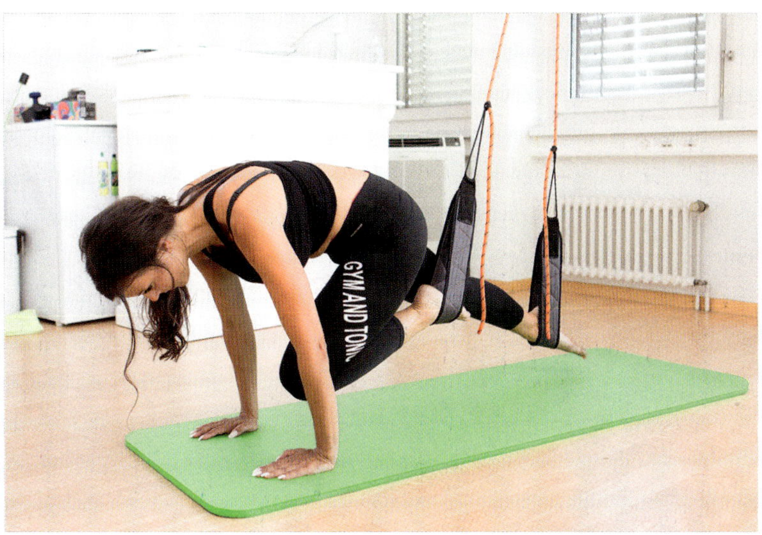

Abb. 3.209 M. iliopsoas – Kniehebetappings: Variation im Vierfüßlerstand mit Sling-Trainer (Foto: Kirsten Oborny)

3.10 M. erector spinae

3.10.1 Anatomie in vivo

Der M. erector spinae (lat. für „Aufrichter der Wirbelsäule"; auch Rückenstrecker oder Rückenstreckmuskel) stellt eine ganze Gruppe von Muskeln dar, die der Aufrichtung bzw. dem Strecken sowie der Rotation wie auch der Seitneigung (M. intertransversarius) der Wirbelsäule dienen. M. erector spinae ist ein unscharf definierter Begriff, der deshalb von Anatomen ungern benutzt wird. Teilweise beschreibt man damit die gesamte autochthone Rückenmuskulatur, teilweise nur Abschnitte davon, nämlich M. iliocostalis, M. longissimus und M. spinalis. Oft nennt man diese drei zusammenfassend „der Rückenstrecker" oder – im Plural – „die Rückenstrecker". Die Rückenstrecker verlaufen entlang der Wirbelsäule. Sie sind auf der Körperoberfläche nicht zu sehen, man kann sie seitlich des Rückgrats als Wulst ertasten (▶ Abb. 3.210).

3.10.2 Mögliche Beschwerden bei Dysbalance des M. erector spinae

Dysfunktionen von diesem Muskel äußern sich meistens mit einem deutlichen Hartspann v. a. in der LWS. Dieser verhindert die Beweglichkeit in die globale Vorbeugung (Fingerbodenabstand) und kann zu gürtelförmigen Schmerzen in der LWS führen. Bei einer Schwäche in dieser Muskulatur kommt es zu einer massiven Instabilität der Wirbelsäule, welche sich gerne schmerzhaft äußert bei langem Sitzen, Stehen oder Laufen oder bei allen Bewegungsübergängen.

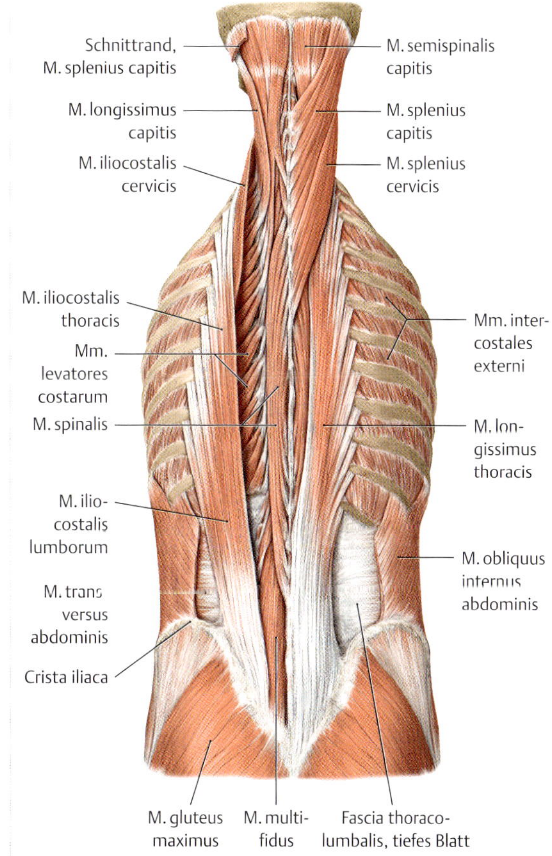

Abb. 3.210 M. erector spinae (Abb. aus: Schünke M, Schulte E, Schumacher U. Prometheus. LernAtlas der Anatomie. Allgemeine Anatomie und Bewegungssystem. Illustrationen von M. Voll und K. Wesker. 5. Aufl. Stuttgart: Thieme; 2018)

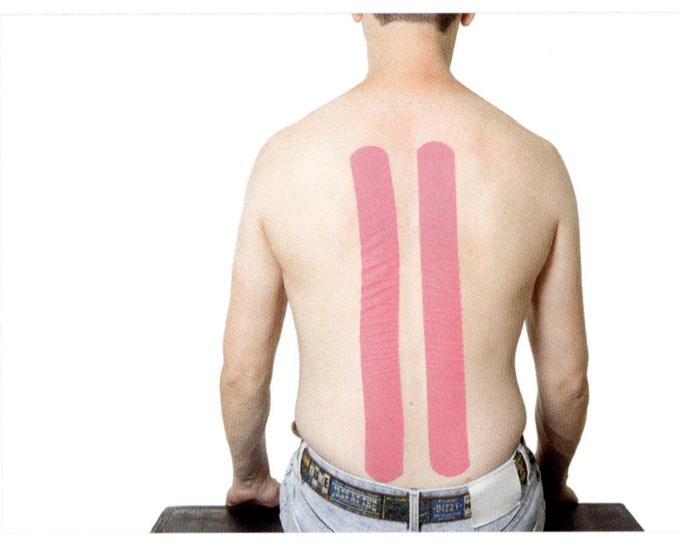

Abb. 3.211 Fertige Kinesio-Tape-Applikation: Muskeltechnik M. erector spinae (Foto: Kirsten Oborny)

3.10.3 Kinesio-Tape-Applikation für den M. erector spinae

Muskeltechnik für den M. erector spinae

- **Vorbereitung:** Schnitttechnik I-Tape oder Y-Tape.
- **Ausgangsstellung des Patienten für den Anker:** Der Patient sitzt auf der Bank, die Arme entspannt neben dem Körper.
- **Anlage des Ankers:** Die Position des Ankers wird über den Verschiebetest ausfindig gemacht. Je nach Test ist der Anker kranial am Occiput oder kurz unterhalb des Haaransatzes oder er ist unten am Sakrum (▸ Abb. 3.212). I- oder Y-Tape ist abhängig von der Größe des Muskels. Je größer die Muskulatur ausgeprägt ist, umso mehr empfiehlt es sich, zwei I-Tapes zu machen. Grundsätzlich kann aber auch über die gesamte Länge mit einem Y-Tape gearbeitet werden.
- **Tipp:** Der Anker wird in der neutralen Position für den Muskel angelegt.
- **Ausgangsstellung des Patienten für den Zügel:** Der Patient beugt sich nun, so weit er kann, nach vorne und rollt dabei seine Wirbelsäule ein. Der Kopf wird mit dem Kinn zum Brustbein geführt, die Arme werden verkreuzt.
- **Anlage des Zügels:** Die Zügel verlaufen links und rechts einfingerbreit entfernt an der Wirbelsäule entlang (▸ Abb. 3.213).
- **Tipp:** Das Tape muss erst vom Papier entfernt werden, bevor es auf die Haut angebracht wird. Dabei wird das Tape nicht gedehnt.

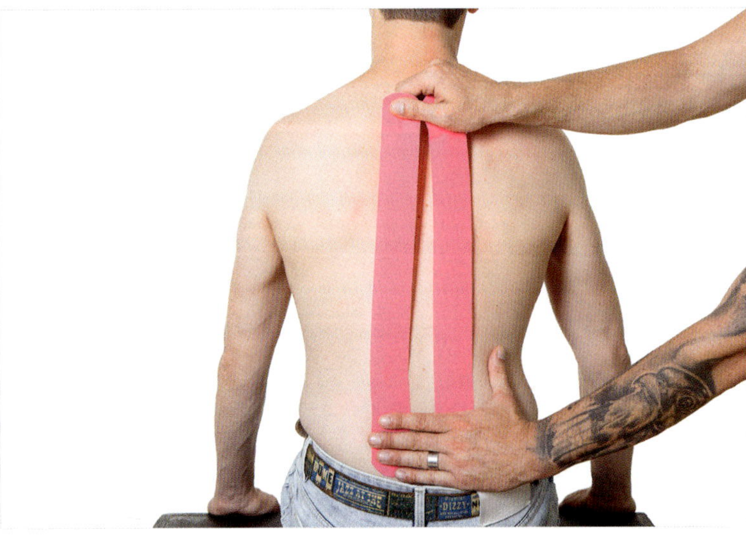

Abb. 3.212 Anker für die Muskeltechnik M. erector spinae (Foto: Kirsten Oborny)

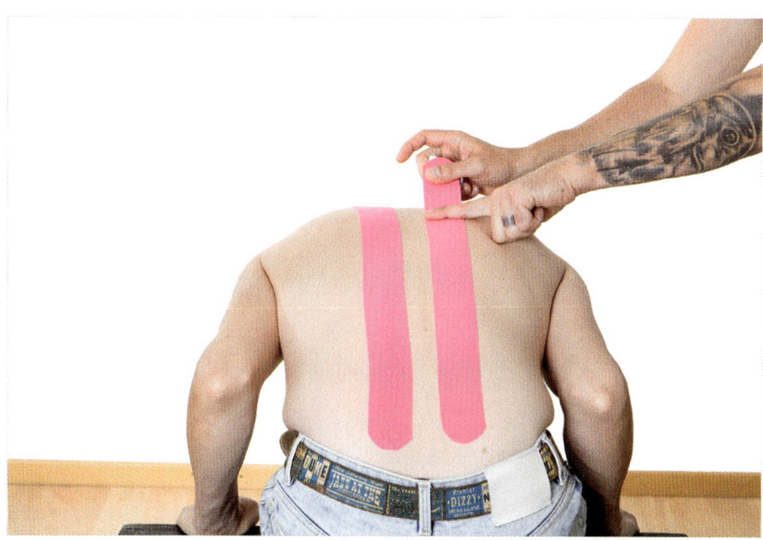

Abb. 3.213 Anbringen der Zügel für die Muskeltechnik M. erector spinae in Flexion der Wirbelsäule (Foto: Kirsten Oborny)

Training für den M. erector spinae

▶ **Übung 1, Arme über Kopf strecken aus Bauchlage**

▶ Ziel. Das Ziel dieser Übung ist es, den großen Rückenstrecker zu kräftigen. Durch die Bauchlage ist die Wirbelsäule auf Grund der großen Unterstützungsfläche beschützt und der Patient kann seine Körperwahrnehmung in Bezug auf diesen Muskel besser schulen. In der Position kann segmental betont trainiert werden oder global. Bei der segmentalen Betonung wird die Extensionsbewegung nur segmental, also in einer sehr kleinen Bewegung ausgeführt, global wird die Extension über die gesamte Wirbelsäule ausgeführt.

▶ Ausgangsstellung. Der Patient liegt auf dem Bauch, die Arme sind über dem Kopf gestreckt und die Beine liegen entspannt am Boden. Der Bauch ist leicht angespannt, d. h., der Bauchnabel wird leicht gegen innen und oben gezogen (▶ Abb. 3.214).

▶ Ausführung. Jetzt hebt der Patient beide Arme, so weit er kann, vom Boden ab und führt sie zurück, bis er den Boden gerade berührt (▶ Abb. 3.215). Dies wird mehrmals wiederholt. Die Beine sollten dabei entspannt liegen bleiben und die Bauchspannung sollte nicht aufgelöst werden. Die Wirbelsäule kann stabil gehalten werden, wenn man die Wirbelsäule eher stabilisieren möchte, oder sie wird in Extension mitbewegt, wenn die Mobilität unter Kraftanstrengung im Vordergrund steht. Voraussetzung ist aber immer eine stabile Wirbelsäule.

▶ Steigerung. Die Übung kann gesteigert werden, indem man Gewichte in die Hände nimmt oder die Beine mit in die Extension bewegt werden (▶ Abb. 3.216).

▶ Tipps. Bei dieser Übung ist darauf zu achten, dass die Bauchspannung nicht verloren geht und, wenn stabilisiert trainiert werden soll, dass sich die Wirbelsäule nicht mitbewegt (▶ Abb. 3.217).

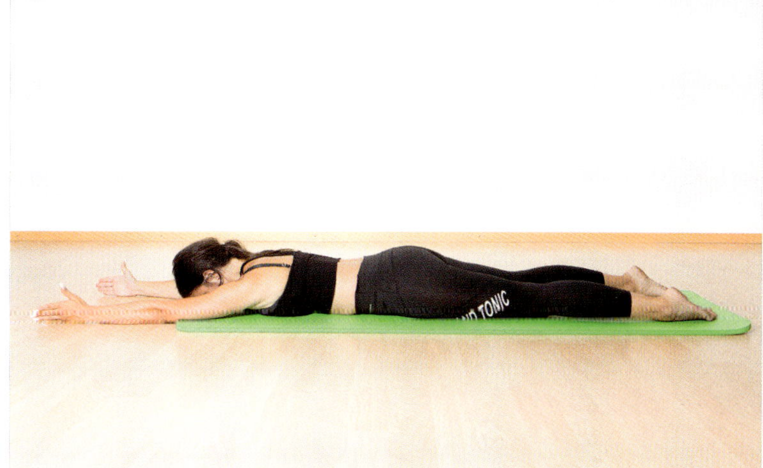

Abb. 3.214 M. erector spinae – Arme über Kopf strecken aus Bauchlage: Ausgangsstellung (Foto: Kirsten Oborny)

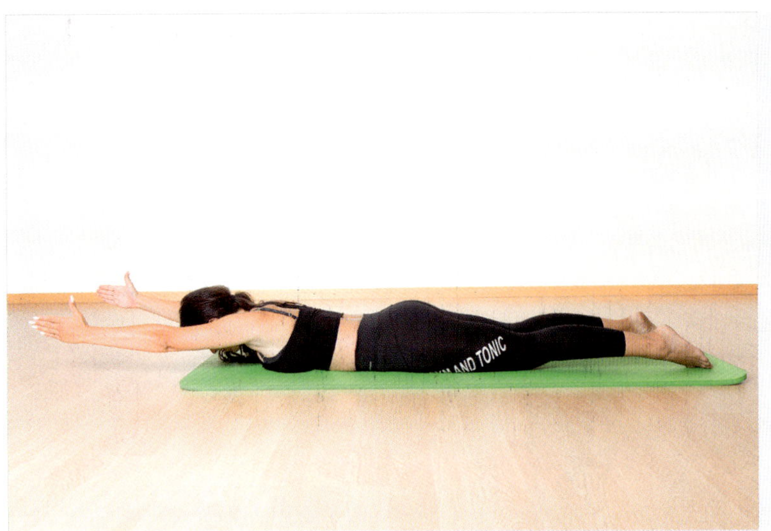

Abb. 3.215 M. erector spinae – Arme über Kopf strecken aus Bauchlage: Durchführung (Foto: Kirsten Oborny)

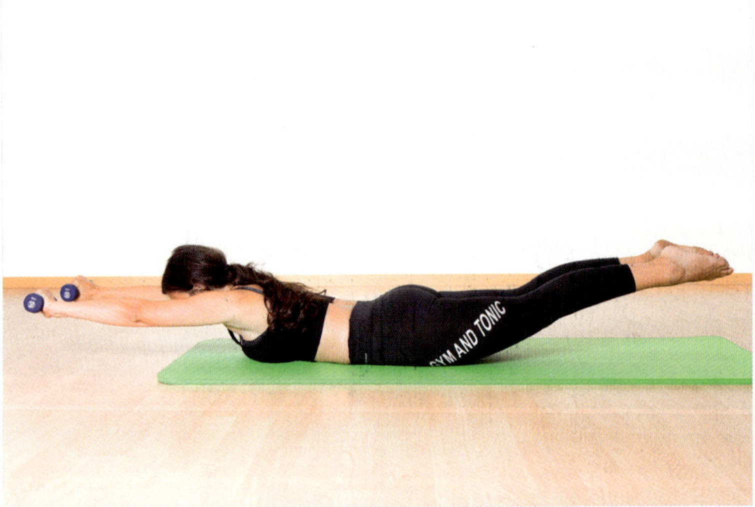

Abb. 3.216 M. erector spinae – Arme über Kopf strecken aus Bauchlage: Steigerung mit Zusatzgewicht und Abheben der Beine (Foto: Kirsten Oborny)

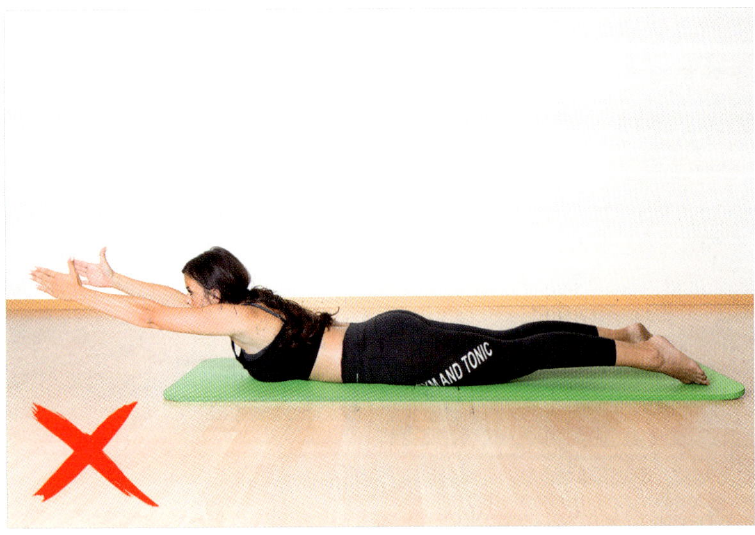

Abb. 3.217 M. erector spinae – Arme über Kopf strecken aus Bauchlage: Fehlerhafte Ausführung (übermäßiges Anheben des Oberkörpers) (Foto: Kirsten Oborny)

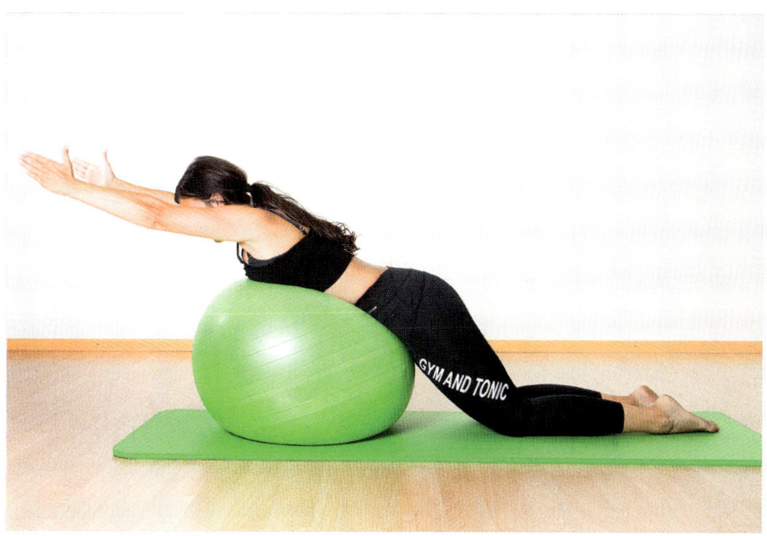

Abb. 3.218 M. erector spinae – Arme über Kopf strecken aus Bauchlage: Variation auf Gymnastikball (Foto: Kirsten Oborny)

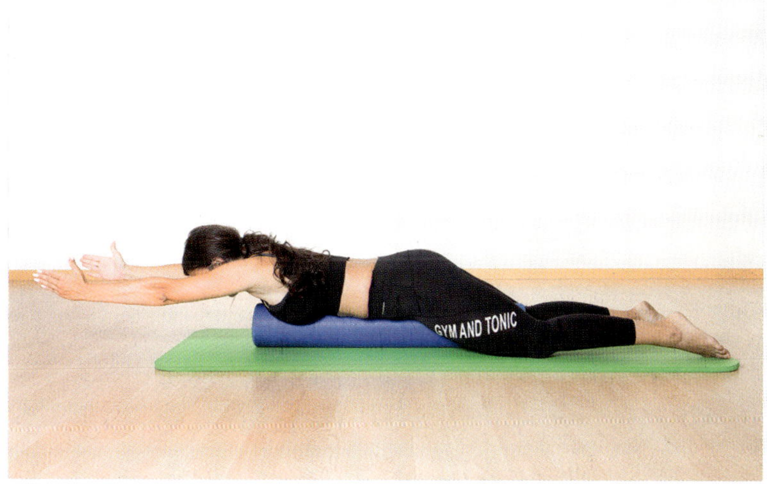

Abb. 3.219 M. erector spinae – Arme über Kopf strecken aus Bauchlage: Variation auf Pilatesrolle (Foto: Kirsten Oborny)

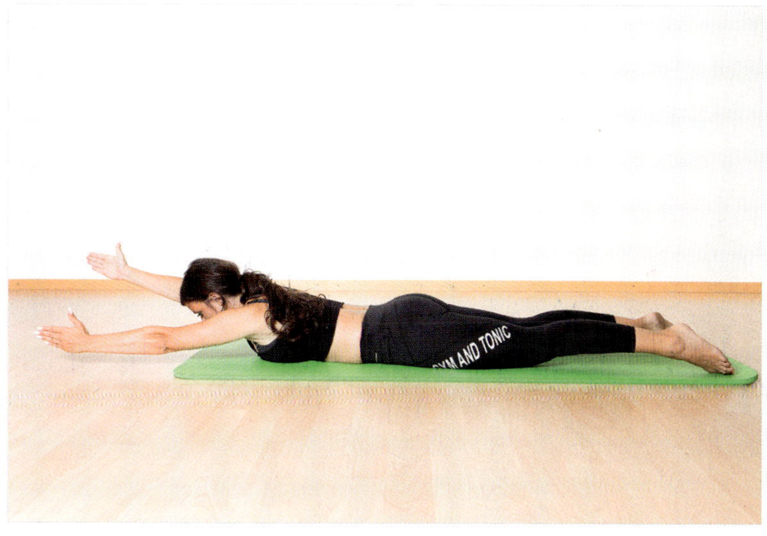

Abb. 3.220 M. erector spinae – Arme über Kopf strecken aus Bauchlage: Variation mit alternierender Armbewegung (Foto: Kirsten Oborny)

▸ **Variation.** Variationen sind möglich über die Veränderung der Unterstützungsfläche: je labiler, umso schwieriger die Übung (Pilatesrolle, Airex Pad, Gymnastikball, ▸ Abb. 3.218, ▸ Abb. 3.219). Eine weitere Variation ist das gegengleiche Bewegen der Arme und Beine (▸ Abb. 3.220).

▸ **Übung 2, Deadlift**

▸ **Ziel.** Bei dieser Übung sollen die Rückenstrecker möglichst alltagsnah trainiert werden. Hier werden Belastungen vorbereitet wie z. B. das Heben von schwereren Gegenständen vom Boden oder das vermehrte Beugen zum Boden und Wiederaufrichten. Auch ist diese Übung sehr gut für Sportarten geeignet, welche sich vermehrt in der vorgebeugten Haltung befinden (Hockey, Bowling, Golf, Rennrad oder Mountainbike).

▸ **Ausgangsstellung.** Der Patient steht aufrecht, hüftbreit mit einer Langhantelstange in beiden Händen mit gestreckten Armen vor dem Körper. Der Kopf ist in die Wirbelsäulenverlängerung eingereiht. Je nach Gewicht wird ein Kreuzgriff empfohlen (▸ Abb. 3.221).

▸ **Ausführung.** Jetzt bewegt der Patient die Langhantelstange Richtung Boden. Dafür gibt es zwei Varianten, für die stabile Version bleibt die Wirbelsäule steif in der aufrechten Haltung (▸ Abb. 3.222) und für die mobilisierende Version wird die Wirbelsäule eingerollt (▸ Abb. 3.223). Während der Übung bleiben die Beine gestreckt im Knie.

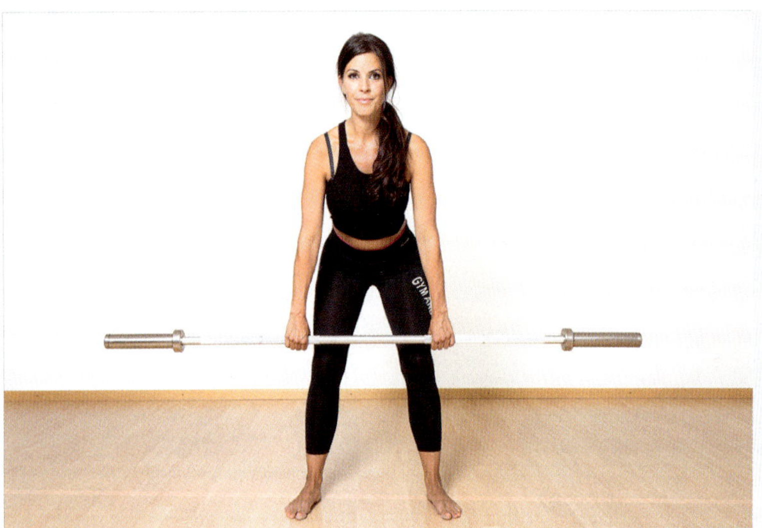

Abb. 3.221 M. erector spinae – Deadlift: Ausgangsstellung (Foto: Kirsten Oborny)

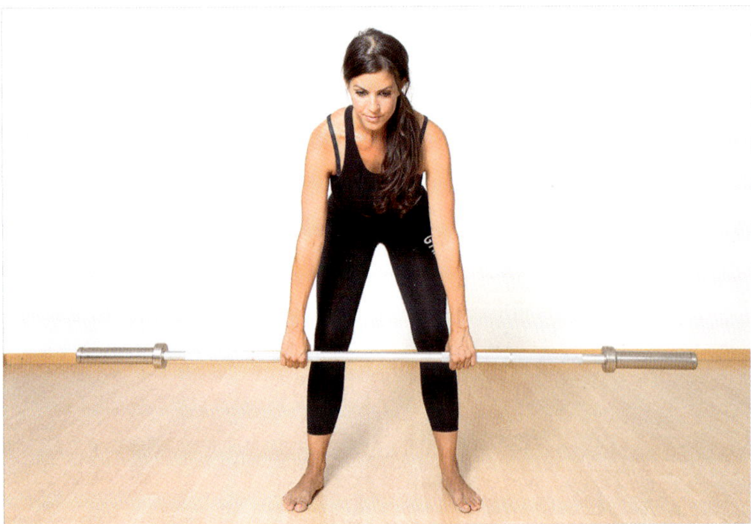

Abb. 3.222 M. erector spinae – Deadlift: Durchführung mit stabiler Wirbelsäule (Foto: Kirsten Oborny)

▶ **Steigerung.** Die Übung wird via Gewicht gesteigert. Wenn extensorisch gearbeitet wird, dann ist das Gewicht gleichermaßen auf der Hantelstange verteilt; wenn rotatorisch oder lateralflexorisch betont trainiert werden soll, dann ist das Gewicht einseitig höher (imbalanced, ▶ Abb. 3.224).

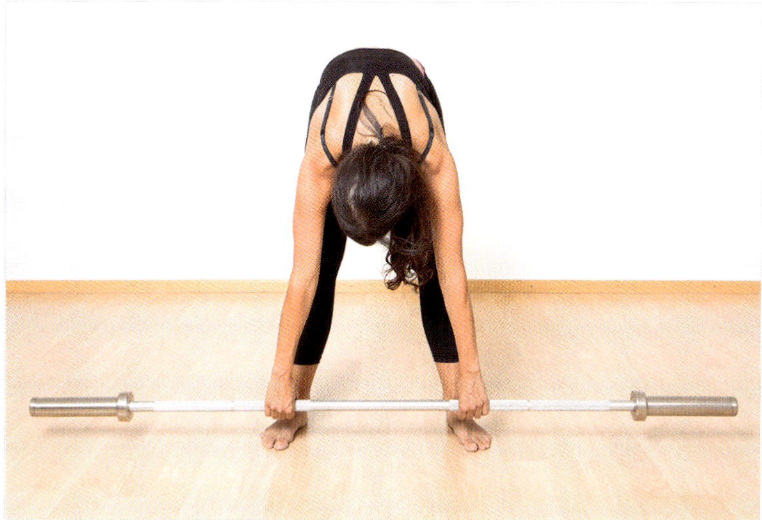

Abb. 3.223 M. erector spinae – Deadlift: Durchführung mit mobiler Wirbelsäule (Foto: Kirsten Oborny)

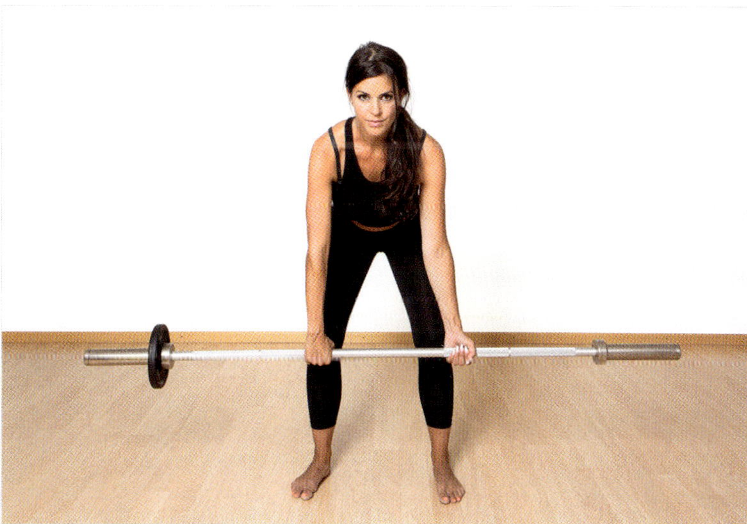

Abb. 3.224 M. erector spinae – Deadlift: Steigerung „imbalanced“ für Betonung der Rotation bzw. Lateralflexion (Foto: Kirsten Oborny)

▶ **Tipps.** Die Übung darf keine Schmerzen lumbal auslösen, dann ist sicher die Belastung zu hoch. Beim Rückweg sollte nicht ins vermehrte Hohlkreuz gegangen werden und der Bauch ist während der Übung immer leicht gespannt (▶ Abb. 3.225).

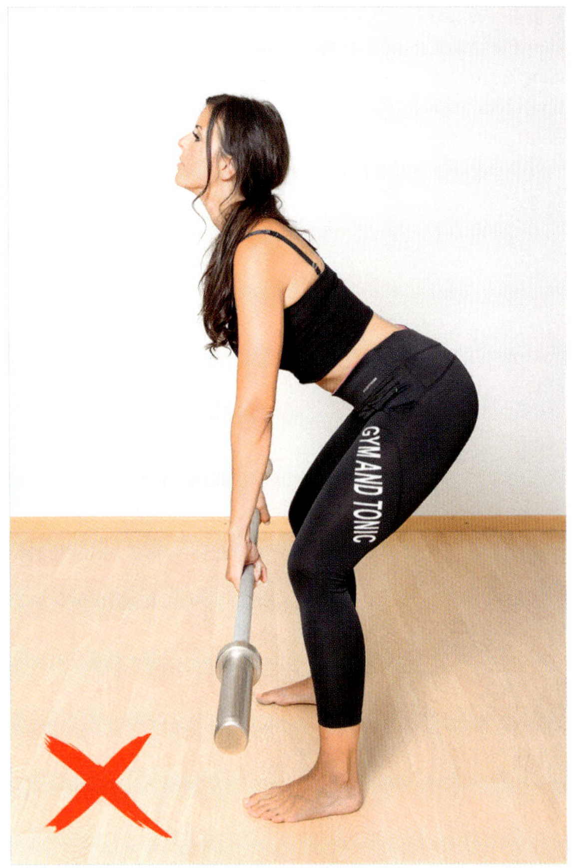

Abb. 3.225 M. erector spinae – Deadlift: Fehlerhafte Ausführung (übermäßige Lordose, Kopf überstreckt) (Foto: Kirsten Oborny)

▶ **Variation.** Variationen wären, die Übung einbeinig auszuführen (▶ Abb. 3.226) oder die Knie leicht mitzubewegen. Die Übung kann auf labilen Unterlagen ausgeführt werden (Jumper, Airex Pad, Sypoba, ▶ Abb. 3.227).

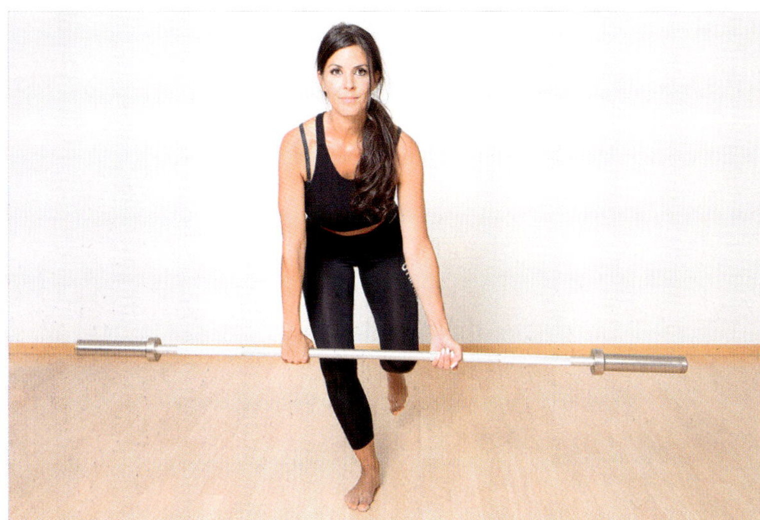

Abb. 3.226 M. erector spinae – Deadlift: Varation einbeinig (Foto: Kirsten Oborny)

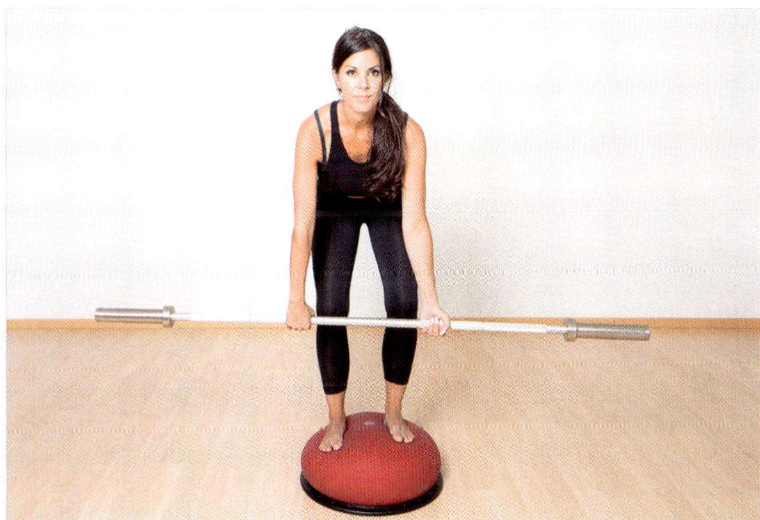

Abb. 3.227 M. erector spinae – Deadlift: Varation auf Jumper (Foto: Kirsten Oborny)

Kapitel 4

Tape und Training der unteren Extremität

4

4 Tape und Training der unteren Extremität

4.1 M. vastus medialis obliquus femoris

4.1.1 Anatomie in vivo

Der M. vastus medialis (lat. für „zur Mitte gelegener breiter Muskel“ oder „innerer Schenkelmuskel“) ist einer der vorderen Muskeln des Oberschenkels (▶ Abb. 4.1). Er ist ein Bauch des M. quadriceps femoris („vierköpfiger Oberschenkelmuskel“). In die Ansatzsehne des Quadrizeps ist die Kniescheibe als Sesambein eingelagert. Über das Ligamentum patellae ist die Sehne schließlich an der Tuberositas tibiae des Schienbeins befestigt und bildet den Ansatz des Muskels. Sein Ursprung ist am oberen medialen Drittel des Femurs. Der M. vastus medialis streckt zusammen mit den anderen Muskeln des M. quadriceps femoris das Kniegelenk.

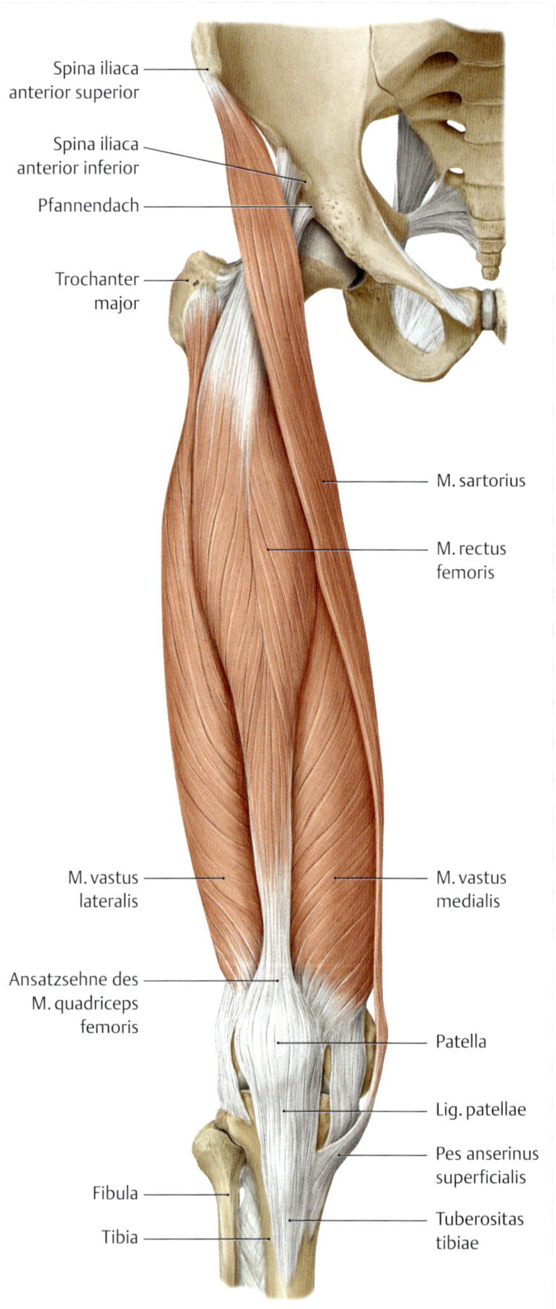

Abb. 4.1 M. vastus medialis obliquus femoris (Abb. aus: Schünke M, Schulte E, Schumacher U. Prometheus. LernAtlas der Anatomie. Allgemeine Anatomie und Bewegungssystem. Illustrationen von M. Voll und K. Wesker. 5. Aufl. Stuttgart: Thieme; 2018)

4.1.2 Mögliche Beschwerden bei Dysfunktion des Muskels

Mögliche Beschwerden, welche entstehen können, wenn dieser Muskel eine Schwäche aufweist, sind meist mit einer medialen Instabilität gepaart. Auffällig wird dies v. a., wenn der Patient in eine Beugung im Knie geht (Kniebeuge oder Einbeinkniebeuge), dann wird die betroffene Seite vermehrt nach innen wegknicken. Dies kann sich im Sprung vermehrt äußern. Wenn dieser Muskel schwach ist, kann es zur Überbelastung der medialen Strukturen kommen (Bänder, Kapsel, Meniskus oder Gelenkknorpel). Eine Schwäche in diesem Muskel begünstigt die X-Bein-Stellung. Häufig tritt diese Schwäche nach Verletzungen oder Knieoperationen auf, da dieser Muskel auf Grund seiner Faserausprägung zur Atrophie neigt.

4.1.3 Kinesio-Tape-Applikation des M. vastus medialis obliquus femoris

- **Vorbereitung:** Schnitttechnik I-Tape.
- **Ausgangsstellung des Patienten für den Anker:** Der Patient liegt auf der Bank auf dem Rücken, beide Beine sind ausgestreckt.
- **Anlage des Ankers:** Die Position des Ankers wird über den Verschiebetest ermittelt, er ist entweder am oberen Drittel des Oberschenkels oder kaudal am medialen Rand der Patellarsehne (▸ Abb. 4.3).
- **Tipp:** Der Anker bildet das Punctum fixum und wird in einer ungedehnten Position des Muskels appliziert.
- **Ausgangsstellung des Patienten für den Zügel:** Für die Anlage des Zügels beugt der Patient jetzt maximal sein Knie an (▸ Abb. 4.4).
- **Anlage des Zügels:** Der Zügel wird im Verlauf des Muskels entlang des Oberschenkels auf die gedehnte Haut angebracht.
- **Tipp:** Das Tape wird dabei nicht gedehnt.

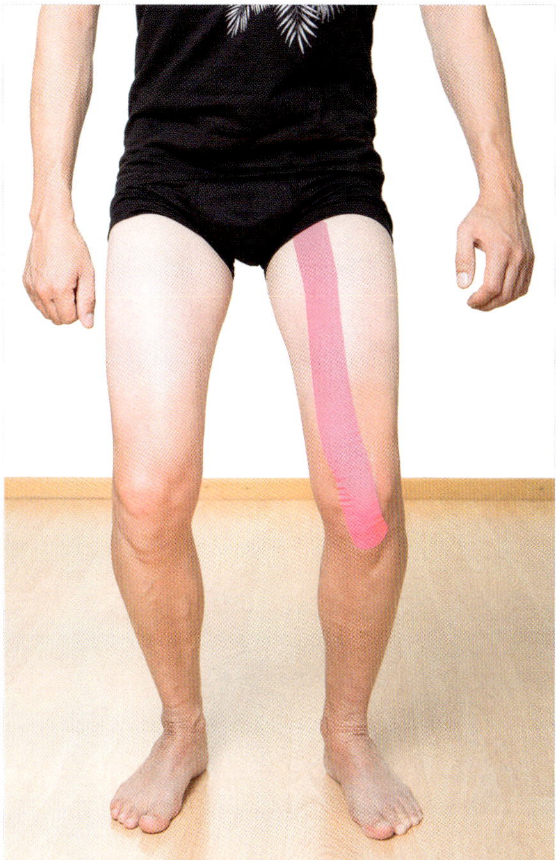

Abb. 4.2 Fertige Kinesio-Tape-Applikation: Muskeltechnik M. vastus medialis obliquus (Foto: Kirsten Oborny)

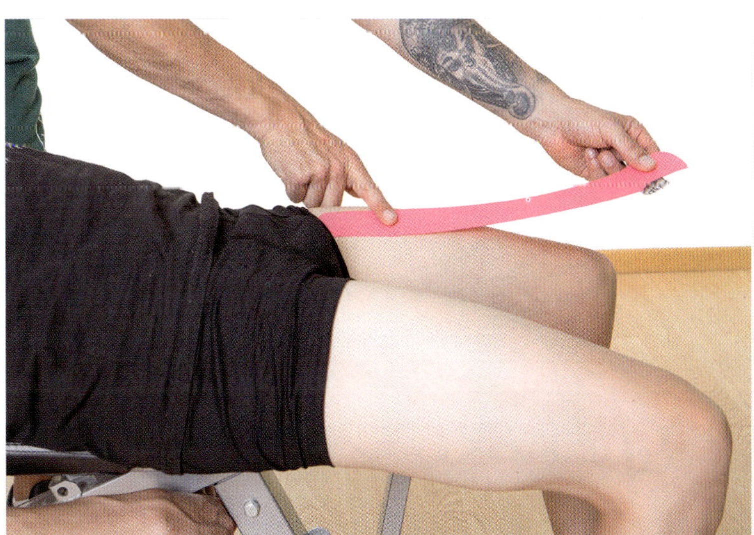

Abb. 4.3 Anker für die Muskeltechnik M. vastus medialis am oberen Drittel des Oberschenkels (Foto: Kirsten Oborny)

4.1.4 Training des M. vastus medialis obliquus femoris

▸ **Übung 1, Knieextension mit Fußaußenrotation**

▸ Ziel. Diese Übung eignet sich sehr gut für eine sehr frühe Phase in der Rehabilitation. Die Übung wird hubfrei ohne Kompression in der offenen Kette ausgeführt. Das bedeutet, die Übung kann auch bei Belastungseinschränkungen (Teilbelastung) ausgeführt werden. Sie dient der Wahrnehmungsförderung und Ansteuerung des M. vastus medialis obliquus femoris. Dieser Muskel neigt auf Grund seiner Faserausprägung besonders zur Atrophierung und ist aus diesem Grund möglichst frühzeitig zu trainieren.

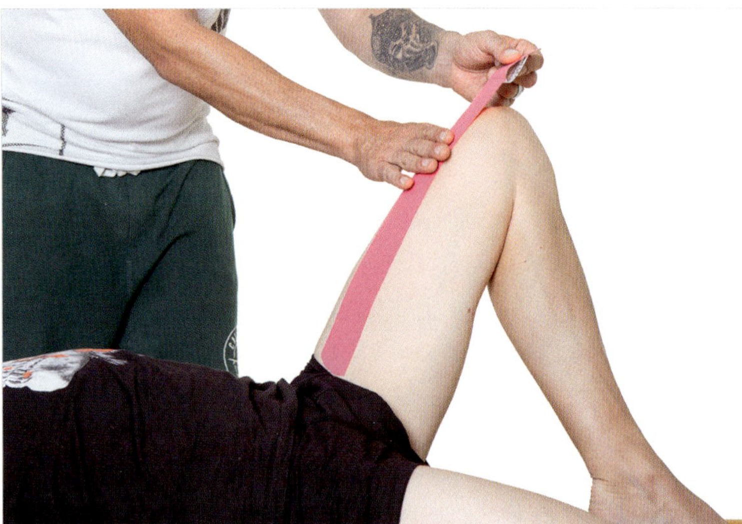

Abb. 4.4 Anbringen des Zügels für die Muskeltechnik M. vastus medialis in maximaler Kniegelenkflexion (Foto: Kirsten Oborny)

▶ **Ausgangsstellung.** Der Patient sitzt auf der Bank, die Beine hängen frei in der Luft und die Kniekehle ist dicht an der Bankkante. Die Arme sind locker auf den Oberschenkeln abgelegt und der Rumpf ist aufrecht (▶ Abb. 4.5).

▶ **Ausführung.** Jetzt streckt der Patient sein betroffenes Bein im Knie so weit wie möglich (▶ Abb. 4.6). Dabei sollte der Oberkörper nicht nach hinten bewegt werden und die Arme bleiben locker auf den Oberschenkeln liegen. Dann wird das Bein wieder in die Beugung unter die Bank

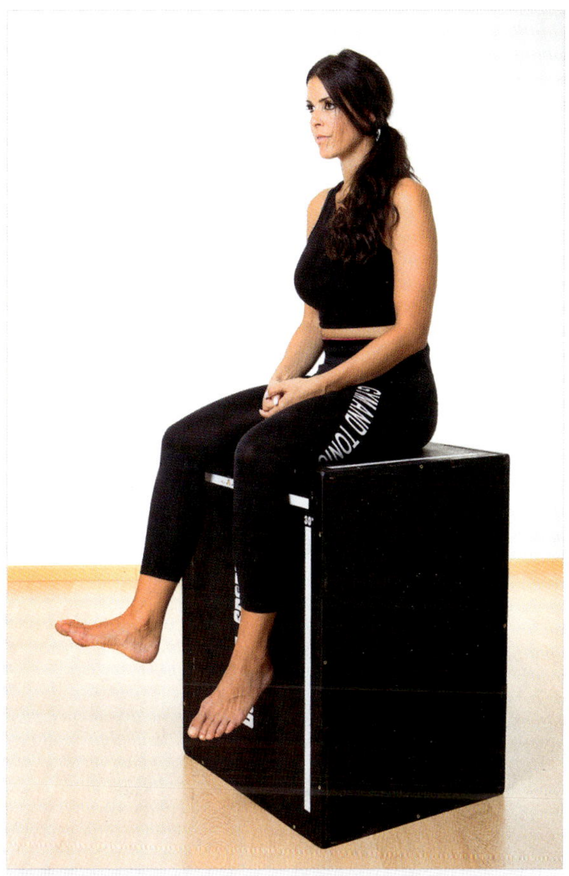

Abb. 4.5 M. vastus medialis – Knieextension mit Fußaußenrotation: Ausgangsstellung (Foto: Kirsten Oborny)

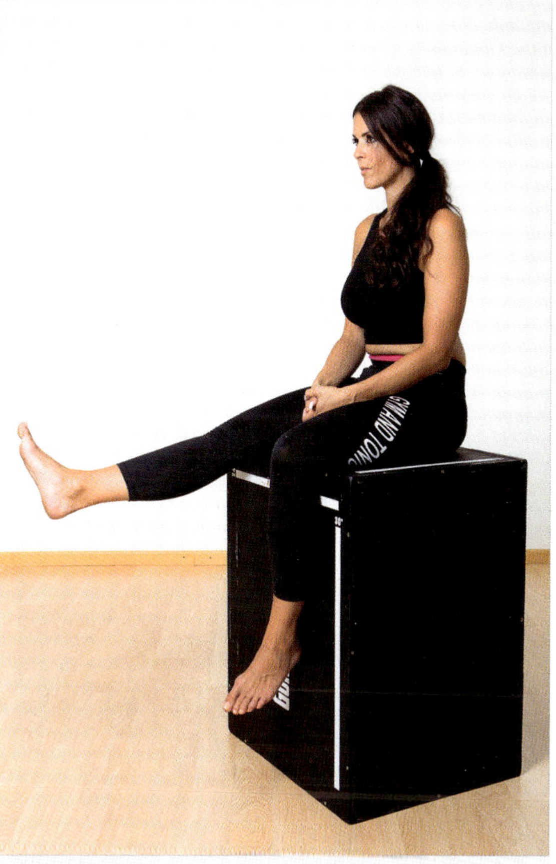

Abb. 4.6 M. vastus medialis – Knieextension mit Fußaußenrotation: Durchführung (Foto: Kirsten Oborny)

bewegt. Sinnvoll ist eine eher langsame Ausführung, am Schluss der Extension sollte der Fuß in eine Außenrotation gebracht werden. Dadurch erreicht man besonders die Aktivierung des M. vastus medialis obliquus femoris (▶ Abb. 4.7).

▶ **Steigerung.** Die Übung kann mit manuellem Widerstand gesteigert werden (▶ Abb. 4.8) oder mit Hilfsmitteln wie z. B. einem Theraband (▶ Abb. 4.9) oder mit Gewichtsmanschetten.

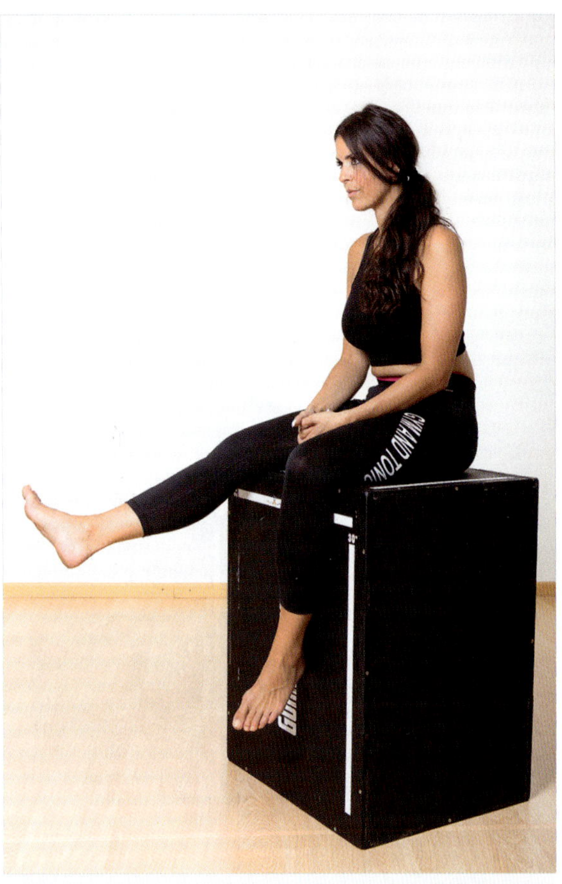

Abb. 4.7 M. vastus medialis – Knieextension mit Fußaußenrotation: maximale Außenrotation des Fußes am Ende der Bewegung (Foto: Kirsten Oborny)

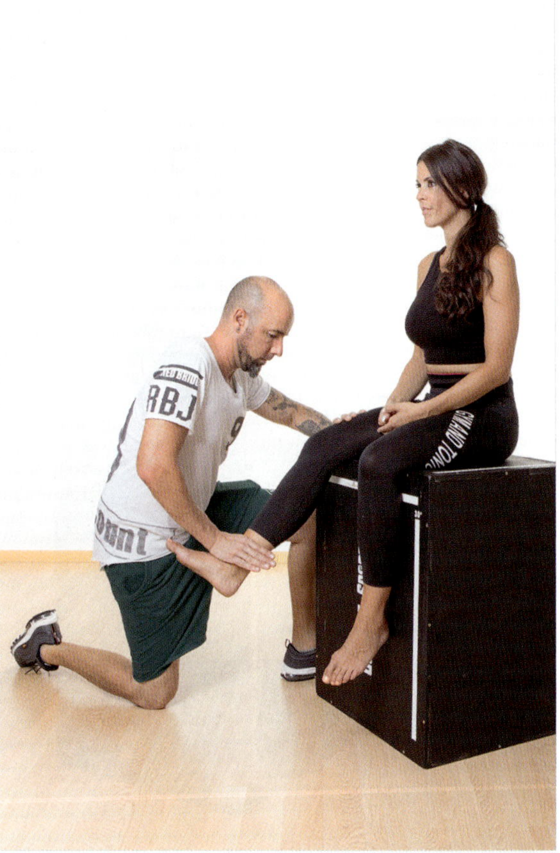

Abb. 4.8 M. vastus medialis – Knieextension mit Fußaußenrotation: Steigerung mit manuellem Widerstand (Foto: Kirsten Oborny)

▸ **Tipps.** Bei dieser Übung ist darauf zu achten, dass der Patient den Oberkörper nicht während der Extension nach hinten kippt (▸ Abb. 4.10). Dies ist eine häufige Reaktion, um den M. iliopsoas einzusetzen, weil der M. vastus medialis obliquus femoris zu schwach ist, und das wäre eine ungewollte Kompensation. Auch das Aufstützen der Arme seitlich auf der Bank oder hinter dem Oberkörper (▸ Abb. 4.11) kann als Schwäche des Muskels interpretiert werden. Dann sollte der Widerstand entsprechend angepasst werden.

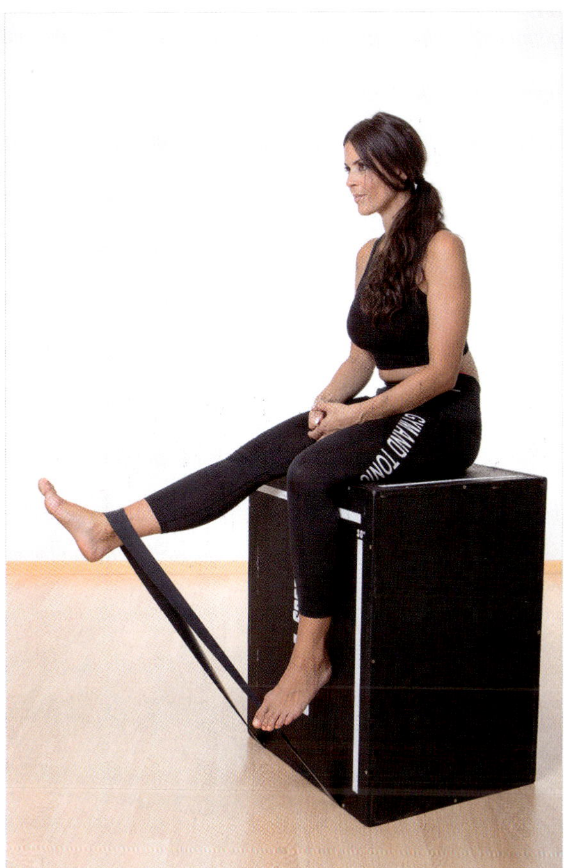

Abb. 4.9 M. vastus medialis – Knieextension mit Fußaußenrotation: Steigerung mit Theraband (Foto: Kirsten Oborny)

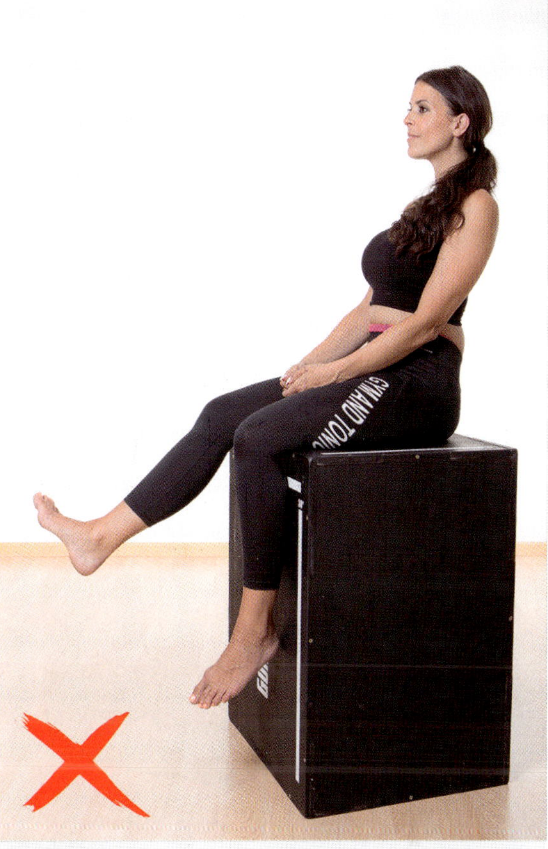

Abb. 4.10 M. vastus medialis – Knieextension mit Fußaußenrotation: Fehlerhafte Ausführung (Nach-hinten-Kippen des Oberkörpers) (Foto: Kirsten Oborny)

▶ **Variation.** Variationen kann man erreichen, indem man auf eine labilere Unterstützungsfläche wechselt (▶ Abb. 4.12) oder indem man die Exzentrik betont. Die Exzentrik bekommt man auf dem Rückweg, von der Streckung in die Beugung, hier kann man den Widerstand manuell erhöhen oder einen Rhythmus einbauen von 1:5 (d. h., innerhalb einer Sekunde das Bein strecken und innerhalb von fünf Sekunden das Bein wieder beugen).

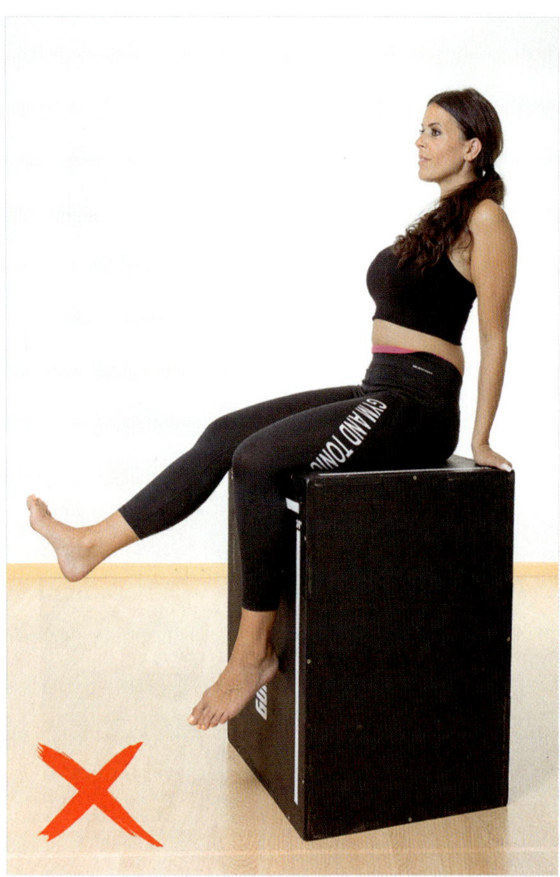

Abb. 4.11 M. vastus medialis – Knieextension mit Fußaußenrotation: Fehlerhafte Ausführung (Aufstützen der Arme) (Foto: Kirsten Oborny)

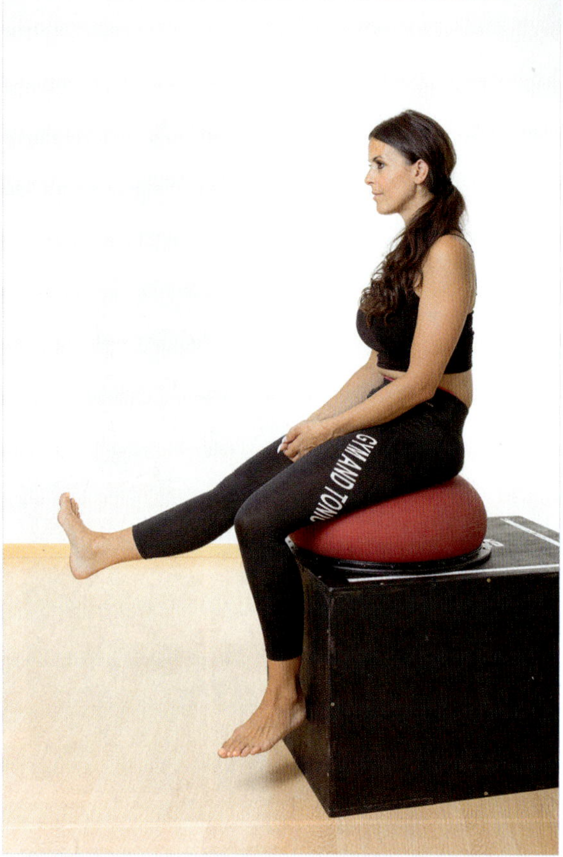

Abb. 4.12 M. vastus medialis – Knieextension mit Fußaußenrotation: Variation auf labiler Unterlage (Foto: Kirsten Oborny)

▶ Übung 2, Squat mit auswärtsgedrehten Füßen

▶ Ziel. Bei dieser Übung wird der Muskel unter Kompression gekräftigt, die Mindestanforderung ist eine Teilbelastung vom halben Körpergewicht. Die Übung orientiert sich eng an der Alltagsbelastung, wie z. B. Stehen, Gehen oder Treppensteigen, da sie gegen die Schwerkraft im geschlossenen System ausgeübt wird. Dadurch ist sie eine optimale Vorbereitung für den Wiedereinstieg in den Alltag. Auch dient sie als Stabilisierungsübung gegen eine mediale Schwäche, um dem medialen Kollaps entgegenzuwirken. Ebenso eignet sie sich gut bei Wachstumsstörungen v. a. bei jungen Mädchen mit Luxationsbeschwerden der Patella.

▶ Ausgangsstellung. Der Patient steht hüftbreit, die Arme neben dem Körper, der Oberkörper ist in der aufrechten Haltung (▶ Abb. 4.14). Am besten steht man eine Fußlänge entfernt vor einer Bank oder einem Stuhl, damit nachher die Bewegung immer auf gleicher Höhe ausgeführt wird. Die Füße sind leicht divergent (auswärtsgedreht) eingestellt.

▶ Ausführung. Nun geht der Patient in eine Kniebeuge. Die Arme werden dabei nach vorne gestreckt und der Po, so weit es geht, nach hinten bewegt (▶ Abb. 4.13). Wichtig dabei ist, dass die Knie fest nach außen gedreht werden und die Fußstellung nicht aufgehoben wird. Der Po wird so weit nach hinten unten bewegt, bis er die Bank oder den Stuhl berührt, dann geht es zurück in den Stand.

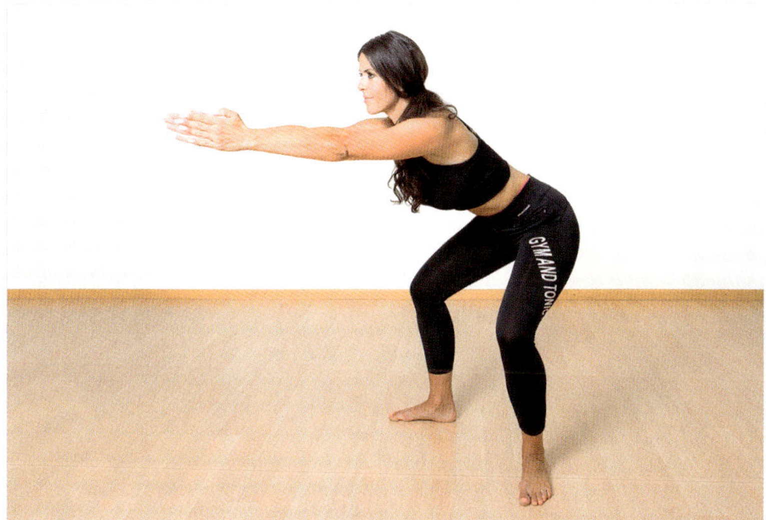

Abb. 4.13 M. vastus medialis – Squat mit auswärtsgedrehtem Knie: Durchführung (Foto: Kirsten Oborny)

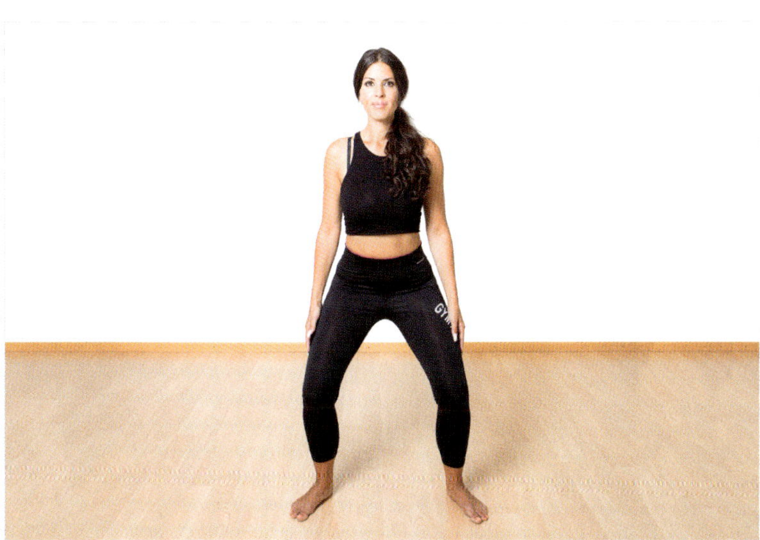

Abb. 4.14 M. vastus medialis – Squat mit auswärtsgedrehtem Knie: Ausgangsstellung (Foto: Kirsten Oborny)

▶ **Steigerung.** Die Übung kann mit Gewicht (Einzelhantel oder Langhantelstange) gesteigert werden (▶ Abb. 4.15) oder durch die Tiefe, wie weit in die Knie gegangen werden soll (▶ Abb. 4.16).

▶ **Tipps.** Wichtig bei dieser Übung ist es, darauf zu achten, dass die Knie nicht über die Fußzehen nach vorne geschoben werden, es sein denn, man möchte genau dies trainieren. Das würde einen vermehrten Stress auf die Kniescheibensehne auslösen (▶ Abb. 4.17). Die Arme sollten auch nicht als Schwungelemente eingesetzt werden, um die Übung zu erleichtern.

▶ **Variation.** Variabilität kann man in dieser Übung erreichen, indem man die Unterstützungsfläche verändert von stabil auf labil (▶ Abb. 4.18). Eine weitere Möglichkeit liegt darin, das Gewicht unausgeglichen einzusetzen (▶ Abb. 4.19). Auch kann die Exzentrik betont werden, indem das In-die-Knie-Gehen verlangsamt wird.

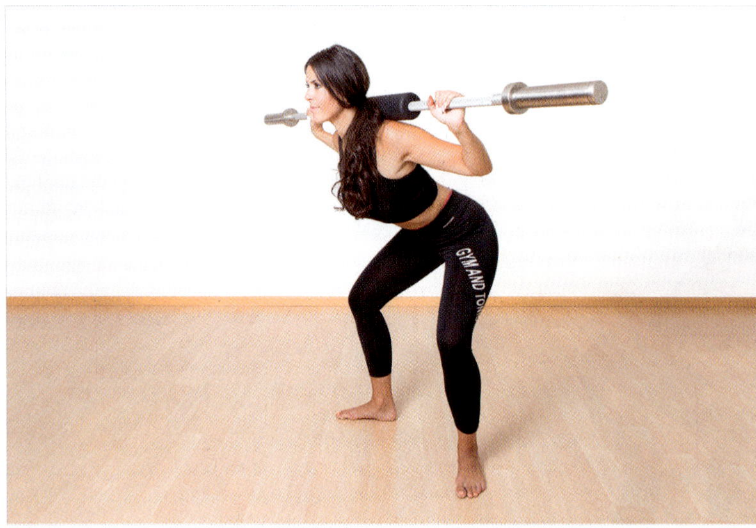

Abb. 4.15 M. vastus medialis – Squat mit auswärtsgedrehtem Knie: Steigerung mit Langhantelstange (Foto: Kirsten Oborny)

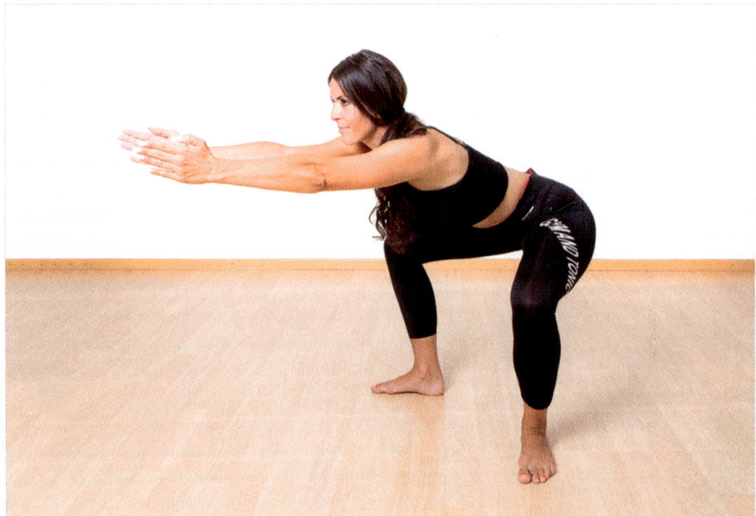

Abb. 4.16 M. vastus medialis – Squat mit auswärtsgedrehtem Knie: Steigerung über vermehrte Hockposition (Foto: Kirsten Oborny)

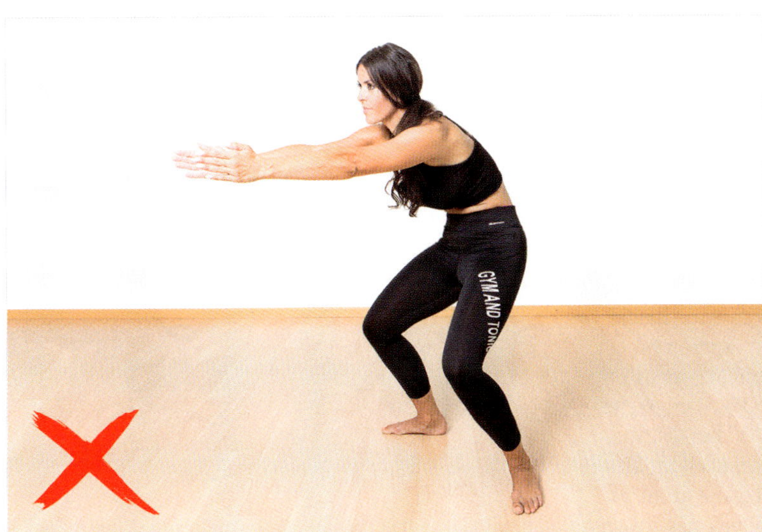

Abb. 4.17 M. vastus medialis – Squat mit auswärtsgedrehtem Knie: Fehlerhafte Ausführung (übermäßiges Vorschieben der Knie und Flexion der Wirbelsäule) (Foto: Kirsten Oborny)

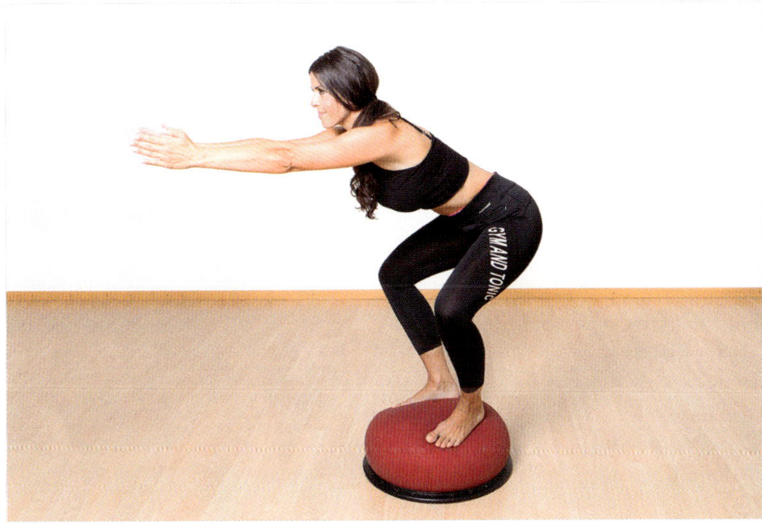

Abb. 4.18 M. vastus medialis – Squat mit auswärtsgedrehtem Knie: Variation auf labiler Unterlage (Foto: Kirsten Oborny)

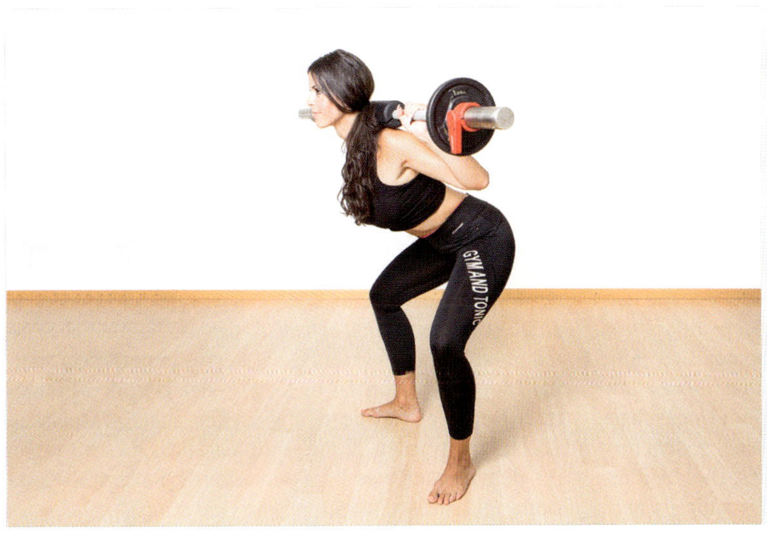

Abb. 4.19 M. vastus medialis – Squat mit auswärtsgedrehtem Knie: Variation „imbalanced“ (Foto: Kirsten Oborny)

4.2 M. quadriceps femoris

4.2.1 Anatomie in vivo

Der M. quadriceps femoris ist ein kräftiger, vierköpfiger Muskel auf der ventralen Seite des Oberschenkels und umschließt den Femur fast vollständig (▶ Abb. 4.20). Er wird auch „vierköpfiger Oberschenkelstrecker" genannt und besteht aus dem M. rectus femoris, welcher seinen Ursprung an der Spina iliaca anterior inferior und am Pfannendach des Hüftgelenks hat, dem M. vastus medialis, welcher seinen Ursprung an der Linea aspera und Linea intertrochanterica des Femurs hat, dem M. vastus intermedius, welcher seinen Ursprung an der Vorderseite des Femurschaftes hat, und dem M. vastus lateralis, welcher seinen Ursprung an der Linea aspera und am Trochanter major des Femurs hat. Über das Ligamentum patellae zieht der gesamte Muskel an die Tuberositas tibiae. Über das Retinaculum patellae laterale und mediale setzen die Sehnen der Mm.vasti lateralis und medialis zudem am Condylus lateralis bzw. medialis an. Die Sehne des M. quadriceps femoris lagert die Patella als Sesambein ein und sorgt dafür, dass sie in ihrer Gleitrinne bleibt. Eine Dysbalance des M. quadriceps femoris kann zu einer Luxation der Patella führen. Seine Funktion im Kniegelenk ist die Extension und im Hüftgelenk eine schwache Flexion (nur der M. rectus femoris). Durch eine Lähmung des Muskels ist die gewährleistete Stabilität des M. quadriceps femoris als einziger Kniestrecker nicht mehr gegeben. Das Schwerelot des Körpers begibt sich nun vor die transversale Bewegungsachse des Kniegelenks. Für einen aufrechten Stand wird das Kniegelenk überstreckt und der posteriore Kapsel-Band-Apparat ist für die Kniegelenksicherheit zuständig. Der M. quadriceps femoris ist in der klinischen Untersuchung Kennmuskel für die Nervenwurzeln L3–4. Ein aufgehobener Patellarsehnenreflex spricht für einen Bandscheibenvorfall auf Höhe L3 oder eine periphere Nervenverletzung.

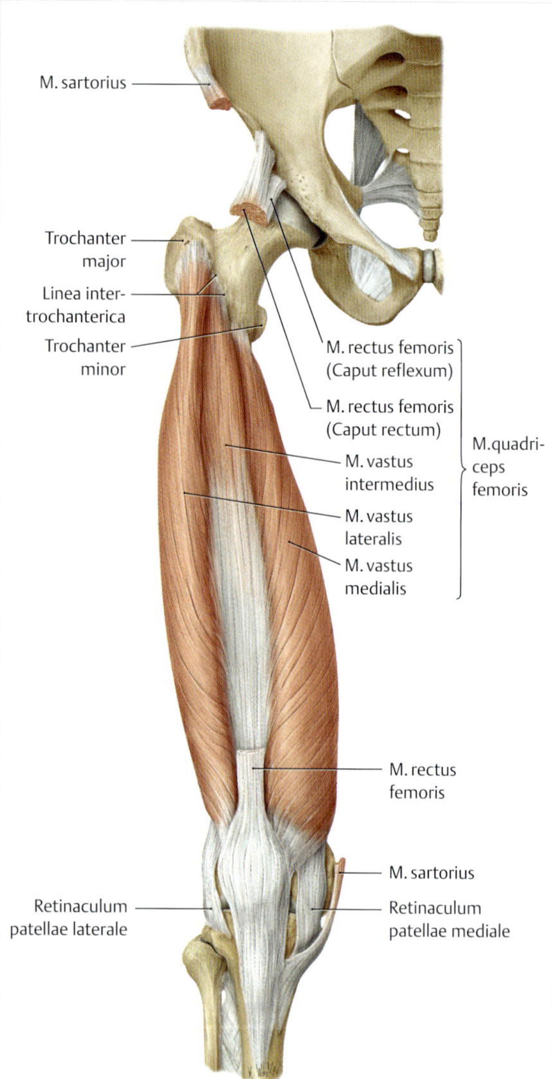

Abb. 4.20 M. quadriceps femoris (Abb. aus: Schünke M, Schulte E, Schumacher U. Prometheus. LernAtlas der Anatomie. Allgemeine Anatomie und Bewegungssystem. Illustrationen von M. Voll und K. Wesker. 5. Aufl. Stuttgart: Thieme; 2018)

4.2.2 Mögliche Beschwerden bei Dysfunktion des Muskels

Mögliche Dysfunktionen entstehen durch Abschwächung des Muskels, was gerne nach Verletzungen entsteht, oder durch Dysbalancen, v. a. im Verhältnis zu den Hamstrings. Eine Denervierung des Muskels kommt oft durch eine Schwellung zustande. Dies ist zurückzuführen auf die Aktivierung des Golgi-Sehnenapparates. Wird dieser durch die Schwellung gereizt (auf Zug gebracht), dann hemmt er die Funktion des entsprechenden Muskels. Am Knie entsteht meist eine Schwellung auf der Höhe der Patellarsehne, welche den Ansatz des M. quadriceps bildet und der Ort ist, an dem der Golgi-Sehnenapparat sitzt. Eine Schwäche des Muskels kann zu Instabilität führen und daraus kann Arthrose resultieren. Bei einem Ungleichgewicht ist meist der Quadrizeps der Muskel, welcher zu fest zieht im Verhältnis zu den Hamstrings. Dies begünstigt eine ventrale Schublade und dadurch kann es auch zur Reizung auf die vorderen Kreuzbänder kommen. Weitere mögliche Beschwerden bei Quadrizeps-Dysfunktion können sein: retropatelläre Symptomatiken, Patellaspitzensyndrom, Instabilität der Patella bis zu Luxationen, v. a. bei heranwachsenden Mädchen. Häufig kommt es auch zu einem muskulären Ungleichgewicht innerhalb des Muskels, da die einzelnen Bündel verschiedene Faseranteile besitzen. Daher schwächt der Vastus-medialis-Anteil oft ab, dagegen verkürzt der Rectus femoris sehr häufig. Dies führt dann zu medialen oder lateralen Problemen im Knie, welche häufig weiter auf die Menisken übertragen werden. Somit wird klar, dass dieser Muskel für den Zustand des Knies eine große Rolle spielt und Dreh- und Angelpunkt für dessen Genesung ist.

4.2.3 Kinesio-Tape-Applikation – Muskeltechnik für den M. quadriceps femoris

- **Vorbereitung:** Schnitttechnik I-Tape.
- **Ausgangsstellung des Patienten für den Anker:** Der Patient liegt auf der Bank auf dem Rücken, beide Beine sind ausgestreckt.
- **Anlage des Ankers:** Die Position des Ankers wird über den Verschiebetest ermittelt, er ist entweder am oberen Drittel des Oberschenkels oder kaudal an der Tuberositas patellae (▸ Abb. 4.22).
- **Tipp:** Der Anker bildet das Punctum fixum und wird in einer ungedehnten Position des Muskels appliziert.
- **Ausgangsstellung des Patienten für den Zügel:** Für die Anlage des Zügels beugt der Patient jetzt maximal sein Knie an (▸ Abb. 4.23).
- **Anlage des Zügels:** Der Zügel wird im Verlauf des Muskels entlang des Oberschenkels auf die gedehnte Haut angebracht.
- **Tipp:** Das Tape wird dabei nicht gedehnt. Bei einer starken Schwellung oder einer frischen akuten Entzündung kann das Tape über die Kniescheibe eingeschnitten werden, um keinen zusätzlichen Druck auszuüben (▸ Abb. 4.23).

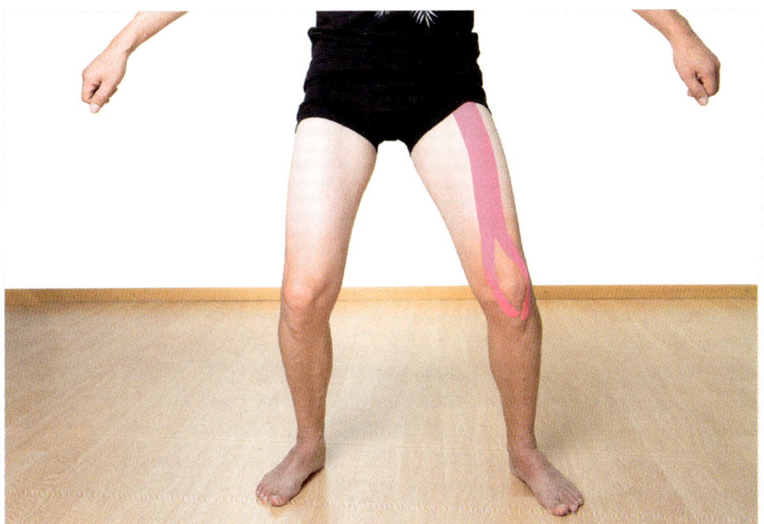

Abb. 4.21 Fertige Kinesio-Tape-Applikation: Muskeltechnik M. quadriceps femoris (Foto: Kirsten Oborny)

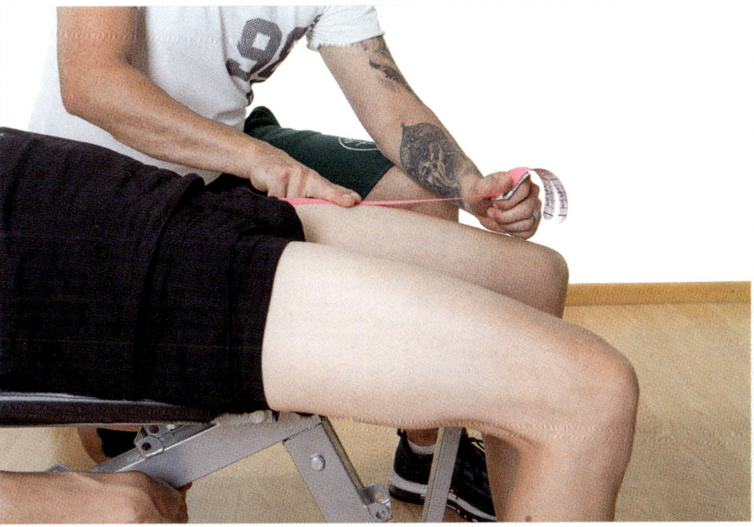

Abb. 4.22 Darstellung der Fixation des Ankers für die Muskeltechnik M. quadriceps femoris am oberen Drittel des Oberschenkels (Foto: Kirsten Oborny)

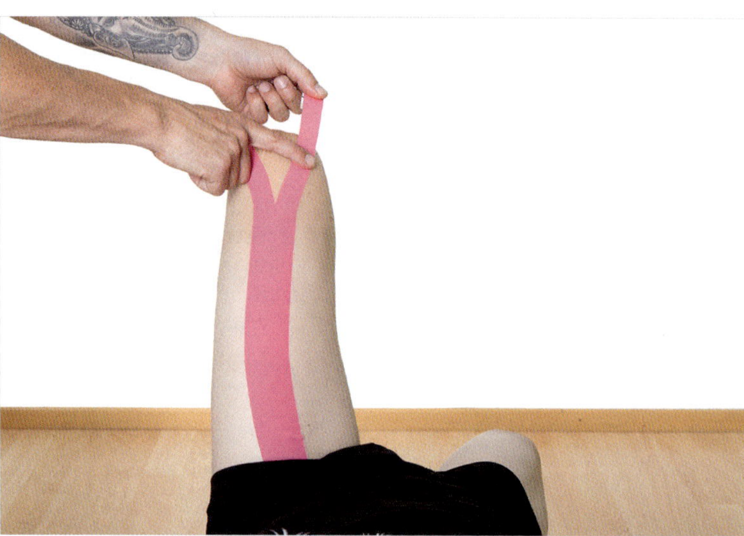

Abb. 4.23 Anbringen der Zügel für die Muskeltechnik M. quadriceps femoris in maximaler Knieflexion; hier in der Variante „Y-Cut“ bei starker Schwellung (Foto: Kirsten Oborny)

4.2.4 Training des M. quadriceps femoris

► **Übung 1, Squat**

► **Ziel.** Bei dieser Übung wird der Muskel unter Kompression gekräftigt, die Mindestanforderung ist eine Teilbelastung vom halben Körpergewicht. Diese Übung orientiert sich eng an der Alltagsbelastung, wie z. B. Stehen, Gehen oder Treppensteigen, da sie gegen die Schwerkraft im geschlossenen System ausgeübt wird. Dadurch ist sie eine optimale Vorbereitung für den Wiedereinstieg in den Alltag. Auch ist sie eine gute Begleitung bei verschiedenen sportlichen Aktivitäten (Fußball, Eishockey, Hockey, Handball, Basketball, Leichtathletik, Turnen). Sie fördert die Ansteuerung des M. quadriceps beim In-die-Hocke-Gehen, und dies ist eine Grundvoraussetzung für jegliche explosive Sprung- oder Abdruckbewegung.

► **Ausgangsstellung.** Der Patient steht hüftbreit, die Arme neben dem Körper, und der Oberkörper ist in der aufrechten Haltung (► Abb. 4.25). Am besten steht man eine Fußlänge entfernt vor einer Bank oder einem Stuhl, damit nachher die Bewegung immer auf gleicher Höhe ausgeführt wird. Die Füße sind in einer neutralen Stellung.

► **Ausführung.** Nun geht der Patient in eine Kniebeuge. Die Arme werden dabei nach vorne gestreckt und der Po, so weit es geht, nach hinten bewegt (► Abb. 4.24). Wichtig dabei ist, dass die Knie fest nach außen gedreht werden und die Fußstellung nicht aufgehoben wird. Der Po wird so weit nach hinten unten bewegt, bis er die Bank oder den Stuhl berührt, dann geht es zurück in den Stand.

► **Steigerung.** Die Übung kann mit Gewicht (Einzelhantel oder Langhantelstange) gesteigert werden (► Abb. 4.26) oder durch die Tiefe, wie weit in die Knie gegangen werden soll (► Abb. 4.27).

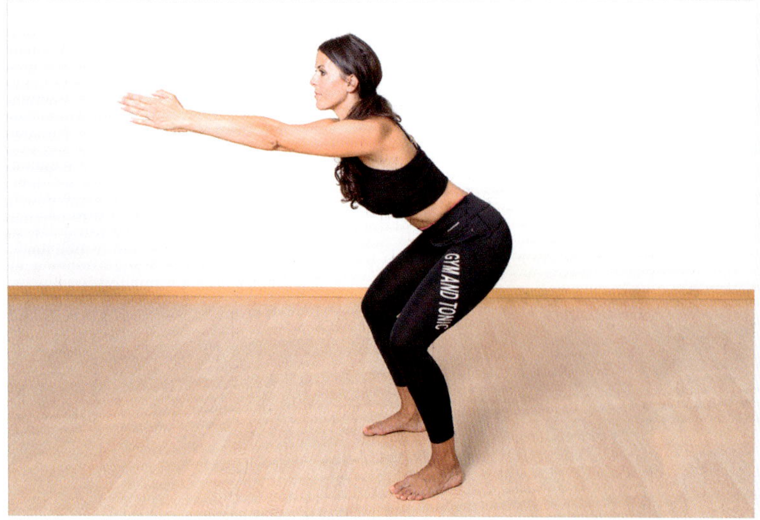

Abb. 4.24 M. quadriceps femoris – Squat: Durchführung (Foto: Kirsten Oborny)

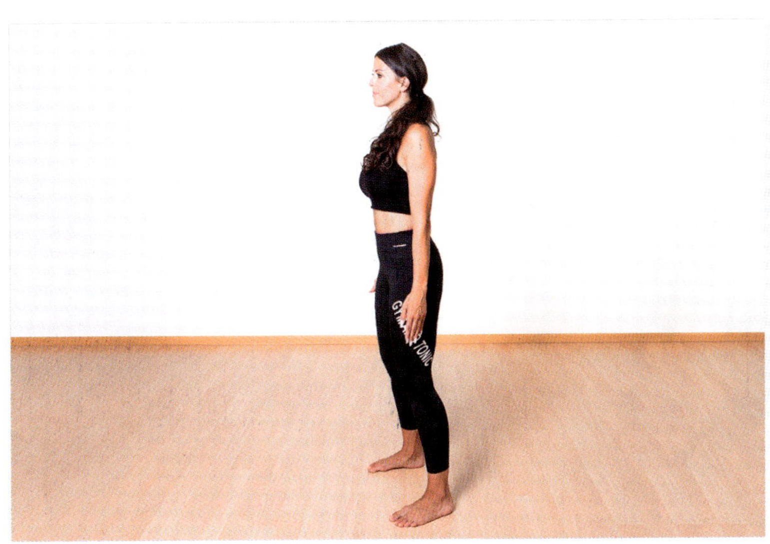

Abb. 4.25 M. quadriceps femoris – Squat: Ausgangsstellung (Foto: Kirsten Oborny)

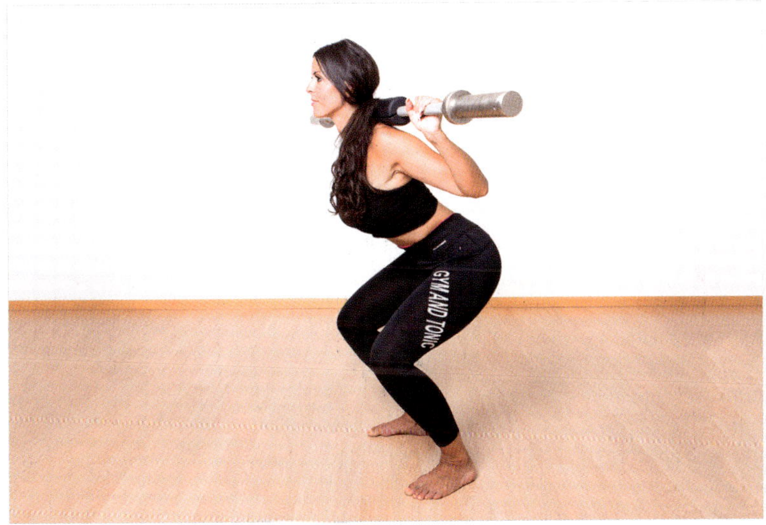

Abb. 4.26 M. quadriceps femoris – Squat: Steigerung mit Langhantelstange (Foto: Kirsten Oborny)

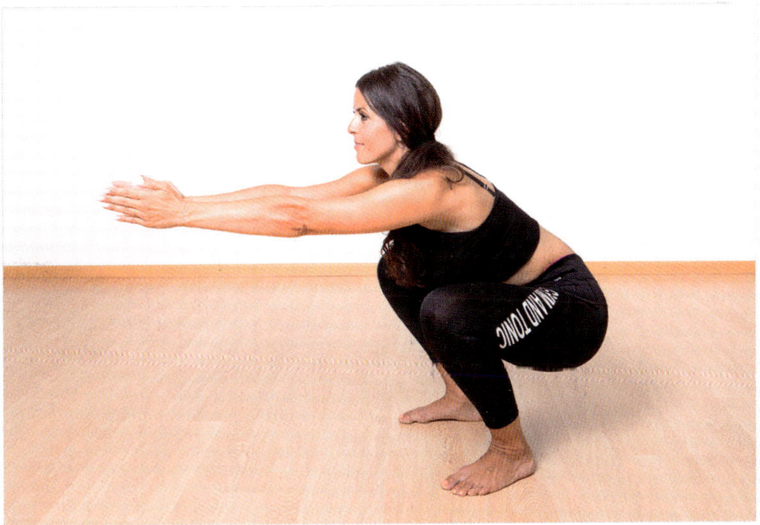

Abb. 4.27 M. quadriceps femoris – Squat: Steigerung „Deep Squat" (Foto: Kirsten Oborny)

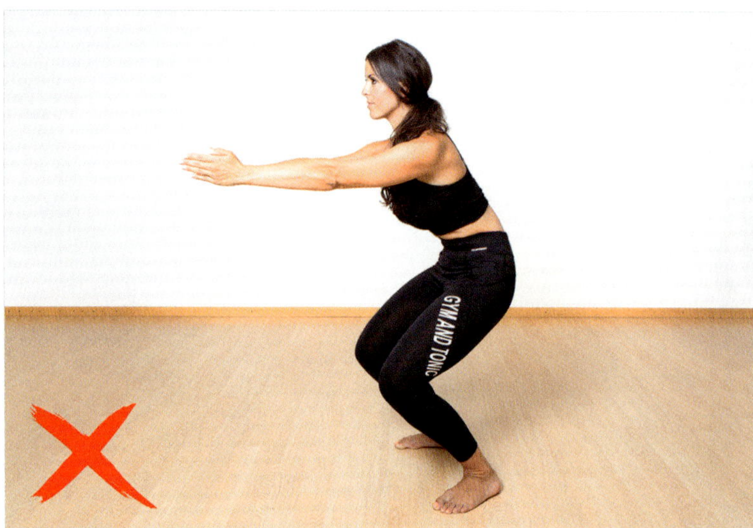

Abb. 4.28 M. quadriceps femoris – Squat: Fehlerhafte Ausführung (übermäßiges Schieben der Knie nach vorne) (Foto: Kirsten Oborny)

▶ **Tipps.** Wichtig bei dieser Übung ist, darauf zu achten, dass die Knie nicht über die Fußzehen nach vorne geschoben werden, es sei denn, man möchte genau dies trainieren. Das würde einen vermehrten Stress auf die Kniescheibensehne auslösen (▶ Abb. 4.28). Die Arme sollten auch nicht als Schwungelemente eingesetzt werden, um die Übung zu erleichtern.

▶ **Variation.** Variabilität kann man in dieser Übung erreichen, indem man die Unterstützungsfläche von stabil auf labil verändert (▶ Abb. 4.29). Eine weitere Möglichkeit liegt darin, das Gewicht unausgeglichen einzusetzen (▶ Abb. 4.30). Auch kann die Exzentrik betont werden, indem das In-die-Knie-Gehen verlangsamt wird. Es ist sogar möglich, dies als plyometrische Übung auszuführen, indem diese in einen Squatjump (▶ Abb. 4.31) verändert wird. Das heißt, nach dem In-die-Hocke-Gehen drückt sich der Patient, so fest er kann, vom Boden ab und springt in die Luft, um danach wieder stabil in der Squatstellung zu landen.

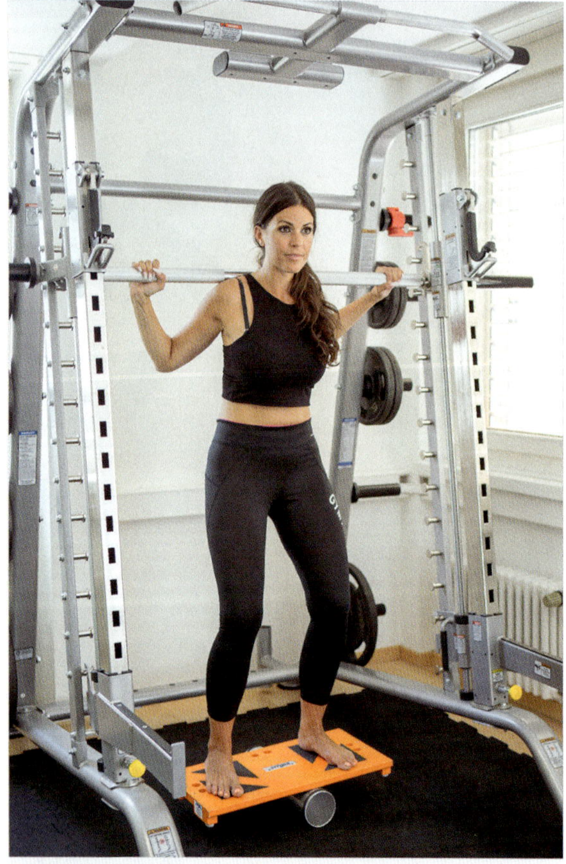

Abb. 4.29 M. quadriceps femoris – Squat: Variation mit Langhantelstange und Sypoba (Foto: Kirsten Oborny)

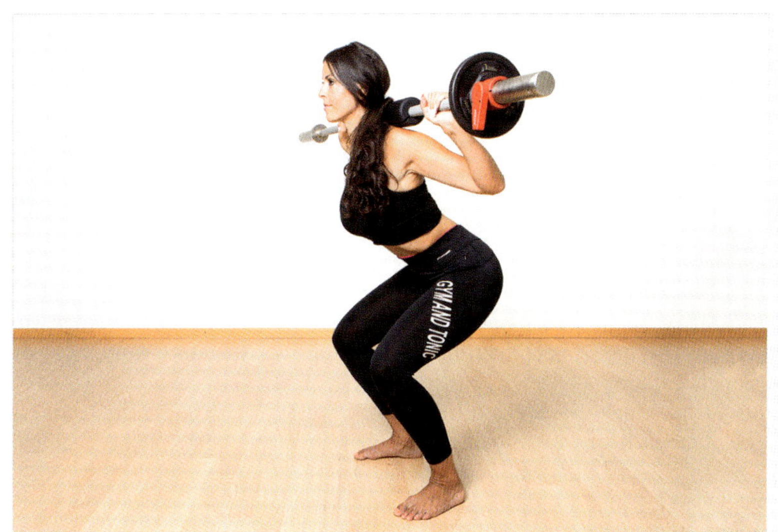

Abb. 4.30 M. quadriceps femoris – Squat: Variation „imbalanced" (Foto: Kirsten Oborny)

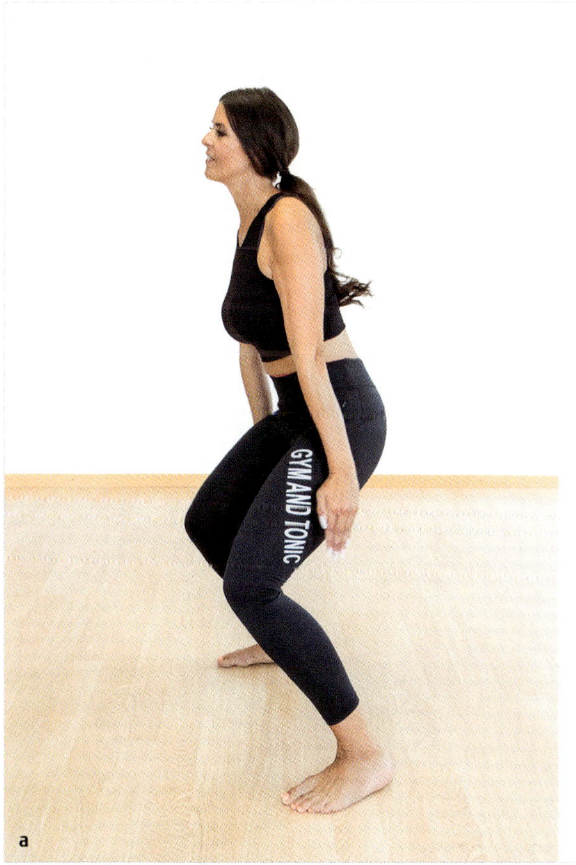

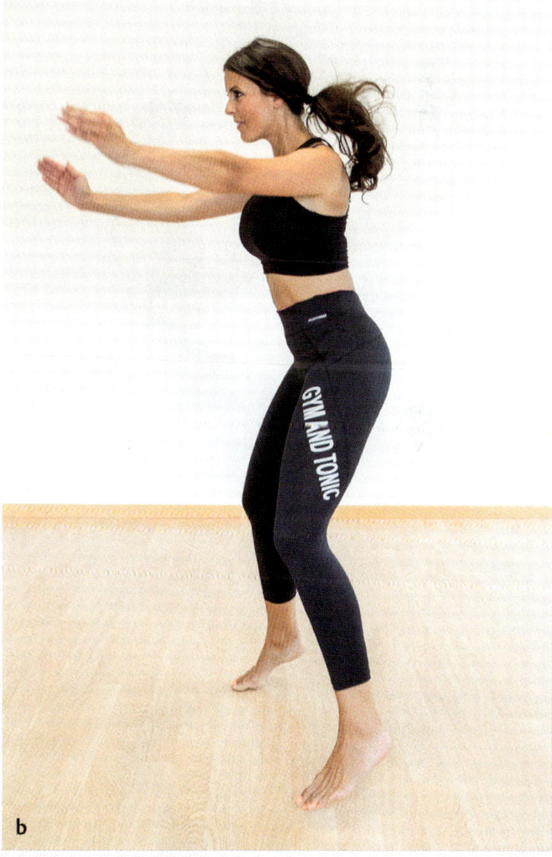

Abb. 4.31 M. quadriceps femoris – Squat: Variation „Squatjump"
a Ausgangs- und Endstellung (Foto: Kirsten Oborny)
b Sprung (Foto: Kirsten Oborny)

▸ Übung 2, Lunges

▸ Ziel. Ziel dieser Übung ist es, in einer Schrittstellung den Oberschenkel zu kräftigen. Da die Unterstützungsfläche deutlich schmaler ist als beim Squat, ist diese Übung als Steigerung zum Squat anzusehen und als Vorbereitung für den Einbeinsquat. Diese Übung schult Bewegungsabläufe, welche in Schrittstellung ausgeführt werden (Staubsaugen, Aufheben von Gegenständen vom Boden, diverse Gartenarbeiten, Skaten, Kegeln, Fechten, div. Kampfsportarten, Hockey, Fußball, Handball). Die Schrittstellung spielt eine große Rolle in unserem Alltag, auch als Schutzschritt, wenn wir stolpern und unseren Körper abfangen sollten. Somit ist dies auch eine sinnvolle Übung für die Sturzprophylaxe. Auch diese Übung ist mit einer Teilbelastung von einem halben Körpergewicht möglich.

▸ Ausgangsstellung. Der Patient steht mit beiden Füßen auf dem Boden in einer Schrittstellung. Je größer die Schrittstellung, umso anstrengender ist im Anschluss die Übung. Beide Füße zeigen nach vorne. Die Arme hängen locker neben dem Körper und der Oberkörper ist aufgerichtet. Der vordere Fuß ist komplett auf den Boden abgestellt, der hintere Fuß steht auf den Zehen und die Ferse ist in der Luft.

▸ Ausführung. Jetzt bewegt sich der Patient Richtung Boden, ohne das vordere Knie über die Fußzehen hinauszuschieben. Ziel ist es, mit dem hinteren Knie den Boden leicht zu berühren (▸ Abb. 4.32). Der Oberkörper wird in seiner Position dabei nicht verändert und die Arme dürfen zum Ausbalancieren mitbenutzt werden. Nachdem der Boden mit dem hinteren Knie berührt worden ist, geht man zurück in die Ausgangsstellung (▸ Abb. 4.33).

▸ Steigerung. Die Übung kann über die Schrittstellungsweite, wie schon oben erwähnt, oder mit Langhanteln bzw. Kurzhanteln gesteigert werden (▸ Abb. 4.34, ▸ Abb. 4.35).

▸ Tipps. Bei dieser Übung ist darauf zu achten, dass das vordere Knie nicht zu weit nach vorne geschoben wird (▸ Abb. 4.36). Vor allem deswegen, da, wenn die Toleranz

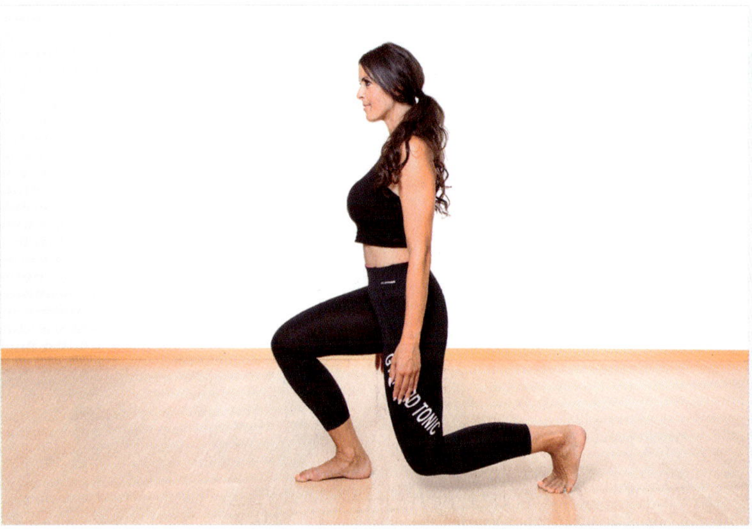

Abb. 4.32 M. quadriceps femoris – Lunges: Endstellung (Foto: Kirsten Oborny)

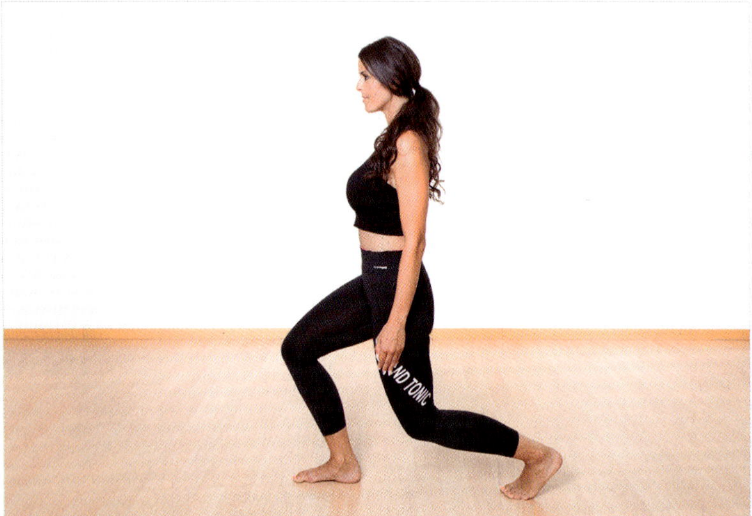

Abb. 4.33 M. quadriceps femoris – Lunges: Durchführung (Foto: Kirsten Oborny)

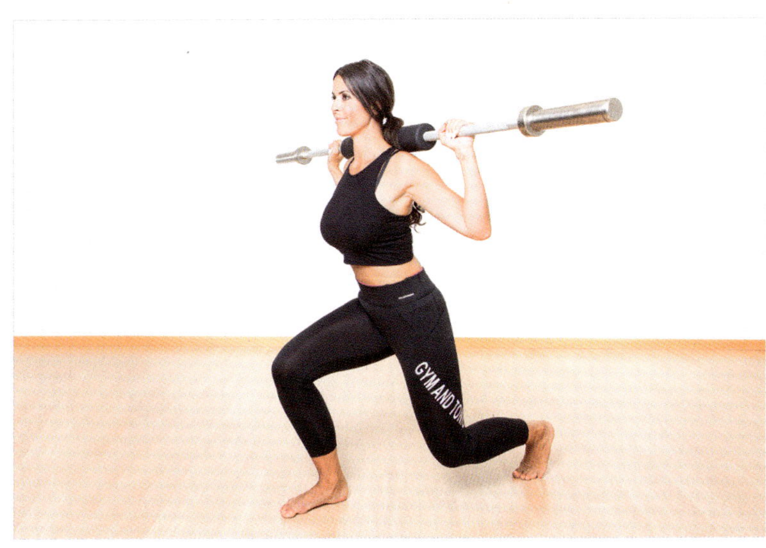

Abb. 4.34 M. quadriceps femoris – Lunges: Steigerung mit Langhantel (Foto: Kirsten Oborny)

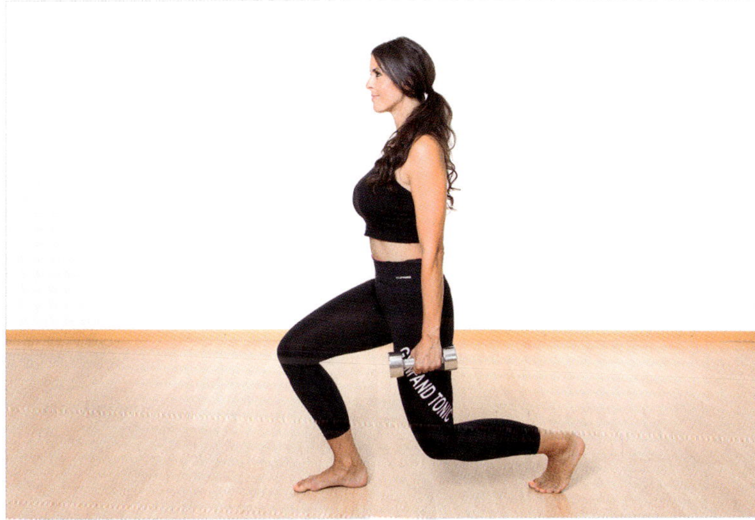

Abb. 4.35 M. quadriceps femoris – Lunges: Steigerung mit Kurzhantel (Foto: Kirsten Oborny)

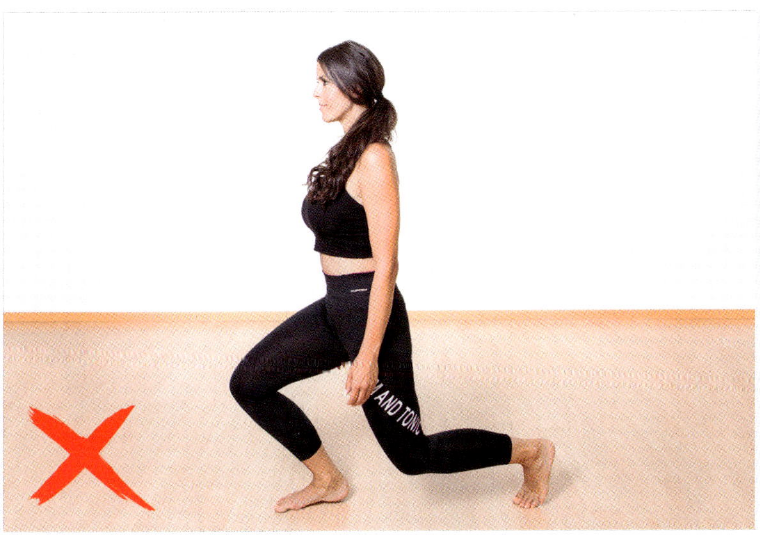

Abb. 4.36 M. quadriceps femoris – Lunges: Fehlerhafte Ausführung (vorderes Knie schiebt zu weit nach vorne) (Foto: Kirsten Oborny)

der Patellarsehnen trainiert werden soll, das Knie nach vorne geschoben werden muss. Auch muss darauf geachtet werden, dass die Arme nicht auf den Oberschenkel abgestützt werden, um die Übung zu erleichtern.

▶ **Variation.** Variationen können wiederum erreicht werden durch die Veränderung der Unterstützungsfläche, wie z. B. Jumper oder Sling (▶ Abb. 4.37, ▶ Abb. 4.38). Oder man kann die Exzentrik betonen, indem der Weg zum Boden verzögert wird. Auch gesprungene Variationen sind möglich, wie z. B. der Wechselsprung (▶ Abb. 4.39) oder der Power Move (▶ Abb. 4.40). Bei den Wechselsprüngen wird die Beinposition so schnell wie möglich gewechselt und dabei nur leicht in die Höhe gesprungen. Ziel ist es, die Beine möglichst schnell zu bewegen. Beim Power Move dagegen geht es um die Sprungkraft. Ziel ist es, so hoch wie möglich zu springen, um anschließend wieder sauber in der Ausgangsstellung zu landen.

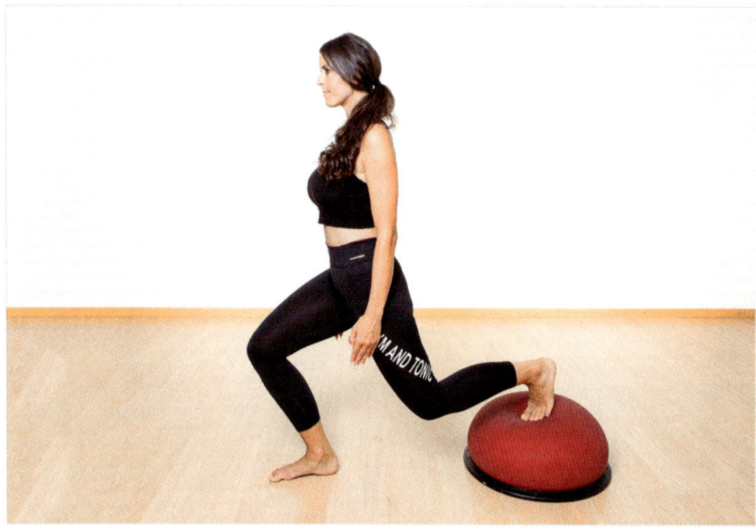

Abb. 4.37 M. quadriceps femoris – Lunges: Variation mit Jumper (Foto: Kirsten Oborny)

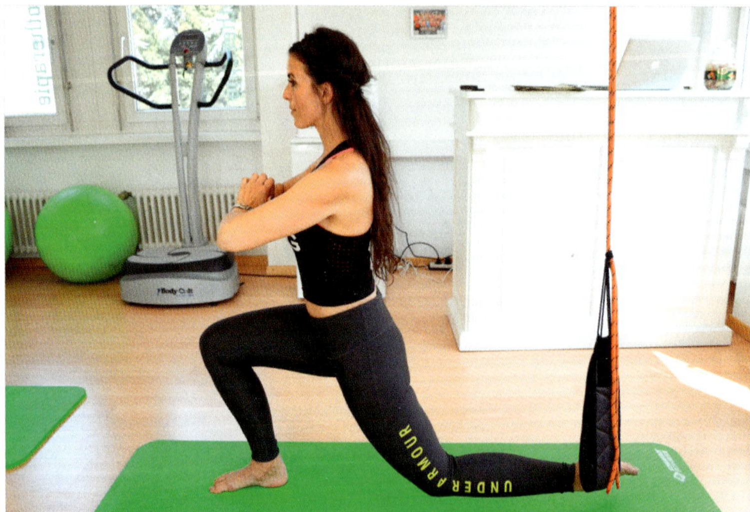

Abb. 4.38 M. quadriceps femoris – Lunges: Variation mit Sling-Trainer (Foto: Stephan Mogel)

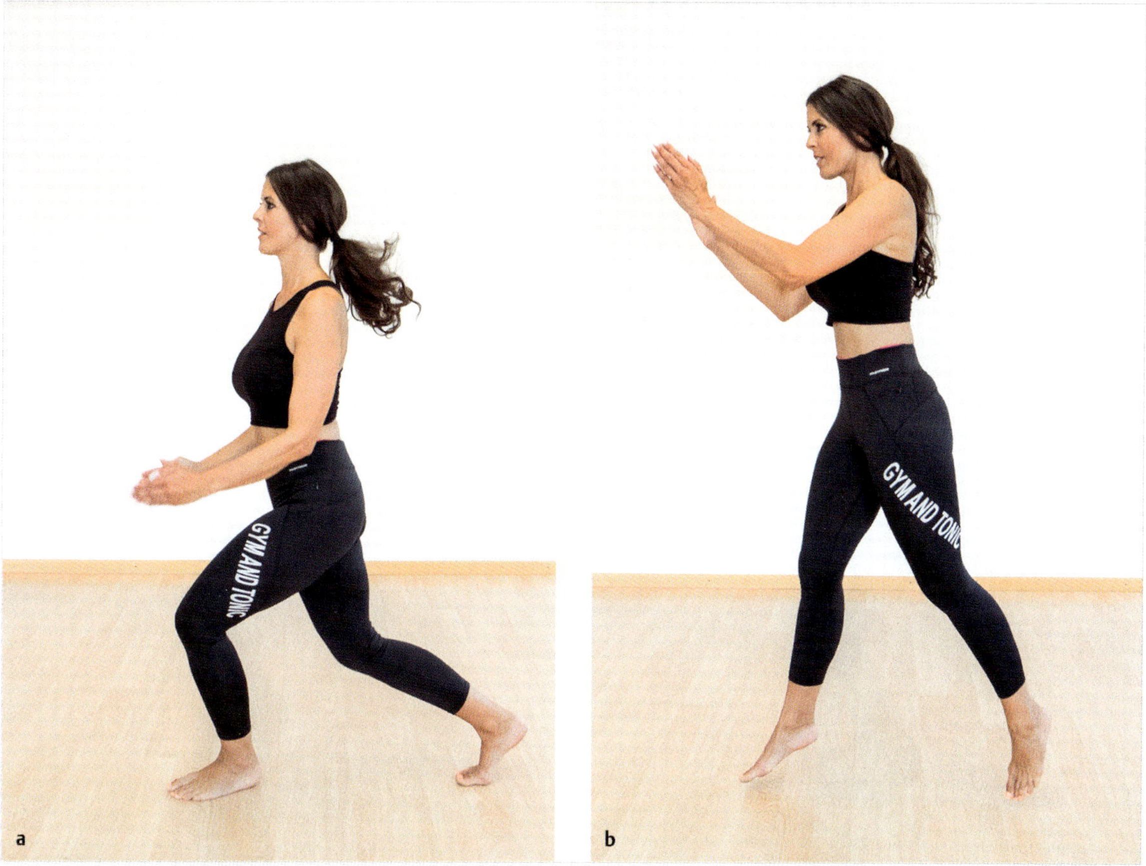

Abb. 4.39 M. quadriceps femoris – Lunges: Variation „Wechselsprung“ mit Betonung des schnellen Beinwechsels
a Ausgangsstellung (Foto: Kirsten Oborny)
b Wechselsprung (Foto: Kirsten Oborny)

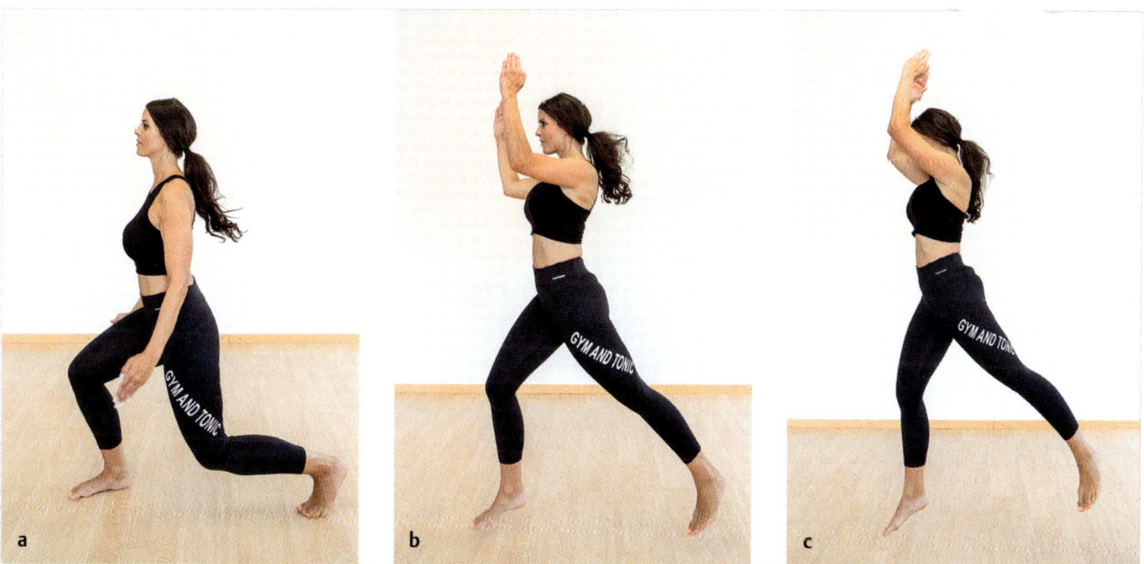

Abb. 4.40 M. quadriceps femoris – Lunges: Variation „Power Move“ mit Betonung der Sprunghöhe
a Ausgangsstellung (Foto: Kirsten Oborny)
b frühe Absprungphase (Foto: Kirsten Oborny)
c späte Absprungphase (Foto: Kirsten Oborny)

▸ Übung 3, Einbeinsquat (Step down)

▸ Ziel. Ziel dieser Übung ist es, den Muskel einbeinig bei Vollbelastung zu kräftigen. Dies ist die strengste Übung für den M. quadriceps, weil ein Helfen mit der vermeintlich stärkeren Seite nicht mehr möglich ist. Diese Übung ist Voraussetzung für alle Sprungtechniken, fürs Treppensteigen, Bergwandern und alle einbeinigen Belastungen in Alltag, Beruf oder Sport. Diese Übung fordert ein hohes Maß an Koordination und Kraft.

▸ Ausgangsstellung. Der Patient steht mit dem zu trainierenden Bein auf einem Stepper oder auf einem Tritt. Das andere Bein hält er in der Luft. Am Anfang kann man sich mit einer Hand an der Wand abstützen, was aber später nicht mehr nötig sein sollte. Sonst können die Arme zum Ausbalancieren mitbenutzt werden. Die Wirbelsäule ist aufgerichtet und der Kopf schaut nach vorne (▸ Abb. 4.42).

▸ Ausführung. Jetzt bewegt der Patient sein in der Luft gehaltenes Bein so weit Richtung Boden, dass er mit der Ferse den Boden berührt. Dabei sollte das Bein auf dem Stepper gebeugt und der Po weit nach hinten geführt werden. Der Oberkörper wird während der Bewegung aufrecht nach vorne gebeugt und die Arme gleichen die Bewegung seitlich aus (▸ Abb. 4.41). Wenn der Fuß den Boden berührt hat, geht man zurück zur Ausgangsstellung.

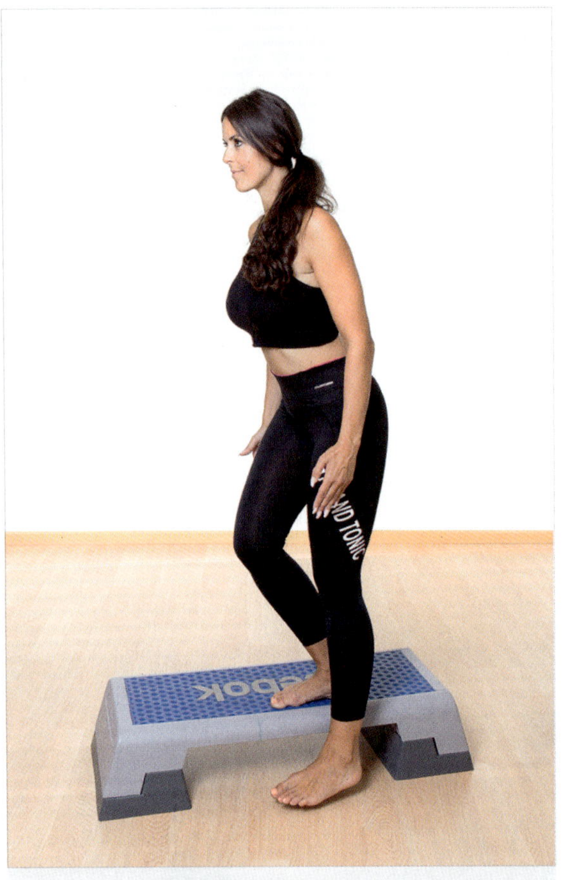

Abb. 4.41 M. quadriceps femoris – Einbeinsquat: Durchführung (Foto: Kirsten Oborny)

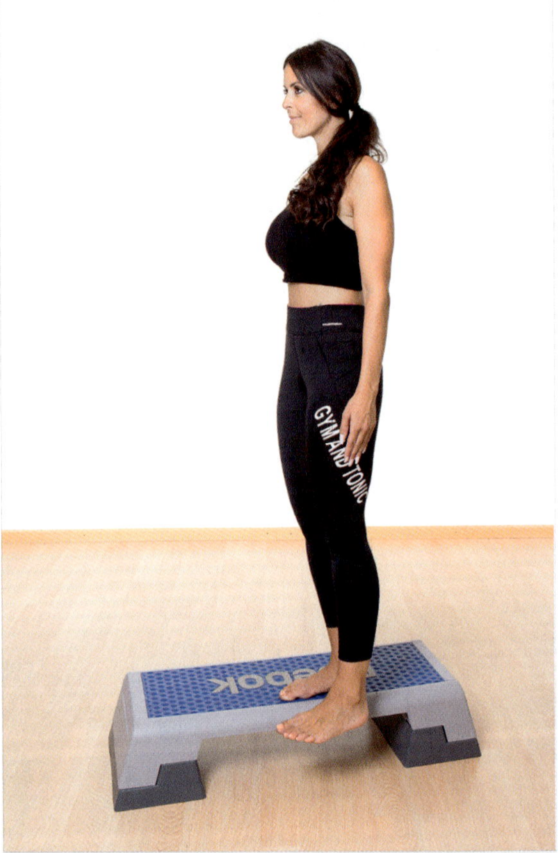

Abb. 4.42 M. quadriceps femoris – Einbeinsquat: Ausgangsstellung (Foto: Kirsten Oborny)

▸ **Steigerung.** Die Steigerung kann durch Gewicht (▸ Abb. 4.43) oder durch die unterschiedliche Höhe des Steppers erreicht werden (▸ Abb. 4.44).

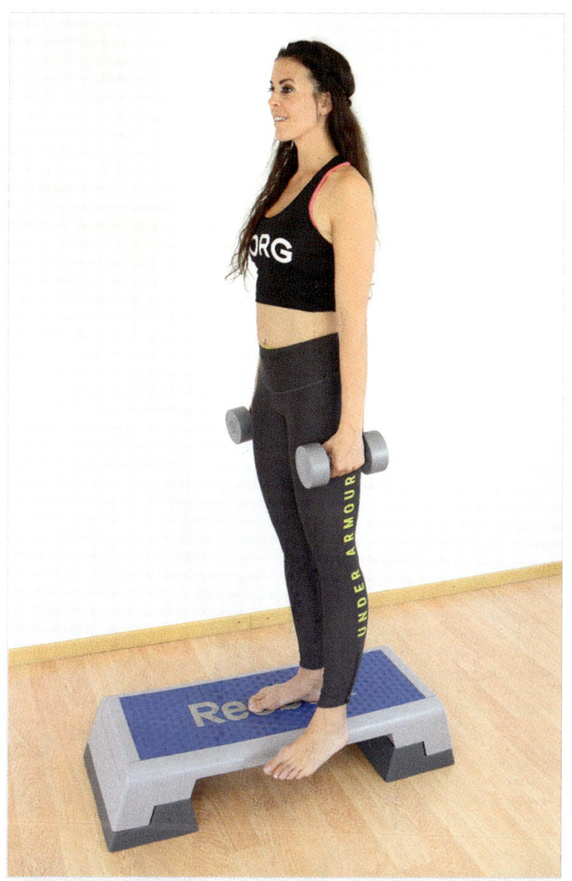

Abb. 4.43 M. quadriceps femoris – Einbeinsquat: Steigerung mit Zusatzgewicht (Foto: Stephan Mogel)

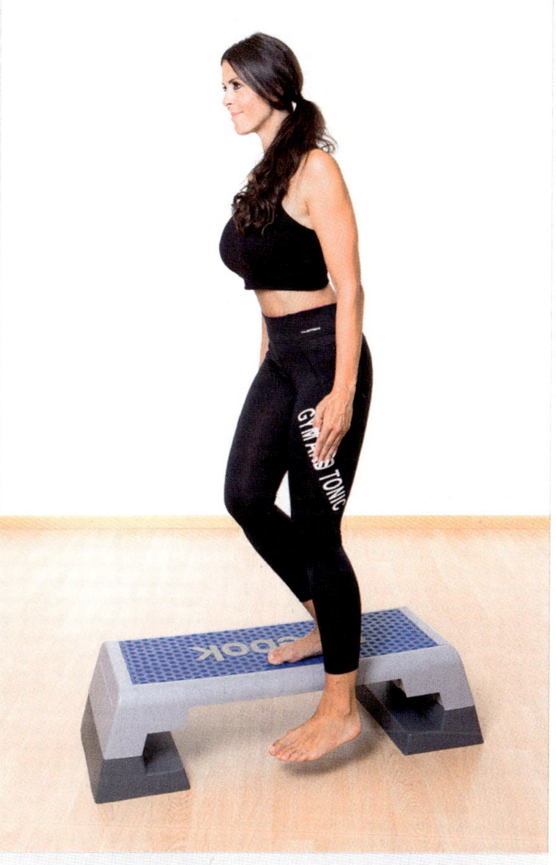

Abb. 4.44 M. quadriceps femoris – Einbeinsquat: Steigerung durch höhere Stufe (Foto: Kirsten Oborny)

▶ **Tipps.** Auch hier ist wieder darauf zu achten, dass das Knie nicht über den Fuß hinausgeschoben wird (▶ Abb. 4.45).

▶ **Variation.** Variationen können durch die Veränderung der Unterstützungsfläche gewonnen werden (▶ Abb. 4.46) oder, indem man die Exzentrik wiederum betont. Das bedeutet, man verzögert wieder zeitlich den Weg zum Boden. Zusätzlich kann dann auch wieder ein Sprung eingebaut werden (▶ Abb. 4.47), welcher stabil wieder in der Ausgangsstellung gelandet werden muss.

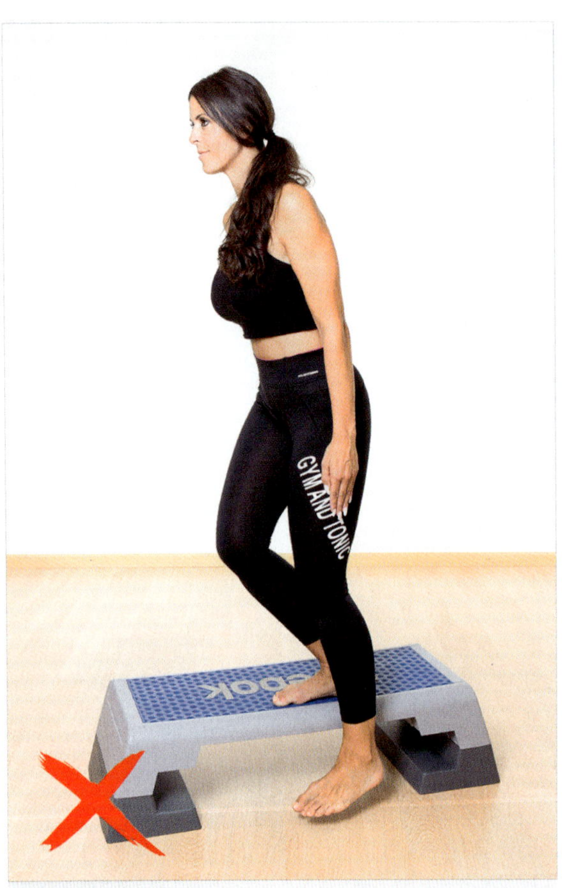

Abb. 4.45 M. quadriceps femoris – Einbeinsquat: Fehlerhafte Ausführung (Abweichen des Standbein-Knies nach medial oder lateral) (Foto: Kirsten Oborny)

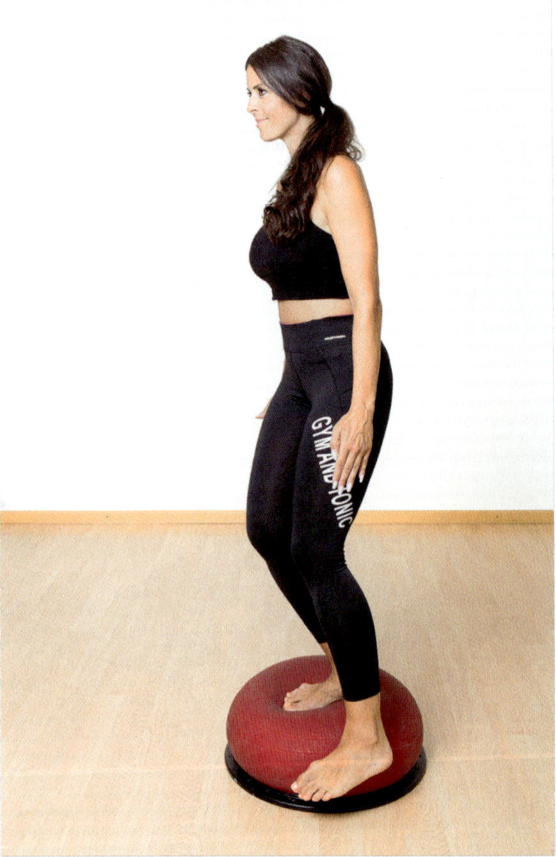

Abb. 4.46 M. quadriceps femoris – Einbeinsquat: Variation mit Jumper (Foto: Kirsten Oborny)

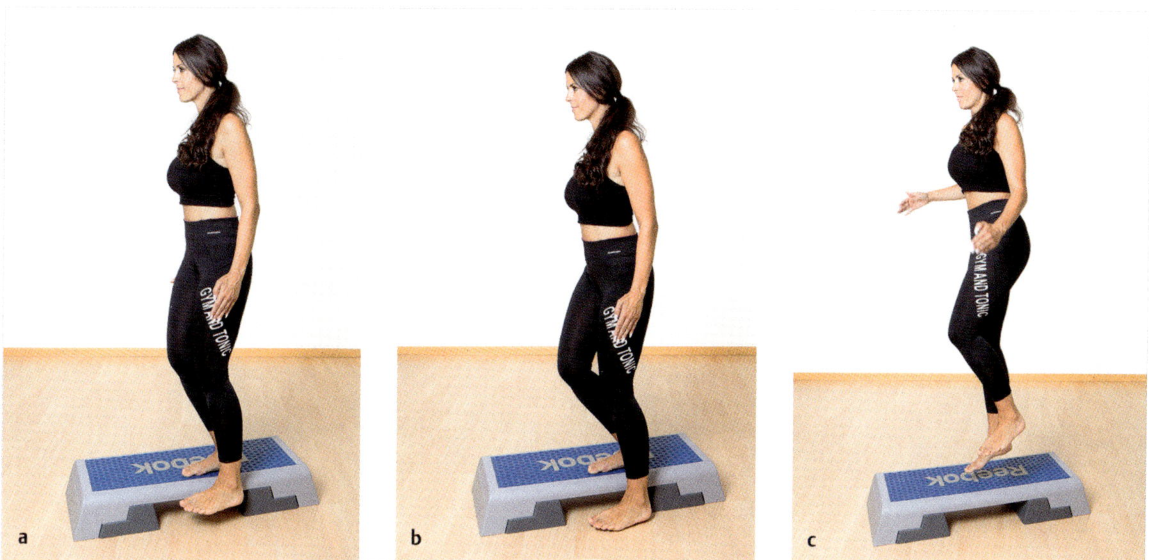

Abb. 4.47 M. quadriceps femoris – Einbeinsquat: Variation „Einbeinkniebeugensprung"
a Ausgangsstellung (Foto: Kirsten Oborny)
b „Ausholbewegung" (Foto: Kirsten Oborny)
c Sprung (Foto: Kirsten Oborny)

4.3 Die Hamstrings

4.3.1 Anatomie in vivo

Die ischiokrurale Muskulatur, oft auch als Hamstrings bezeichnet, befindet sich auf der dorsalen Seite des Oberschenkels und setzt sich aus drei einzelnen Muskeln zusammen: M. biceps femoris, M. semitendinosus und M. semimembranosus (▸ Abb. 4.48). Ihre Hauptfunktionen sind die Hüftextension und die Knieflexion. Zudem unterstützen sie die Aufgabe des vorderen Kreuzbands: Verhinderung eines zu starken Vorschubs der Tibia gegenüber dem Femur. Der Name leitet sich aus der anatomischen Lage ab: Alle drei Muskeln entspringen am Os ischii und ziehen entweder medial oder lateral zum Unterschenkel (Crus).

- M. biceps femoris: Mit seinen zwei Köpfen am Tuber ischiadicum, Ligamentum sacrotuberale und am Labium laterale der Linea aspera zieht er zum Caput fibulae und bildet dort die laterale Begrenzung der Kniekehle. Die Funktionen des Caput longum sind im Hüftgelenk die Adduktion, Extension und die Stabilisierung des Beckens in der Sagittalebene, die Funktionen des gesamten Muskels sind im Kniegelenk die Flexion und Außenrotation.
- M. semimembranosus: Er zieht vom Tuber ischiadicum (etwas mehr kranial) zum Pes anserinus profundus. Seine Funktionen sind im Hüftgelenk die Adduktion, Extension und die Stabilisierung des Beckens in der Sagittalebene und im Kniegelenk die Flexion und Innenrotation.
- M. semitendinosus: Er zieht ebenfalls vom Tuber ischiadicum (Caput commune mit M. biceps femoris – Caput longum) zum Pes anserinus superficialis und bildet dort die mediale Begrenzung der Kniekehle. Seine Funktion ist dieselbe wie die des M. semimembranosus.

Die ischiokrurale Muskelgruppe ist aktiv bzw. passiv insuffizient, da sie sich nicht über beide Gelenke verkürzen bzw. dehnen lässt. Zum Beispiel kann bei maximaler Hüftextension keine maximale Knieflexion durchgeführt werden. Andersherum kann bei maximaler Knieextension gleichzeitig keine maximale Hüftflexionsdehnung durchgeführt werden.

4.3.2 Mögliche Beschwerden bei Dysbalancen des Muskels

Diese Muskeln neigen auf Grund ihrer Faserausprägung zur Verkürzung und Abschwächung. Als direkter Synergist zum vorderen Kreuzband sind sie enorm wichtig, um einer vorderen Schublade entgegenzuwirken. Dies fordert eine größere exzentrische Leistung von ihnen. Bei einer Schwäche lösen sie an verschiedenen Gelenken diverse Beschwerden aus. Am Knie sorgt eine Schwäche für eine ventrale Instabilität mit Stress auf Kapsel und Bandapparat. An der Hüfte kommt es durch die Schwäche zu einer Hüftextensionseinschränkung, was eine Arthrose begünstigen oder zu einer Überbelastung in der LWS führen kann. Eine Dysfunktion in diesen Muskeln fördert die Instabilität in SIG und LWS, da die untere Verspannung der Fascia thoracolumbalis nicht mehr korrekt gewährleistet werden kann.

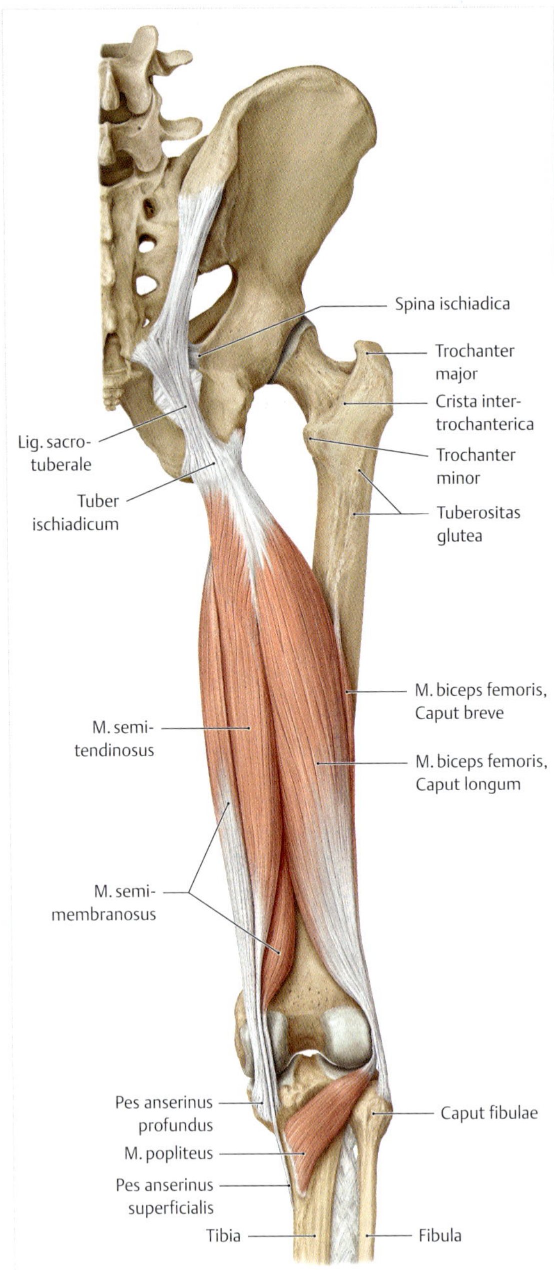

Abb. 4.48 Die Hamstrings (Abb. aus: Schünke M, Schulte E, Schumacher U. Prometheus. LernAtlas der Anatomie. Allgemeine Anatomie und Bewegungssystem. Illustrationen von M. Voll und K. Wesker. 5. Aufl. Stuttgart: Thieme; 2018)

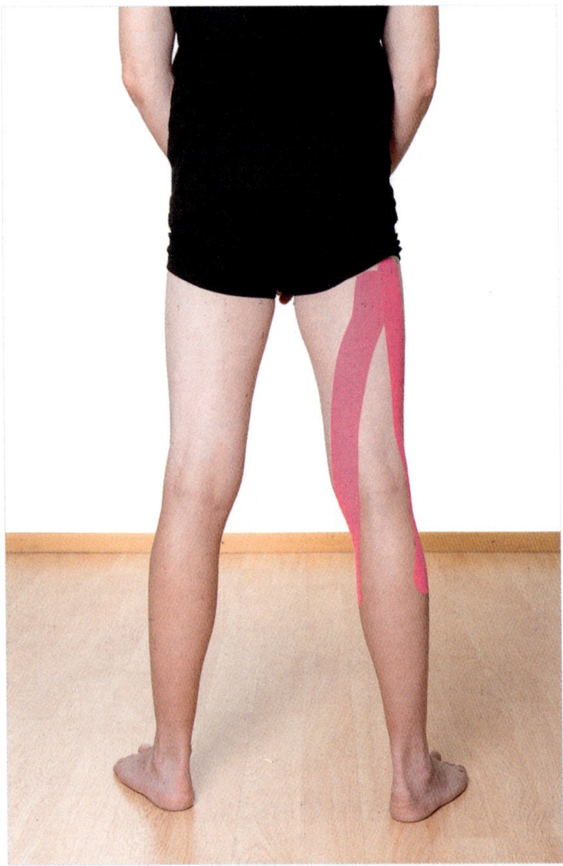

Abb. 4.49 Fertige Kinesio-Tape-Applikation: Muskeltechnik Hamstrings (Foto: Kirsten Oborny)

4.3.3 Kinesio-Tape-Applikation für die Hamstrings

Muskeltechnik für die Hamstrings

- **Vorbereitung:** Schnitttechnik 2-mal I-Tape.
- **Ausgangsstellung des Patienten für die Anker:** Der Patient steht mit beiden Beinen auf dem Boden. Die Beine sind hüftbreit und die Arme locker seitlich an den Körper angelegt.
- **Anlage der Anker:** Die Position des Ankers wird über den Verschiebetest ermittelt, er ist entweder kranial am Tuber ischiaticum (▸ Abb. 4.50) oder kaudal am Caput fibulae und an der medialen Kniegelenkskapsel. Pro Muskelgruppe wird ein I-Tape geklebt, d. h. eines für den M. biceps femoris und das zweite für die Semi-Gruppe (M. semitendinosus und M. semimembranosus).

- **Tipp:** Der Anker bildet das Punctum fixum und wird in einer ungedehnten Position des Muskels appliziert. Bei diesem Muskel ist der Anker meist kranial.
- **Ausgangsstellung des Patienten für die Zügel:** Für die Anlage des Zügels beugt der Patient jetzt seinen Oberkörper maximal Richtung Boden, sodass die rückwärtige Beinmuskulatur maximal unter Dehnung kommt.
- **Anlage des Zügels:** Der Zügel wird im Verlauf des Muskels entlang des Oberschenkels auf die gedehnte Haut angebracht (▸ Abb. 4.51).
- **Tipp:** Das Tape wird dabei nicht gedehnt. Je nach Problematik kann auch nur eines der beiden I-Tapes geklebt werden.

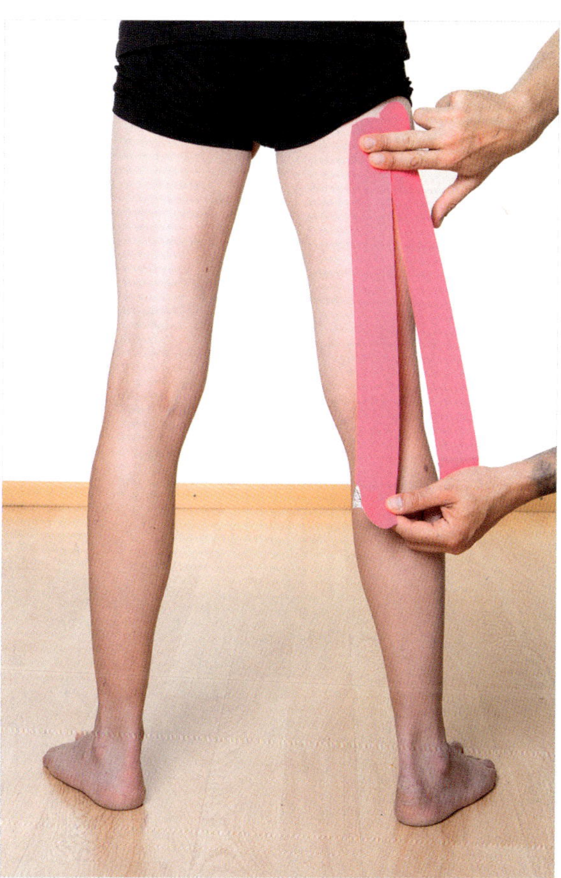

Abb. 4.50 Anlage des Ankers für die Muskeltechnik Hamstrings am Tuber ischiadicum (Foto: Kirsten Oborny)

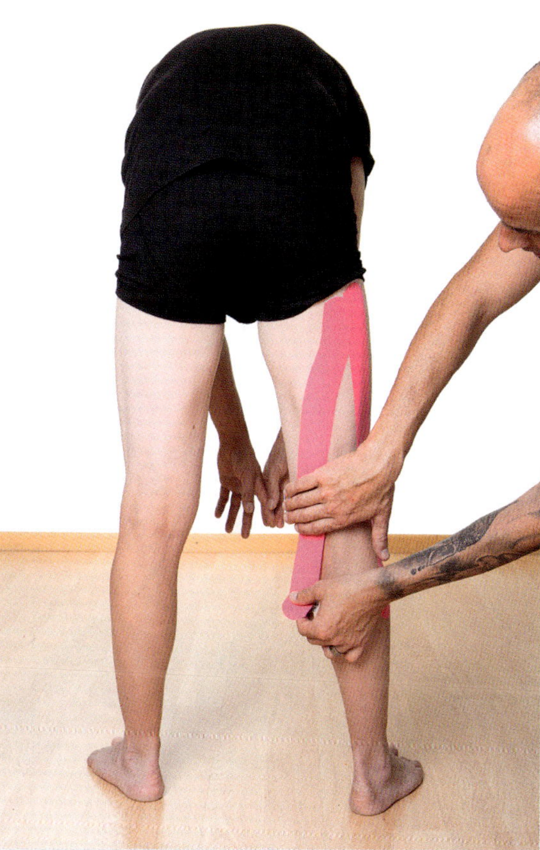

Abb. 4.51 Anbringen der Zügel für die Muskeltechnik Hamstrings in maximaler Vorneige des Oberkörpers (Foto: Kirsten Oborny)

Training für die Hamstrings

► **Übung 1, Bridging**

► **Ziel.** Ziel dieser Übung ist es, die Hamstrings in der geschlossenen Kette zu kräftigen. Voraussetzung für diese Übung ist eine Teilbelastung von 50 %. Die Übung eignet sich daher schon zum Einsatz in einer frühen Phase der Rehabilitation. Hier wird die Extension in der Hüfte gefördert und die Stabilität in Knie, SIG und LWS.

► **Ausgangsstellung.** Der Patient liegt auf dem Rücken, die Beine sind angestellt, soweit das möglich ist. Die Arme liegen neben dem Körper (► Abb. 4.52). Die Knie sind eine faustbreit auseinander und die Füße stehen komplett am Boden.

► **Ausführung.** Nun hebt der Patient sein Gesäß vom Boden so weit ab, bis der Oberschenkel mit dem Rumpf eine Linie bildet. Dabei sollte er nicht ins vermehrte Hohlkreuz gehen. Die Arme dienen zum Ausbalancieren und zum Stützen als Hilfe. Der Kopf bleibt währenddessen am Boden liegen. Danach wird das Gesäß Richtung Boden zurückgeführt bis zum Bodenkontakt, um es dann wieder nach oben zu bewegen (► Abb. 4.53).

► **Steigerung.** Die Übung kann gesteigert werden, indem man sie einbeinig ausführt (► Abb. 4.54), oder mit zusätzlichem Gewicht über dem Becken (► Abb. 4.55). Man kann aber auch die Arme seitlich anheben und über den Kopf strecken (► Abb. 4.56).

► **Tipp.** Wichtig bei dieser Übung ist es, dass nicht in die Überstreckung in der LWS trainiert wird (► Abb. 4.57).

► **Variation.** Variationen gibt es durch die Veränderung der Unterstützungsfläche, wie z. B. auf einem Gymnastikball (► Abb. 4.58), in einem Sling-Trainer (► Abb. 4.59) oder durch die Betonung der Exzentrik; die bekommt man, indem der Rückweg von oben Richtung Boden verlangsamt trainiert wird.

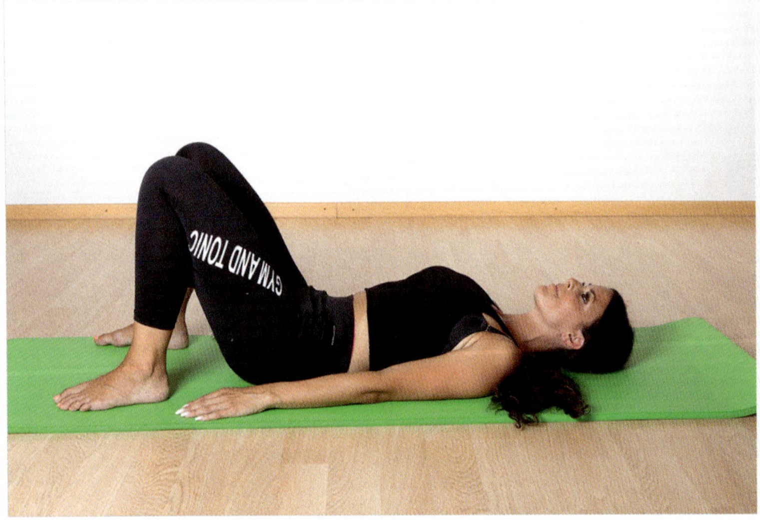

Abb. 4.52 Hamstrings – Bridging: Ausgangsstellung (Foto: Kirsten Oborny)

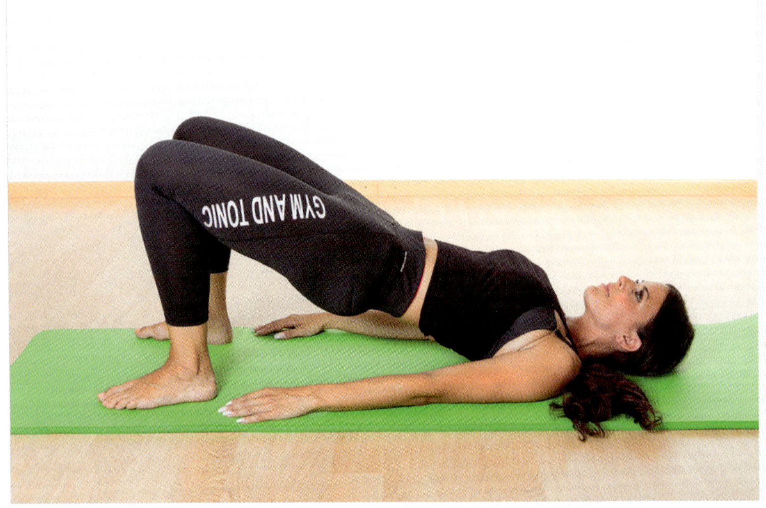

Abb. 4.53 Hamstrings – Bridging: Endstellung (Foto: Kirsten Oborny)

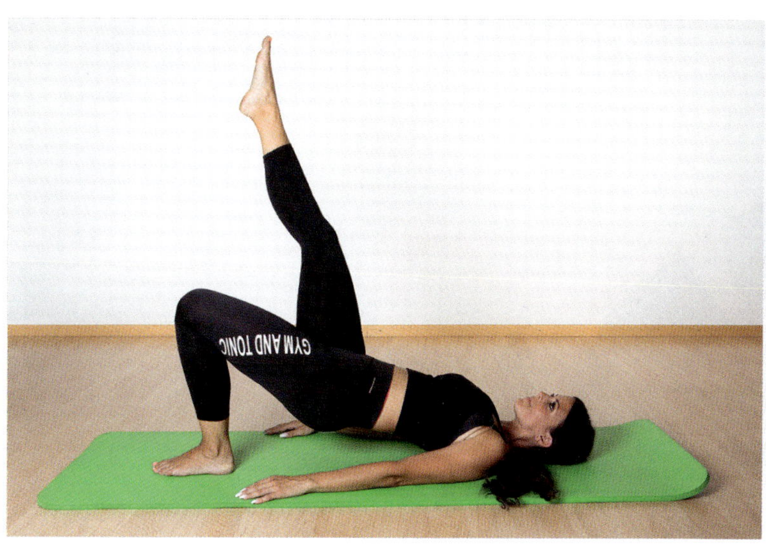

Abb. 4.54 Hamstrings – Bridging: Steigerung durch Abheben eines Beins (Foto: Kirsten Oborny)

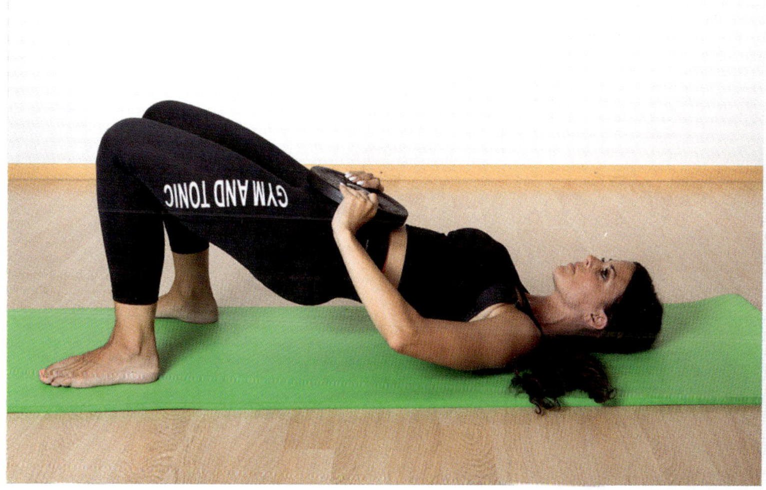

Abb. 4.55 Hamstrings – Bridging: Steigerung durch Zusatzgewicht (Foto: Kirsten Oborny)

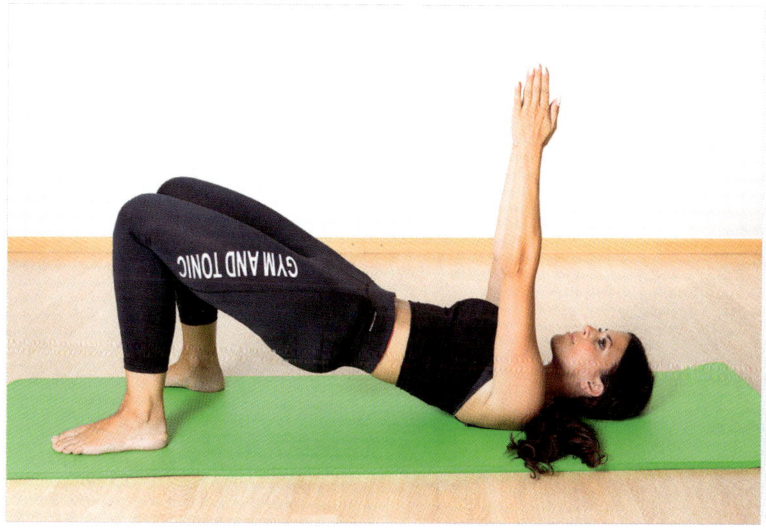

Abb. 4.56 Hamstrings – Bridging: Steigerung durch Strecken der Arme (Verkleinerung der Unterstützungsfläche) (Foto: Kirsten Oborny)

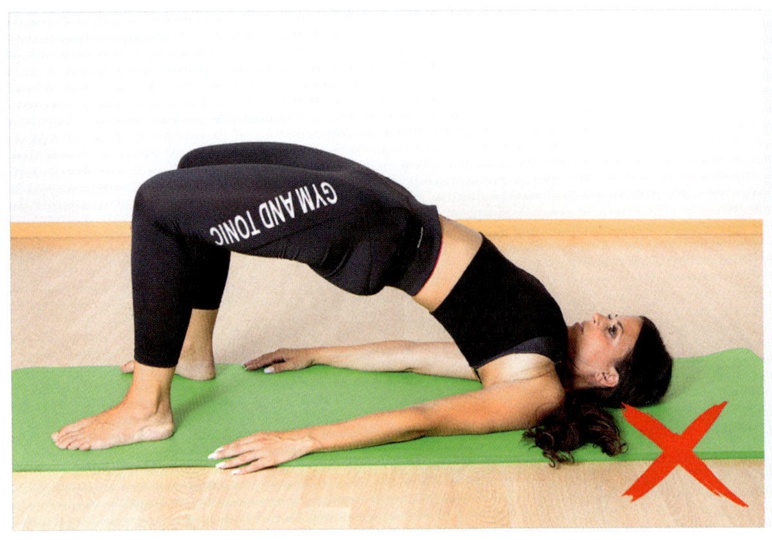

Abb. 4.57 Hamstrings – Bridging: Fehlerhafte Ausführung (übermäßige Streckung der Wirbelsäule) (Foto: Kirsten Oborny)

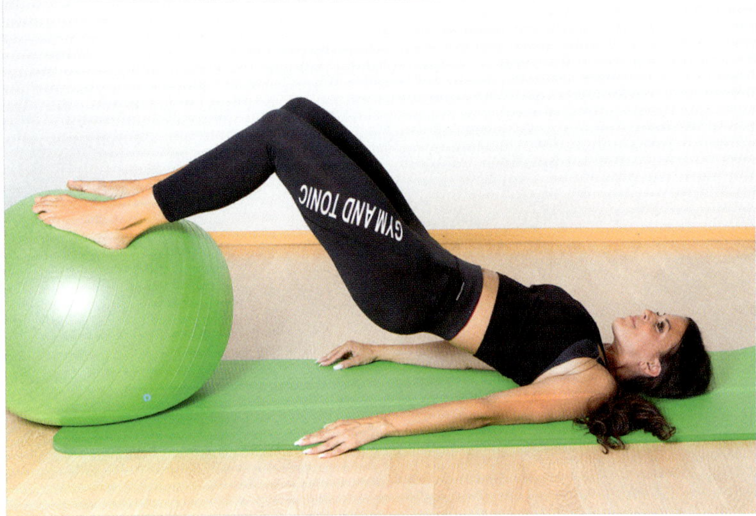

Abb. 4.58 Hamstrings – Bridging: Variation mit Gymnastikball (Foto: Kirsten Oborny)

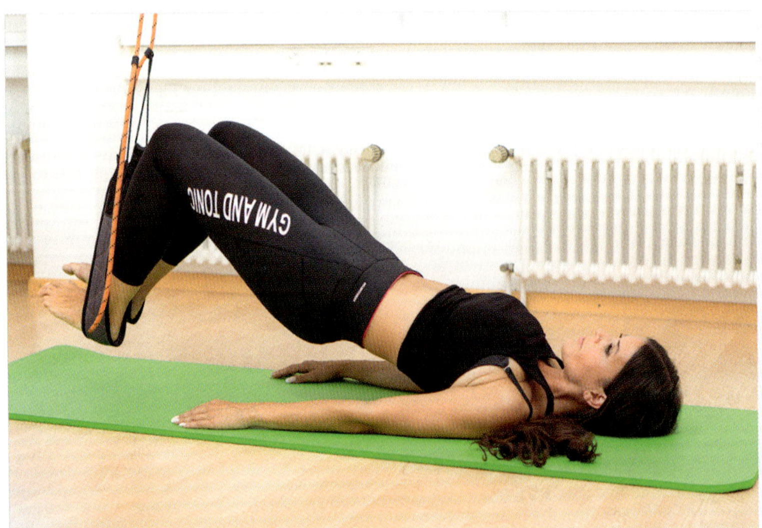

Abb. 4.59 Hamstrings – Bridging: Variation mit Sling-Trainer (Foto: Kirsten Oborny)

► **Übung 2, Good Mornings**

► **Ziel.** Ziel dieser Übung ist es, die Hamstrings zu kräftigen, obwohl sie gleichzeitig in Dehnung gebracht werden. Dies ist eine fallverhindernde Leistung, welche auch exzentrische Leistung genannt wird. Sie wird immer bei Situationen benötigt, bei denen der Oberkörper vorgebeugt wird. In dieser Situation arbeiten die Hamstrings wie auch die Bauchmuskeln zusammen. Die Hamstrings müssen auch häufig fallverhindernd für das Knie arbeiten, v. a. bei allen Stop-and-go-Bewegungen. Hier verhindern sie das vermehrte Ventralgleiten der Tibia. Daher ist es enorm sinnvoll, die Hamstrings exzentrisch zu trainieren.

► **Ausgangsstellung.** Der Patient steht hüftbreit, die Knie sind gestreckt. Die Arme sind hinter dem Kopf verschränkt und der ist aufgerichtet (► Abb. 4.61).

► **Ausführung.** Nun bewegt der Patient seinen Oberkörper gestreckt nach vorne Richtung Boden. So weit, bis er die natürliche Lordose nicht mehr halten kann und in einen Rundrücken ausweichen muss (► Abb. 4.60). Die Knie bleiben dabei gestreckt. Anschließend geht der Patient zurück in die Ausgangsstellung.

4

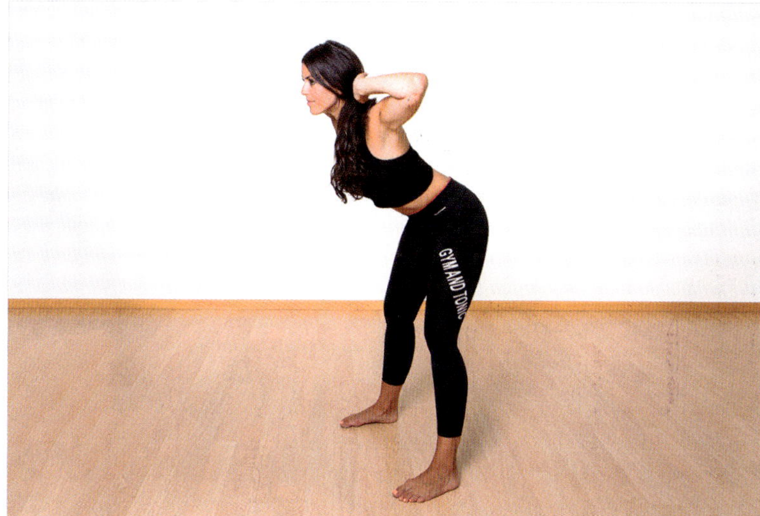

Abb. 4.60 Hamstrings – Good Mornings: Durchführung (Foto: Kirsten Oborny)

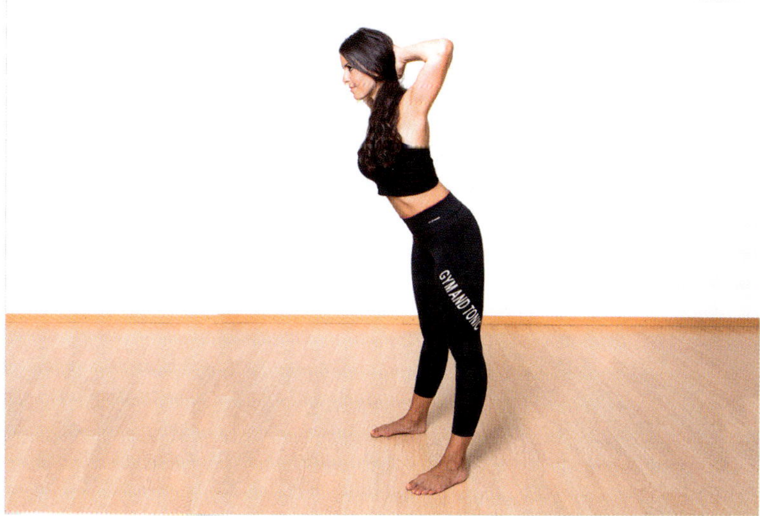

Abb. 4.61 Hamstrings – Good Mornings: Ausgangsstellung (Foto: Kirsten Oborny)

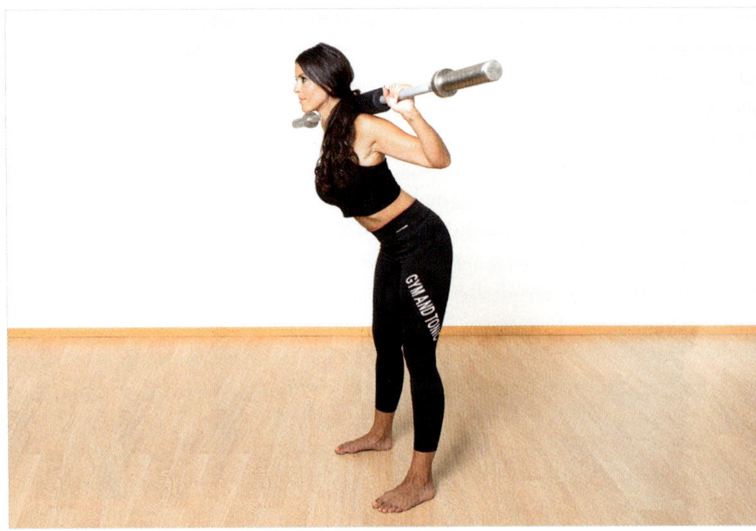

Abb. 4.62 Hamstrings – Good Mornings: Steigerung mit Langhantelstange (Foto: Kirsten Oborny)

▶ **Steigerung.** Die Übung wird mittels Gewicht gesteigert. Das Gewicht kann mit einer Langhantel auf den Schulterblättern gehalten werden (▶ Abb. 4.62) oder mit einer Gewichtsscheibe vor dem Brustbein (▶ Abb. 4.63). Um die Exzentrik noch mehr zu betonen, kann man die Bewegung zum Boden deutlich verlangsamen.

▶ **Tipp.** Knie und Wirbelsäule bleiben während der Übung immer komplett gestreckt, es darf nicht in die Beugung ausgewichen werden (▶ Abb. 4.64).

▶ **Variation.** Um die Übung variabel gestalten zu können, kann einerseits die Unterstützungsfläche verändert werden (Sypoba, Jumper; ▶ Abb. 4.65) oder die Unterstützungsfläche wird verkleinert, indem der Good Morning nur noch auf einem Bein ausgeführt wird (▶ Abb. 4.66, Standwaage).

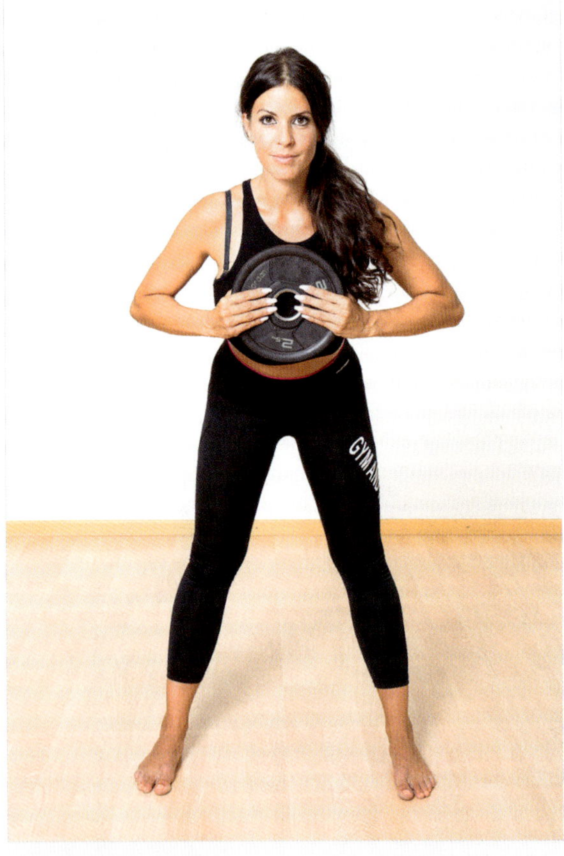

Abb. 4.63 Hamstrings – Good Mornings: Steigerung mit Zusatzgewicht vor dem Brustbein (Foto: Kirsten Oborny)

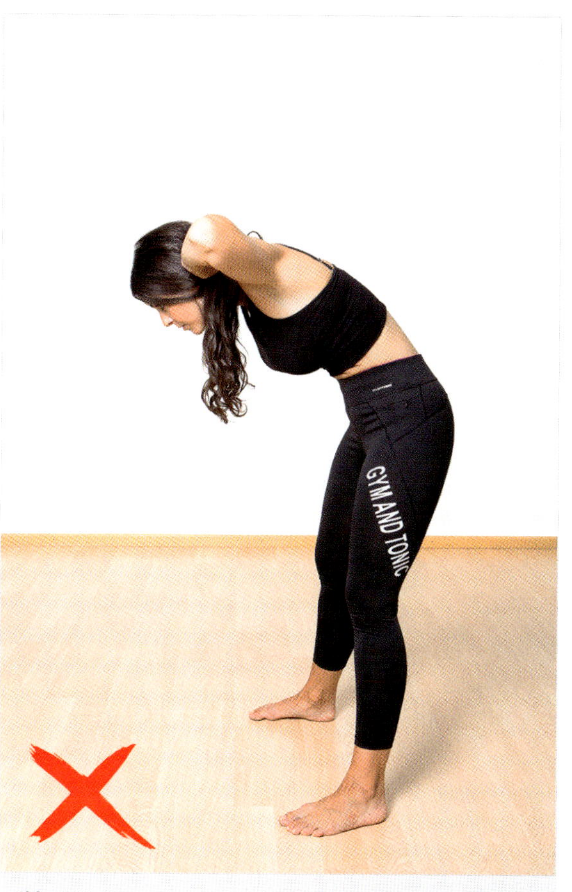

Abb. 4.64 Hamstrings – Good Mornings: Fehlerhafte Ausführung (Ausweichen in Flexion der Wirbelsäule) (Foto: Kirsten Oborny)

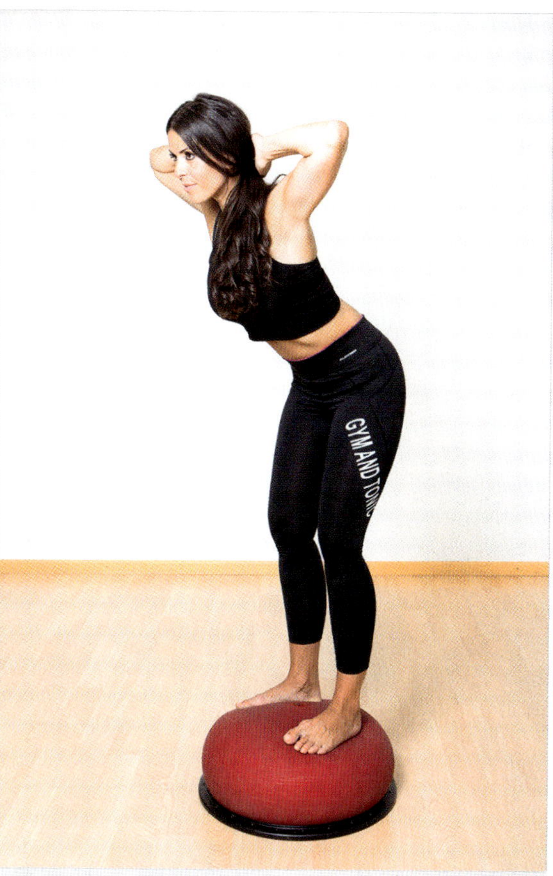

Abb. 4.65 Hamstrings – Good Mornings: Variation auf dem Jumper (Foto: Kirsten Oborny)

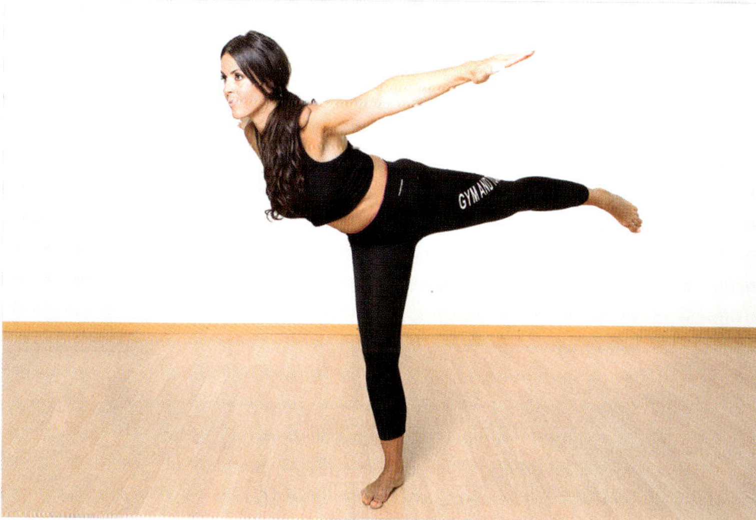

Abb. 4.66 Hamstrings – Good Mornings: Variation einbenig (Standwaage) (Foto: Kirsten Oborny)

► **Übung 3, Nordic Curls**

► **Ziel.** Dies ist die effektivste Übung für die Hamstrings, aber gleichzeitig auch die schwierigste. Sie vereint alles, was die Hamstrings können müssen. Durch den Kniestand werden die Synergisten im Unterschenkel zusätzlich ausgeschaltet und die ganze Kraftkonzentration geht auf die besagte Muskulatur. Diese Übung ist hervorragend geeignet für alle Stop-and-go-Sportarten. Sie stellt eine Grundlage für alle Jobs, die in leichter bis stärkerer Vorbeugung ausgeführt werden. Diese Übung ist sehr wichtig zum Kräftigen der Hamstrings nach einem vorderen Kreuzbandriss.

► **Ausgangsstellung.** Der Patient geht in den Kniestand, die Arme sind zum Schutz vor einem möglichen Fall mit einem 90°-Winkel an den Körper angepresst (► Abb. 4.68). Die Beine sind hüftbreit auseinandergespreizt und die Füße sind auf dem Rist abgelegt.

► **Ausführung.** Jetzt bewegt der Patient seinen Oberkörper samt Oberschenkel langsam Richtung Boden. Kurz vor dem Kipppunkt geht er zurück in die Ausgangsstellung. Während der Vorwärtsbewegung bleiben die Arme am Körper, die Wirbelsäule gestreckt und das Becken in die Aufrichtung eingereiht (► Abb. 4.67).

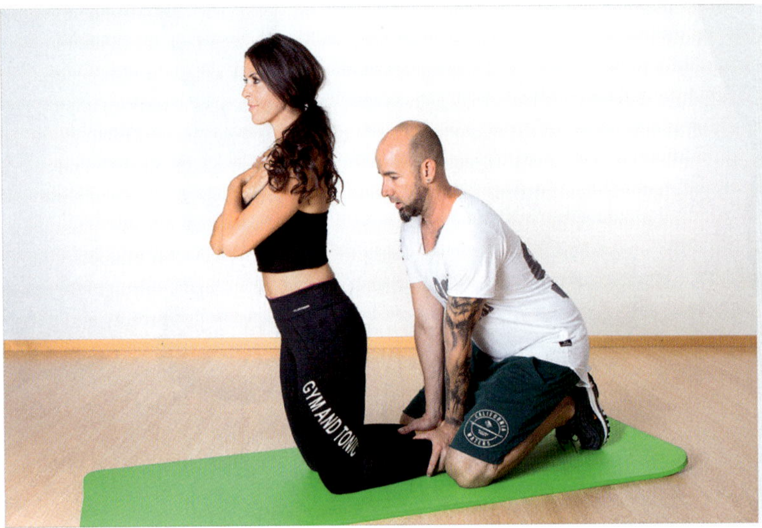

Abb. 4.67 Hamstrings – Nordic Curls: Durchführung (Foto: Kirsten Oborny)

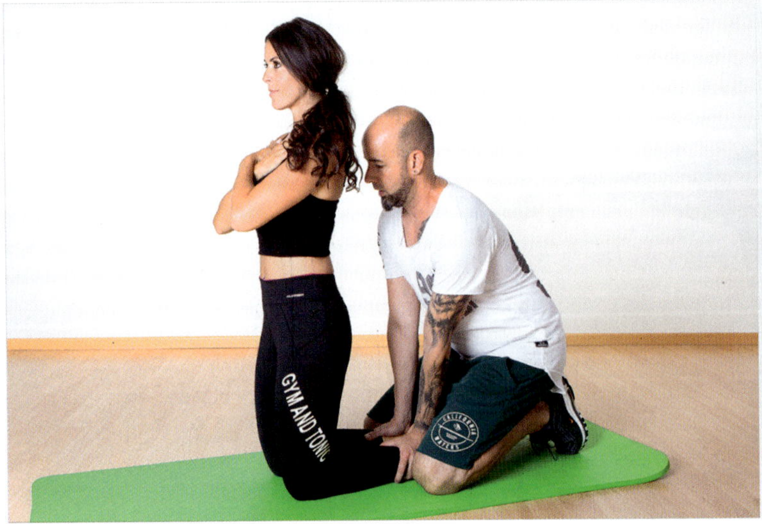

Abb. 4.68 Hamstrings – Nordic Curls: Ausgangsstellung mit Therapeut (Foto: Kirsten Oborny)

► **Steigerung.** Die Übung kann mit Gewicht gesteigert werden, indem eine Gewichtsscheibe vor dem Brustbein gehalten wird (► Abb. 4.69).

► **Tipps.** Hier ist v. a. darauf zu achten, dass die Bewegung beim Rückweg nicht aus der LWS initiiert wird (► Abb. 4.70) oder der Po dabei nach hinten geschoben wird und damit die Streckung in der Hüfte aufgelöst wird (► Abb. 4.71).

► **Variation.** Die Übung kann durch eine Veränderung der Unterstützungsfläche (► Abb. 4.72) mit Airex Pad variiert werden. Oder indem der Nordic Curl einbeinig ausgeführt wird (► Abb. 4.73).

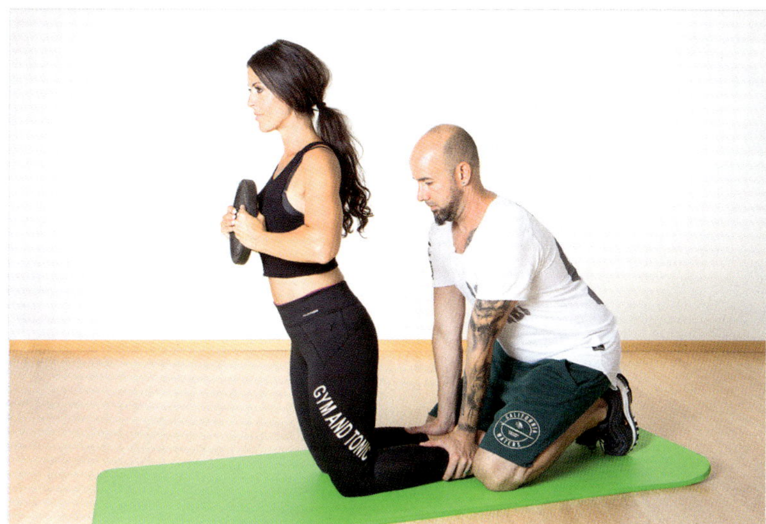

Abb. 4.69 Hamstrings – Nordic Curls: Steigerung mit Zusatzgewicht (Foto: Kirsten Oborny)

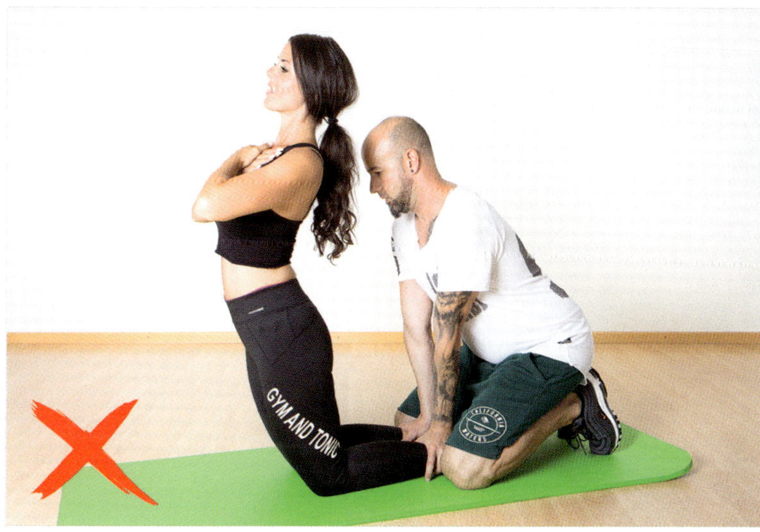

Abb. 4.70 Hamstrings – Nordic Curls: Fehlerhafte Ausführung (übermäßige Lordosierung der LWS bei der Bewegung zurück) (Foto: Kirsten Oborny)

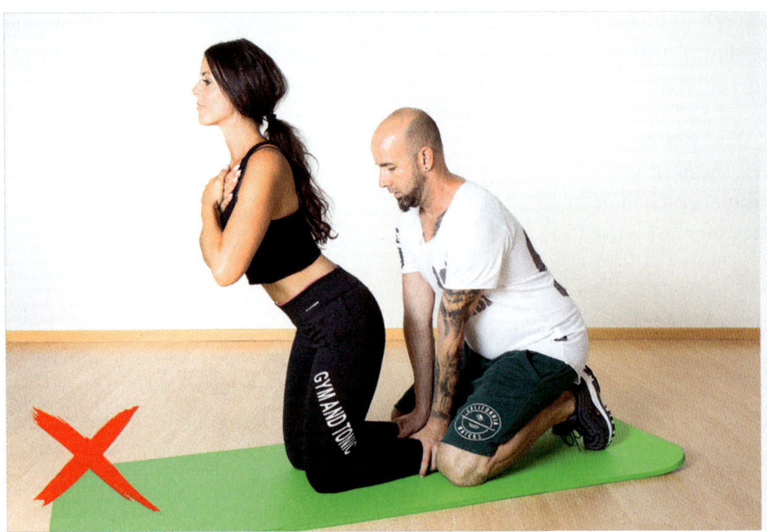

Abb. 4.71 Hamstrings – Nordic Curls: Fehlerhafte Ausführung (Po schiebt bei der Rückbewegung nach hinten) (Foto: Kirsten Oborny)

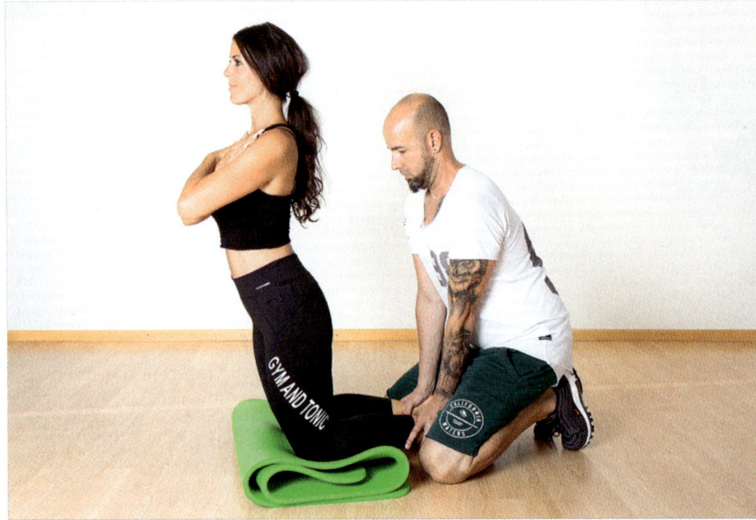

Abb. 4.72 Hamstrings – Nordic Curls: Variation auf labiler Unterlage (Foto: Kirsten Oborny)

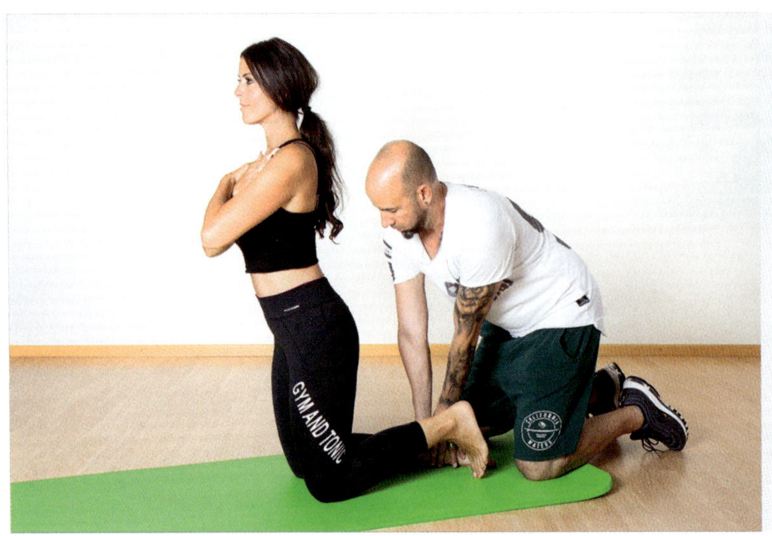

Abb. 4.73 Hamstrings – Nordic Curls: Variation mit einbeiniger Fixierung (Foto: Kirsten Oborny)

4.4 Adduktoren der Hüfte

4.4.1 Anatomie in vivo

Ein Adduktor („Hinführer") (von lat.: adducere „hinführen", „hinziehen") ist ein Muskel zum Heranziehen eines Körpergliedes. Adduktoren gehören zur Gruppe der Skelettmuskeln. Ihre Antagonisten („Gegenspieler") sind die Abduktoren. Die Muskeln der Adduktorenloge des Oberschenkels (▶ Abb. 4.74) ziehen beispielsweise das abgespreizte Bein zurück in die Ausgangslage. Innerviert werden die Muskeln des Oberschenkels vom Nervus obturatorius aus dem Plexus lumbalis. Zu diesen Muskeln gehören sowohl der M. adductor brevis, longus und magnus als auch der M. graciles und der M. pectineus. Ihre Funktion im Hüftgelenk sind die Flexion, die Adduktion und die Außenrotation.

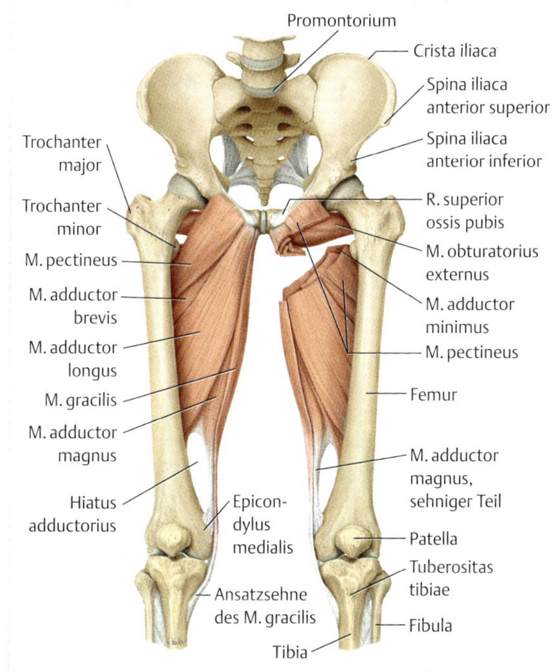

Abb. 4.74 Adduktoren der Hüfte (Abb. aus: Schünke M, Schulte E, Schumacher U. Prometheus. LernAtlas der Anatomie. Allgemeine Anatomie und Bewegungssystem. Illustrationen von M. Voll und K. Wesker. 5. Aufl. Stuttgart: Thieme; 2018)

4.4.2 Mögliche Beschwerden bei Dysfunktion des Muskels

Diese Muskeln neigen dazu, sich auf Grund ihrer Faserausprägung zu verkürzen und abzuschwächen. Das kann zu Fehlstellungen in der Hüfte und im Knie führen, v. a. zur X-Bein-Stellung. Die Muskeln sind wichtig für die Stabilisation in der Standbeinphase, bei einer Schwäche kann es zum medialen Kollaps am Knie oder zu einem einfachen Wegknicken kommen. Sie beschützen die medialen Strukturen am Knie wie z. B. die Innenbänder und den Innenmeniskus, bei einer Dysfunktion kann dies Stress für diese Strukturen bedeuten und im schlimmsten Fall zu Rupturen führen.

4.4.3 Kinesio-Tape-Applikation – Muskeltechnik für die Adduktoren

- **Vorbereitung:** Schnitttechnik I-Tape.
- **Ausgangsstellung des Patienten für den Anker:** Der Patient liegt auf der Bank auf dem Rücken, beide Beine sind angestellt.
- **Anlage des Ankers:** Die Position des Ankers wird über den Verschiebetest ermittelt, er ist entweder unterhalb der Leiste am Oberschenkel (▶ Abb. 4.76) oder kaudal am medialen Kniegelenksspalt.
- **Tipp:** Der Anker bildet das Punctum fixum und wird in einer ungedehnten Position des Muskels appliziert.
- **Ausgangsstellung des Patienten für den Zügel:** Für die Anlage des Zügels kippt der Patient jetzt maximal sein Knie nach außen.

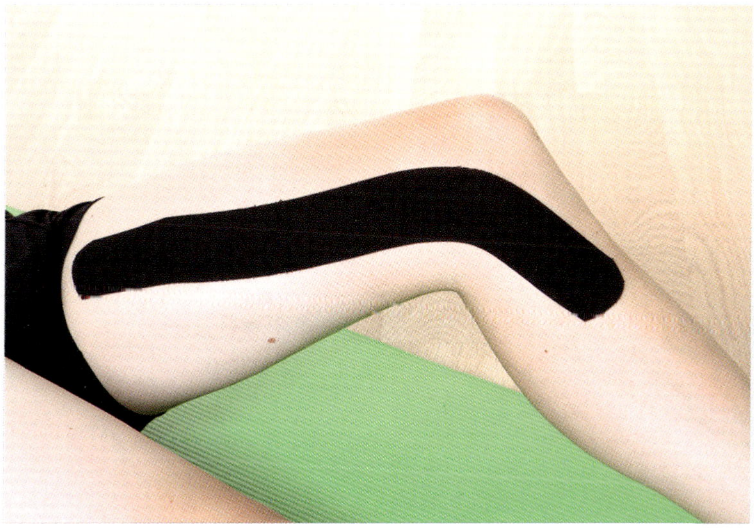

Abb. 4.75 Fertige Kinesio-Tape-Applikation: Muskeltechnik Hüftgelenk-Adduktoren (Foto: Kirsten Oborny)

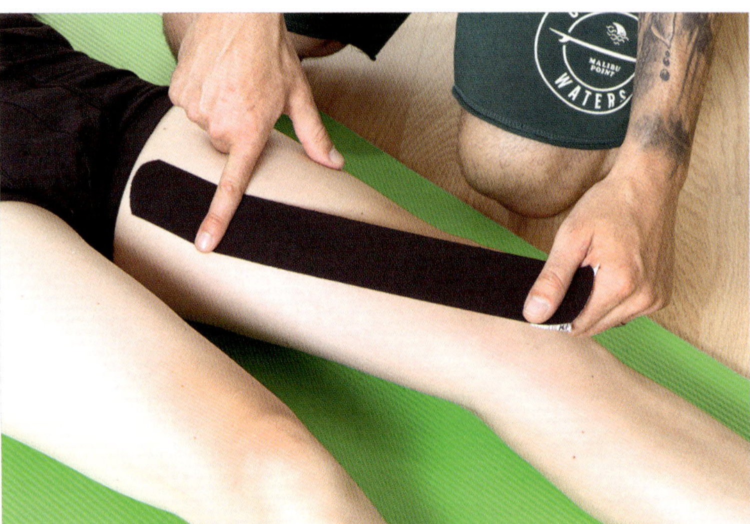

Abb. 4.76 Anlage des Ankers für die Muskeltechnik Hüftgelenk-Adduktoren (Foto: Kirsten Oborny)

- **Anlage des Zügels:** Der Zügel wird im Verlauf des Muskels entlang des inneren Oberschenkels auf die gedehnte Haut angebracht (▸ Abb. 4.75).
- **Tipp:** Das Tape wird dabei nicht gedehnt.

4.4.4 Training für die Adduktoren

▸ Übung 1, Seitlage mit Anspreizen

▸ **Ziel.** Ziel dieser Übung ist es, die Adduktoren zu kräftigen. Da sie in Seitlage ausgeführt wird und somit nur mit einem Bruchteil des eigenen Körpergewichts, kann sie sehr früh in der Rehabilitation eingesetzt werden. Es ist enorm wichtig, die Übung früh einzusetzen, da diese Muskeln stark athrophiegefährdet sind.

▸ **Ausgangsstellung.** Der Patient liegt auf der betroffenen Seite. Das obere Bein ist angewinkelt und liegt über dem anderen Bein auf dem Boden. Das untere Bein bleibt gestreckt (▸ Abb. 4.78). Der Kopf kann auf dem Arm abgelegt oder abgestützt werden. Die Wirbelsäule ist aufrecht eingestellt.

▸ **Ausführung.** Jetzt bewegt der Patient sein unten liegendes Bein, so weit er kann, vom Boden Richtung Decke. Alle anderen Körperteile bleiben wie in der Ausgangsstellung beschrieben (▸ Abb. 4.77). Dann führt er langsam das Bein zurück Richtung Boden, berührt diesen aber nur, um dann das Bein wieder anzuspreizen.

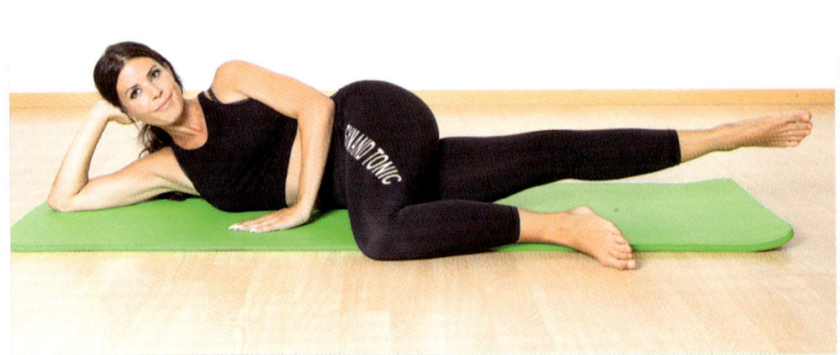

Abb. 4.77 Hüftgelenk-Adduktoren – Seitenlage mit Anspreizen: Durchführung (Foto: Kirsten Oborny)

▸ Steigerung. Steigern kann man diese Übung, indem man das oben liegende Bein angewinkelt in der Luft hält (▸ Abb. 4.79), oder man arbeitet mit Gewichten (Gewichtsmanschetten).

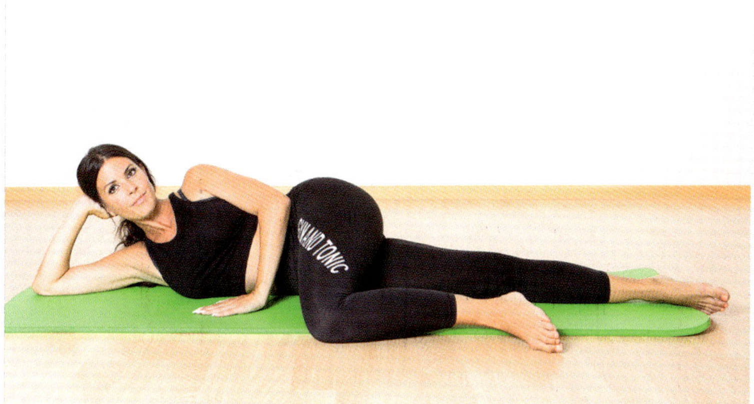

Abb. 4.78 Hüftgelenk-Adduktoren – Seitenlage mit Anspreizen: Ausgangsstellung (Foto: Kirsten Oborny)

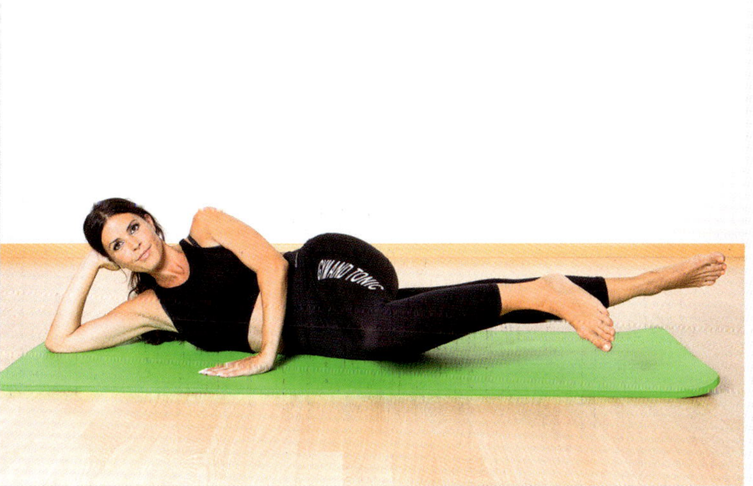

Abb. 4.79 Hüftgelenk-Adduktoren – Seitenlage mit Anspreizen: Steigerung durch Anheben des anderen Beins (Foto: Kirsten Oborny)

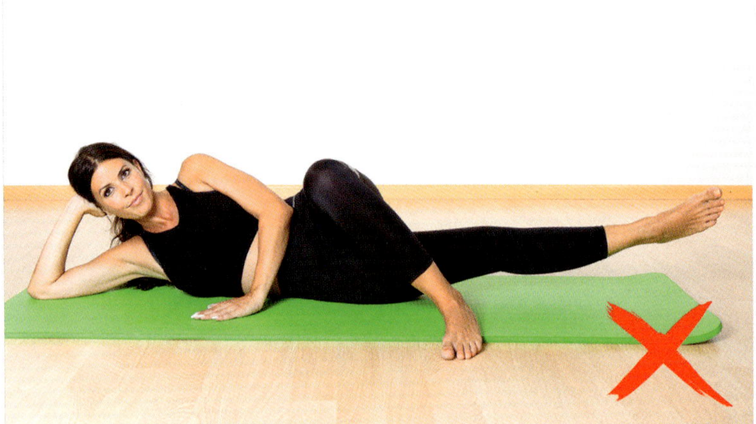

Abb. 4.80 Hüftgelenk-Adduktoren – Seitenlage mit Anspreizen: Fehlerhafte Ausführung (übermäßiges Abstützen mit dem anderen Bein) (Foto: Kirsten Oborny)

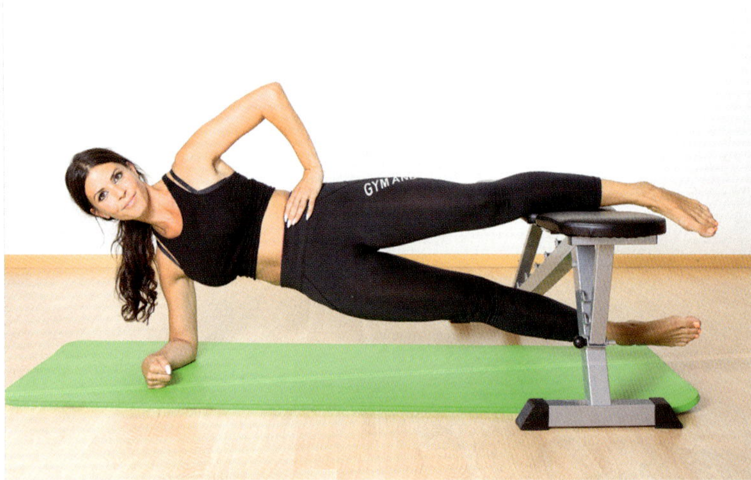

Abb. 4.81 Hüftgelenk-Adduktoren – Seitenlage mit Anspreizen: Variation mit Flachbank (Foto: Kirsten Oborny)

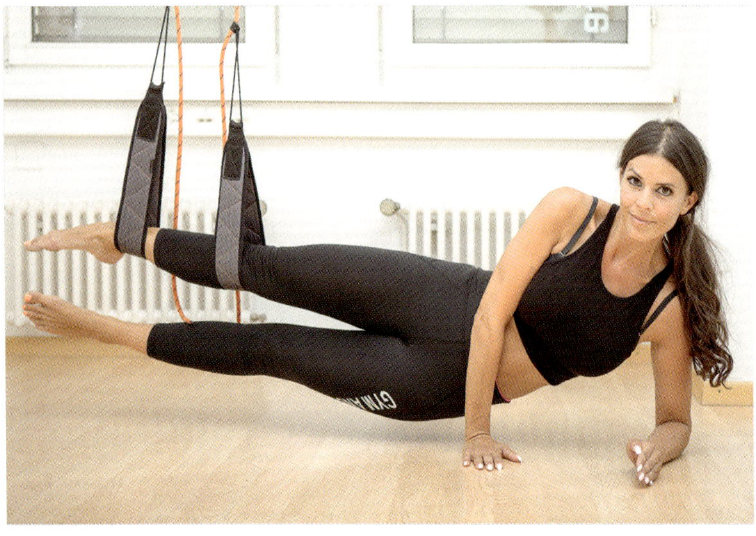

Abb. 4.82 Hüftgelenk-Adduktoren – Seitenlage mit Anspreizen: Variation mit Sling-Trainer (Foto: Kirsten Oborny)

▸ **Tipps.** Die Lendenwirbelsäule sollte während dieser Übung nicht ins vermehrte Hohlkreuz gehen und es sollte nicht zu stark mit dem kontralateralen Bein mitgeholfen werden (▸ Abb. 4.80).

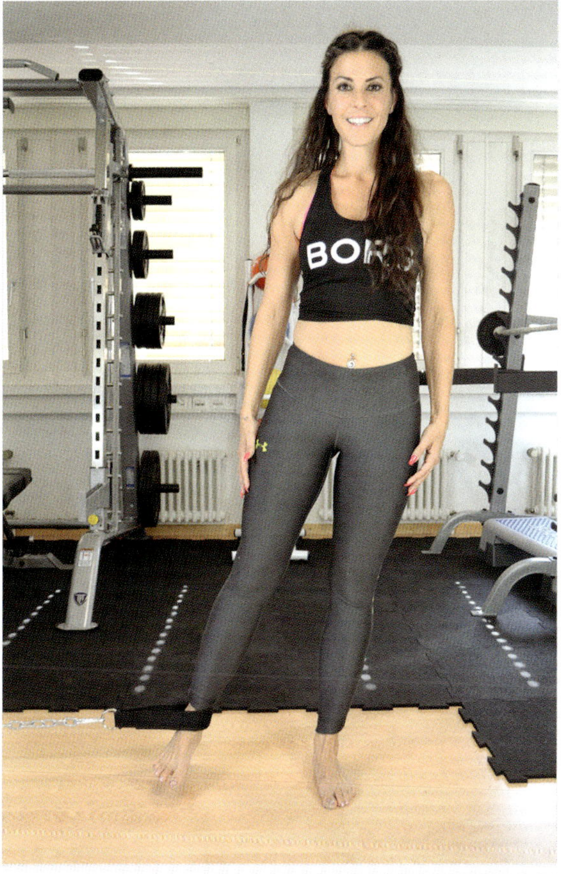

Abb. 4.83 Hüftgelenk-Adduktoren – Seitenlage mit Anspreizen: Variation im Stand mit Seilzug (Foto: Stephan Mogel)

▸ **Variation.** Eine Variation ist der Seitstütz mit dem betroffenen Bein abgestützt auf einer Trainingsbank, das nicht betroffene Bein wird an- und abgespreizt (▸ Abb. 4.81). Diese Übung kann gesteigert werden, indem man sie in einem Sling ausführt (▸ Abb. 4.82). Eine weitere Möglichkeit ist, diese Übung im Stand mithilfe eines Kabelzugs oder eines Therabands auszuführen (▸ Abb. 4.83).

▸ **Übung 2, Side Slide**

▸ **Ziel.** Ziel dieser Übung ist es, die Muskulatur unter Belastung des Körpergewichts in der geschlossenen Kette zu kräftigen. Sie ist wichtig für die Stabilisation von Ausfallschritten zur Seite, besonders gut geeignet für Sportler, die auf einem rutschigen Untergrund ihren Sport ausführen (Eishockey, Tennis auf Sand, Hallensportarten mit Stop-and-go-Bewegungen).

▸ **Ausgangsstellung.** Der Patient steht aufrecht auf beiden Beinen. Die Beine sind hüftbreit abgestellt, die Arme hängen locker neben dem Körper, die Wirbelsäule ist gerade (▸ Abb. 4.84). Der betroffene Fuß steht auf einem Handtuch oder einem anderen rutschigen Gegenstand.

▸ **Ausführung.** Nun gleitet der Patient mit dem Fuß auf dem Handtuch, so weit er kann, nach außen und beugt dabei das andere Bein an. Der Oberkörper wird dabei leicht nach vorne gebeugt (▸ Abb. 4.85). Danach sollte das Bein in einem Zug zurückgezogen werden, um wieder in die Ausgangsstellung zu kommen. Kann dies nicht in einem Zug ausgeführt werden, so ist der Patient zu weit in die Abspreizung gegangen.

▸ **Steigerung.** Diese Übung kann mit Gewichten wie z. B. mit einer Langhantelstange (▸ Abb. 4.86) oder mit zwei Kurzhantelstangen (▸ Abb. 4.87) gesteigert werden.

▸ **Tipps.** Wichtig ist, dass diese Übung mit einem Zug ohne Zwischenstopp ausgeführt werden kann.

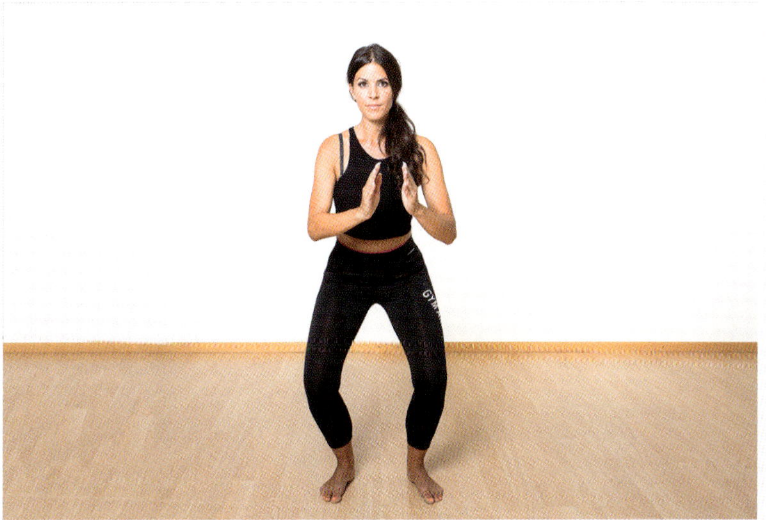

Abb. 4.84 Hüftgelenk-Adduktoren – Side Slide: Ausgangsstellung (Foto: Kirsten Oborny)

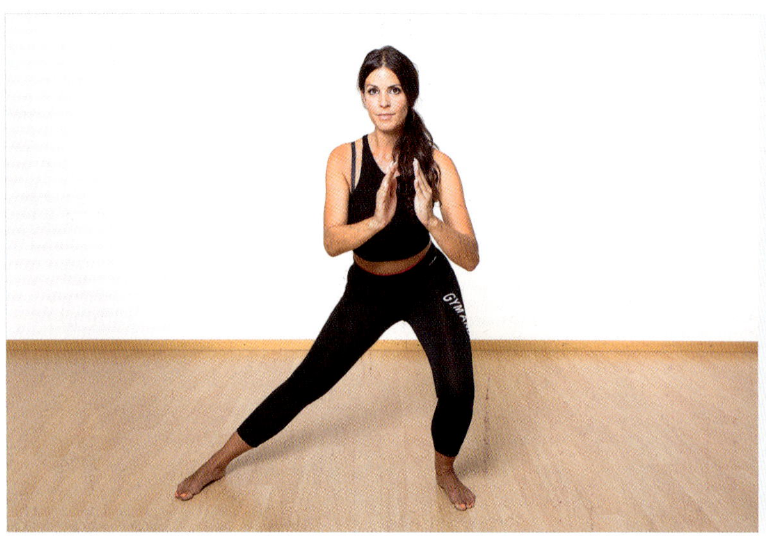

Abb. 4.85 Hüftgelenk-Adduktoren – Side Slide: Durchführung (Foto: Kirsten Oborny)

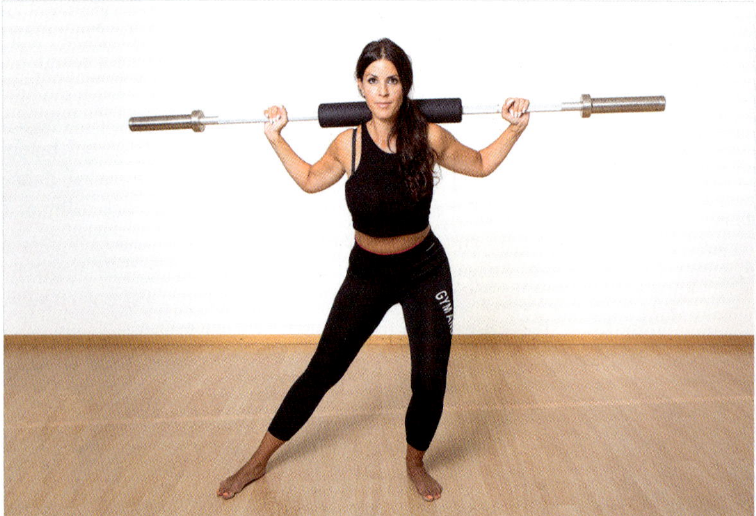

Abb. 4.86 Hüftgelenk-Adduktoren – Side Slide: Steigerung mit Langhantelstange (Foto: Kirsten Oborny)

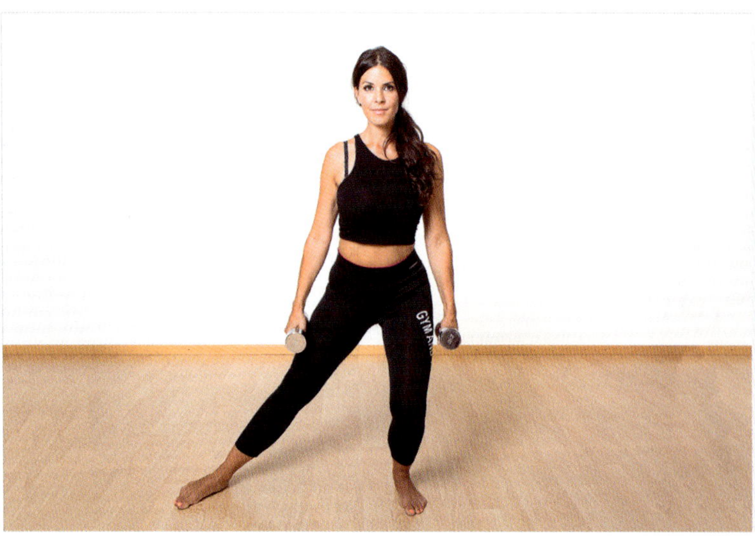

Abb. 4.87 Hüftgelenk-Adduktoren – Side Slide: Steigerung mit Kurzhanteln (Foto: Kirsten Oborny)

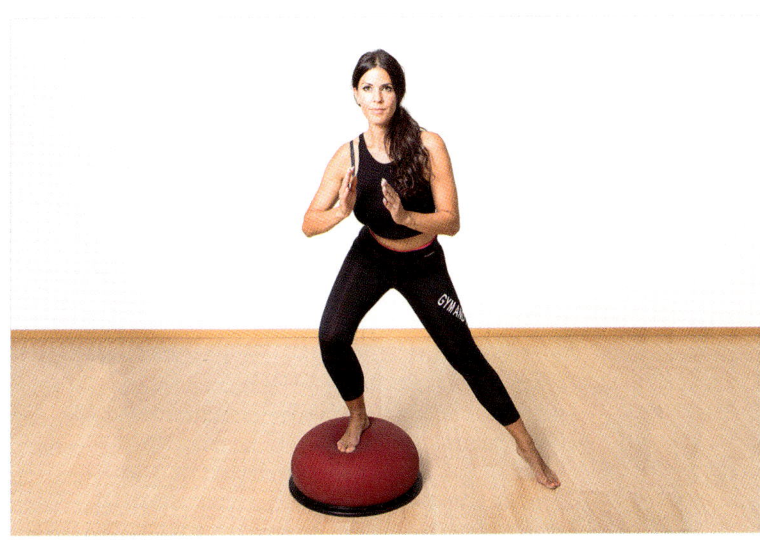

Abb. 4.88 Hüftgelenk-Adduktoren – Side Slide: Variation mit Jumper (Foto: Kirsten Oborny)

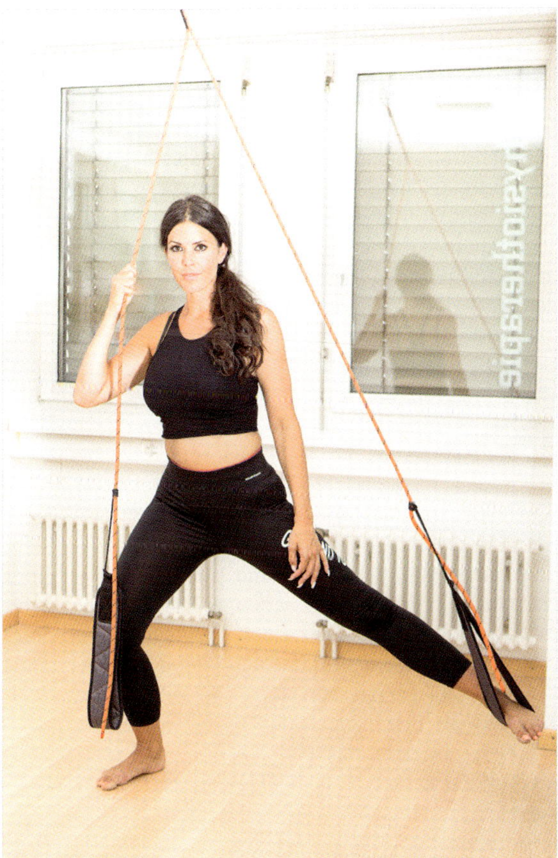

Abb. 4.89 Hüftgelenk-Adduktoren – Side Slide: Variation mit Sling-Trainer (Foto: Kirsten Oborny)

▸ **Variation.** Variation kann man durch eine exzentrische Betonung bekommen, d. h., die Auswärtsbewegung wird deutlich verlangsamt. Man kann die Unterstützungsfläche des Standbeins verändern (Jumper, ▸ Abb. 4.88) oder man geht mit dem Schwungbein in einen Sling (▸ Abb. 4.90).

4.5 Die Glutäen

4.5.1 Anatomie in vivo

Die Glutäen bestehen aus drei Muskeln, dem M. gluteus maximus und dem M. gluteus medius und minimus (▸ Abb. 4.90). Der M. gluteus maximus, kurz Gluteus maximus, lat. für „größter Gesäßmuskel", ist ein Skelettmuskel der unteren Extremität, genauer der hinteren (dorsalen) Schicht der hinteren Hüftmuskulatur. Er ist der dem Volumen nach größte Muskel des Menschen und einer der kräftigsten. Der große Gesäßmuskel bedeckt den mittleren Gesäßmuskel (M. gluteus medius) und den kleinen Gesäßmuskel (M. gluteus minimus). Der größte Gesäßmuskel ist ein großflächiger Muskel mit weitgefächertem Ursprung und kräftiger Ansatzsehne. Er gliedert sich seinem Ursprung nach in einen oberflächlichen und einen tiefen Anteil. Der oberflächliche Anteil entspringt vom Darmbein (Os ilium), genauer vom Darmbeinkamm (Crista iliaca), vom hinteren oberen Darmbeinstachel (Spina iliaca posterior superior), von der bindegewebigen Hülle (Faszie) im Lendenbereich (Fascia thoracolumbalis) und von der Rückfläche des Kreuzbeines (Os sacrum) und des Steißbeines (Os coccygis). Der tiefe Anteil nimmt seinen Ursprung von der Darmbeinschaufel (Ala ossis ilium), vom Band zwischen Kreuzbein und Sitzbein (Os ischii) (Ligamentum sacrotuberale) und von der Faszie des mittleren Gesäßmuskels (Aponeurosis glut(a)ea). Die Muskelfasern laufen zu einer gemeinsamen kräftigen Ansatzseh-

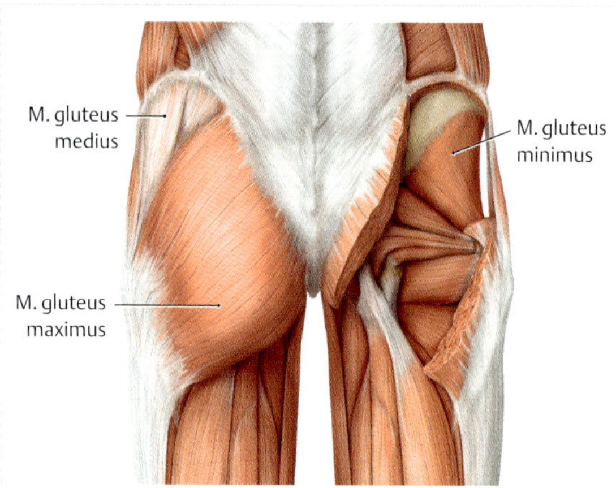

Abb. 4.90 Die Glutäen (Abb. aus: Schünke M, Schulte E, Schumacher U. Prometheus. LernAtlas der Anatomie. Allgemeine Anatomie und Bewegungssystem. Illustrationen von M. Voll und K. Wesker. 5. Aufl. Stuttgart: Thieme; 2018)

ne zusammen (konvergieren). Diese strahlt in den Tractus iliotibialis, einen Verstärkungszug des Faszienstreifens (Fascia lata) an der Außenseite des Oberschenkels, ein und inseriert an der Aufrauung für die Gesäßmuskulatur am Oberschenkelknochen (Femur) (Tuberositas glutaea) sowie an der Scheidewand an der Seite des Oberschenkels (Septum intermusculare femoris laterale). Die Ansatz- und Auflagestellen des Muskels sind durch weiträumige Schleimbeutel (Bursae) gepolstert. Die Blutversorgung erfolgt v. a. über die Arteria glutaea inferior. Die Wirkungen des großen Gesäßmuskels auf die Bewegung des Oberschenkels im Hüftgelenk sind vielfältig und je nach Muskelportion unterschiedlich. Eine unter anderem für den aufrechten Gang des Menschen unerlässliche Funktion sind die Streckung (Extension) im Hüftgelenk und die Stabilisierung des Oberschenkels in der Streckung. Der große Gesäßmuskel ist daher der stärkste Strecker (Extensor) des Hüftgelenks und ermöglicht auch die Streckung des Oberkörpers (Rumpfes) aus der Beugestellung (Flexion), wie es z. B. beim Aufstehen aus dem Sitzen der Fall ist. Daher ist der Muskel bei den vierfüßigen Säugetieren wesentlich schwächer ausgebildet. Durch seine verschiedenen Ansätze kann der Muskel sowohl als Abspreizer (Abduktor) wie auch als Heranführer (Adduktor) des Beines wirken: Der obere, kopfwärts gelegene (kraniale) Anteil unterstützt die anderen Gesäßmuskeln beim Abspreizen (Abduktion) und spannt die Faszie am äußeren Oberschenkel. Der untere, schwanzwärts gelegene (kaudale) Anteil dagegen unterstützt das Heranführen (Adduktion) des Oberschenkels. Wenn sich der große Gesäßmuskel bei festgestelltem Oberschenkel (z. B. in der Standbeinphase des Gehens) zusammenzieht, kommt es zur Streckung. So verhindert er ein Abkippen des Beckens (Pelvis) nach vorne und hilft z. B. beim Treppensteigen. Weiterhin bewirkt der Muskel die Auswärtsdrehung (Außenrotation) des Oberschenkels.

Der M. glutaeus medius (lat. für „mittlerer Gesäßmuskel") ist ein Skelettmuskel der unteren Extremität, genauer der hinteren (dorsalen) Schicht der hinteren Hüftmuskulatur. Er wird fast vollständig vom großen Gesäßmuskel (M. gluteus maximus) bedeckt. Der mittige Gesäßmuskel entspringt am Darmbein (Os ilium), genauer an der Außenfläche (Facies glutaea) der Darmbeinschaufel (Ala ossis ilii) zwischen den beiden Beckenlinien (Linea glut(a)ea anterior und Linea glut(a)ea posterior), vom Darmbeinkamm (Crista iliaca) und seiner bindegewebigen Hülle (Aponeurosis glut(a)ea). Die Fasern vereinigen sich und ziehen gemeinsam kappenförmig zum großen Rollhügel (Trochanter major) des Femurs. Ein Schleimbeutel (Bursa trochanterica musculi glutaei medii) zwischen der Ansatzsehne und dem Trochanter major mindert die Reibung. Der mittige Gesäßmuskel spreizt den Oberschenkel im Hüftgelenk zur Seite ab (Abduktion). Beim Gehen und Laufen stabilisiert er zusammen mit dem kleinen Gesäßmuskel (M. gluteus minimus) das Becken (Pelvis) und verhindert dessen Absinken zur Spielbeinseite. Der vordere Anteil des mittigen Gesäßmuskels dreht den Oberschenkel außerdem nach innen (Innenrotation) und beugt ihn an (Flexion), der hintere Anteil hingegen dreht den Oberschenkel nach außen (Außenrotation) und streckt ihn (Extension). Bei gleichzeitiger Lähmung des mittleren und kleinen Gesäßmuskels kommt es zum so genannten Watschelgang, d. h. bei jedem Schritt kippt das Becken auf die Spielbeinseite (Trendelenburg-Zeichen). Typische Ursache einer solchen Lähmung sind intramuskuläre Injektionen. Bei einer Abschwächung kommt es zu einer abgeschwächten Form des Watschelgangs, dies nennt man dann Duchenne-Hinken.

Der M. gluteus minimus (lat. für „kleiner Gesäßmuskel") ist ein Skelettmuskel der unteren Extremität, genauer der hinteren (dorsalen) Schicht der hinteren Hüftmuskulatur. Er wird vollständig vom mittleren Gesäßmuskel (M. gluteus medius) verdeckt. Ursprung des kleinen Gesäßmuskels ist die Fläche (Facies glutaea) der Darmbeinschaufel/Darmbeinflügel (Ala ossis ilii) des Darmbeines (Os ilium) zwischen der vorderen und unteren Glutäenlinie (Linea glutaea anterior und Linea glutaea inferior). Nach querem Verlauf setzt er kappenförmig seitlich (lateral) am Vorderrand des großen Rollhügels (Trochanter major) des Oberschenkelknochens (Femur) an. Der kleine Gesäßmuskel spreizt den Oberschenkel im Hüftgelenk zur Seite ab. Beim Gehen und Laufen stabilisiert er zusammen mit dem mittleren Gesäßmuskel (M. gluteus medius) das Becken (Pelvis) und verhindert dessen Absinken zur Spielbeinseite. Der vordere Anteil des kleinen Gesäßmuskels dreht den Oberschenkel außerdem nach innen und beugt ihn an, der hintere Anteil hingegen dreht den Oberschenkel nach außen und streckt ihn.

4.5.2 Mögliche Beschwerden bei Dysfunktion des Muskels

Diese Muskulatur neigt v. a. zur Abschwächung und führt damit häufig zum Duchenne-Hinken, zu Deutsch dem Watschelgang: Auf der Standbeinseite kippt das Becken ab, da die Muskulatur zu schwach ist, dieses am Ort zu halten. Eine Schwäche in dieser Muskulatur führt häufig zu Arthrose im Hüftgelenk. Oft wird auch eine Schwäche dieser Muskulatur in der Wirbelsäule oder im SIG kompensiert, was dort auch zu diversen Beschwerden führen kann. Die Glutaeen sind die wichtigsten Abduktoren an der Hüfte und wichtig für jegliche Abdruckarbeit unserer Beine (Sprung).

4.5.3 Kinesio-Tape-Applikation – Muskeltechnik für die Glutäen

- **Vorbereitung:** Schnitttechnik 2-mal I-Tape.
- **Ausgangsstellung des Patienten für den Anker:** Der Patient liegt auf der Bank auf der Seite, beide Beine sind angezogen.
- **Anlage des Ankers:** Die Position des Ankers wird über den Verschiebetest ermittelt, er ist entweder oben am Kreuzbein (▶ Abb. 4.92) oder kaudal am Trochanter major.
- **Tipp:** Der Anker bildet das Punctum fixum und wird in einer ungedehnten Position des Muskels appliziert.
- **Ausgangsstellung des Patienten für den Zügel:** Für die Anlage des Zügels beugt der Patient sein Bein jetzt maximal in der Hüfte und im Knie, um den hinteren Anteil des Muskels zu tapen (▶ Abb. 4.93), für den vorderen Anteil streckt er das Bein, so weit er kann, nach hinten (▶ Abb. 4.92).
- **Anlage des Zügels:** Der Zügel wird im Verlauf des Muskels entlang des Gesäßes auf die gedehnte Haut angebracht (▶ Abb. 4.91).
- **Tipp:** Das Tape wird dabei nicht gedehnt.

4

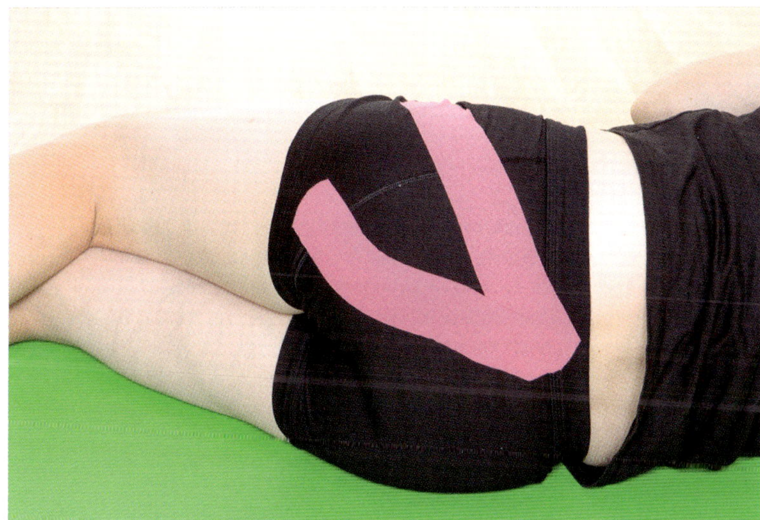

Abb. 4.91 Fertige Kinesio-Tape-Applikation: Muskeltechnik für die Glutäen (Foto: Kirsten Oborny)

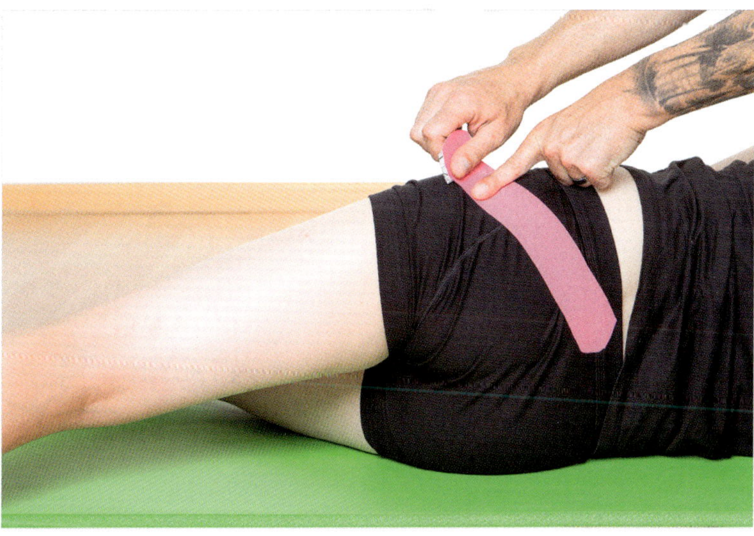

Abb. 4.92 Anbringen des vorderen Zügels für die Muskeltechnik Glutäen bei gestrecktem Bein (Foto: Kirsten Oborny)

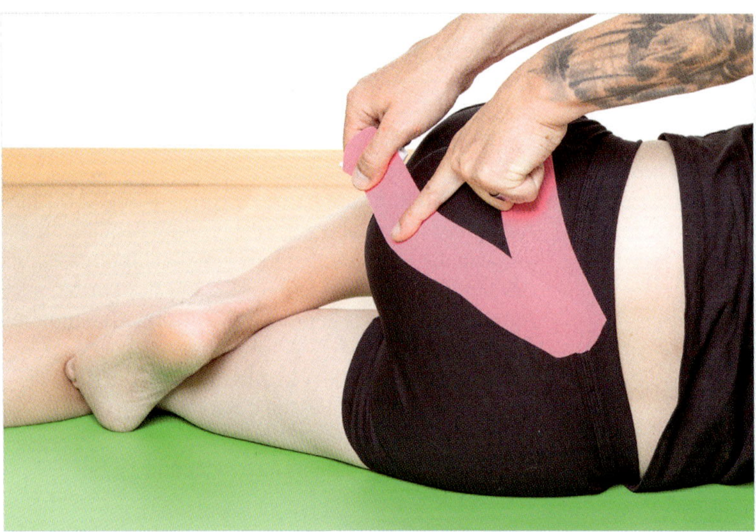

Abb. 4.93 Anbringen des hinteren Zügels für die Muskeltechnik Glutäen in maximaler Knie- und Hüftbeugung (Foto: Kirsten Oborny)

4.5.4 Training für die Glutäen

▸ Übung 1, Seitlage mit Abspreizen

▸ Ziel. Ziel dieser Übung ist die Kräftigung der Glutäen in der Seitlage in der offenen Kette mit deutlich reduziertem Körpergewicht. Daher eignet sich diese Übung sehr gut schon in einer frühen Phase der Rehabilitation. Gerade bei Arthrosepatienten ist die Übung sehr sinnvoll, da keine zusätzliche Kompression durch das Körpergewicht auf das Gelenk entsteht. Da der Muskel sehr stark zur Abschwächung neigt, sollte man möglichst früh in der Rehabilitation mit der Kräftigung starten.

▸ Ausgangsstellung. Der Patient liegt auf der Seite. Das betroffene Bein liegt oben und ist komplett gestreckt. Das untere Bein ist angewinkelt. Der Kopf kann vom Arm abgestützt oder auf ihm abgelegt werden. Die Wirbelsäule ist gestreckt (▸ Abb. 4.95).

▸ Ausführung. Jetzt spreizt der Patient sein Bein so weit Richtung Decke, bis er anfängt, sein Becken mitzubewegen (▸ Abb. 4.94). Dann führt er sein Bein zurück Richtung Boden, ohne dies abzulegen, sondern bewegt es gleich wieder in die Abspreizung.

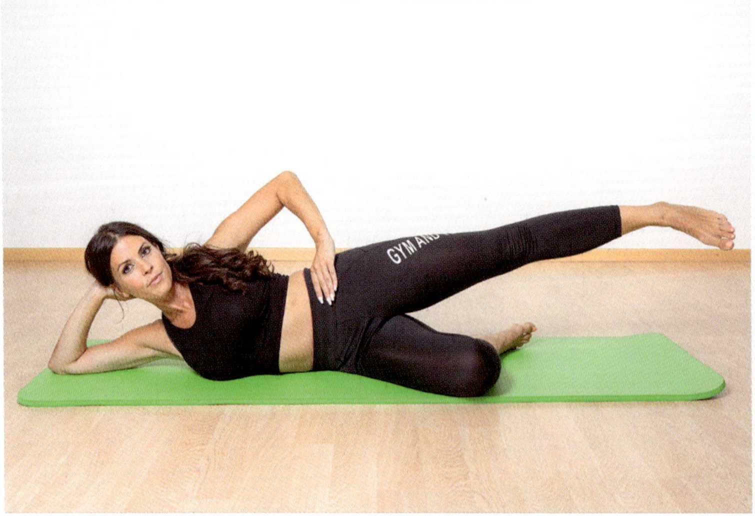

Abb. 4.94 Glutäen – Seitlage mit Abspreizen: Durchführung (Anheben des Beins bis kurz bevor das Becken mitbewegt) (Foto: Kirsten Oborny)

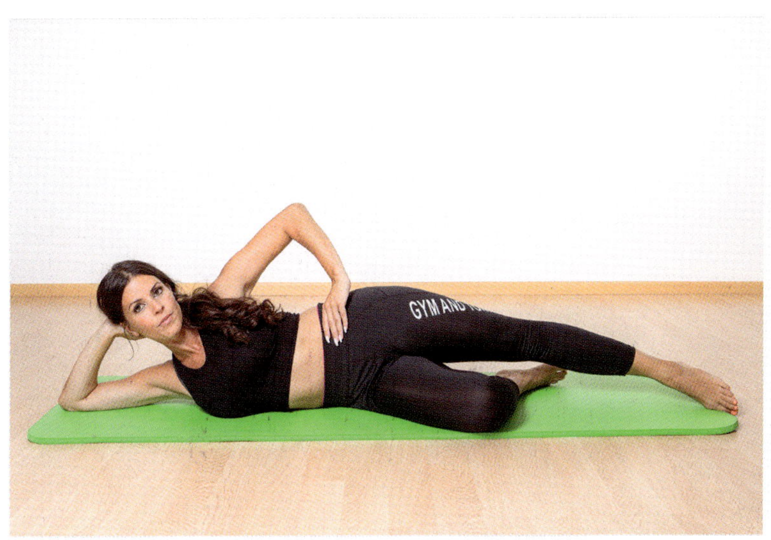

Abb. 4.95 Glutäen – Seitlage mit Abspreizen: Ausgangsstellung (Foto: Kirsten Oborny)

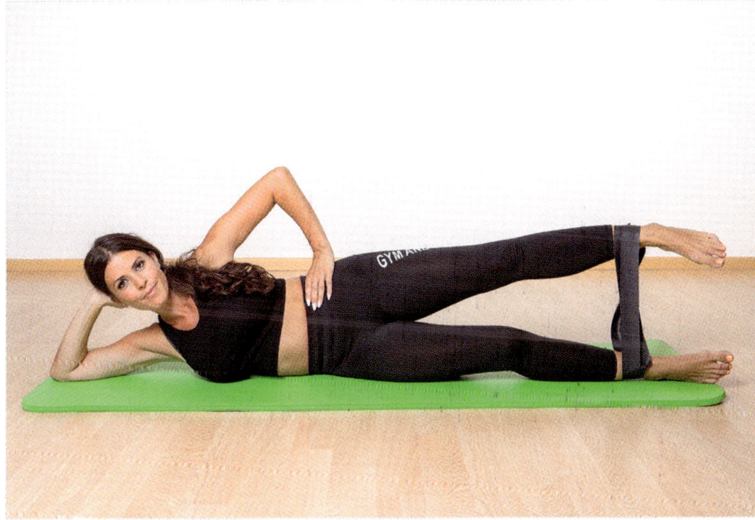

Abb. 4.96 Glutäen – Seitlage mit Abspreizen: Steigerung mit Theraband (Foto: Kirsten Oborny)

▶ **Steigerung.** Gesteigert wird diese Übung mit Gewichtsmanschetten oder Theraband (▶ Abb. 4.96).

▶ **Tipps.** Das Becken sollte ruhig in seiner Ausgangsposition liegen bleiben. Es darf nicht nach kranial gezogen werden.

▶ **Variation.** Es gibt mehrere Möglichkeiten der Variation: Seitstütz mit Abspreizung (▶ Abb. 4.97), eine Steigerung davon ist der Seitstütz auf einer Trainingsbank mit Abduktion (▶ Abb. 4.98). Hier ist das zu trainierende Bein das Stützbein. Diese Übung kann wiederum gesteigert werden in einem Sling-Trainer (▶ Abb. 4.99). Dann gibt es die Möglichkeit, die Abspreizung im Stand mithilfe eines Therabands oder Kabelzugs auszuführen (▶ Abb. 4.100).

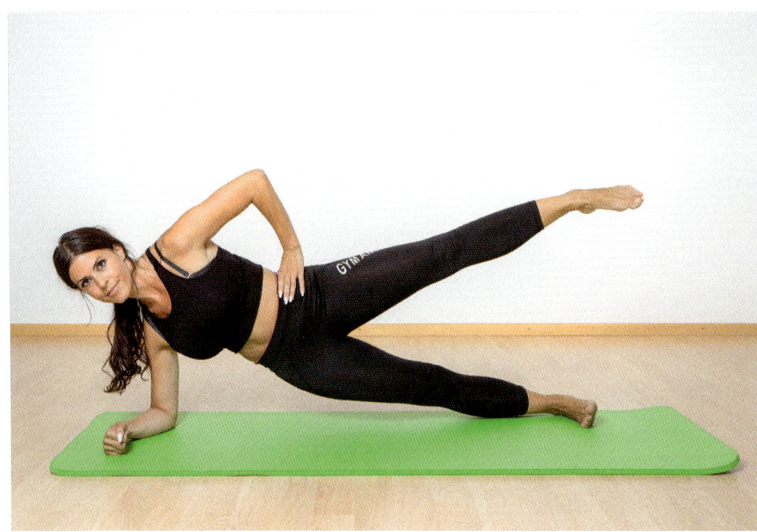

Abb. 4.97 Glutäen – Seitlage mit Abspreizen: Variation im Seitstütz (Foto: Kirsten Oborny)

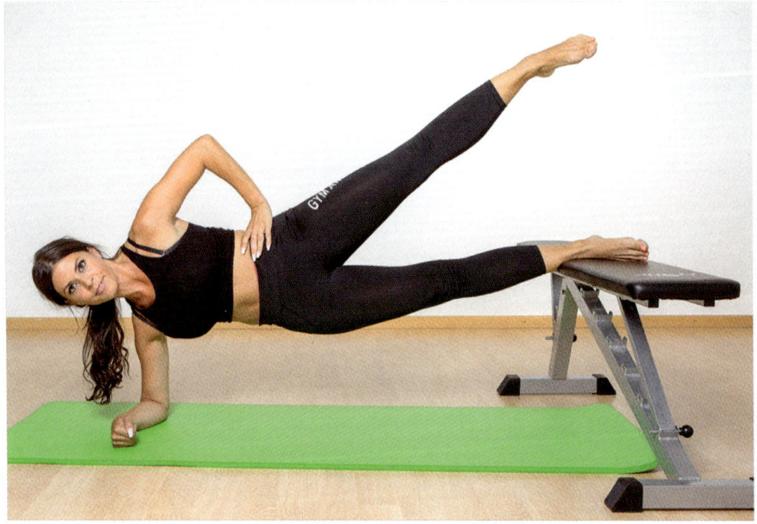

Abb. 4.98 Glutäen – Seitlage mit Abspreizen: Variation im Seitstütz, unteres Bein auf der Flachbank (Foto: Kirsten Oborny)

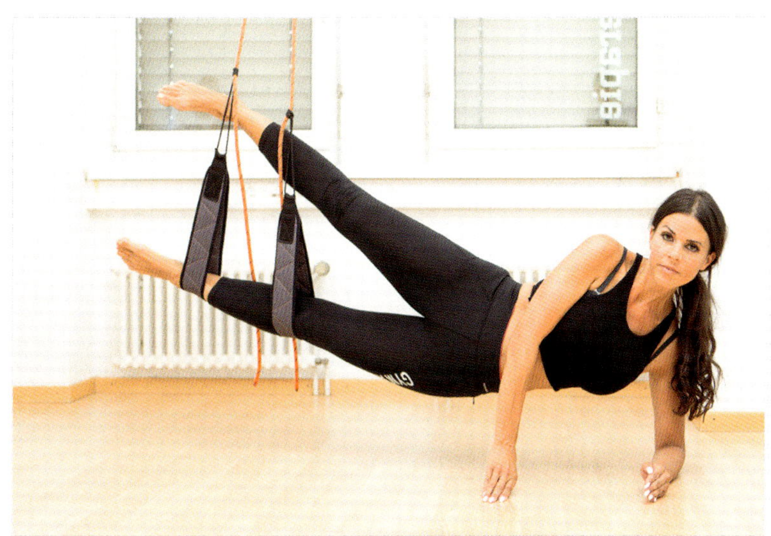

Abb. 4.99 Glutäen – Seitlage mit Abspreizen: Variation im Seitstütz mit Sling-Trainer (Foto: Kirsten Oborny)

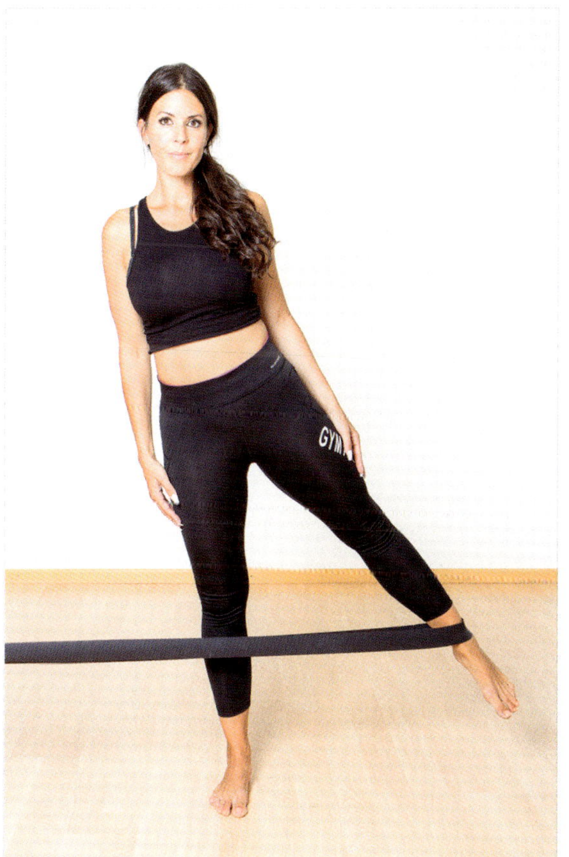

Abb. 4.100 Glutäen – Seitlage mit Abspreizen: Variation im Stand mit Theraband (Foto: Kirsten Oborny)

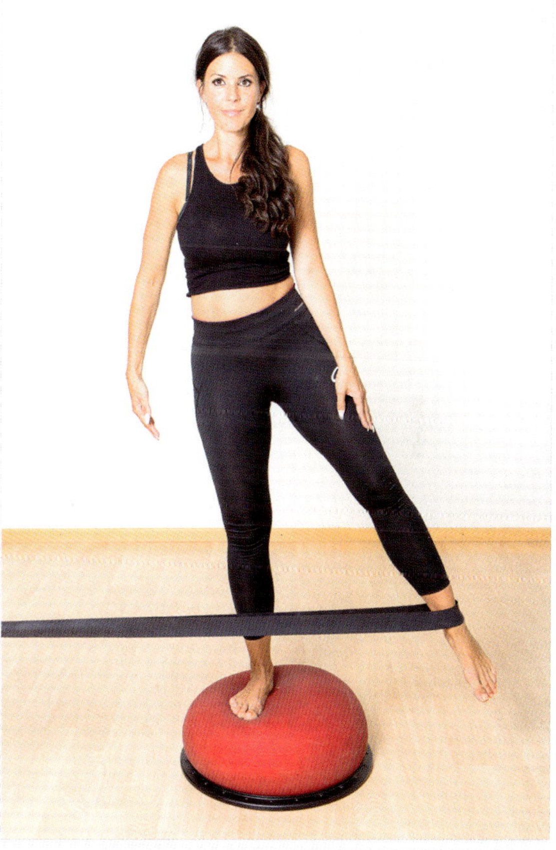

Abb. 4.101 Glutäen – Seitlage mit Abspreizen: Variation im Stand mit Theraband und Jumper (Foto: Kirsten Oborny)

Dies kann gesteigert werden, indem das Standbein auf eine labile Unterlage gestellt wird (▶ Abb. 4.101).

▶ Übung 2, breite Squats

▶ Ziel. Bei dieser Übung wird der Muskel unter Kompression in der geschlossenen Kette gekräftigt, die Mindestanforderung ist eine Teilbelastung vom halben Körpergewicht. Die Übung orientiert sich näher an der Alltagsbelastung wie z. B. Stehen, Gehen oder Treppensteigen, da sie gegen die Schwerkraft im geschlossenen System ausgeübt wird. Dadurch ist sie eine optimale Vorbereitung für den Wiedereinstieg in den Alltag. Auch ist sie eine gute Begleitung bei verschiedenen sportlichen Aktivitäten (Fußball, Eishockey, Hockey, Handball, Basketball, Leichtathletik, Turnen). Sie fördert die Ansteuerung des M. quadriceps und der Glutaeen beim In-die-Hocke-Gehen, und dies ist eine Grundvoraussetzung für jegliche explosive Sprung- oder Abdruckbewegung.

▶ Ausgangsstellung. Der Patient steht deutlich über hüftbreit, die Arme neben dem Körper, und der Oberkörper ist in der aufrechten Haltung (▶ Abb. 4.103). Am besten steht man eine Fußlänge entfernt vor einer Bank oder einem Stuhl, damit nachher die Bewegung immer auf gleicher Höhe ausgeführt wird. Die Füße sind in einer neutralen Stellung.

▶ Ausführung. Nun geht der Patient in eine Kniebeuge. Die Arme werden dabei nach vorne gestreckt und der Po, so weit es geht, nach hinten bewegt (▶ Abb. 4.102). Wichtig dabei ist, dass die Knie fest nach außen gedreht werden und die Fußstellung nicht aufgehoben wird. Der Po wird so weit nach hinten unten bewegt, bis er die Bank oder den Stuhl berührt, dann geht es zurück in den Stand (▶ Abb. 4.104).

▶ Steigerung. Die Übung kann mit Gewicht (Einzelhantel oder Langhantelstange) (▶ Abb. 4.105) gesteigert werden oder durch die Tiefe, wie weit in die Knie gegangen werden soll.

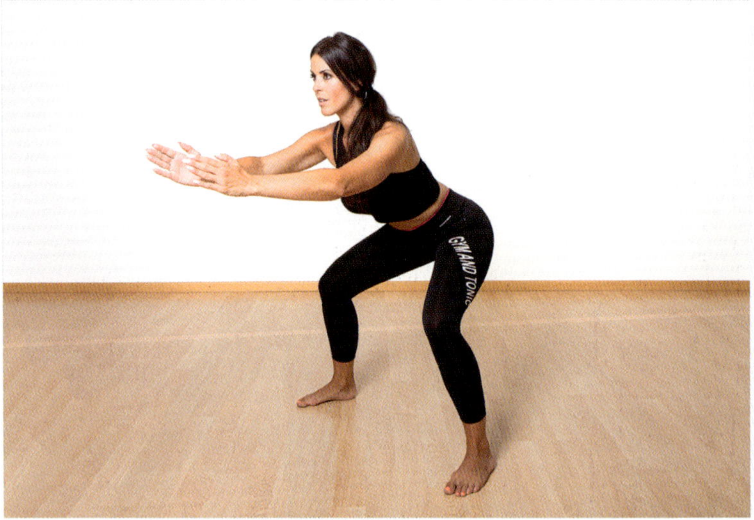

Abb. 4.102 Glutäen – breite Squats: Durchführung (Foto: Kirsten Oborny)

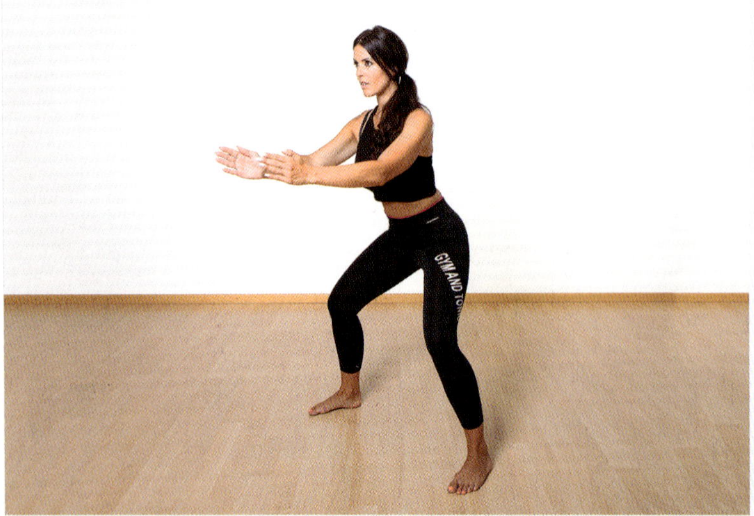

Abb. 4.103 Glutäen – breite Squats: Ausgangsstellung (Foto: Kirsten Oborny)

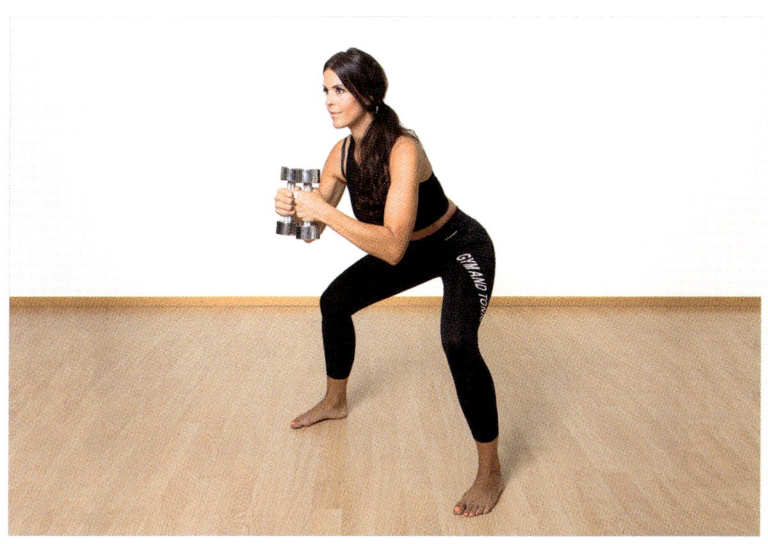

Abb. 4.104 Glutäen – breite Squats: Steigerung mit Kurzhanteln (Foto: Kirsten Oborny)

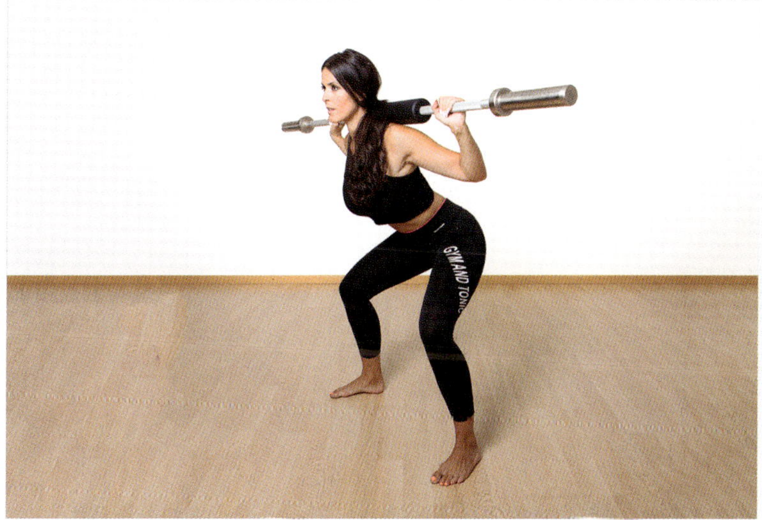

Abb. 4.105 Glutäen – breite Squats: Steigerung mit Langhantel (Foto: Kirsten Oborny)

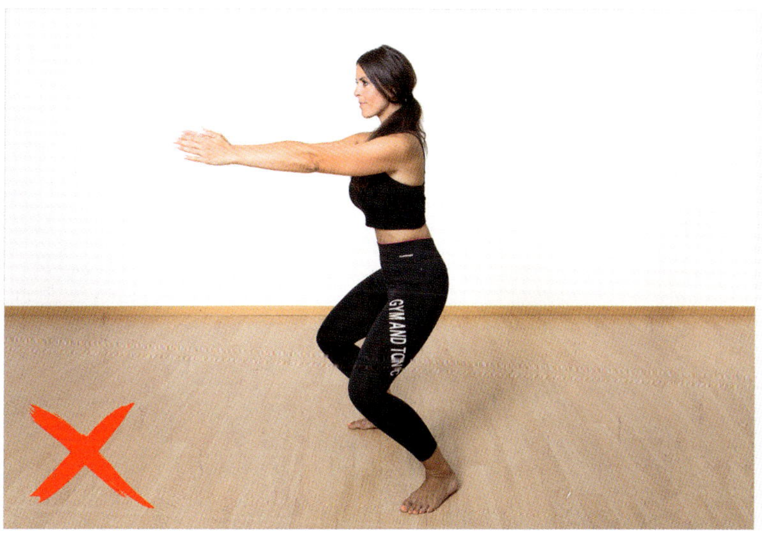

Abb. 4.106 Glutäen – breite Squats: Fehlerhafte Ausführung (übermäßiger Knievorschub) (Foto: Kirsten Oborny)

▶ **Tipps.** Wichtig bei dieser Übung ist, darauf zu achten, dass die Knie nicht über die Fußzehen nach vorne geschoben werden, es sein denn, man möchte genau dies trainieren. Das würde einen vermehrten Stress auf die Kniescheibensehne auslösen (▶ Abb. 4.106). Die Arme sollten auch nicht als Schwungelemente eingesetzt werden, um die Übung zu erleichtern.

▶ **Variation.** Variabilität kann man in dieser Übung erreichen, indem man die Unterstützungsfläche von stabil auf labil verändert (▶ Abb. 4.107). Eine weitere Möglichkeit liegt darin, das Gewicht unausgeglichen einzusetzen (▶ Abb. 4.108). Auch kann die Exzentrik betont werden, indem das In-die-Knie-Gehen verlangsamt wird. Es ist sogar möglich, dies als plyometrische Übung auszuführen, indem diese in ein Squatjump (▶ Abb. 4.109) verändert wird. Das heißt, nach dem In-die-Hocke-Gehen drückt man sich, so fest man kann, vom Boden ab und springt in die Luft, um danach wieder stabil in der Squatstellung zu landen.

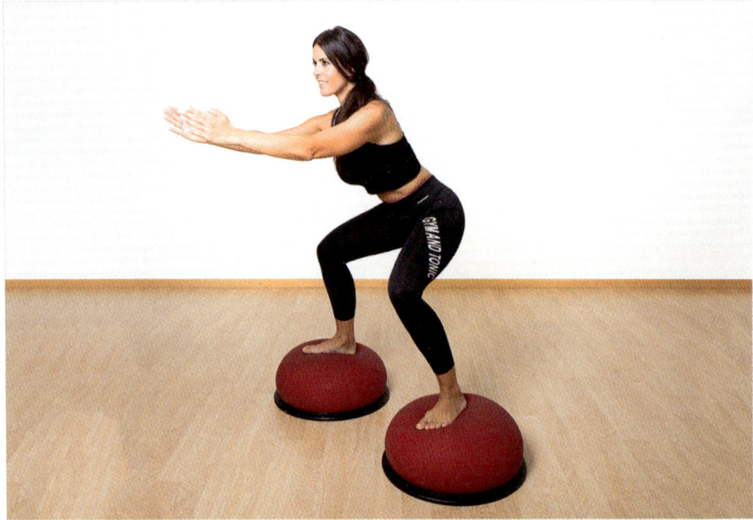

Abb. 4.107 Glutäen – breite Squats: Variation mit Jumpern (Foto: Kirsten Oborny)

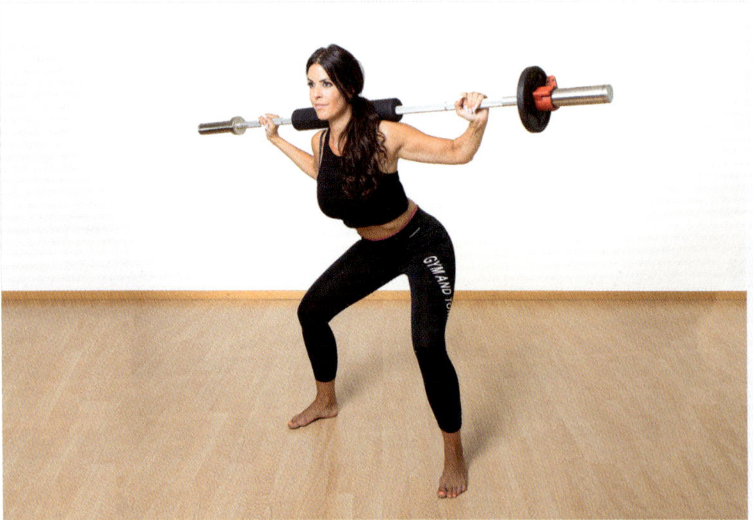

Abb. 4.108 Glutäen – breite Squats: Variation „imbalanced“ (Foto: Kirsten Oborny)

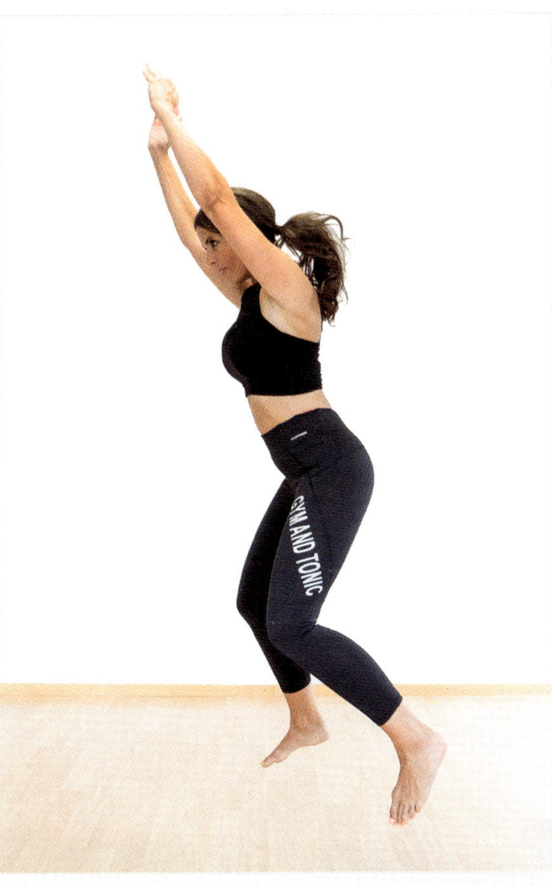

Abb. 4.109 Glutäen – breite Squats: Variation „Squatjump" (Foto: Kirsten Oborny)

▶ **Übung 3, Bauchlage mit Extension**

▶ **Ziel.** Ziel dieser Übung ist es, auch die Extension als Funktion der Glutaeen zu kräftigen. Auch diese Übung ist sinnvoll, um den Muskel zunächst in der offenen Kette ohne Kompression zu kräftigen.

▶ **Ausgangsstellung.** Der Patient liegt auf dem Boden auf dem Bauch, die Beine sind gestreckt und der Bauch ist leicht eingezogen. Der Kopf ist auf der Stirn am Boden abgelegt (▶ Abb. 4.111). Das betroffene Bein wird 90° im Knie angebeugt.

▶ **Ausführung.** Jetzt hebt der Patient sein Bein, so weit er kann, nach hinten oben, ohne dabei ins vermehrte Hohlkreuz zu gehen und die Bauchspannung aufzulösen (▶ Abb. 4.110). Danach sinkt er wieder ab bis zum Bodenkontakt, um dann wieder das Bein zu extendieren. Dabei wird der Winkel im Knie nicht verändert.

▶ **Steigerung.** Die Übung kann durch die Hebelveränderung gesteigert werden. Das betroffene Bein wird nun gestreckt im Knie bewegt (▶ Abb. 4.112) oder man steigert mithilfe von Gewicht.

▶ **Tipps.** Ganz wichtig bei dieser Übung ist, dass die LWS nicht mitbewegt wird und die Bewegung möglichst isoliert in der Hüfte stattfindet (▶ Abb. 4.113).

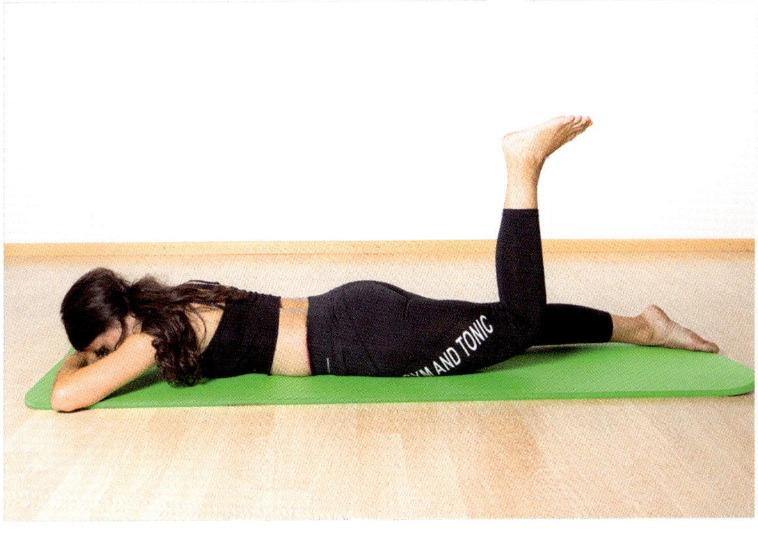

Abb. 4.110 Glutäen – Bauchlage mit Extension: Durchführung (Foto: Kirsten Oborny)

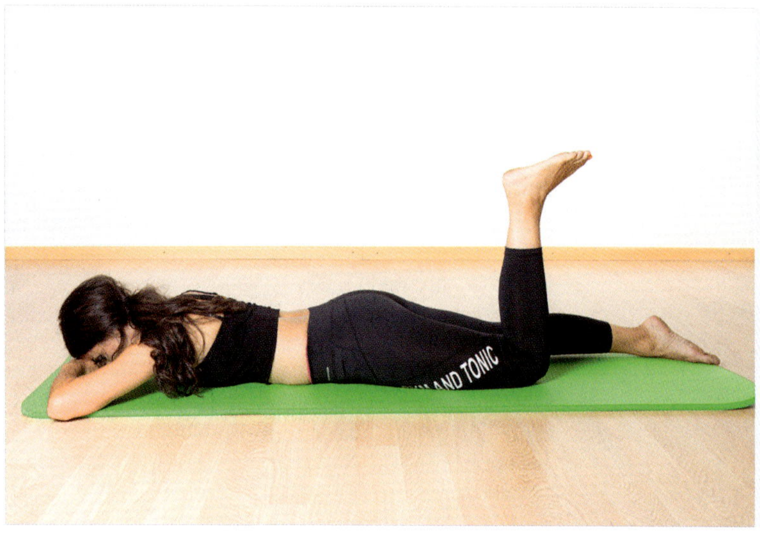

Abb. 4.111 Glutäen – Bauchlage mit Extension: Ausgangsstellung (Foto: Kirsten Oborny)

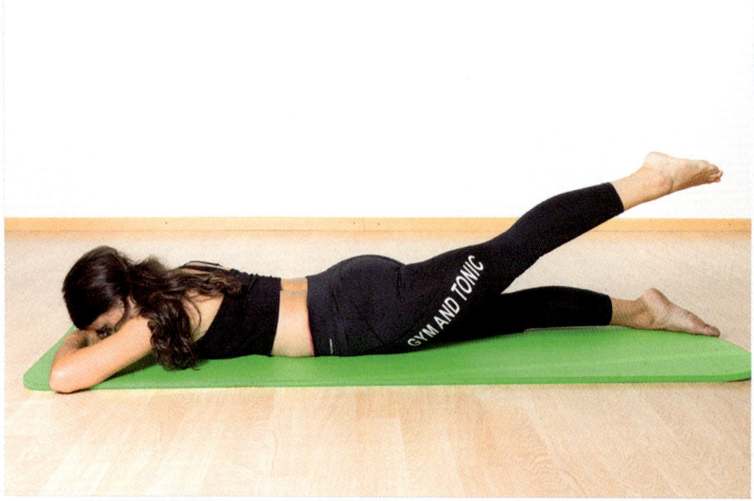

Abb. 4.112 Glutäen – Bauchlage mit Extension: Steigerung durch Strecken des Beins (Hebelverlängerung) (Foto: Kirsten Oborny)

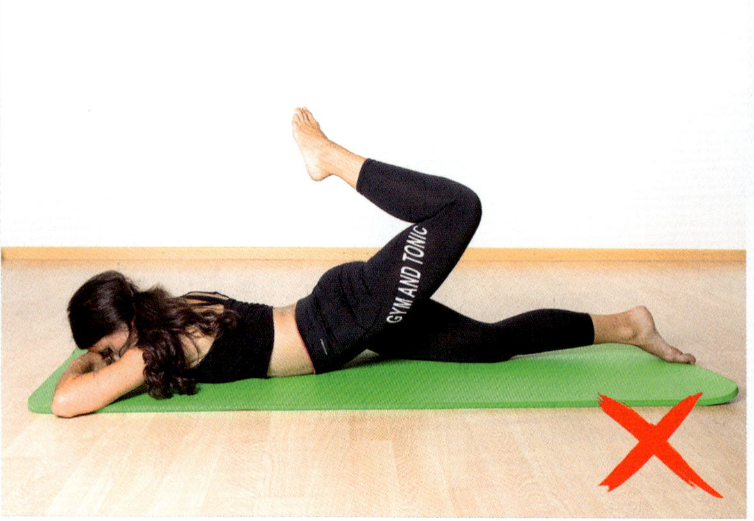

Abb. 4.113 Glutäen – Bauchlage mit Extension: Fehlerhafte Ausführung (Mitbewegung in der LWS) (Foto: Kirsten Oborny)

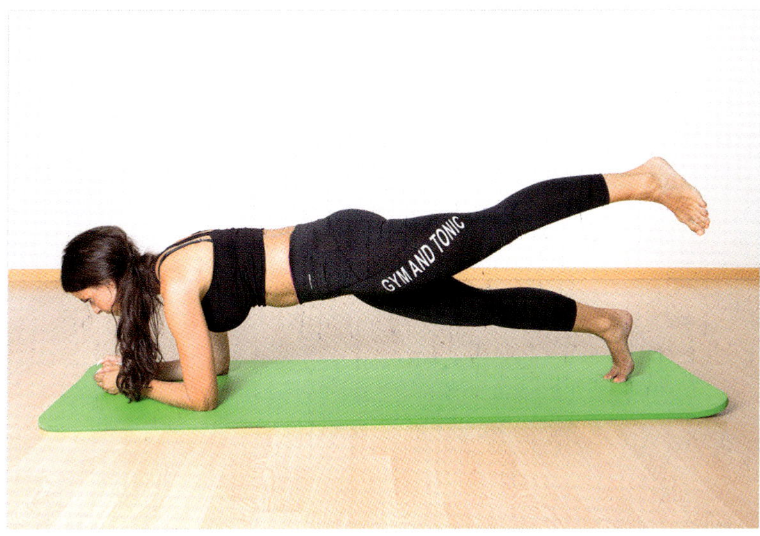

Abb. 4.114 Glutäen – Bauchlage mit Extension: Variation in Plankstellung (Foto: Kirsten Oborny)

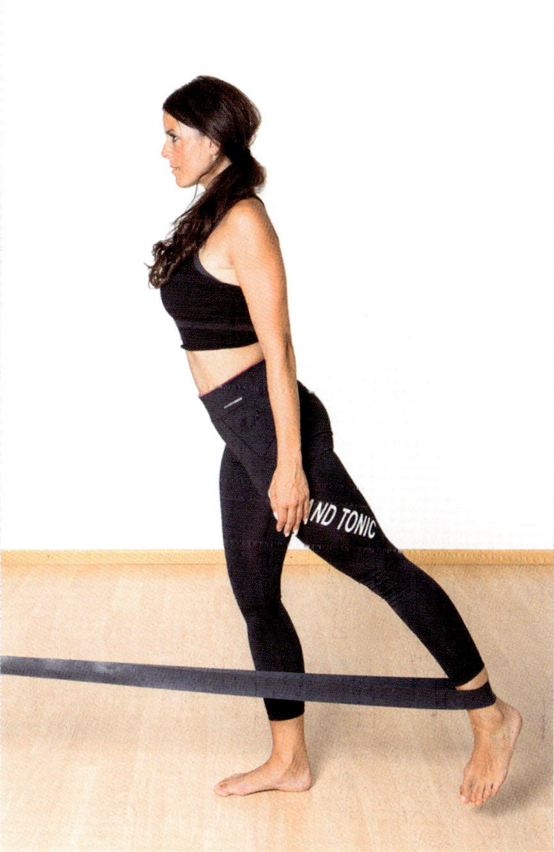

Abb. 4.115 Glutäen – Bauchage mit Extension: Variation im Stand mit Theraband (Foto: Kirsten Oborny)

▸ **Variation.** Variationen dieser Übung könnten in der Plankstellung ausgeführt werden. Das heißt, man geht in den Unterarmstütz und bewegt dann das Bein in die Extension, ohne die LWS mitzubewegen (▸ Abb. 4.114). Ebenso kann die Übung im Stand mithilfe des Kabelzugs oder Therabands ausgeführt werden (▸ Abb. 4.115).

4.6 M. gastrocnemius

4.6.1 Anatomie in vivo

Der M. triceps surae befindet sich auf der dorsalen Seite des Unterschenkels und besteht aus dem M. gastrocnemius und M. soleus (▸ Abb. 4.116). Zur oberflächlichen Flexorenloge zählt zusätzlich der M. plantaris. Der M. soleus entspringt von der Dorsalseite der Fibula und Tibia und der M. gastrocnemius vom Epicondylus medialis und lateralis femoris. Ihr Ansatz ist über eine gemeinsame Sehne, die Achillessehne, der Tuber calcanei. Ihre Funktion ist im oberen Sprunggelenk die Plantarflexion, im unteren Sprunggelenk die Inversion und im Kniegelenk eine schwache Flexion. Beim Gehen und Springen ist das Anheben des Kalkaneus gegen die Schwerkraft enorm wichtig. Durch Vordehnung des Muskels in Knieextension resultiert die größte Sprungkraft. Der M. triceps surae ist in der klinischen Untersuchung Kennmuskel für die Nervenwurzel S 1. Ein aufgehobener Achillessehnenreflex spricht für einen lumbalen Bandscheibenvorfall bei S 1, eine periphere Nervenverletzung oder eine Achillessehnenruptur. Die Achillessehne ist die kräftigste Sehne des Körpers: durchschnittlich 20–25 cm lang, mit einer Querschnittsfläche von ca. 70–80 mm² und mit einer Reißfestigkeit von 60–100 N/mm² beträgt ihre Tragkraft bis zu eine Tonne. Deshalb tritt eine Achillessehnenruptur fast ausschließlich durch Vorschädigung, chronische Fehl- und Überlastungen oder degenerative Veränderungen

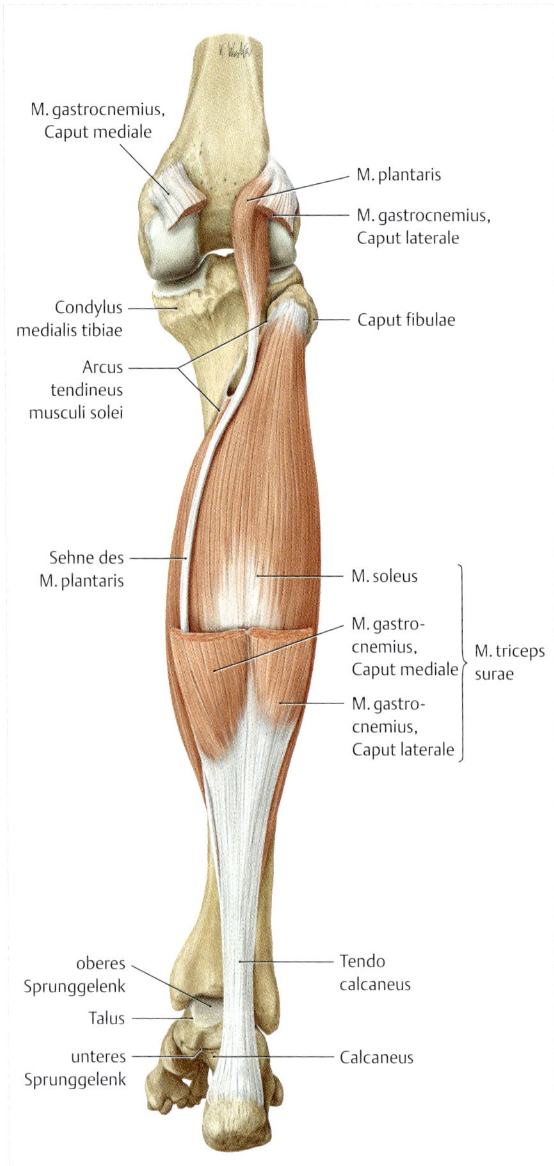

Abb. 4.116 M. gastrocnemius (Abb. aus: Schünke M, Schulte E, Schumacher U. Prometheus. LernAtlas der Anatomie. Allgemeine Anatomie und Bewegungssystem. Illustrationen von M. Voll und K. Wesker. 5. Aufl. Stuttgart: Thieme; 2018)

durch Mikrotraumen auf. Durch ein Bagatelltrauma ausgelöst reißt sie mit einem peitschenschlagartigen Knall, häufig 2–6 cm kranial des Tuber calcanei. Die Ernährungs- und Regenerationsfähigkeit sind hier sehr schlecht. Klinisch zeigen sich eine deutlich eingeschränkte Plantarflexion und eine palpierbare Lücke in der Sehne kranial des Kalkaneus.

4.6.2 Mögliche Beschwerden bei Dysfunktion des Muskels

Die meisten Dsybalancen oder Schwächen in dieser Muskulatur verändern die Sprungkraft und bewirken eine Reizung auf die Achillessehne. Der M. gastrocnemius ist wichtig für die Stellung vom Kalkaneus und ist mitentscheidend für verschiedene Fußfehlstellungen. Fußfehlstellungen haben meist ein größeres Ausmaß als erwartet, da der Fuß für sehr viele Bewegungen das Fundament bildet und Einfluss auf die Beinachsen, Beckenstellung und Ausprägung der Wirbelsäulenposition nimmt. Ebenso kann der M. gastrocnemius eine große Rolle bei Plantarfaszitis spielen, da die Plantarfaszie der Ausläufer der Achillessehne ist. Die Plantarfaszien und die Achillessehnen bilden ein perfektes Reboundsystem und sind daher sehr wichtig für die Stoßabsorption und Sprunghöhe.

4.6.3 Kinesio-Tape-Applikation – Muskeltechnik für den M. gastrocnemius

- **Vorbereitung:** Schnitttechnik Y-Tape.
- **Ausgangsstellung des Patienten für den Anker:** Der Patient liegt auf der Bank auf dem Bauch, beide Beine sind ausgestreckt und die Füße sind über das Bankende hinausgelegt.
- **Anlage des Ankers:** Die Position des Ankers wird über den Verschiebetest ermittelt, er ist entweder oben medial und lateral an der Kniekehle oder kaudal am Kalkaneus. Sollte der Anker kranial sein, empfiehlt sich, das Tape via zwei I-Tapes zu applizieren; ist der Anker kaudal, dann ist es mit einer Y-Schnitttechnik möglich (▶ Abb. 4.118).
- **Tipp:** Der Anker bildet das Punctum fixum und wird in einer ungedehnten Position des Muskels appliziert. Die häufigere Variante ist der Anker kaudal.
- **Ausgangsstellung des Patienten für den Zügel:** Für die Anlage des Zügels zieht der Patient seinen Fuß maximal an. Die Knie bleiben gestreckt.
- **Anlage des Zügels:** Der Zügel wird im Verlauf des Muskels entlang des Unterschenkels auf die gedehnte Haut angebracht (▶ Abb. 4.119).
- **Tipp:** Das Tape wird dabei nicht gedehnt.

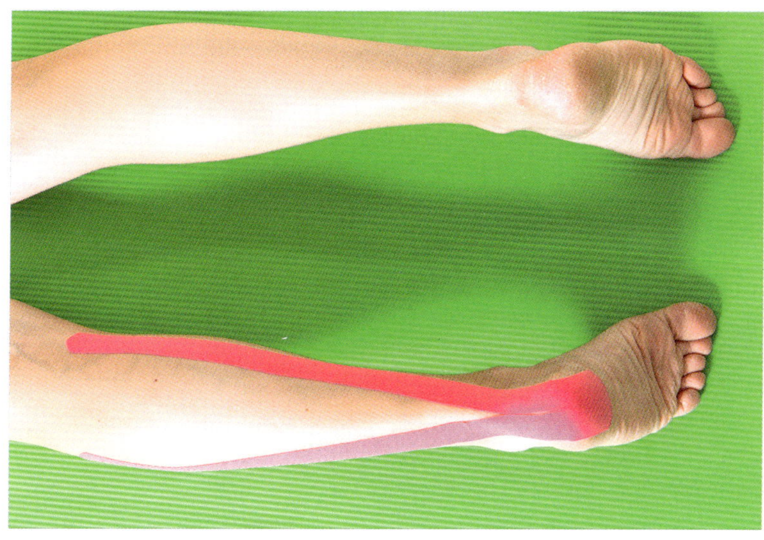

Abb. 4.117 Fertige Kinesio-Tape-Applikation: Muskeltechnik für den M. gastrocnemius (Foto: Kirsten Oborny)

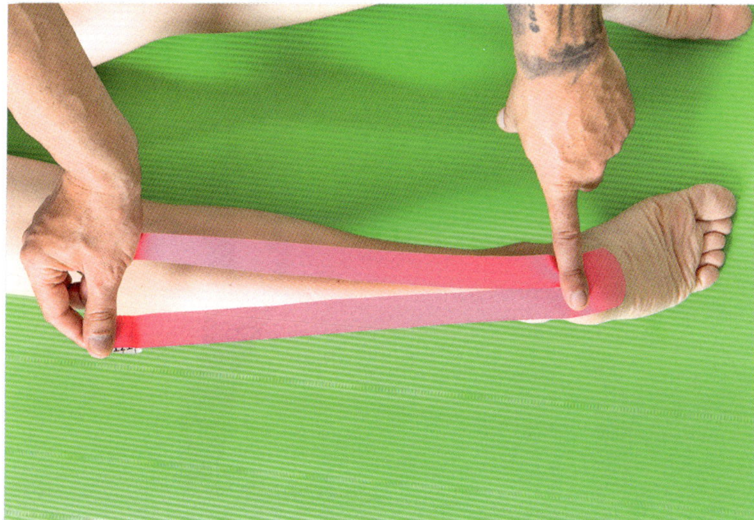

Abb. 4.118 Anker für die Muskeltechnik M. gastrocnemius an der Ferse (Foto: Kirsten Oborny)

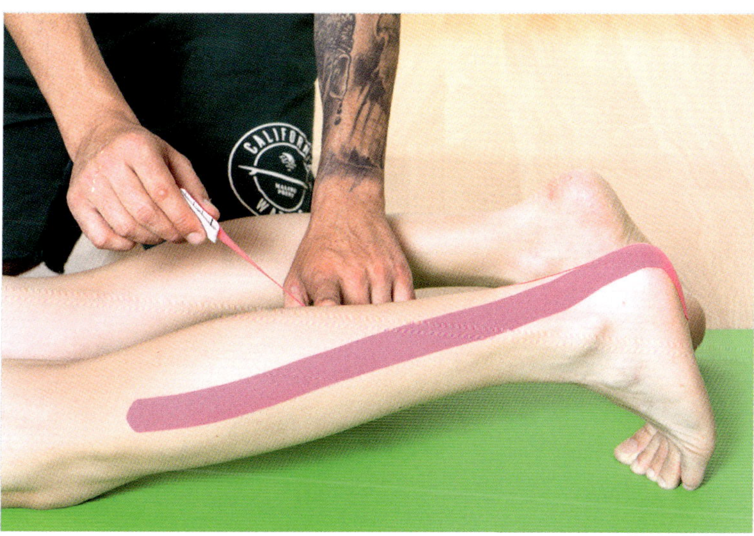

Abb. 4.119 Anbringen der Zügel für die Muskeltechnik M. gastrocnemius in maximaler Dorsalflexion des Fußes (Foto: Kirsten Oborny)

4.6.4 Training für den M. gastrocnemius

► **Übung 1, Calf Raises**

► **Ziel.** Ziel dieser Übung ist es, gezielt den M. gastrocnemius unter halbem bis vollem Körpergewicht in der geschlossenen Kette zu kräftigen. Beidbeinig mit halbem Körpergewicht, einbeinig bei vollem Körpergewicht. Es ist zusätzlich sinnvoll, den Muskel exzentrisch zu kräftigen, da dieser einen wichtigen Stoßabsorbator bildet. Mit der Exzentrik erreicht man darüber hinaus die Achillessehne und die Plantarfaszie sehr gut. Am besten wird die Exzentrik trainiert, indem man die Bewegung auf beiden Beinen startet und dann einbeinig zurückgeht. Diese Übung ist Grundvoraussetzung für jegliches Sprungkrafttraining.

► **Ausgangsstellung.** Der Patient steht auf einem Stepper oder Tritt, die Beine stehen hüftbreit auseinander und in beiden Knien gestreckt. Der Oberkörper ist aufrecht, mit den Händen kann man sich zusätzlich an der Wand festhalten. Die Fersen sind frei in der Luft und der Fuß nur bis zur Fußmitte auf dem Stepper (► Abb. 4.121). Gestartet wird aus der Dehnstellung der Wadenmuskulatur, d. h., der Fuß geht in seine maximale dorsale Extension (► Abb. 4.122).

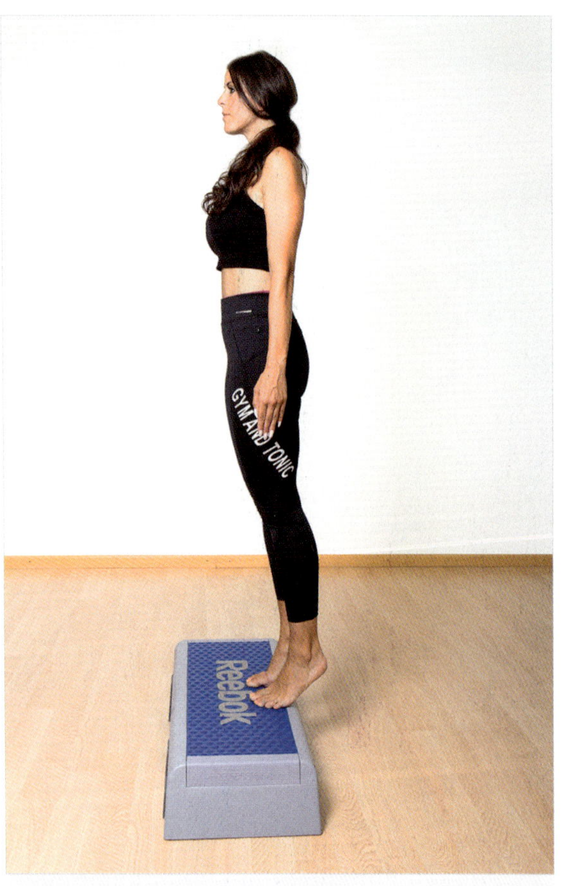

Abb. 4.120 M. gastrocnemius – Calf Raises: Durchführung (Foto: Kirsten Oborny)

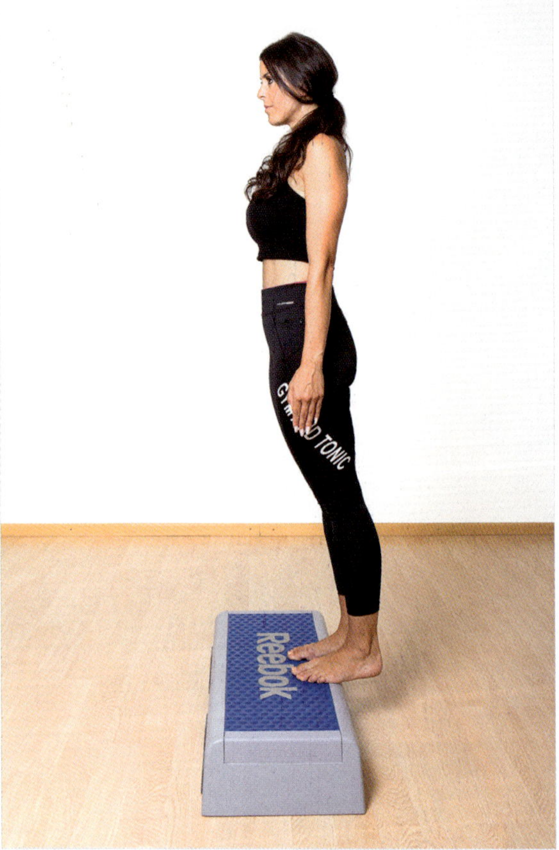

Abb. 4.121 M. gastrocnemius – Calf Raises: Ausgangsstellung (Foto: Kirsten Oborny)

▶ **Ausführung.** Jetzt geht der Patient, so weit er kann, auf seine Zehen und hebt dabei maximal seine Ferse ab. Sobald er am oberen Punkt der Bewegung angekommen ist (▶ Abb. 4.120), geht er zurück in die Dorsalextension. Bei normalem konzentrischem Training geht er den Rückweg mit beiden Beinen gleichzeitig, beim exzentrischen Training geht er den Rückweg nur mit dem betroffenen Bein einbeinig (▶ Abb. 4.123).

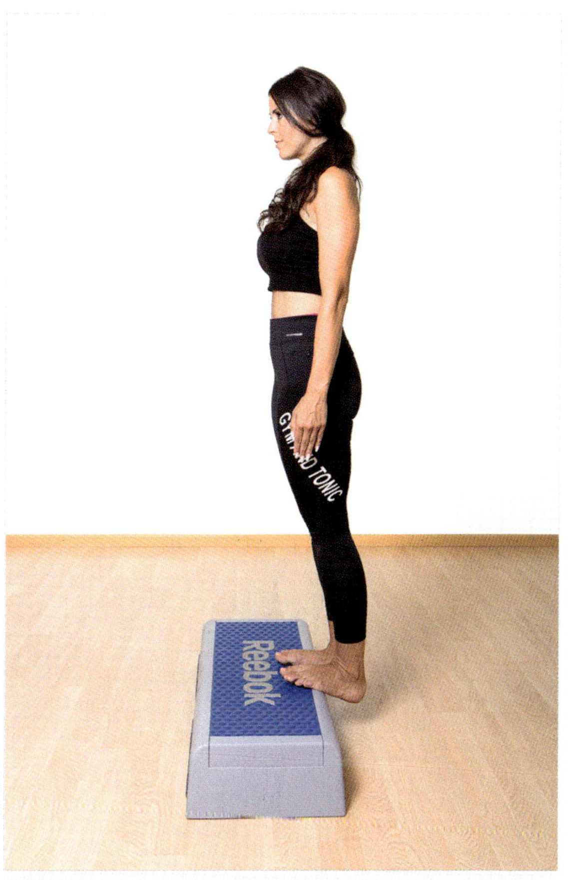

Abb. 4.122 M. gastrocnemius – Calf Raises: Absenken der Fersen in maximale Dorsalextension des Fußes (Foto: Kirsten Oborny)

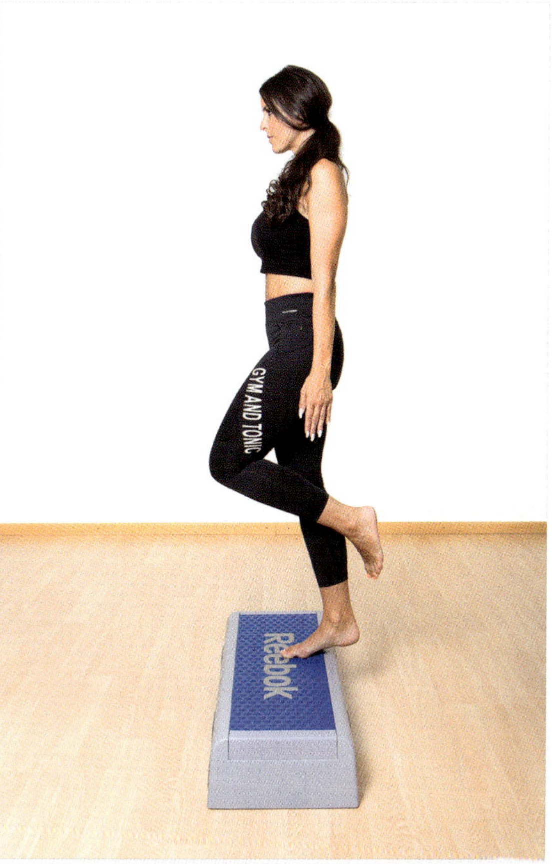

Abb. 4.123 M. gastrocnemius – Calf Raises: exzentrische Betonung der Abwärtsbewegung, einbeinig (Foto: Kirsten Oborny)

▶ **Steigerung.** Die Übung kann gesteigert werden, indem man von beidbeinig auf einbeinig (▶ Abb. 4.124) wechselt oder von konzentrischem zu exzentrischem Training. Eine weitere Möglichkeit der Steigerung ist das Training mit Gewicht, Einzelhantel oder Langhantel (▶ Abb. 4.125).

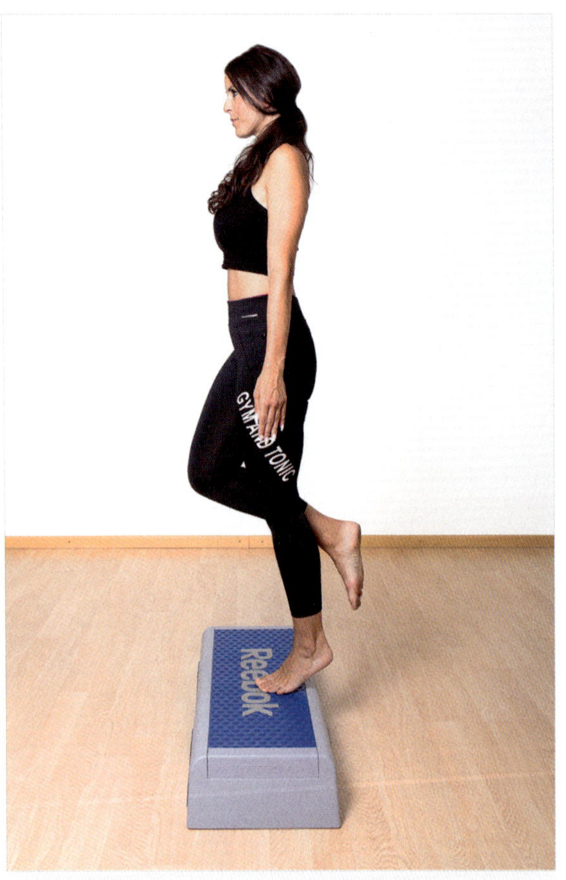

Abb. 4.124 M. gastrocnemius – Calf Raises: Steigerung mittels komplett einbeiniger Ausführung (Foto: Kirsten Oborny)

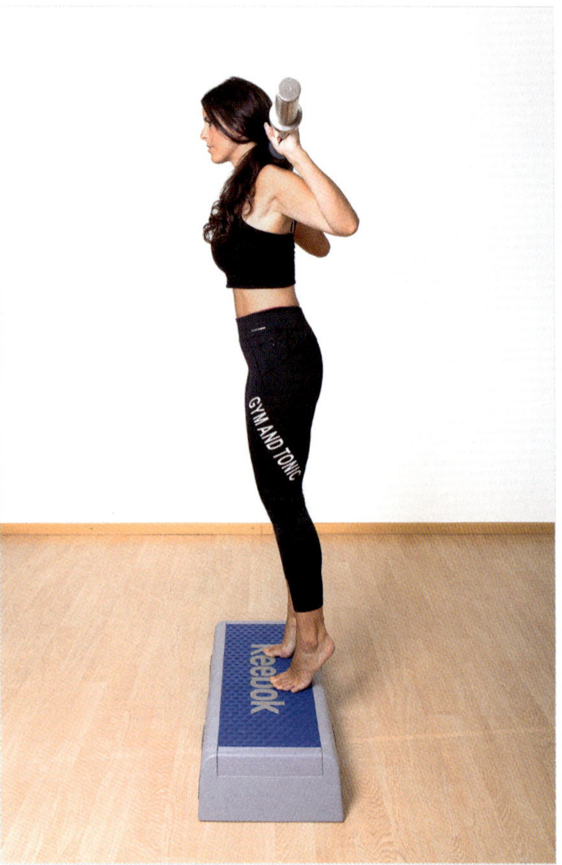

Abb. 4.125 M. gastrocnemius – Calf Raises: Steigerung mit Langhantelstange (Foto: Kirsten Oborny)

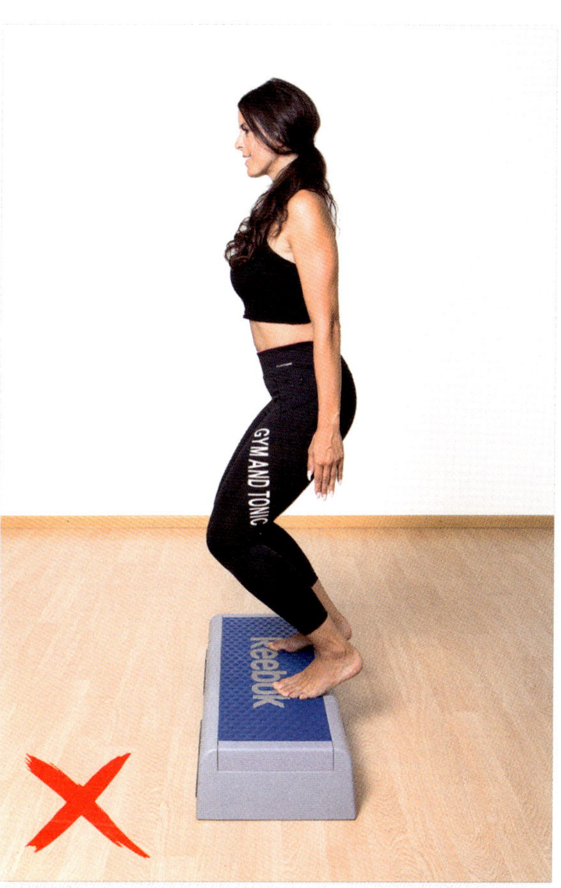

Abb. 4.126 M. gastrocnemius – Calf Raises: Fehlerhafte Ausführung (Auflösen der Streckposition in den Knien) (Foto: Kirsten Oborny)

▸ **Tipps.** Vor allem ist hier darauf zu achten, dass die Knie immer gestreckt bleiben (▸ Abb. 4.126) und die Übung immer bis zum maximalen Bewegungsende ausgeführt wird.

▸ **Variation.** Eine mögliche Variation ist Zehenstand im Sitz (▸ Abb. 4.127). Diese Variante ist nötig, wenn eine Teilbelastung unter das halbe Körpergewicht geht (z. B. 15 kg). Eine weitere Möglichkeit ist Zehenstand in der Squatposition (▸ Abb. 4.128), dies ist gerade interessant als Vorbereitung zum Sprungkrafttraining. Und eine weitere Variation ist Zehenstand in der Beinpresse.

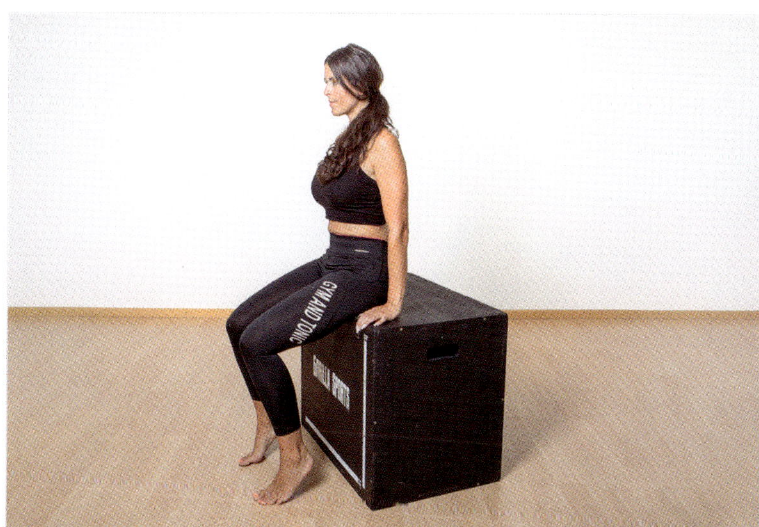

Abb. 4.127 M. gastrocnemius – Calf Raises: Variation im Sitz, wenn die Belastbarkeit unterhalb des halben Körpergewichts liegt (Foto: Kirsten Oborny)

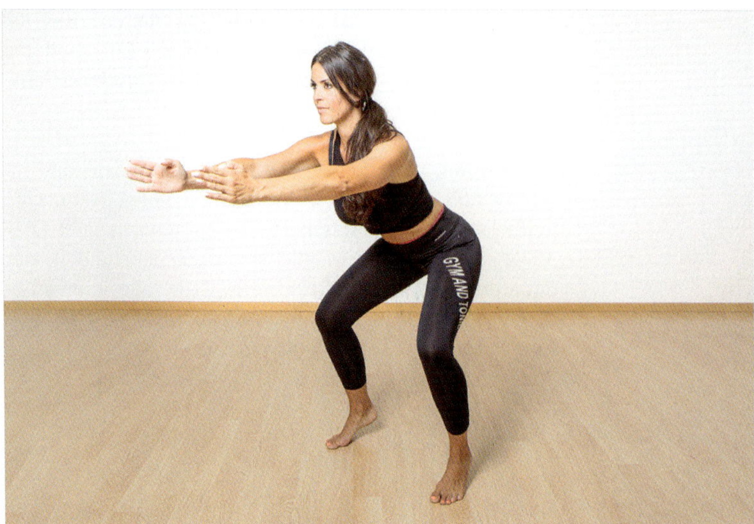

Abb. 4.128 M. gastrocnemius – Calf Raises: Variation in Squat-Stellung (Foto: Kirsten Oborny)

▶ **Übung 2, Sprung-ABC**

▶ **Ziel.** Ziel dieser Übung ist es, den M. gastrocnemius dynamisch-explosiv zu trainieren. Da dies der wichtigste Sprungmuskel ist, empfiehlt es sich, ein Sprung-ABC durchzuführen.

▶ **Ausgangsstellung.** Patient steht beidbeinig vor einem Stepper, es folgt die erste Sprungvariation (Squatjump) (▶ Abb. 4.129). Dann steht er auf dem betroffenen Bein und führt den Sprung aus, anschließend wechselt er auf das nichtbetroffene Bein und bleibt auf diesem auch für die letzte Aufgabe.

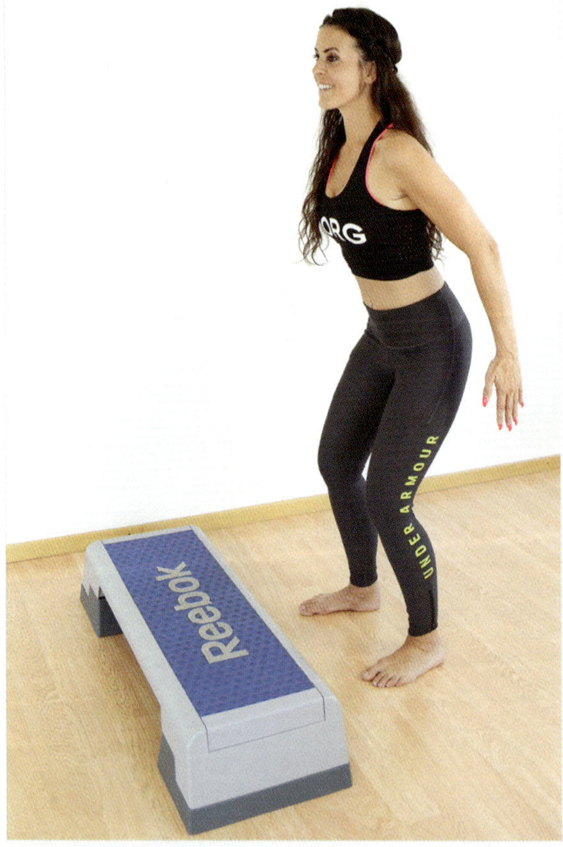

Abb. 4.129 M. gastrocnemius – Sprung-ABC: Ausgangsstellung (Foto: Stephan Mogel)

▶ **Ausführung.** Als Erstes springt der Patient mit beiden Beinen auf den Stepper, wo er auch mit beiden Beinen landet. Dies wiederholt er mindestens 8-mal (▶ Abb. 4.130). Dann springt er vom betroffenen Bein auf die Kiste, wo er mit beiden Beinen wieder landet (8-mal wiederholen). Anschließend springt er vom nichtbetroffenen Bein auf das betroffene Bein und landet auf der Kiste. Und zum Schluss springt der Patient 8-mal vom betroffenen Bein auf das betroffene Bein auf die Kiste (▶ Abb. 4.131).

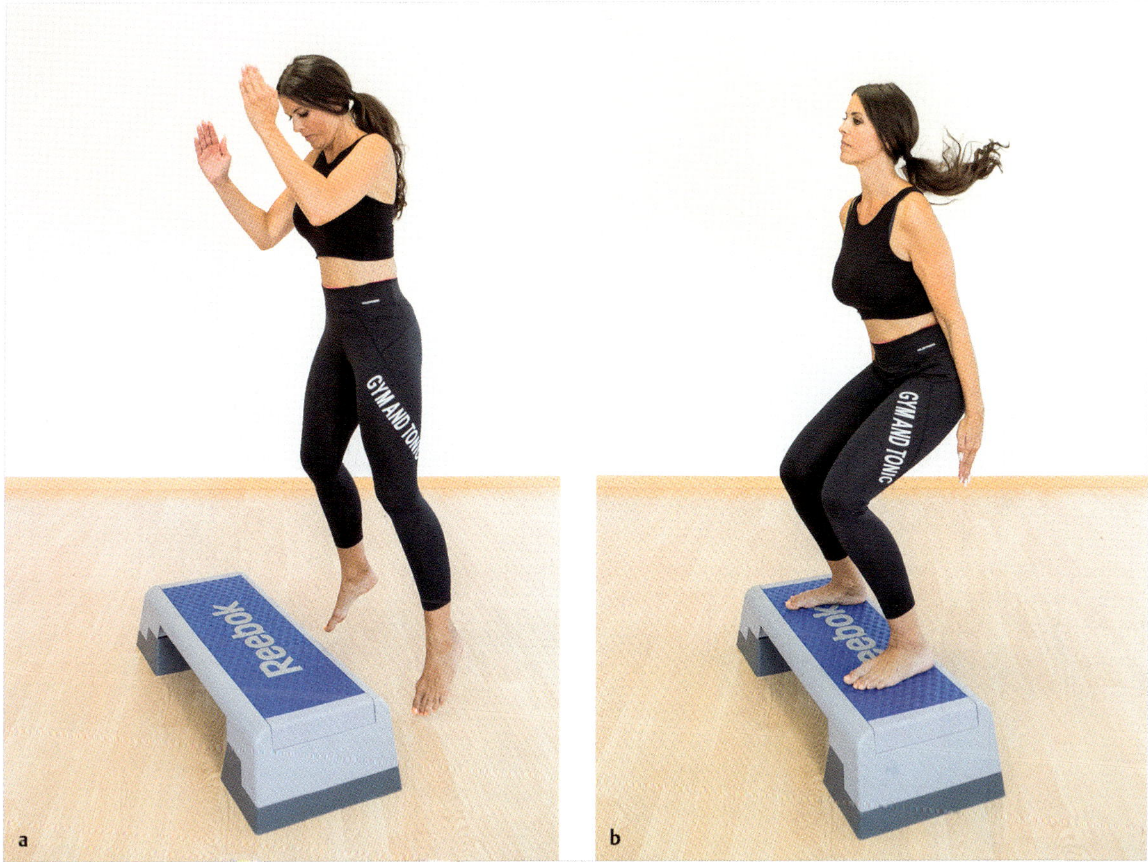

Abb. 4.130 M. gastrocnemius – Sprung-ABC: beidbeiniger Sprung auf den Stepper
a Absprung (Foto: Kirsten Oborny)
b Landung (Foto: Kirsten Oborny)

▸ **Steigerung.** Diese Übung kann mit Gewicht gesteigert werden (▸ Abb. 4.132).

▸ **Tipp.** Auf eine hohe Qualität der Sprünge achten, sonst Wiederholungszahl reduzieren.

▸ **Variation.** Variation kann man durch Veränderung der Absprungfläche (▸ Abb. 4.133, mit Jumper) oder der Landefläche (▸ Abb. 4.134, mit Jumper) mittels labiler Unterlage erreichen. Eine verkürzte Variation des Sprung-ABC ist das Springen auf einem Kreuz, welches mit Klebeband

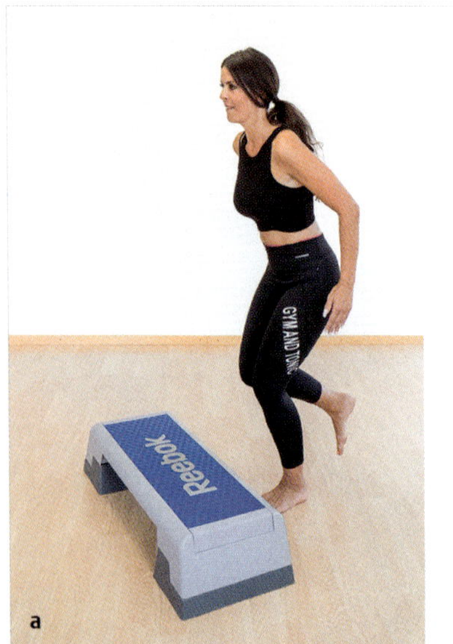

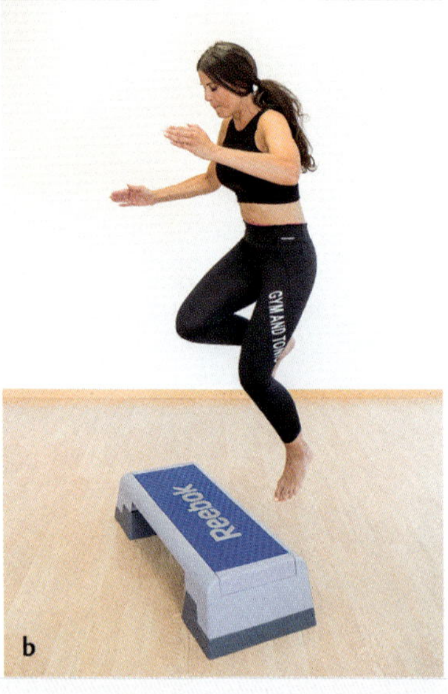

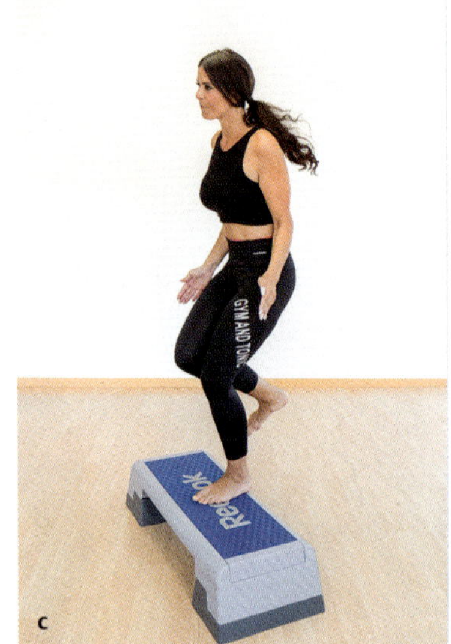

Abb. 4.131 M. gastrocnemius – Sprung-ABC: einbeiniger Sprung auf den Stepper
a Ausgangsstellung (Foto: Kirsten Oborny)
b Absprung (Foto: Kirsten Oborny)
c Landung (Foto: Kirsten Oborny)

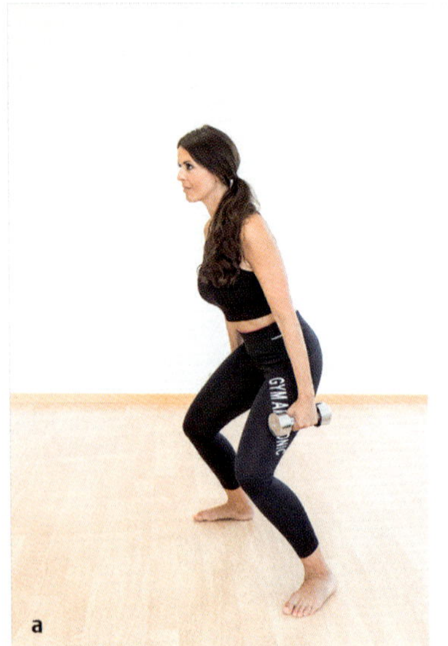
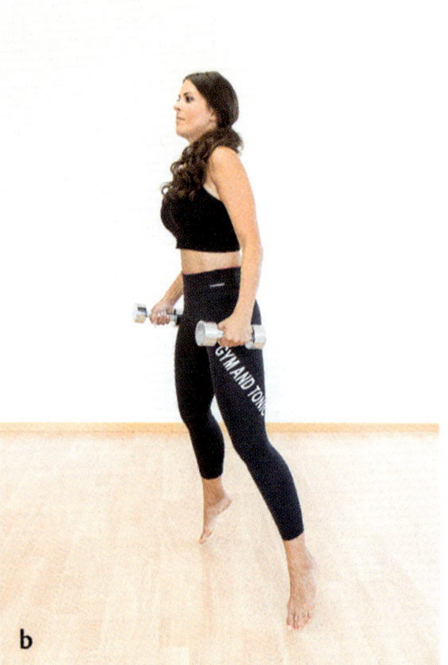
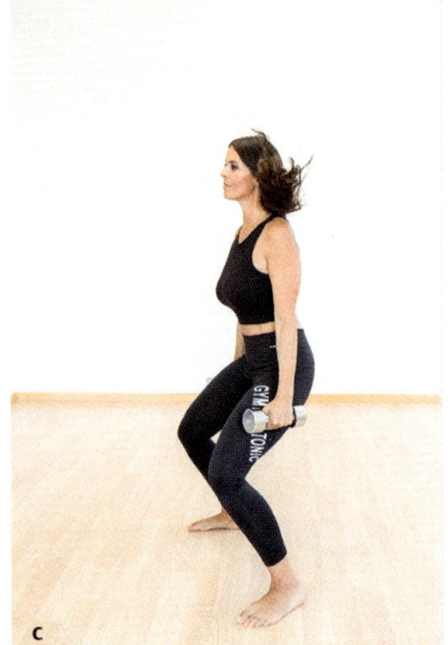

Abb. 4.132 M. gastrocnemius – Sprung-ABC: Steigerung mit Zusatzgewicht:
a Ausgangsstellung (Foto: Kirsten Oborny)
b Absprung (Foto: Kirsten Oborny)
c Landung (Foto: Kirsten Oborny)

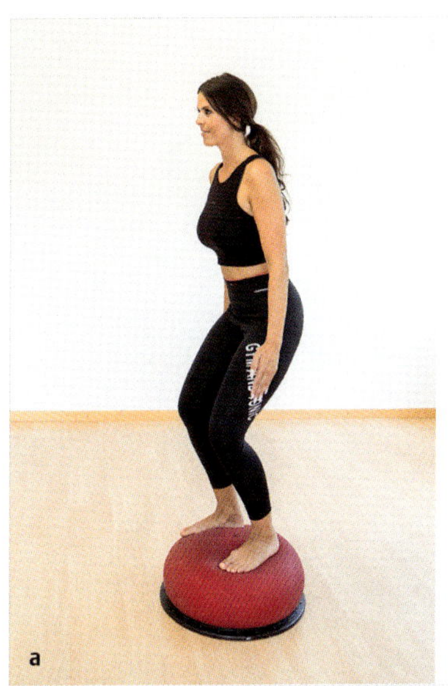

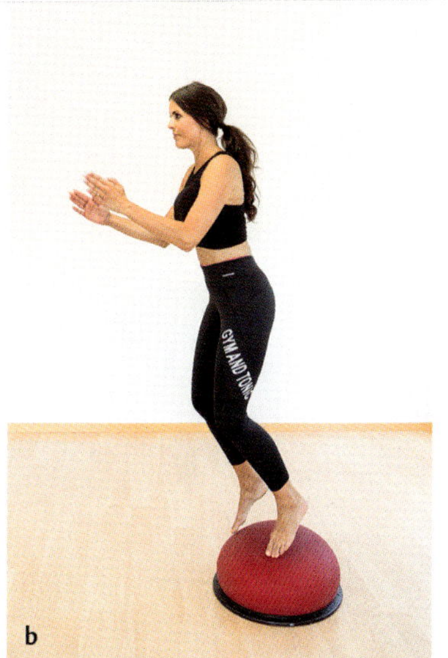

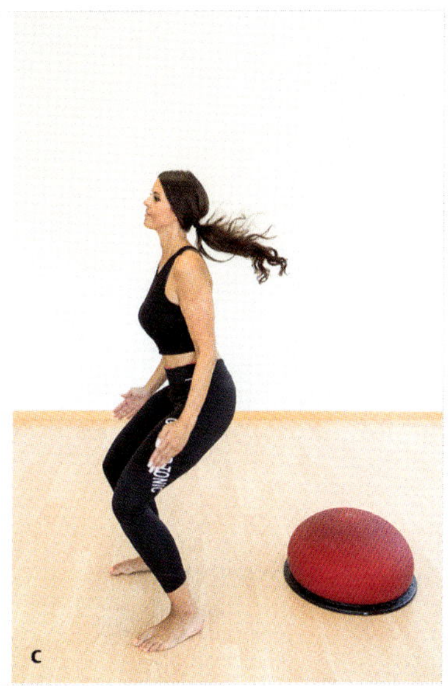

Abb. 4.133 M. gastrocnemius – Sprung-ABC: Variation durch Absprung von labiler Unterlage
a Ausgangsstellung (Foto: Kirsten Oborny)
b Absprung (Foto: Kirsten Oborny)
c Landung (Foto: Kirsten Oborny)

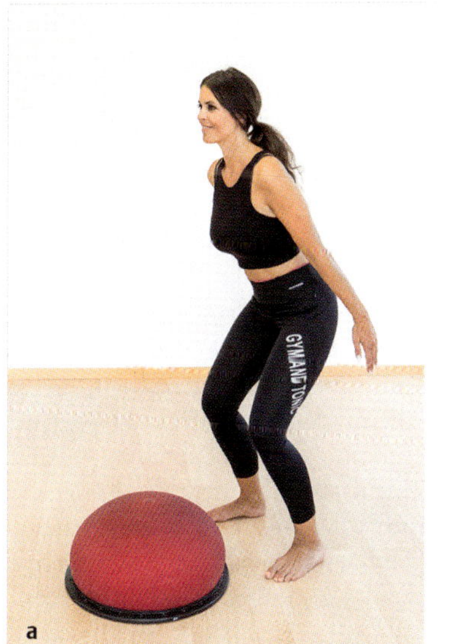

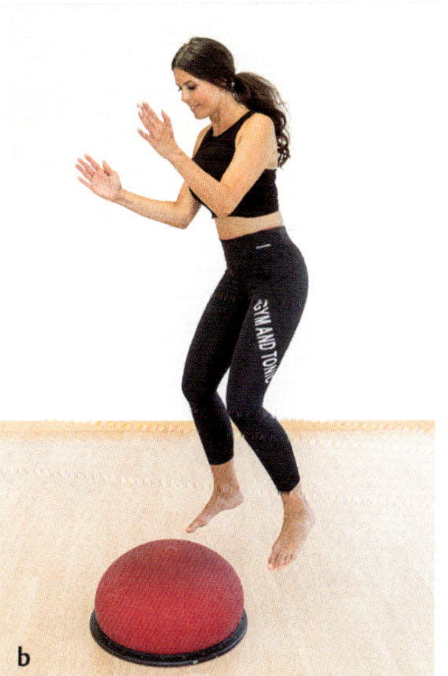

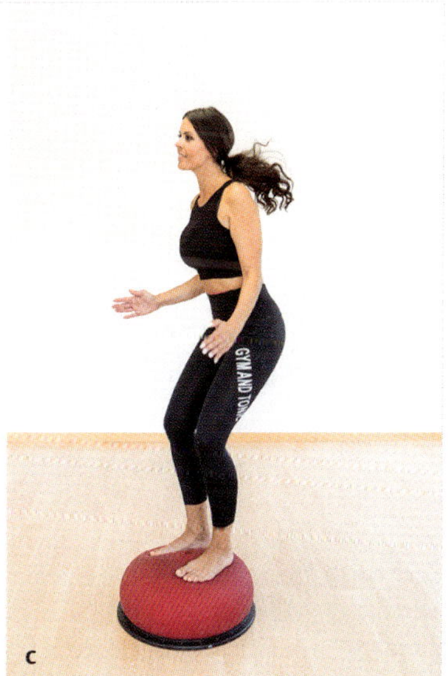

Abb. 4.134 M. gastrocnemius – Sprung-ABC: Variation durch Sprung auf labile Unterlage
a Ausgangsstellung (Foto: Kirsten Oborny)
b Absprung (Foto: Kirsten Oborny)
c Landung (Foto: Kirsten Oborny)

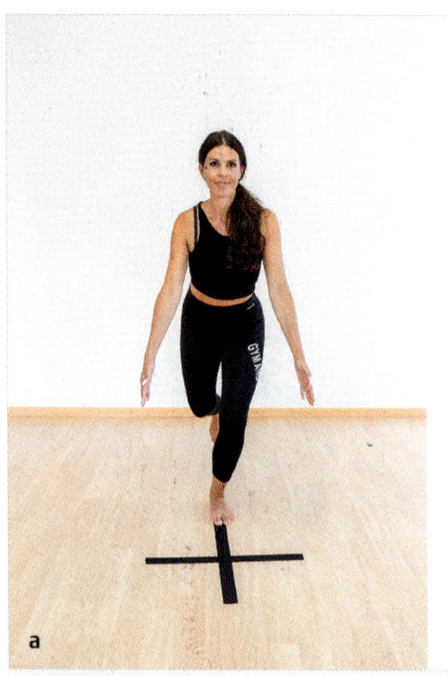

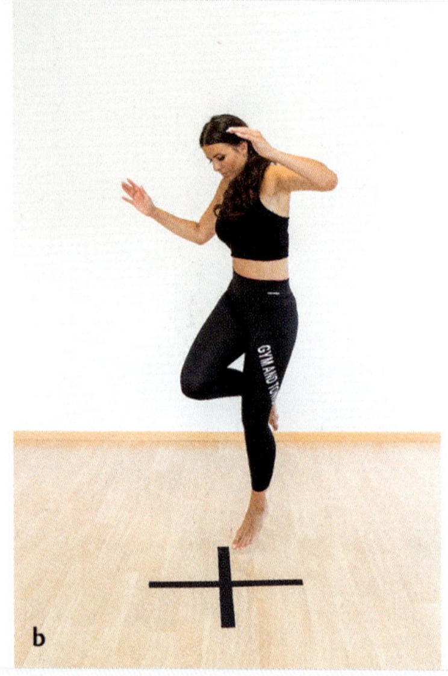

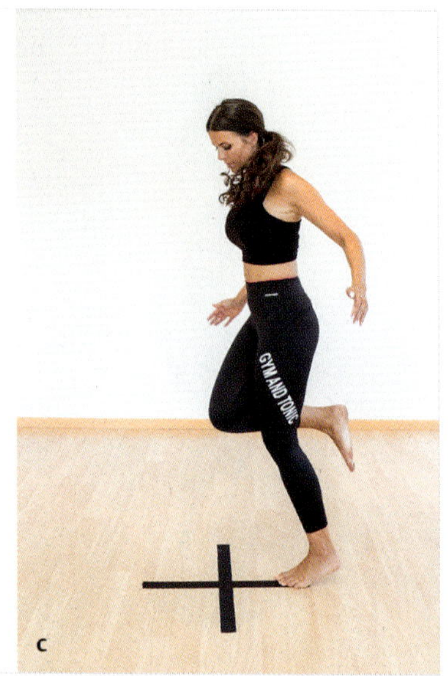

Abb. 4.135 M. gastrocnemius – Sprung-ABC: Variation durch Sprünge auf ein Kreuz
a Ausgangsstellung (Foto: Kirsten Oborny)
b Absprung (Foto: Kirsten Oborny)
c Landung (Foto: Kirsten Oborny)

auf den Boden geklebt wird (▸ Abb. 4.135). Dann wird von einem Kreuzpunkt zum anderen Kreuzpunkt gesprungen, 8-mal im Uhrzeigersinn und 8-mal gegen diesen.

4.7 Mm. peroneus longus und brevis

4.7.1 Anatomie in vivo

Der M. peron(a)eus longus (lat. für „langer Wadenbeinmuskel") ist die weitverbreitete, jedoch veraltete Bezeichnung für den M. fibularis longus (aktuelle Bezeichnung nach der aktuellen Terminologia Anatomica von 1998), der einer der wadenbeinseitigen Muskeln des Unterschenkels ist (▸ Abb. 4.136). Sein Ursprung ist am proximalen Ende der Fibula und des Condylus lateralis tibiae. Sein Ansatz ist wie beim M. tibialis anterior am Os cuneiforme mediale (plantar) und am Os metatarsale I (Basis). Die Musculi tibialis anterior et peroneus longus bilden zusammen den sogenannten „Steigbügel". Der Name rührt daher, dass von medial (innen) der M. tibialis anterior und von lateral (außen) der M. peroneus longus den Fuß wie ein Steigbügel umschließen. Am Übertritt über den Außenknöchel wird die in einer Sehnenscheide liegende Sehne des M. peroneus longus zusammen mit der des M. peroneus brevis von den Retinacula musculorum peroneorum stabilisiert. Die Aufgaben des M. peroneus longus sind Plantarflexion (Ausstrecken nach unten) und Pronation des Fußes. Durch ihren Querverlauf gibt die Sehne dem Quergewölbe des Fußes Stabilität.

Der M. peron(a)eus brevis (lat. für „kurzer Wadenbeinmuskel"), auch M. fibularis brevis genannt, ist einer der wadenbeinseitigen Skelettmuskeln des Unterschenkels. Bei den Huftieren ist dieser Muskel nicht ausgebildet. Von seinem Ursprung an der distalen lateralen Fibula zieht er unter dem Außenknöchel entlang auf die seitliche Fußsohlenseite und setzt am fünften Mittelfußknochen (Tuberositas ossis metatarsi V) an. Die Sehne verläuft vor der des M. peroneus longus über das Sprunggelenk. Beide Sehnen werden dabei beim Menschen von einer gemeinsamen Sehnenscheide umhüllt. Bei Raubtieren verläuft die Sehne in einer gemeinsamen Sehnenscheide mit der des M. extensor digitorum lateralis der Hintergliedmaße. Die Aufgaben des M. peroneus brevis sind Plantarflexion (Ausstrecken nach unten) und Pronation im Sprunggelenk.

4.7.2 Mögliche Beschwerden bei Dysfunktion der Muskeln

Die Hauptbeschwerde bei starker Schwäche dieses Muskels ist der Knick-Senk-Fuß. Häufig wird dieser Muskel nach Supinations- oder Distorsionstraumata am OSG atrophisch. Der Muskel wird auch als Ausläufer des Tractus iliotibialis bezeichnet und gerät dadurch in kompensatorischen Stress. Duch den Einfluss auf den Knick-Senk-Fuß ist dieser Muskel wiederum an den Beinachsen und an der Stellung von Becken und Wirbelsäule beteiligt.

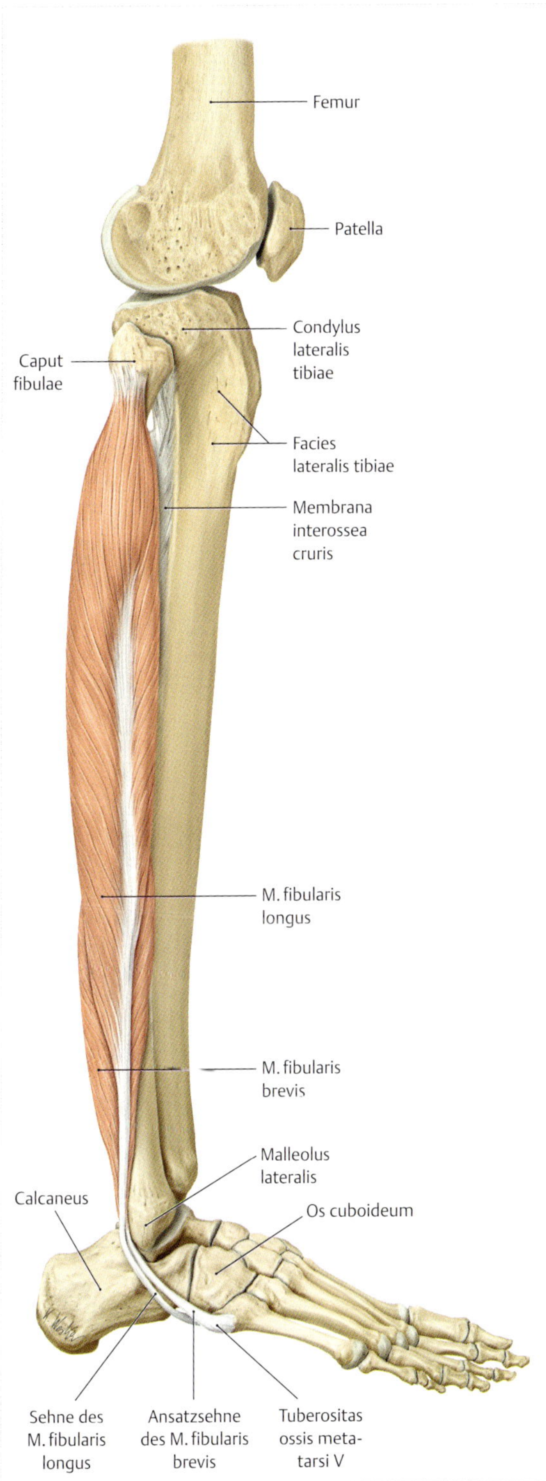

Abb. 4.136 M. peroneus longus und brevis (Abb. aus: Schünke M, Schulte E, Schumacher U. Prometheus. LernAtlas der Anatomie. Allgemeine Anatomie und Bewegungssystem. Illustrationen von M. Voll und K. Wesker. 5. Aufl. Stuttgart: Thieme; 2018)

Knickt der Fuß nach innen, begünstigt dies sowohl ein X-Bein und einwärtsgedrehten Femur als auch ein Anteriorkippen des Beckens sowie die vermehrte LWS-Lordose mit vermehrter BWS-Kyphose und Kopfprotraktion.

4.7.3 Kinesio-Tape-Applikation – Muskeltechnik für die Mm. peroneus longus und brevis

- **Vorbereitung:** Schnitttechnik I-Tape.
- **Ausgangsstellung des Patienten für den Anker:** Der Patient liegt auf der Bank auf dem Rücken, das betroffene Bein ist ausgestreckt.
- **Anlage des Ankers:** Die Position des Ankers wird über den Verschiebetest ermittelt, er ist entweder oben am Caput fibulae (▸ Abb. 4.138) oder unten an der medialen Fußsohle.
- **Tipp:** Der Anker bildet das Punctum fixum und wird in einer ungedehnten Position des Muskels appliziert.
- **Ausgangsstellung des Patienten für den Zügel:** Für die Anlage des Zügels zieht der Patient jetzt seinen Fuß maximal an.
- **Anlage des Zügels:** Der Zügel wird im Verlauf des Muskels entlang des lateralen Unterschenkels auf die gedehnte Haut angebracht (▸ Abb. 4.139).
- **Tipps:** Das Tape wird dabei nicht gedehnt. Es empfiehlt sich, das Tape bis auf den Fußrücken auslaufen zu lassen, weil es dort länger hält.

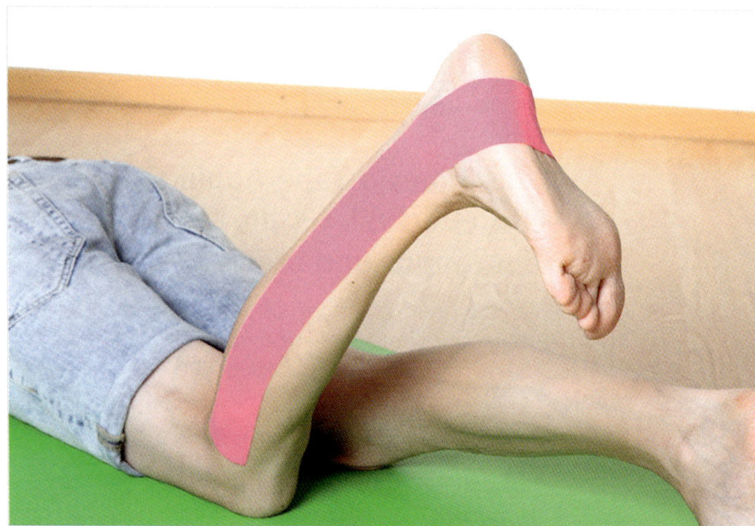

Abb. 4.137 Fertige Kinesio-Tape-Applikation: Muskeltechnik Mm. peroneus longus und brevis (Foto: Kirsten Oborny)

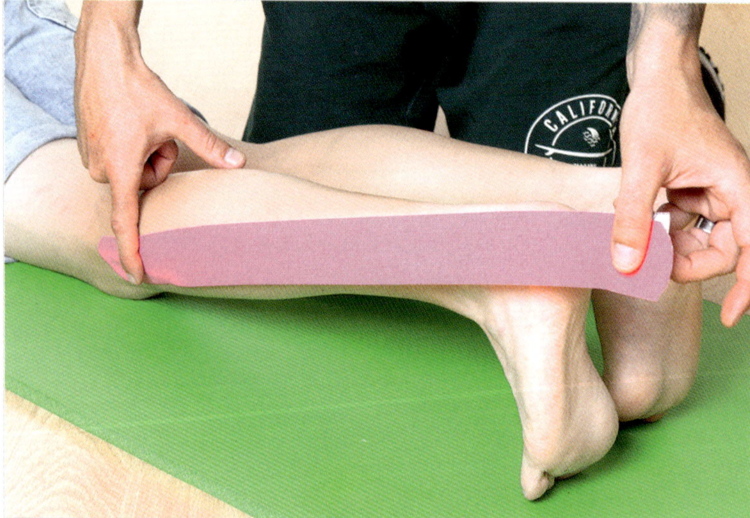

Abb. 4.138 Anlage des Ankers für die Muskeltechnik Mm. peroneus longus und brevis am Caput fibulae (Foto: Kirsten Oborny)

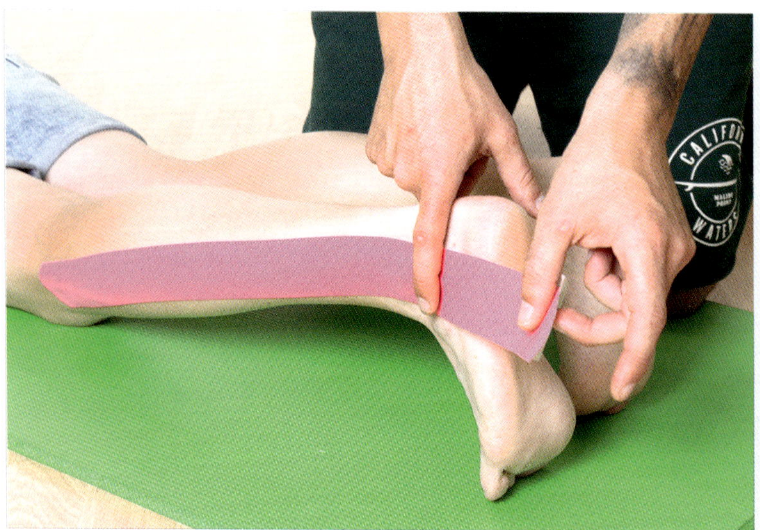

Abb. 4.139 Anbringen des Zügels für die Muskeltechnik Mm. peroneus longus und brevis in maximaler Dorsalflexion des Fußes (Foto: Kirsten Oborny)

4.7.4 Training für die Mm. peroneus longus und brevis

▸ **Übung 1, Pinguin**

▸ Ziel. Der Pinguin ist eine Variation des Calf Raises und eignet sich sehr gut, um den M. peroneus aufzutrainieren. Man kann diese Übung im Sitz bei Teilbelastung oder im Stand bei mindestens halbem Körpergewicht beidbeinig ausführen, bei Vollbelastung sogar einbeinig.

▸ Ausgangsstellung. Der Patient steht auf einem Stepper oder Tritt, die Beine sind dicht zusammen und in beiden Knien gestreckt. Die Knie und Fersen berühren sich jeweils und die Füße sind nach außen gedreht wie zu einer V-Stellung (▸ Abb. 4.140). Der Oberkörper ist aufrecht, mit den Händen kann man sich an der Wand festhalten. Die Fersen sind frei in der Luft und der Fuß nur bis zur Fußmitte auf dem Stepper. Gestartet wird aus der Dehnstellung, d. h., der Fuß geht in seine maximale Dorsalextension (▸ Abb. 4.141).

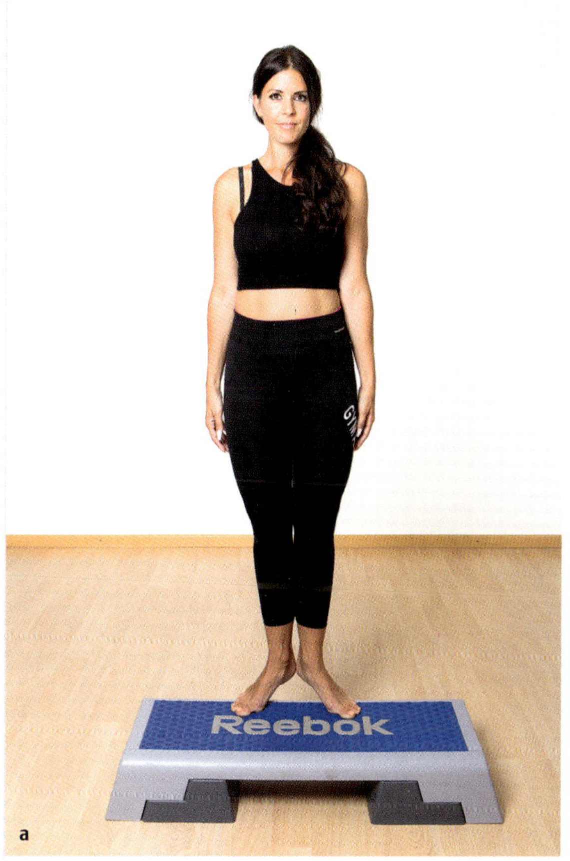

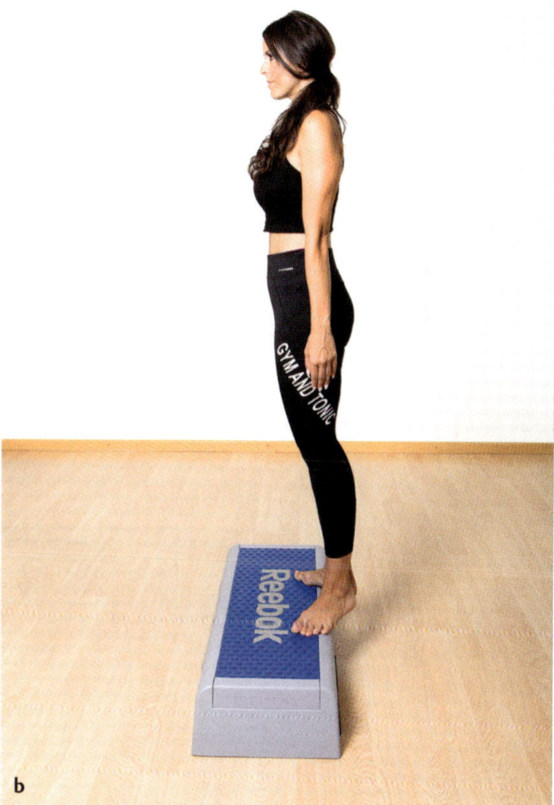

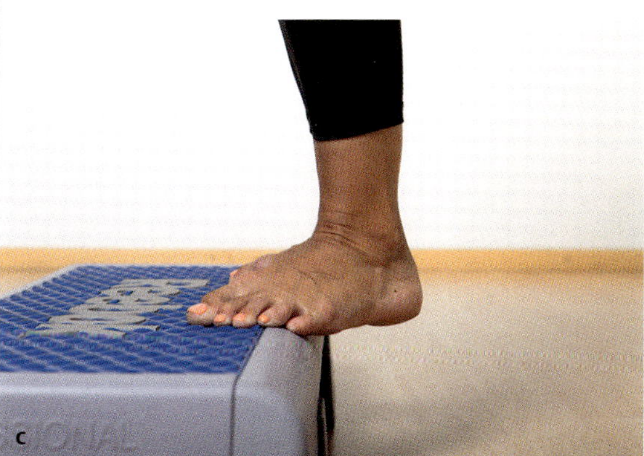

Abb. 4.140 Mm. peroneus longus und brevis – Pinguin: Position mit sich berührenden Fersen
a Ansicht frontal in Endposition (Foto: Kirsten Oborny)
b Ansicht lateral in Ausgangsstellung (Foto: Kirsten Oborny)
c Ansicht Ausgangsstellung im Detail (Foto: Kirsten Oborny)

▶ **Ausführung.** Jetzt geht der Patient, so weit er kann, auf seine Zehen, ohne den Konkakt zwischen beiden Knien oder beiden Fersen zu verlieren, und hebt dabei maximal seine Ferse ab. Sobald er am oberen Punkt der Bewegung angekommen ist (▶ Abb. 4.140a), geht er zurück in die Dorsalextension. Bei normalem konzentrischem Training geht er den Rückweg mit beiden Beinen gleichzeitig, beim exzentrischen Training geht er den Rückweg nur mit dem betroffenen Bein einbeinig (▶ Abb. 4.142).

▶ **Steigerung.** Die Übung kann gesteigert werden, indem man von beidbeinig auf einbeinig wechselt oder von konzentrischem zu exzentrischem Training. Eine weitere Möglichkeit der Steigerung ist das Training mit Gewicht, Einzelhantel oder Langhantel.

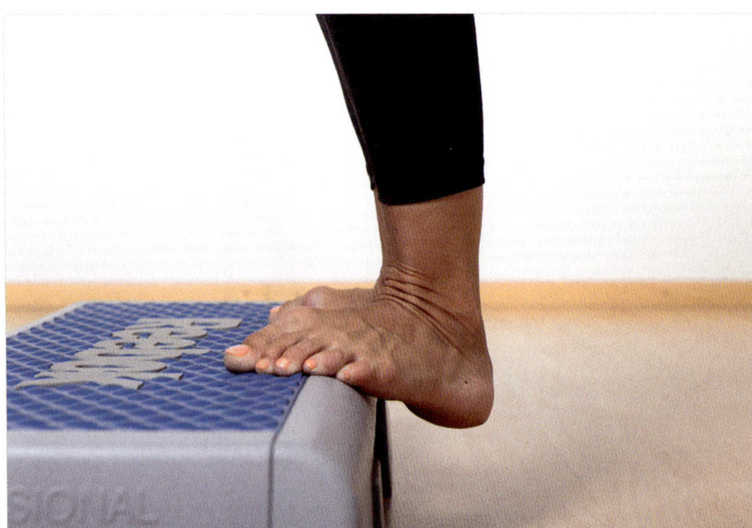

Abb. 4.141 Mm. peroneus longus und brevis – Pinguin: Position in maximaler Dorsalextension des Fußes (Foto: Kirsten Oborny)

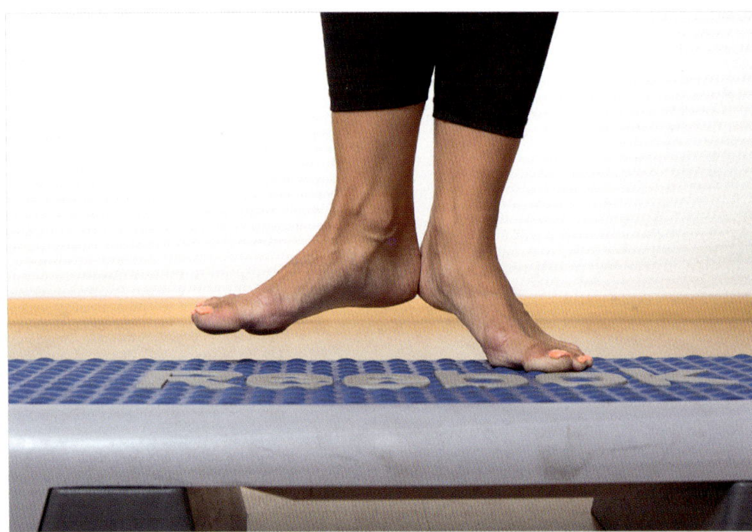

Abb. 4.142 Mm. peroneus longus und brevis – Pinguin: Betonung der exzentrischen Bewegung durch einbeinige Ausführung (Foto: Kirsten Oborny)

▸ **Tipps.** Vor allem ist hier darauf zu achten, dass die Knie immer gestreckt und zusammen bleiben (▸ Abb. 4.143). Auch die Fersen dürfen sich nicht voneinander entfernen (▸ Abb. 4.144). Die Übung sollte immer bis zum maximalen Bewegungsende ausgeführt werden. Nur wenn die Fersen und Knie zusammenbleiben, bekommt man die Belastung auf die Pronation und den Großzehenballen während der Flexion. Beim einbeinigen Training muss v. a. auf die Pronationskomponente geachtet werden, da die Kontrolle über die Knie und Fersen entfällt.

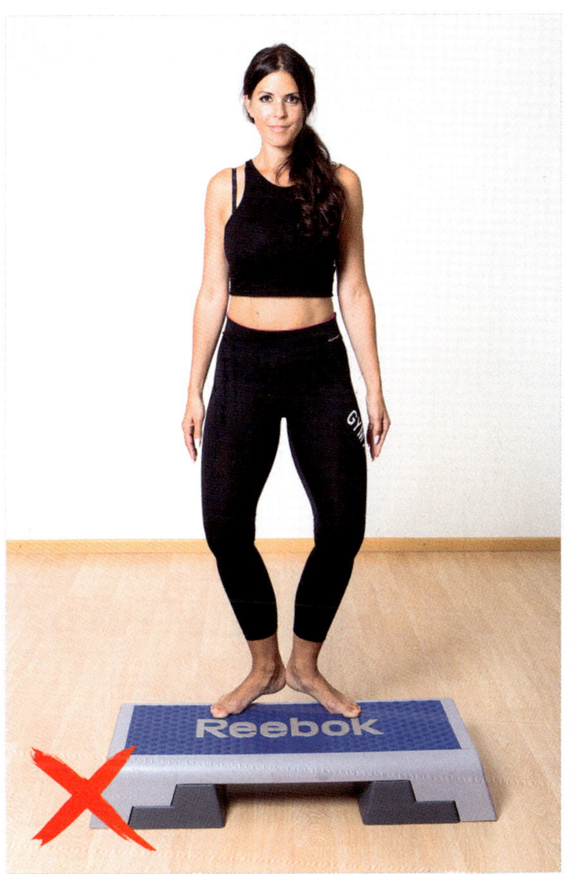

Abb. 4.143 Mm. peroneus longus und brevis – Pinguin: Fehlerhafte Ausführung (Ausweichen der Knie in Flexion) (Foto: Kirsten Oborny)

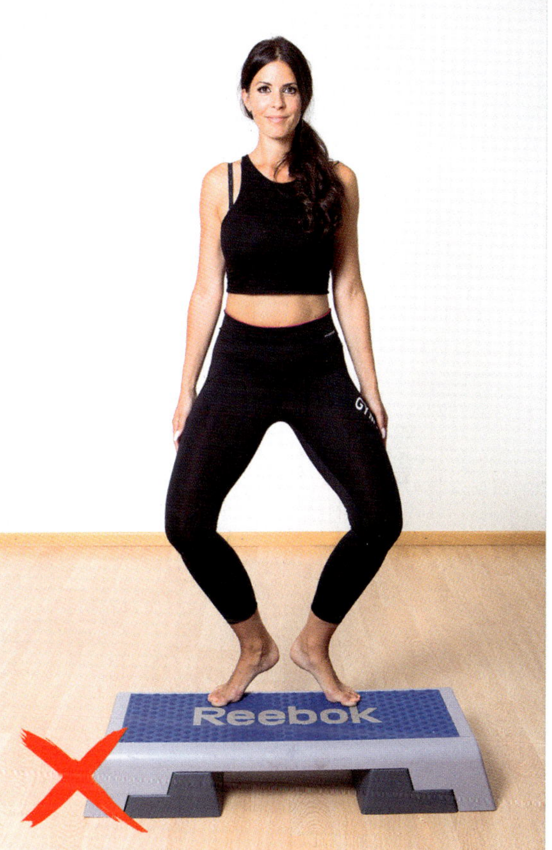

Abb. 4.144 Mm. peroneus longus und brevis – Pinguin: Fehlerhafte Ausführung (Verlust des Fersenkontaktes) (Foto: Kirsten Oborny)

▸ **Variation.** Eine mögliche Variation ist die Ausführung des Pinguins im Sitz (▸ Abb. 4.145); diese Variante ist nötig, wenn eine Teilbelastung unter das halbe Körpergewicht geht (z. B. 15 kg). Eine weitere Variation ist der Pinguin in der Beinpresse. Der Pinguin kann auch gesprungen werden (▸ Abb. 4.146).

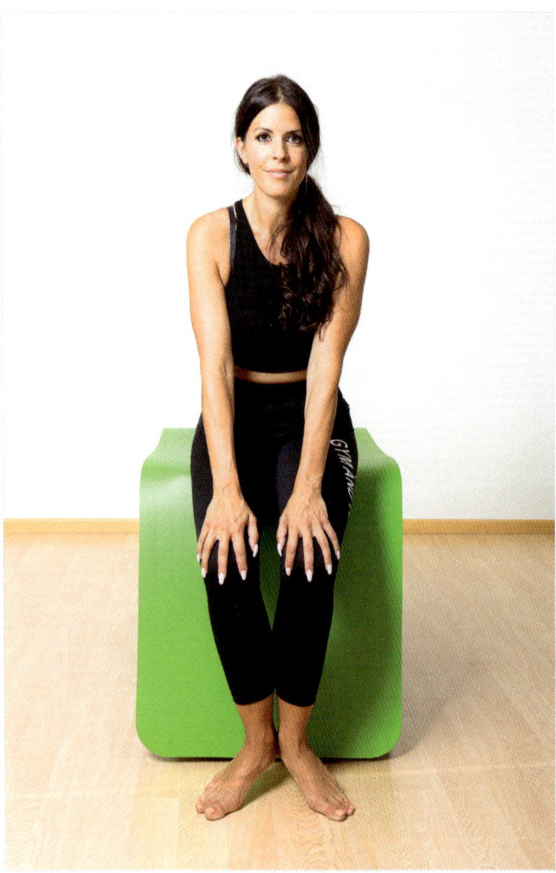

Abb. 4.145 Mm. peroneus longus und brevis – Pinguin: Variation im Sitz bei reduzierter Belastbarkeit (Foto: Kirsten Oborny)

▸ **Übung 2, Sprung-ABC.** Ziel dieser Übung ist es, den M. peroneus dynamisch-explosiv zu trainieren. Da dieser ein wichtiger Muskel ist, der den Sprung stabilisiert, empfiehlt es sich, ein Sprung-ABC durchzuführen.

▸ **Ausgangsstellung/Ausführung.** Der Patient steht beidbeinig in leichter V-Stellung und führt dann die erste Sprungvariation durch (Squatjump, ▸ Abb. 4.147). Als Zweites steht er auf dem betroffenen Bein und führt den Sprung aus, Landung auf beiden Beinen. Anschließend Absprung von beiden Beinen und Landung auf dem betroffenen Bein. Als letzte Aufgabe wird nun vom betroffenen Bein abgesprungen und auch auf diesem gelandet. Alle Sprünge sollten 8-mal wiederholt werden.

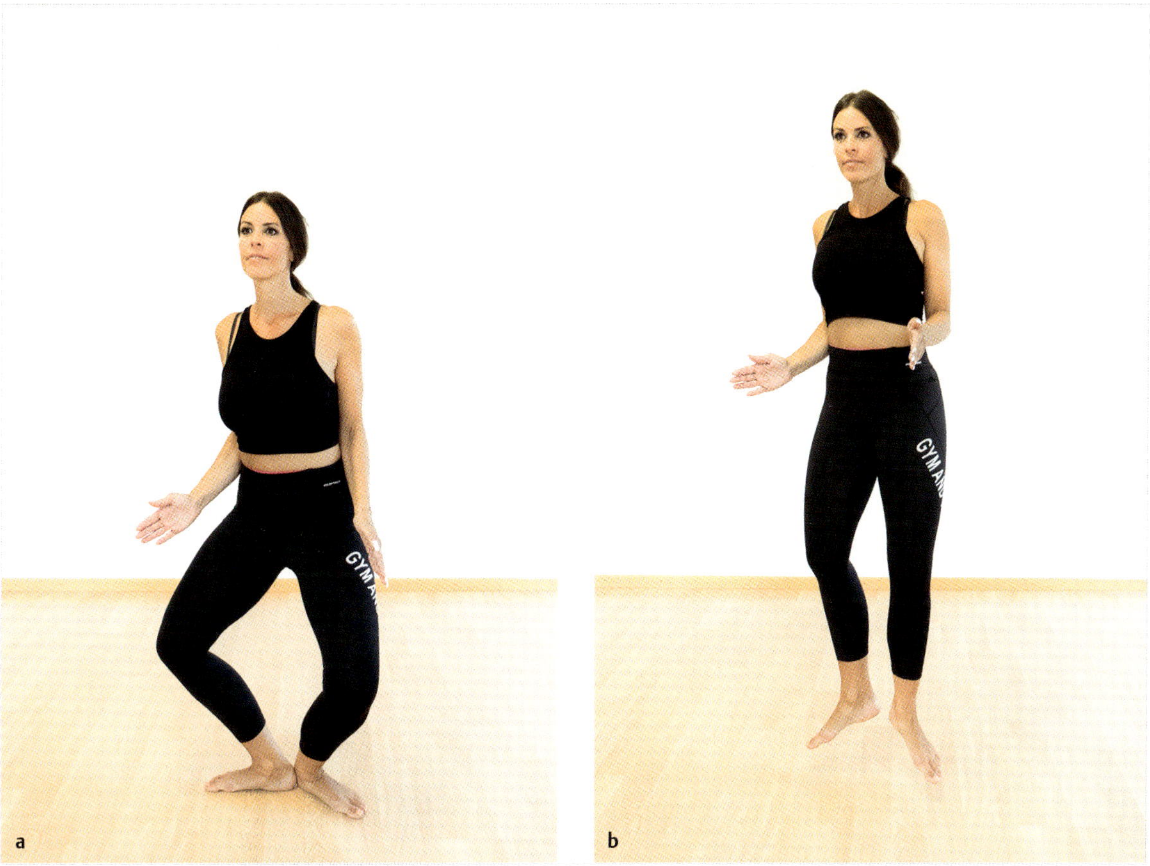

Abb. 4.146 Mm. peroneus longus und brevis – Pinguin: Variation „gesprungener Pinguin“
a Ausgangs- und Endstellung (Foto: Kirsten Oborny)
b Sprung (Foto: Kirsten Oborny)

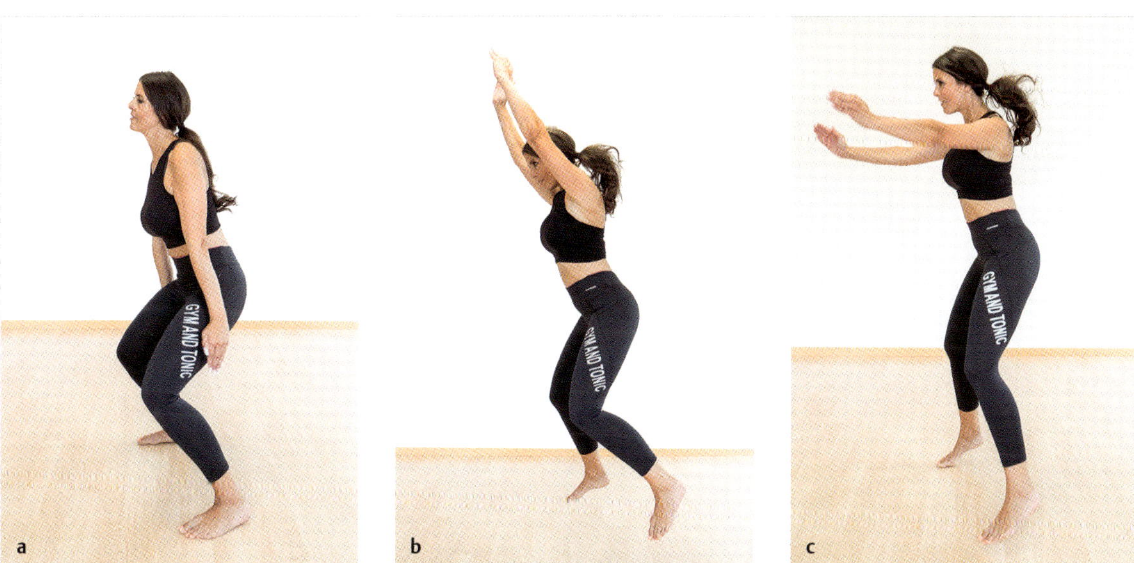

Abb. 4.147 Mm. peroneus longus und brevis – Sprung-ABC: Variation Squatjump
a Ausgangs- und Endposition (Foto: Kirsten Oborny)
b Absprung (Foto: Kirsten Oborny)
c Landung (Foto: Kirsten Oborny)

▸ **2. Ausführungsmöglichkeit.** Als Erstes springt der Patient mit beiden Beinen auf den Stepper, wo er auch mit beiden Beinen landet (▸ Abb. 4.148). Dies wiederholt er mindestens 8-mal. Dann springt er vom betroffenen Bein auf den Stepper, auf dem er wieder mit beiden Beinen landet (8-mal wiederholen). Anschließend wird vom nichtbetroffenen Bein auf das betroffene Bein gesprungen und auf dem Stepper gelandet. Und zum Schluss springt der Patient 8-mal vom betroffenen Bein auf das nichtbetroffene Bein auf den Stepper.

▸ **Steigerung.** Dies kann mittels Gewicht gesteigert werden (▸ Abb. 4.149).

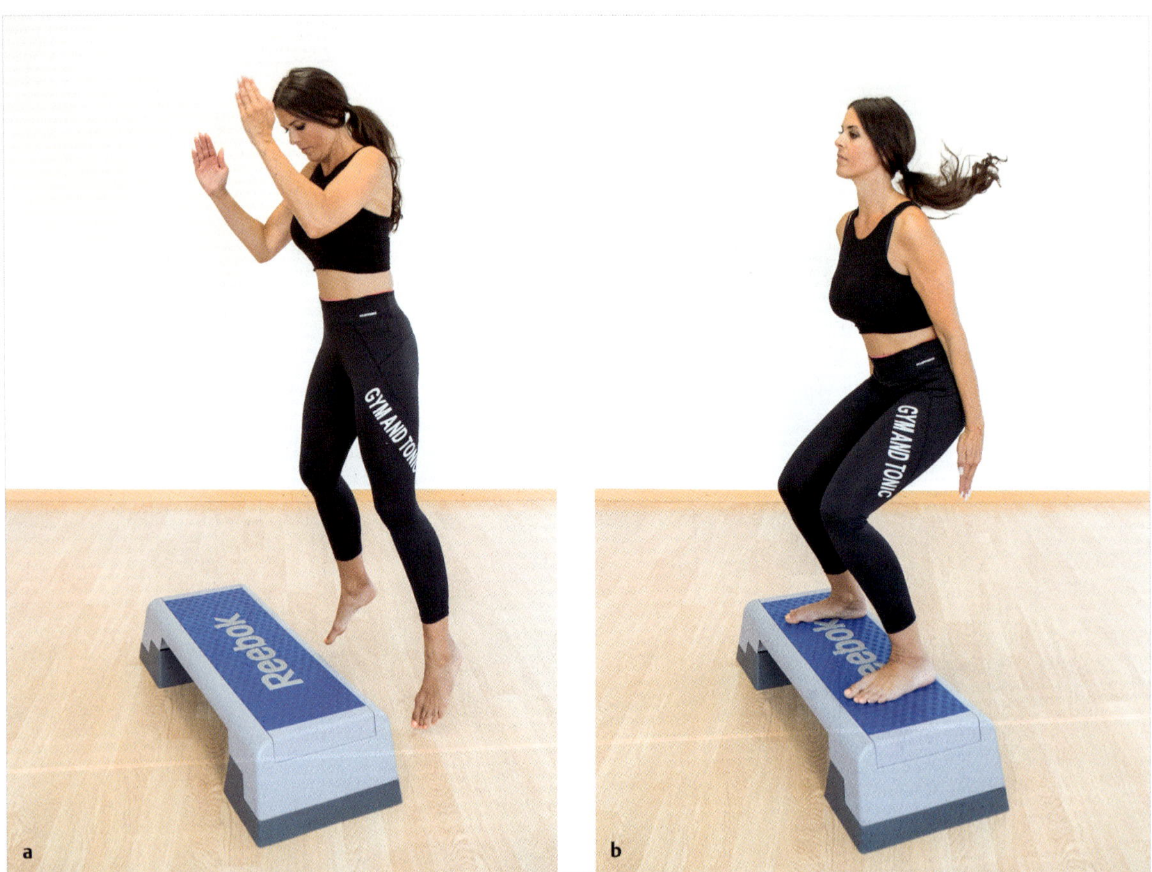

Abb. 4.148 Mm. peroneus longus und brevis – Sprung-ABC: Variation mit beidbeinigem Sprung auf Stepper
a Sprung (Foto: Kirsten Oborny)
b Landung (Foto: Kirsten Oborny)

▸ **Tipps.** Auf eine hohe Qualität der Sprünge achten, sonst Wiederholungszahl reduzieren.

▸ **Variation.** Variation kann man durch Veränderung der Absprungfläche oder der Landefläche mittels labiler Unterlage erreichen (▸ Abb. 4.151 und ▸ Abb. 4.150, auch mit Airex Pad). Eine verkürzte Variation des Sprung-ABC

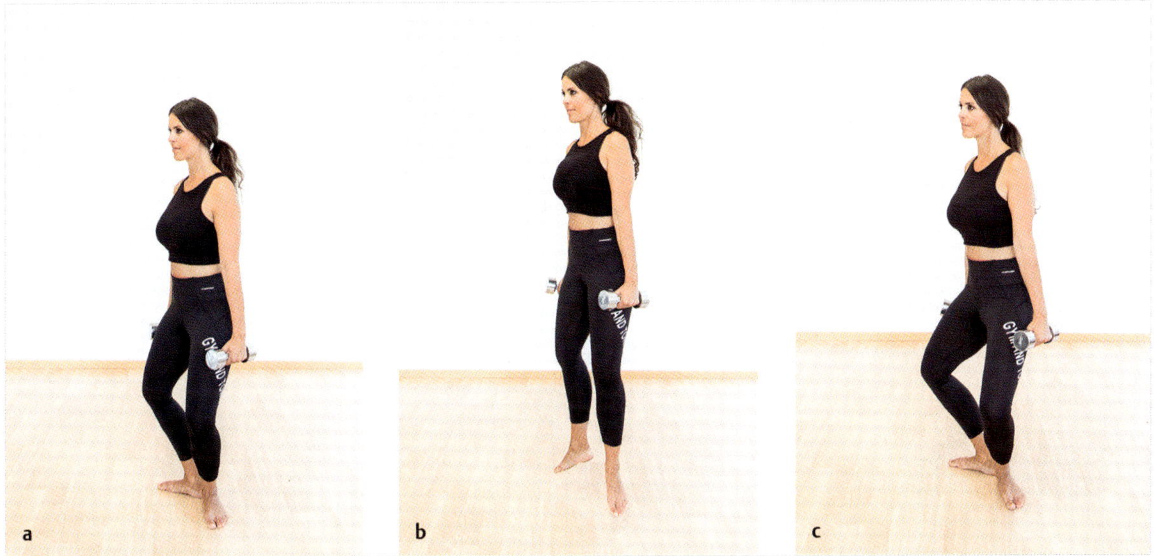

Abb. 4.149 Mm. peroneus longus und brevis – Sprung-ABC: Variation des „gesprungenen Pinguins" mit Zusatzgewicht
a Ausgangsstellung (Foto: Kirsten Oborny)
b Absprung (Foto: Kirsten Oborny)
c Landung (Foto: Kirsten Oborny)

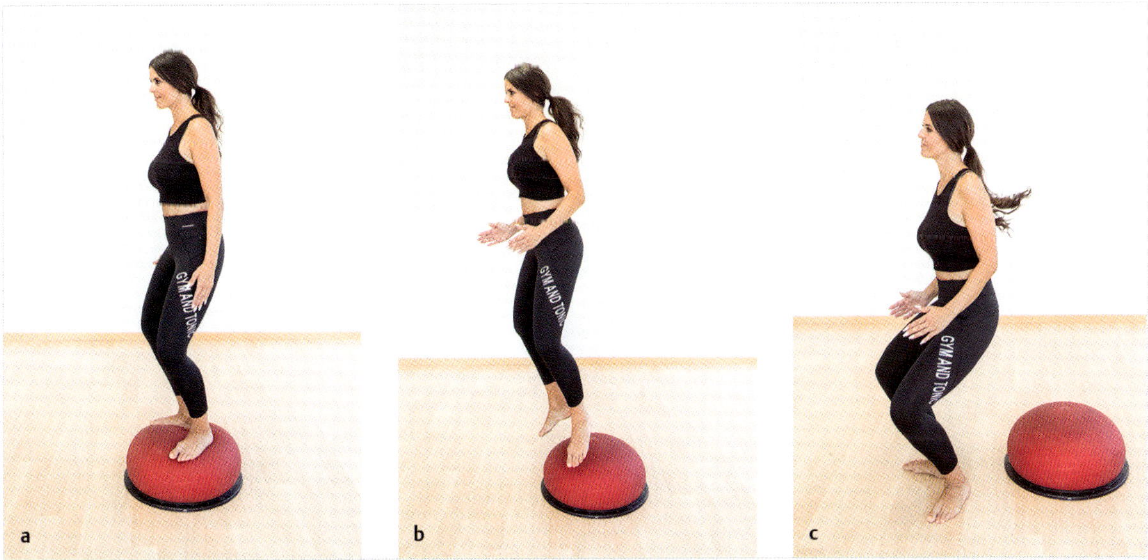

Abb. 4.150 Mm. peroneus longus und brevis – Sprung-ABC: Variation Sprung von labiler Unterlage
a Ausgangsstellung (Foto: Kirsten Oborny)
b Absprung (Foto: Kirsten Oborny)
c Landung (Foto: Kirsten Oborny)

ist das Springen auf einem Kreuz, welches mit Klebeband auf den Boden geklebt wird (▶ Abb. 4.152). Dann wird von einem Kreuzpunkt zum anderen Kreuzpunkt gesprungen, 8-mal im Uhrzeigersinn und 8-mal gegen diesen. Eine weitere Möglichkeit der Variation ist, das Sprung-ABC auf einer Legpress durchzuführen.

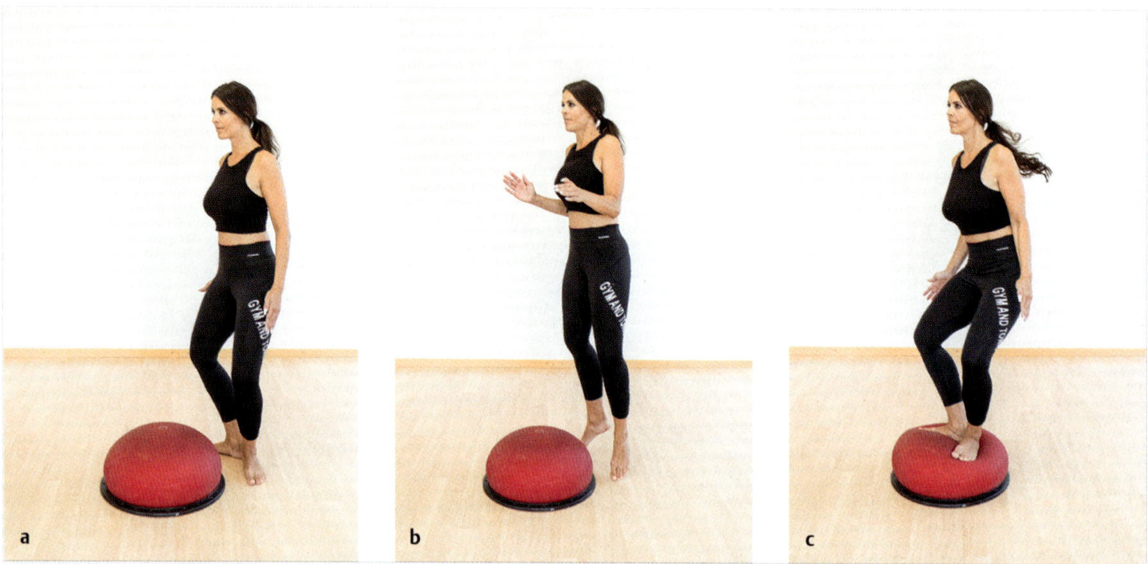

Abb. 4.151 Mm. peroneus longus und brevis – Sprung-ABC: Variation Sprung auf labile Unterlage
a Ausgangs- und Endstellung (Foto: Kirsten Oborny)
b Absprung (Foto: Kirsten Oborny)
c Landung (Foto: Kirsten Oborny)

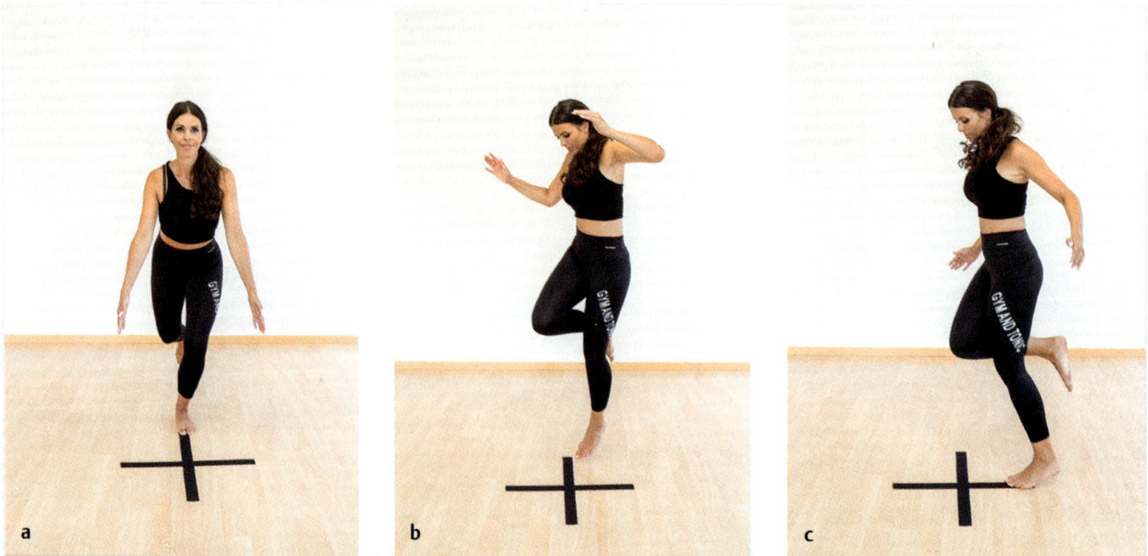

Abb. 4.152 Mm. peroneus longus und brevis – Sprung-ABC: Variation kurze Sprünge auf Sprungkreuz
a Ausgangsstellung (Foto: Kirsten Oborny)
b Absprung (Foto: Kirsten Oborny)
c Landung (Foto: Kirsten Oborny)

Kapitel 5

Symptomatiken

5

5 Symptomatiken

In diesem Kapitel werden die zehn häufigsten Symptomkomplexe aus meiner Praxiserfahrung heraus beschrieben. Dabei werden die dazugehörigen spezifischen Tests und Muskelprüfungen erläutert. Es wird eine mögliche Befunderhebung dargestellt mit den jeweiligen Verweisen zu den dazugehörigen Tapeapplikationen und Trainingsmodalitäten.

5.1 Ventrale Schulterschmerzen (Werferschulter)

Ventrale Schulterschmerzen treten oft bei Rückschlagsportlern auf. Dies ist häufig auf eine mangelnde Technik oder zu einseitiges Training zurückzuführen. Mögliche Ursachen, die aus meinem täglichen Praxisalltag dafürsprechen, sind eine muskuläre Dysbalance oder eine mangelnde Mobilität/Fehlstellung in der Brustwirbelsäule, die zu einer ständigen Überbelastung der ventralen Strukturen an der Schulter führen (Kapsel, Bänder und Muskelsehnenansätze).

▸ **Anamnese.** Die Überbelastung kann schon in der Anamnese herausgehört werden. Patienten mit diesem Symptomkomplex klagen häufig über Schmerzen unter Belastung (Sport, schweres Heben, beim Ankleiden). Die Lokalität des Schmerzes befindet sich ventral an der Schulter in der Region vom ventralen Humeruskopf. Die Schmerzen werden durch bestimmte Bewegungen und Belastungen ausgelöst oder verstärkt, oft auch in der Nacht stärker.

▸ **Inspektion.** In der Inspektion nach der Körperballontheorie (siehe Kap. 1.3) kann ein Shrinking zwischen den Schulterblättern, eine Expansion im zervikothorakalen Bereich oder eine Expansion über die Brustwirbelsäule evtl. mit Schulterfehlstellung (Humeruskopf ventral) auffällig sein. In erster Linie bedeutet dies, wenn kein traumatisches Ereignis mit Strukturschaden vorangegangen ist, eine schlechte muskuläre Ausgangssituation. Nun muss über aktive und oder passive Bewegungstests herausgefunden werden, welche Muskeln dafür verantwortlich sein können. Um einen strukturellen Schaden auszuschließen oder zu verifizieren, sollte bei Verdacht darauf ein MRT als „Goldstandard" durchgeführt werden.

▸ **Untersuchung.** Bei der aktiven Untersuchung wird v. a. die Ausholbewegung (Cocking phase und Beschleunigungsphase) überprüft, um herauszufinden, ob die Bewegung natürlich in die Brustwirbelsäule weiterläuft oder nicht. Im Seitenvergleich wird darauf geachtet, ob eine Bewegungseinschränkung ersichtlich ist. Anschließend wird in der passiven Untersuchung mittels Wright-Test und faszialer Verschiebung (siehe Kap. ▸ Abb. 1.10) ermittelt, welcher Muskel und welche Region dafür verantwortlich sein können. Meist sind dies der M. infraspinatus und der M. trapezius pars ascendens. Sind diese nicht auffällig, muss weiter getestet werden, um alle anderen Bereiche auszuschließen oder zu verifizieren. Mögliche weitere Ursachen könnten sein:

- M. biceps brachii
- Mm. pestoralis major und minor
- Mm. serratus anterior und posterior
- Mm. obliquus internus und externus
- M supraspinatus
- M. latissimus dorsi
- Beckenfehlstellung nach anterior
- Schlechte Beinachsen (Knick-Senk-Fuß oder X-Bein-Stellung)

▸ **Muskeltests.** Meistens sind die auffälligen Muskeln und Regionen der M. infraspinatus und der M. trapezius pars ascendens. Diese sollten nun auf ihre Kraftqualität überprüft werden (Dehnbarkeit, MFT-Test und in der Dynamik konzentrisch/exzentrisch). Ist ein Test positiv, dann wird dieser Muskel mit dem dazugehörigen Tape versorgt und ein dementsprechendes Training empfohlen.

M. infraspinatus, siehe Kap. 2.1
M. trapezius pars ascendens, siehe Kap. 3.2

5.2 Vordere Kreuzbandruptur

Bandrupturen sind häufig die Folge von Überbelastung und muskulärer Schwäche. Ist die Muskulatur nicht mehr in der Lage, die Stabilität und Führung des Gelenks zu übernehmen, dann steigt der Stress auf die passiven Strukturen (Bänder, Kapsel und Sehnenapparat). Vor allem bei exzentrischen Belastungen (Stop-and-go-Bewegungen oder abbremsenden Bewegungen) kommen die passiven Strukturen zusätzlich unter Stress, und wenn dann die Muskulatur dieser Belastung nicht entgegenwirken kann, kommt es häufig zu Rupturen in diesen Strukturen. Das vordere Kreuzband reißt oft, wenn es in annähernde Streckung (20–30° Flexion im Knie) mit Rotationsbelastung gestresst wird, und das in abbremsender Tätigkeit. Diese Situation kommt oftmals bei schnellen Richtungswechseln im Sport mit oder ohne Zweikampfverhalten vor.

▸ **Anamnese.** Der Patient schildert ein akutes Ereignis, bei dem er ein Wegknicken im betroffenen Knie gefühlt hat, meist geräuschvoll mit einem Knall oder Knacken verbunden. Er fühlt einen stechenden Schmerz, das Knie ist geschwollen und er kann es nicht mehr richtig strecken. In der Belastung knickt es ihm weg und fühlt sich instabil an. Es kann zu Belastungsschmerzen bis zur kompletten Entlastung kommen.

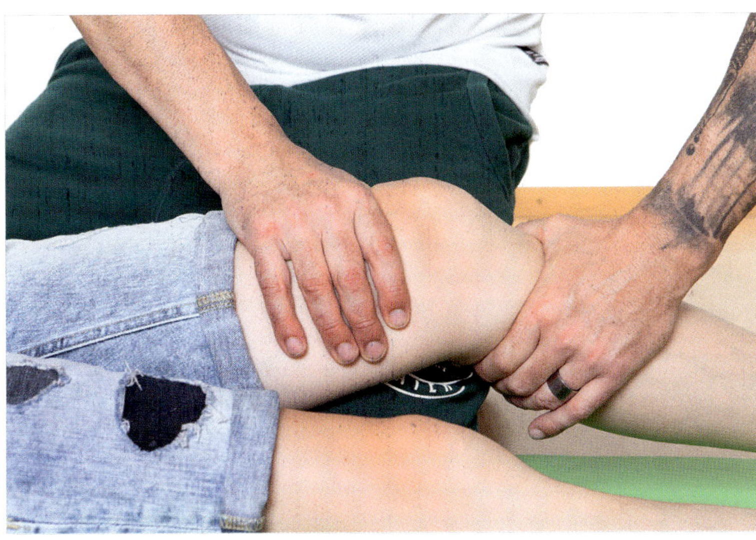

Abb. 5.1 Lachmann-Test (Foto: Kirsten Oborny)

▸ **Inspektion.** Das Knie ist geschwollen und die muskulären Strukturen verwaschen. Das Knie ist heiß und es kann zu einem Hämatom kommen. Der Patient hält das Bein in einer Schohnhaltung, leicht gebeugt und entlastet.

▸ **Untersuchung.** In der Untersuchung kann man ein Extensionsdefizit und eine muskuläre Hemmung des M. quadriceps feststellen. Ebenso ist es wichtig, den Kraftwert der Hamstrings zu beurteilen, da diese Muskeln bei einer Schwäche v. a. das vordere Kreuzband stressen. Sie sind der direkte Synergist zum vorderen Kreuzband und wirken der ventralen Schublade aktiv entgegen. Aus dem Grund ist der aussagekräftigste Test für eine vordere Kreuzbandruptur der Lachmann-Test (▸ Abb. 5.1). Wichtig sind noch die rotatorische Aufklappbarkeit und die Überprüfung der Flexion im Knie.

▸ **Muskeltest.** Die Muskeln, welche die größte Rolle spielen, sind die Hamstrings. Diese müssen exzentrisch und hochintensiv trainiert werden. Weitere Muskeln sind die Adduktoren und der M. quadriceps (v. a. der M. vastus medialis obliquus), welche auf Grund ihrer Faserausprägung zur Abschwächung neigen. Der Form halber sollten noch die Abduktoren und der M. gastrocnemius mituntersucht werden.

5.3 Haltungsschwäche bei mangelnder BWS-Mobilität

Durch immer mehr sitzende Aktivitäten in unserem Alltag wird die Brustwirbelsäule immer weniger gestreckt. Dadurch verkümmern diese Beweglichkeit und die dazugehörige Muskulatur. Am meisten betroffen sind dabei der M. trapezius pars ascendens und der M. latissimus dorsi. Beschwerden, die hier auftreten, sind eher selten in der BWS zu finden, sondern mehr in den Kompensationsgebieten, welche die mangelnde Beweglichkeit ergänzen. Dies ist die Lendenwirbelsäule, welche gern mit Überbelastungen in den Facettengelenken oder der Bandscheibe reagiert. Oder die Halswirbelsäule, die oft verspannt und Kopfschmerzen auslöst. Somit ist die mangelnde Mobilität in der BWS häufig Ursache für diverse Beschwerden in der LWS und HWS. Auch ist die BWS als Basis für jegliche Schulteraktion involviert, und wenn diese in einer vergrößerten Kyphose eingestellt ist, kommt es zu einem veränderten skapulothorakalen Rhythmus, welcher diverse Schulterberschwerden auslösen kann. Und zuletzt ist die BWS das Stammgebiet für das vegetative Nervensystem, welches sehr empfindlich auf ständige Überdehnung bei vermehrter Kyphose reagiert.

▸ **Anamnese.** Die Anamnese ist in diesem Fall nicht sehr eindeutig, da die meisten Patienten selten über BWS-Beschwerden klagen, sondern eher mit Problemen in der LWS, HWS und Schulter kommen. Daher ist es sehr wichtig, genau hinzuhören und nachzufragen, wie der Alltag in Bezug auf Arbeit und Hobbys aussieht. Finden diese v. a. im sitzenden Zustand statt, so gibt dies schon einen ersten Hinweis auf eine mögliche Dysfunktion in der BWS. Rückschlagsportler haben oft eine ungünstige Technik, holen die meiste Kraft für ihren Wurf oder Schlag aus der Schulter und nutzen weniger die Kraft aus der BWS. Wenn der Patient über Probleme in der HWS und LWS klagt, erhärtet sich der Verdacht, dass die Ursache dazwischen liegen könnte: in der BWS.

▸ **Inspektion.** Inspektorisch ist sicher eine Veränderung der BWS zu beurteilen. Dabei gibt es mehrere Merkmale: ein vergößerter zervikothorakaler Übergang, eine Abflachung zwischen beiden Schulterblättern, eine vermehrte Kyphose in der BWS, vermehrt abgespreizte Schulterblät-

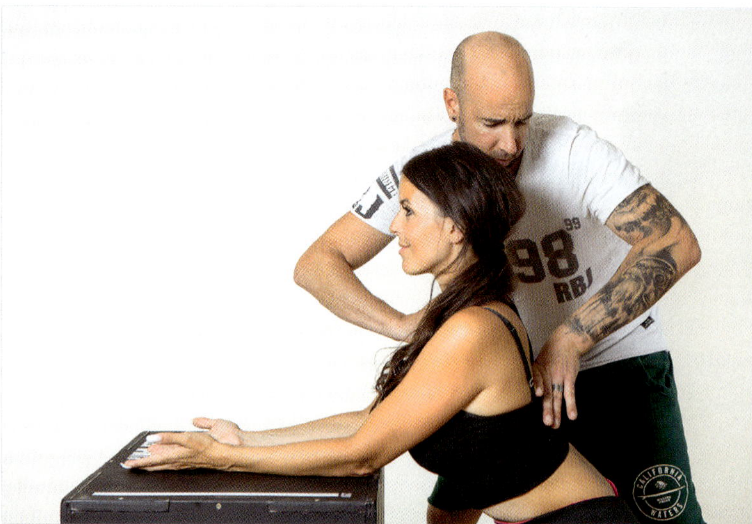

Abb. 5.2 Segmentale translatorische Untersuchung der Wirbelsäulenabschnitte im Bärengriff (Foto: Kirsten Oborny)

ter, Protraktion der Schultern, Protraktion des Kopfes, vermehrte LWS-Lordose und Abkippen des Beckens nach anterior.

▶ **Untersuchung.** Die größte Aussagekraft hat hier die Beweglichkeitsüberprüfung der BWS. Diese sollte aktiv, passiv und segmental getestet werden. Segmental empfiehlt sich der Bärengriff im Sitz mit translatorischer segmentaler Untersuchung (▶ Abb. 5.2). Differenzialdiagnostisch sollten aber LWS, HWS und Schulter ausgeschlossen werden. Das VNS kann mittels Probebehandlung in der Slumpmobilisation untersucht werden.

▶ **Muskeltest.** Die Muskeln, welche am häufigsten bei Dysfunktionen in der BWS abschwächen, sind:

- M. trapezius pars ascendens, siehe Kap. 3.2
- M. latissimus dorsi, siehe Kap. 2.2
- Mm. rhomboideen, siehe Kap. 3.7

5.4 Hallux valgus

Der Hallux valgus ist ein Beschwerdebild, das häufig durch langjährige Fehlhaltung oder Fehlverhalten entsteht. Dabei spielen sowohl die Beinachsen, die Stellung des Beckens und die Fußfehlstellungen als auch die Auswahl des Schuhwerks eine große Rolle. Der Hallux driftet nach innen, wenn das grundsätzlich seine Muskulatur, der M. abductor hallucis longus, zulässt. Dieser Muskel muss geschwächt werden, was v. a. durch die Fußfehlstellung (Knick-Senk-Spreiz-Fuß) resultiert, die kann wiederum durch eine Beinachsenveränderung (X-Bein, Innenrotation des Femurs) oder durch ein Abkippen des Beckens nach ventral verursacht werden. Wenn der Großzeh anfängt, sich nach innen zu bewegen, beginnt der Teufelskreislauf: Durch das Adduzieren des Großzehs wird der Golgi-Sehnenapparat des M. abductor hallucis longus gereizt, welcher dann den jeweiligen Muskel hemmt. Somit kann der Großzeh noch weiter nach innen abweichen, dadurch entsteht wieder mehr Stress auf den Golgi-Sehnenapparat und dieser hemmt noch mehr den Muskel. Somit wird die Fehlstellung immer schlimmer, wenn dieser Prozess nicht unterbunden wird.

▶ **Anamnese.** Der Patient hat seit längerer Zeit Schmerzen an dem Großzehgrundgelenk, v. a. lateral am Gelenkspalt. Die Schmerzen werden durch Belastungen, langes Stehen und Laufen verstärkt. Der Patient klagt über Anlaufschmerzen und Morgensteifigkeit. Ruhe und Liegen beeinflussen den Schmerz positiv. Manchmal kommt es zu Begleitschmerzen an der Hüfte oder in der LWS. Schlechtes Schuhwerk provoziert den Schmerz ebenso.

▶ **Inspektion.** Es ist eine deutliche Adduktion des Hallux erkennbar. Das Grundgelenk ist stark geschwollen und gerötet. Zusätzlich sollten die Füße auf Knick-Senk-Spreiz-Fuß oder auf die erwähnten Beinachsenfehlstellungen untersucht werden. Auch die Beckenstellung und die Ausprägung der LWS-Lordose können auf die Positionierung des Hallux Einfluss haben.

▶ **Untersuchung.** Solange der Zeh noch passiv in seine Neutralstellung gebracht werden kann, kann der Prozess mit Tape und Training aufgehalten und umgekehrt werden. Es muss differenziert werden, ob der Hallux nur durch schlechtes Schuhwerk entstanden ist oder weil Achsenabweichungen in den Füßen, Knien, Hüfte oder Becken diesen beeinflusst haben. Dann ist der Kraftgrad des M. abductor hallucis longus zu bestimmen.

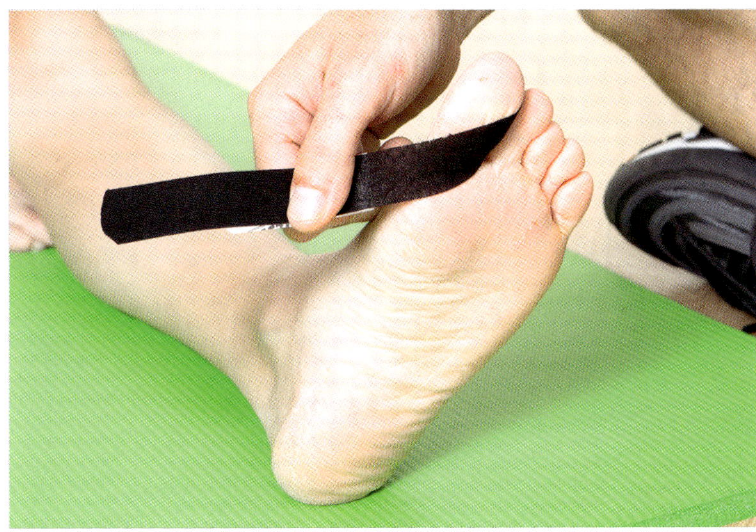

Abb. 5.3 Kinesio-Tape-Applikation Hallux valgus: Korrekturtechnik Hallux valgus (Foto: Kirsten Oborny)

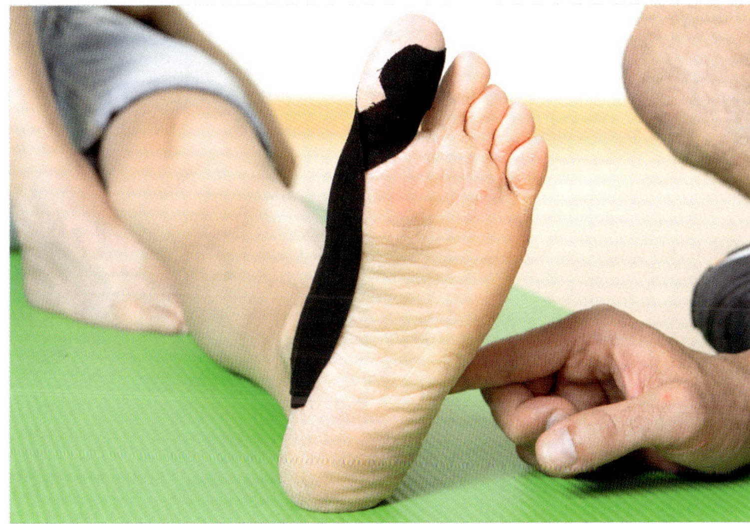

Abb. 5.4 Kinesio-Tape-Applikation Hallux valgus: Muskeltechnik M. abductor hallucis longus (Foto: Kirsten Oborny)

▸ **Muskeltest.** M. abductor hallucis longus (Großzeh sollte aus eigener Kraft abgespreizt werden können, evtl. sogar gegen eine kleinen manuellen Widerstand).

▸ **Tapeapplikation.** Hier wird eine Tapekombination aus Korrekturtechnik und Muskeltechnik geklebt. Es werden zwei I-Tapes gelegt, der Anker befindet sich je am Großzeh, dann wird mit annähernd maximalem Zug gearbeitet, bis knapp hinter das Großzehengrundgelenk (▸ Abb. 5.3), danach wird das Tape entlang des Muskels als Muskeltechnik ohne Zug auslaufen gelassen (▸ Abb. 5.4). Anschließend kommt noch eine Spacetechnik genau über den Gelenkspalt (▸ Abb. 5.5), mit 50 % Zug auf dem Tape, um den Golgi-Sehnenapparat zugzuentlasten. Diese Kombiapplikation muss über 6–8 Wochen ständig getragen werden. Es kann dem Patienten beigebracht werden, wie er sich selber tapen kann.

▸ **Training.** Wichtig bei diesem Tape ist das dazugehörende Training. Es ist erforderlich, dem Patienten eine Anleitung mit nach Hause zu geben, wie er seinem Großzeh wieder beibringt zu abduzieren. Das wird erst passiv, dann aktiv assistiv, dann aktiv und später aktiv resistiv umgesetzt. Dazu gehört eine Fußgymnastik, bei der der Patient versucht, ein Handtuch mit seinen Zehen mehrmals vom Boden aufzuheben und fallen zu lassen. Dann sollte die Fußfehlstellung mit Einlagen korrigiert werden und bei Bedarf ein Beinachsentraining durchgeführt werden, um alle begunstigenden Faktoren, welche den Hallux negativ beeinflussen, zu eliminieren.

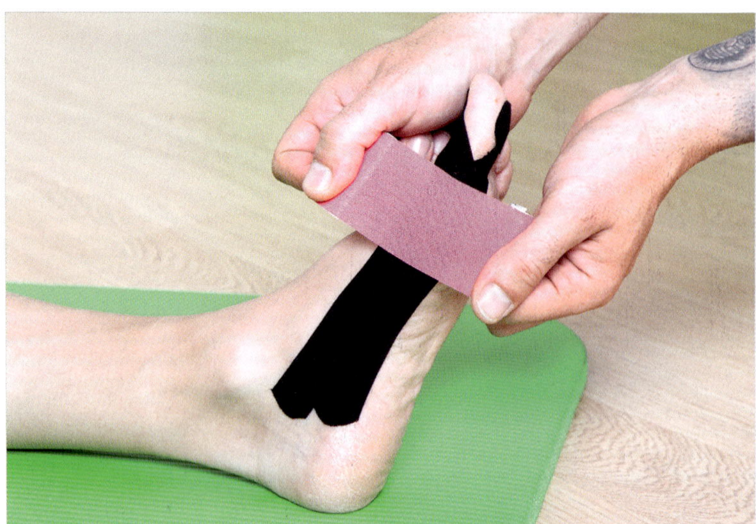

Abb. 5.5 Kinesio-Tape-Applikation Hallux valgus: Spacetechnik zur Entlastung für den Golgi-Sehnenapparat (Foto: Kirsten Oborny)

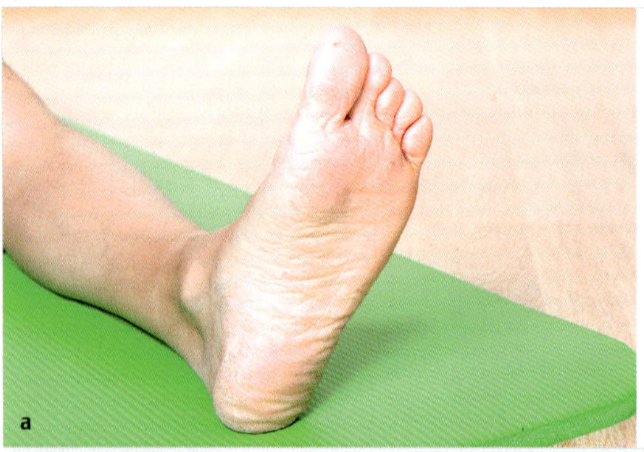

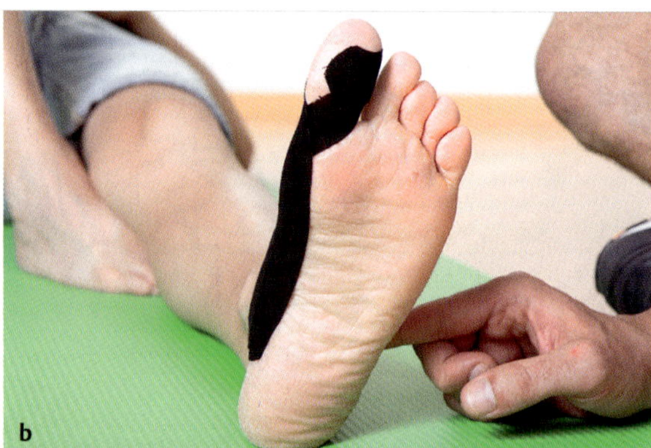

Abb. 5.6 Hallux valgus – Effekt des Korrekturtapes:
a Zehenstellung ohne Tape (Foto: Kirsten Oborny)
b Zehenstellung mit Tape (Foto: Kirsten Oborny)

5.5 Rektusdiastase und Rückbildung in der Schwangerschaft

Nach der Schwangerschaft gilt es, den Körper in den Ursprungszustand zurückzubilden. Muskulär hat in der Schwangerschaft sicher die Bauchmuskulatur den größten Stress erfahren und muss jetzt wieder auftrainiert werden. Durch die starke Dehnung auf die Bauchmuskeln driften die beiden Muskelbäuche des M. rectus abdominis auseinander und bilden die Rektusdiastase, die es jetzt gilt zu schließen. Die Rückbildung dauert 300–500 Tage, das wäre die Wundheilungsphase nach Frans van den Berg bei Bindegewebsverletzungen und nicht, wie fälschlich angenommen, nur neun Monate. Ebenfalls wichtig dafür sind die Rückbildung des Absinkens der Gebärmutter und das Verhindern eines Milchstaus in der Brust.

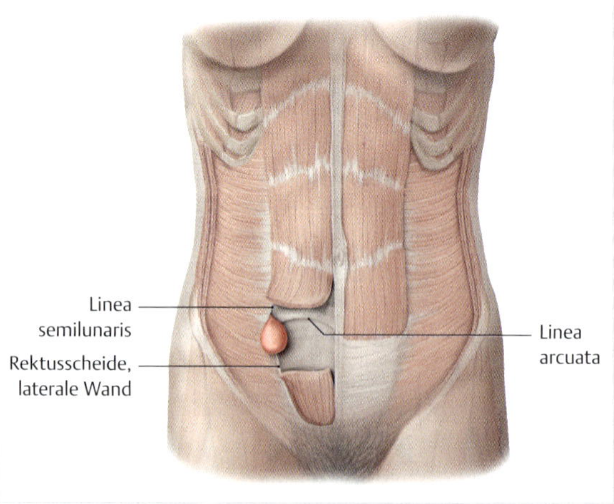

Abb. 5.7 Rektusscheide (Abb. aus: Schünke M, Schulte E, Schumacher U. Prometheus. LernAtlas der Anatomie. Allgemeine Anatomie und Bewegungssystem. Illustrationen von M. Voll und K. Wesker. 5. Aufl. Stuttgart: Thieme; 2018)

Eine Nebenrolle können das Stabilisieren von hypermobilen Gelenken sowie auch das Korrigieren von v. a. Wirbelsäulenverkrümmungen wie z. B. Skoliosen oder BWS-Kyphosen spielen. Das ist noch so lange möglich, wie die Bänder nach der Schwangerschaft noch ausgelockert sind.

▸ **Anamnese.** In der Anamnese ist abzuklären, wie die Schwangerschaft verlaufen ist: Konnte die Patientin bis zum Schluss aktiv sein oder musste sie schon sehr früh liegen und sich schonen? Dies würde einen ersten Hinweis auf eine mehr oder weniger ausgeprägte Schwäche der Bauchmuskeln geben. Dann ist zu erfragen, ob die Patientin stillt, was das Beste für die Rückbildung wäre. Wichtig ist auch die Frage nach dem Verlauf der Geburt: War es eine Spontangeburt oder eine Sectio, wie lag das Kind, Sterngucker, Steißlage oder normal? Es ist wichtig, über den Schmerzzustand der Frau nach der Geburt zu sprechen und wie gut sie schon den Urin halten und ihren Beckenboden anspannen kann.

▸ **Inspektion.** Bei der Inspektion wird die Form des Bauches und wie stark das Bindegewebe verletzt oder verzogen wurde, beurteilt. Wie stark sind die Wassereinlagerungen in die Beine und wie gut kann die Brustfaszie gehalten werden?

▸ **Untersuchung.** Bei der Untersuchung muss die Höhe der Gebärmutter bestimmt werden. Es sollten der Schweregrad der Rektusdiastase und gleichzeitig die Aktivität der Bauchmuskeln ermittelt werden. Wichtig fürs Training ist die Atmung: Kann die Patientin die Atmung wieder in den Bauch lenken? Es sind die Gelenke der Wirbelsäule und deren Beweglichkeit zu befunden, anschließend ist die Stabilität des Rumpfes zu testen. Wichtig, um einem Milchstau entgegenzuwirken, ist die Überprüfung der Brustmuskulatur. Denn wenn diese stark genug ist, um das Brustgewebe kranial zu halten, kann einem Abdrücken der Milchdrüsen entgegengewirkt werden.

▸ **Muskeltest.** Die wichtigsten Muskeln für die Rektusdiastase sind die geraden Bauchmuskeln: Erst wenn diese ihre volle Kraft wiedererlangt haben, ist es sinnvoll, die schrägen Bauchmuskeln (Mm. obliquus externus und internus abdominis, siehe Kap. 3.4) zu trainieren, da diese auf Grund ihres Ansatzes in der Rektusscheide den M. rectus abdominis (siehe Kap. 3.3) eher auseinanderziehen würden und somit die Rektusdiastase unterhalten und nicht verbessern würden. Das Training für die gerade Bauchmuskulatur beginnt fünf Tage nach der Geburt, also sobald die Entzündungsphase abgeschlossen ist, da die Proliferationsphase für Muskulatur gleich null ist. Voraussetzung dafür ist die Bauchatmung, beim Bauchmuskeltraining darf es nicht zur Pressatmung kommen. Weiterhin spielt der M. pectoralis major (siehe Kap. 2.7) eine große Rolle in der Rückbildung.

5.6 Sehnenscheidenhygrom an der Achillessehne

Das Sehnenscheidenhygrom ist eine klassische Beschwerde bei Überbelastung und Fehlstellung, bei der die Achillessehne verdickt und sich mit Wassereinlagerungen auffüllt. Häufig klagen Läufer über dieses Beschwerdebild, v. a. wenn kein Krafttraining oder Lauf-ABC zum Lauftraining kombiniert wird. Häufig kommt es dann zur Überlastung auf Grund mangelnder Kraft v. a. für die immer wiederkehrende Stoßdämpfung über die Plantarfaszie und deren weiteren Verlauf in die Achillessehne. Die dafür verantwortliche Muskulatur sind der M. gastrocnemius, der M. plantaris und der M. soleus, diese sind alle beteiligt an der Spannung für die Achillessehne. Häufig sind aber auch Fehlstellungen im Fuß oder der gesamten Beinachsen dafür verantwortlich, dass es zur ungünstigen Ausgangsstellung für die Achillessehne kommt. Diese Struktur mag keine zu lange andauernde Zugbelastung, welche durch eine Fehlstellung im Kalkaneus ausgelöst werden kann. Dabei kann auch das Schuhwerk eine negative Rolle spielen.

▸ **Anamnese.** Der Patient klagt über immer wiederkehrende Schmerzen in der Achillessehne, v. a. unter Belastung meist beim Laufen, Springen, Hüpfen oder Bergruntergehen. Die Schmerzen haben eine stechenden bis einschießenden Charakter. In Ruhe kann der Schmerz positiv beeinflusst werden. Der Patient spürt eine Schwäche im betroffenen Fuß, v. a. im Zehenstand.

▸ **Inspektion.** Bei der Inspektion ist eine klare Verdickung der Achillessehne ersichtlich, häufig auch mit deutlicher Verfärbung. Bei der Inspektion der Beine erkennt man eine Achsenfehlstellung und evtl. sogar eine Atrophie der Wadenmuskulatur. Auch die Fußstellung ist gut zu beurteilen: Wie steht der Kalkaneus im Raum und wie sind das Längs- und Quergewölbe ausgeprägt?

▸ **Untersuchung.** In der Untersuchung ist es wichtig, die aktive und passive Mobilität im Sprunggelenk sowie die Dehnbarkeit und Ansteuerung der Wadenmuskulatur zu überprüfen. Zusätzlich ist eine Laufbandanalyse von Vorteil und ein Stabilisationstest für den Einbeinstand und Zehenstand. Dann sollte die Sprungkraft überprüft werden und die Exzentrik für das betroffene Bein, evtl. noch der Reflextest für die Achillessehne.

▸ **Muskelfunktionstest nach Janda.** M. gastrocnemius, M. soleus und M. plantaris (siehe Kap. 4.6).

5.7 Tennisellenbogen

Der Tennisellenbogen, Epicondylitis lateralis humeri, ist eine Diagnose, die häufig auf Grund eines ausstrahlenden Schmerzes in diese Region falsch beschrieben wird. Daher muss sehr gut differenziert werden, ob nicht die eigentliche Ursache für diesen Schmerz in der HWS, BWS oder Schulter liegt. Ein echter Tennisellenbogen wird klar ersichtlich durch Anamnese und die dazugehörigen spezifischen Tests.

► **Anamnese.** In der Anamnese wird klar ein deutlich akutes Trauma beschrieben, welches zu einer Überlastung der Streckersehnen im Unterarm geführt hat. Dies könnte ein klassisches Tennisspiel gewesen sein, das längere Arbeiten mit Schraubenschlüssel und Schraubenzieher, das Zurückschneiden von Bäumen und Sträuchern, die Arbeit mit einem Schlagbohrer oder sehr langes Fensterputzen. Der Schmerz wird durch Bewegung und Belastung im Unterarm größer, ist stechend einschießend und in Ruhe abnehmend. In der Nacht sind die Schmerzen aufflammend und haben einen ziehenden Charakter. Die Schmerzen sind erst einige Tage seit diesem speziellen Ereignis vorhanden. Schmerzen, welche schleichend über mehrere Monate langsam immer mehr werdend entstehen, sind meist kein Tennisellenbogen, sondern ausstrahlende Schmerzen von der HWS, BWS oder der Schulter. Dies sollte schon in der Anamnese differenziert werden.

► **Inspektion.** In der Inspektion kann man eine leichte Schwellung am Epicondylus lateralis humeri sehen, mit evtl. Rötung und Erwärmung. Auszuschließen sind: HWS-Protraktion, auffälliger zervikothorakaler Übergang (Witwenbuckel), vermehrte BWS-Kyphose, Skoliose, Schulterelevation und/oder Protraktion. All diese Phänomene könnten eine tennisellenbogenähnliche Symptomatik auslösen.

► **Untersuchung.** Der valideste Test für einen Tennisellenbogen ist der Chair Lift-off-Test (► Abb. 5.8), er hat eine sehr hohe Spezifität. Zur Untermauerung dieses Tests gehört sowohl die aktive und passive Untersuchung als auch die exzentrische Untersuchung der Extensoren des Unterarms.

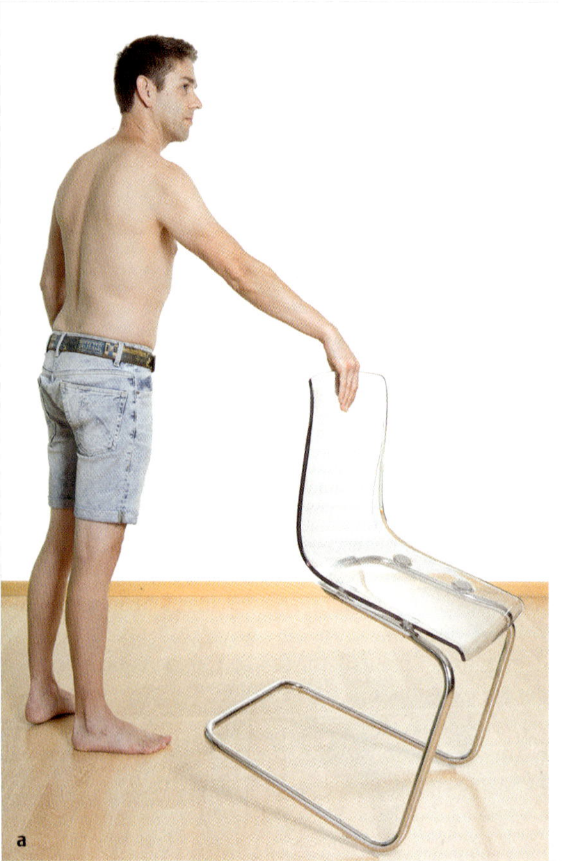

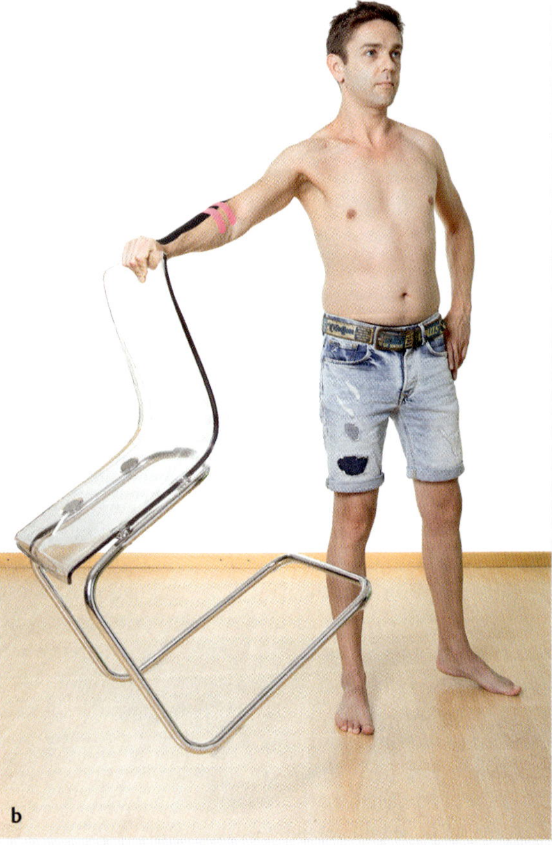

Abb. 5.8 Chair Lift-off-Test
a ohne Tape (Foto: Kirsten Oborny)
b mit Tape (Foto: Kirsten Oborny)

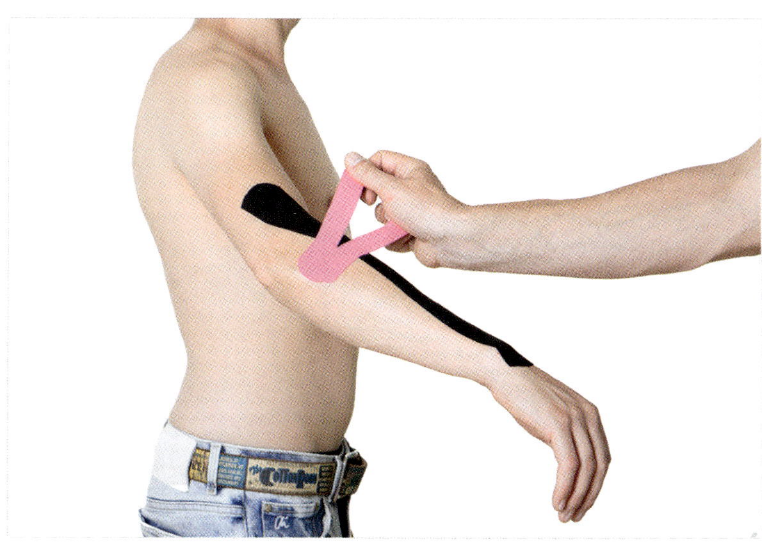

Abb. 5.9 Zusätzliche Kinesio-Tape-Anlage für den Tennisellenbogen (rosa): Faszientechnik mit Y-Cut; Anlage des Ankers am Epicondylus lateralis (Foto: Kirsten Oborny)

► **Muskelfunktionstest nach Janda.** M. extensor carpi radialis longus und M. extensor carpi radialis brevis (siehe Kap. 2.5).

► **Zusätzliche Kinesio-Tape-Applikation für den Tennisellenbogen.** Faszientechnik mit Y-Cut (► Abb. 5.11).

- **Vorbereitung:** Schnitttechnik Y-Cut.
- **Ausgangsstellung des Patienten für den Anker:** Der Patient hält seinen Ellenbogen in Schonhaltung, leichte Flexion.
- **Anlage des Ankers:** Die Position des Ankers wird über den Verschiebetest ermittelt, er liegt entweder medial oder lateral am Unterarm. Der Anker ist bei dieser Technik das Punctum mobile und wird daher mit den Zügeln hinterhergezogen. Somit wird der Anker, sollte nach innen fasziliert werden, außen angeklebt (► Abb. 5.9).
- **Tipp:** Der Anker bildet das Punctum mobile und ist nur 2 cm lang.
- **Ausgangsstellung des Patienten für den Zügel:** Für die Anlage der Zügels bleibt der Arm in seiner Schon- oder Ruhestellung.
- **Anlage des Zügels:** Die Zügel werden tangential zur Hautoberfläche mit 50 % Zug aufgeklebt, sodass die Haut in ganz leichte Falten gelegt wird. Sie verlaufen quer zur Muskulatur und ziehen sich quer durch den Unterarm (► Abb. 5.10).
- **Tipp:** Die Enden (die letzten 2 cm vom Tape) werden wiederum ohne Zug auf die Haut geklebt.
- Diese Technik wird nur als zusätzliche Technik gewählt, wenn man mit der Muskeltechnik allein nicht zum maximalen Erfolg kommt. Sollte die Faszientechnik keine weitere Verbesserung bringen, muss sie umgehend entfernt werden.

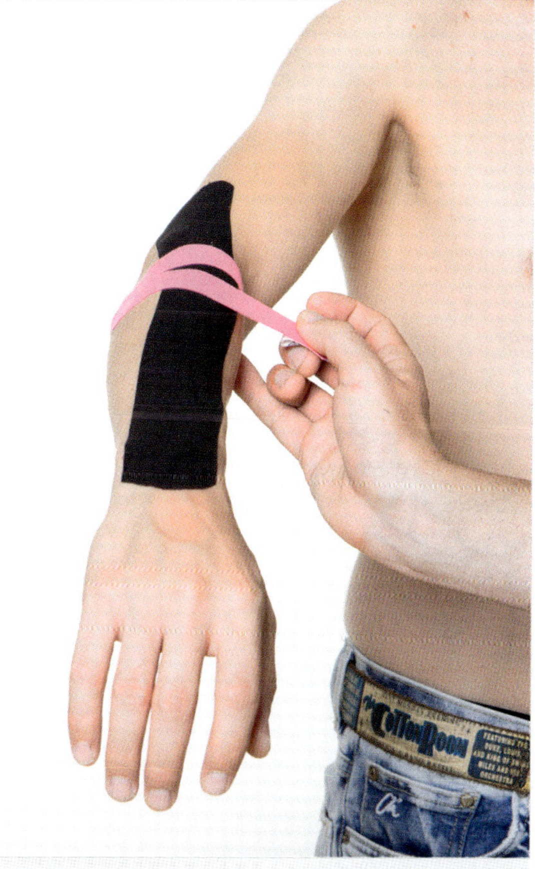

Abb. 5.10 Zusätzliche Kinesio-Tape-Anlage für den Tennisellenbogen (rosa): Aufkleben der Zügel nach medial in Ruhestellung des Ellenbogens (Foto: Kirsten Oborny)

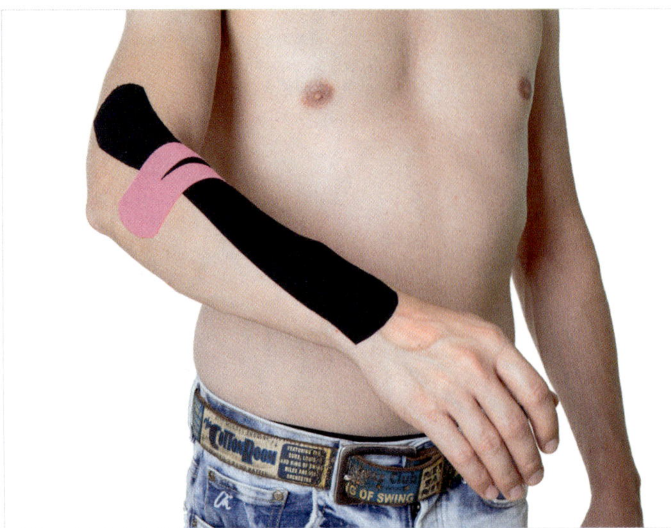

Abb. 5.11 Fertige Kinesio-Tape-Applikation: Korrekturtechnik Tennisellenbogen (Foto: Kirsten Oborny)

5.8 SIG-Blockade

Die SIG-Blockade oder Dysfunktion ist eine häufige Diagnose bei jungen Frauen. Meist als Stabilitätsverlust spürbar, fühlt sie sich an, als wenn man eine Treppe schnell hinuntergeht und, obwohl die Treppe schon zu Ende ist, man eine vermeintlich weitere Stufe geht. Sie ist häufig auch als Begleiterscheinung während der Schwangerschaft störend. Die wichtigsten Strukturen, um dieses Gelenk zu schützen, sind alle Muskeln, welche die Fascia thoracolumbalis spannen, da dieses Gelenk keinen direkten lokalen Muskel zur Stabilisierung besitzt.

▸ **Anamnese.** Stechende einschießende Schmerzen, punktuell genau über dem betreffenden SIG. Akut nicht schleichend, einem klaren Ereignis zuzuordnen (Fehltritt, überbelastet, zu schwer getragen, verhoben). Bei Belastung werden die Schmerzen stärker, in Ruhe nehmen sie ab. Die Schmerzen werden durch längeres Stehen, Treppehinunterlaufen oder Landen auf dem betroffenen Bein provoziert.

▸ **Inspektion.** Die häufigste Fehlstellung des Beckens auf Grund einer SIG-Dysfunktion ist eine Anteriorstellung mit Outflair. In der Inspektion auf der betroffenen Seite ist eine funktionelle Beinverlängerung ersichtlich, eine Innenrotation des Femurs, eine daraus resultierende Valgusstellung des Knies und ein Knick-Senkfuß mit Supinationsstellung. Am besten wird dies in einer unbelasteten Stellung überprüft, das ist in dem Fall die Rückenlage.

▸ **Untersuchung.** Die Untersuchung ist schon fast mit der Anamnese und der Inspektion verifiziert. Jetzt kann zur weiteren Überprüfung der Vorlauftest und als Provokationstest ein Kompressionsgriff gemacht werden. Als Kompressionsgriff eignet sich der Federungstest, bei dem man beurteilt, wie gut das Becken im Seitenvergleich noch einfederbar ist. Bei Dysfunktion geht das Federn im Gelenk verloren und es ist ein harter Anschlag tastbar. Ein Sprung auf das gestreckte Bein auf der betroffenen Seite kann auch einen Schmerz provozieren. Weiter ist wichtig, die Muskulatur ausfindig zu machen, die die Dysfunktion ausgelöst hat.

▸ **Muskeltest.** Die wichtigsten Spanner der Fascia thoracolumbalis sind:

- die Hamstrings (siehe Kap. 4.3),
- M. quadratus lumborum (siehe Kap. 3.1),
- die Glutealmuskulatur (siehe Kap. 4.5),
- die schrägen Bauchmuskeln (siehe Kap. 3.4),
- der M. trapezius pars ascendens (siehe Kap. 3.2),
- M. latissimus dorsi (siehe Kap. 2.2),
- M. piriformis (siehe Kap. 3.6).

▸ **Zusätzliche Kinesio-Tape-Applikation für das SIG.** Korrekturtechnik mit 2-mal Y-Cut (▸ Abb. 5.12).

- **Vorbereitung:** Schnitttechnik 2-mal Y-Cut.
- **Ausgangsstellung des Patienten für den Anker (gegen ein Becken anterior und outflare):** Der Patient sitzt entspannt auf der Behandlungsbank. Der erste Anker sollte ca. 2–3 cm unterhalb des SIG angebracht werden und der zweite Anker kommt direkt aufs Sakrum (▸ Abb. 5.12).
- **Anlage des Ankers:** Der Anker wird positioniert und, bevor der Zügel mit maximalem Zug aufgeklebt wird, wird der schon angeklebte Anker mit der Haut in die Gegenrichtung vom Zügel vorpositioniert (▸ Abb. 5.13).
- **Tipp:** Der Anker bildet das Punctum fixum und wird ohne Zug aufgeklebt.

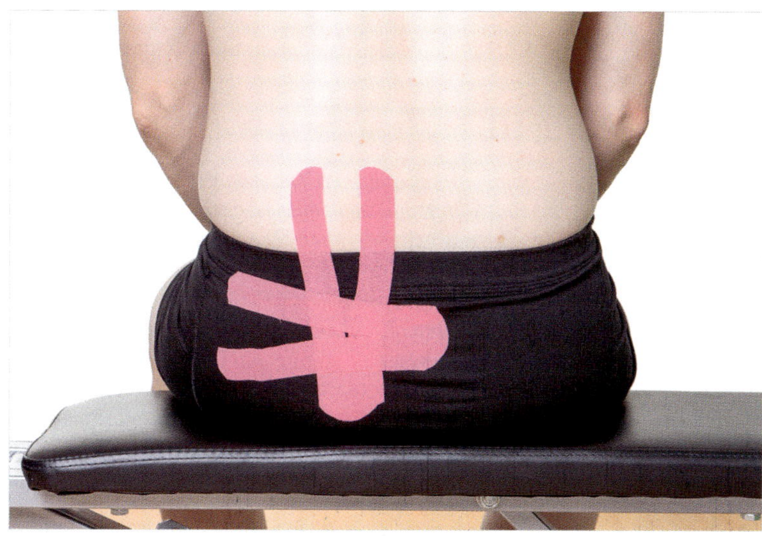

Abb. 5.12 Fertige Kinesio-Tape-Anlage: Korrekturtechnik ISG mit 2-mal Y-Cut; erster Anker knapp unterhalb des ISG, zweiter Anker direkt auf dem Sakrum (Foto: Kirsten Oborny)

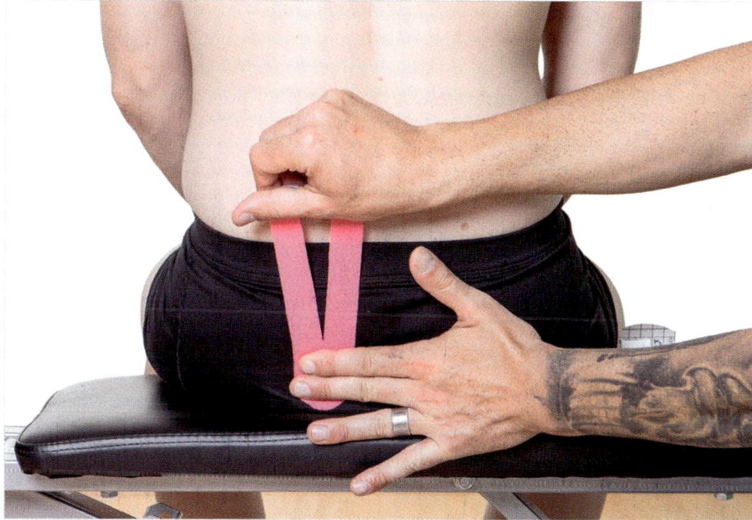

Abb. 5.13 Anlage der ersten Zügel für die Korrekturtechnik ISG (Foto: Kirsten Oborny)

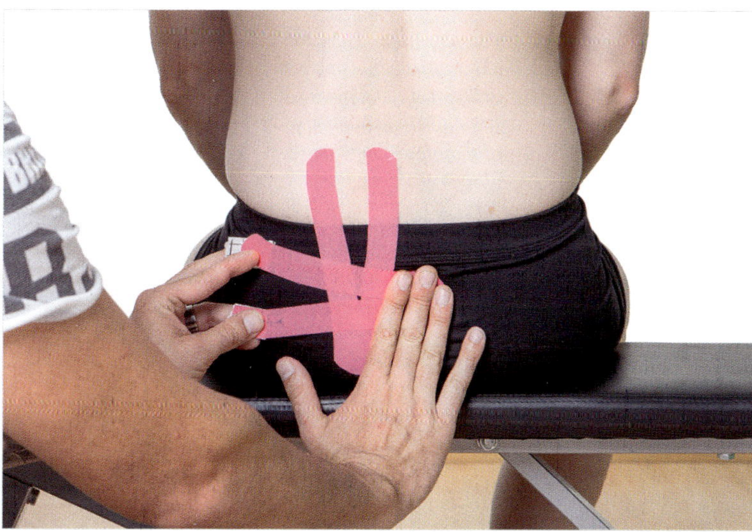

Abb. 5.14 Anlage der zweiten Zügel für die Korrekturtechnik ISG (Foto: Kirsten Oborny)

- **Ausgangsstellung des Patienten für den Zügel:** Für die Anlage der Zügels bleibt der Patient in der sitzenden Position.
- **Anlage des Zügels:** Die Zügel werden nun mit maximalem Zug einmal von unterhalb des SIG senkrecht nach oben angebracht und ein zweites Mal vom Sakrum nach außen auf den Beckenkamm (▶ Abb. 5.14).
- **Tipp:** Die Enden (die letzten 2 cm vom Tape) werden wiederum ohne Zug auf die Haut geklebt.
- Diese Technik wird nur als zusätzliche Technik gewählt, wenn man mit der Muskeltechnik alleine nicht zu maximalem Erfolg kommt. Sollte die Korrekturtechnik keine weitere Verbesserung bringen, muss sie umgehend entfernt werden. Es muss mindestens eine Muskeltechnik von den vorher oben erwähnten Muskeln geklebt werden.

5.9 Migräneartiger Kopfschmerz

Der migräneartige Kopfschmerz geht meist einseitig mit starken vegetativen Begleiterscheinungen einher. Er kommt häufig bei sitzenden Berufen oder bei Sportarten mit viel Flexion im Rumpf vor. Hier kann es zu einem starken Stress auf den paravertebralen Grenzstrang kommen, der oft negativ auf den übermäßigen Zug reagiert. Eine sympathische Reflexsteigerung kann sich mit einseitigen Kopfschmerzen, Übelkeit und Schwindel äußern.

▶ **Anamnese.** In der Anamnese klagt der Patient über immer wiederkehrende Kopfschmerzen. Diese sind stress- und belastungsabhängig, meist einseitig und mit einem Klopfen hinter dem Auge verbunden (retrobulbäre Symptomatik). Häufig klagt der Patient über Begleiterscheinungen wie vermehrtes Schwitzen, Übelkeit oder Verdauungsprobleme, Schwindel und/oder Konzentrationsstörungen. Der Patient führt eine vorwiegend sitzende Tätigkeit aus; ob sportlich und oder im Alltag, spielt keine Rolle.

▶ **Inspektion.** Bei akuten Kopfschmerzen kann ein erhöhter Schläfenpuls in der Arteria temporalis sichtbar werden. Häufig sieht man bei diesen Patienten eine Anomalie in der BWS, sei es ein vergrößerter zervikothorakaler Übergang oder eine vermehrte Kyphose. Die Protraktion von Kopf und Schultern kann dabei auch eine Rolle spielen.

▶ **Untersuchung.** In der Untersuchung ist ein deutlicher Unterschied in beiden Schläfenpulsen palpierbar. Die betroffene Seite hat einen deutlich höheren Tonus als die nichtbetroffene Seite. Die BWS weist eine Einschränkung in Extension und/oder Rotation auf. Der Slump-Test ist positiv oder es besteht eine positive HVM.

▶ **Muskeltest.** Die beiden auffälligsten Muskeln mit einer sehr hohen vegetativen Komponente und einer direkten Beteiligung für den Tonus der Arteria temporalis sind: M. sternocleidomastoideus (siehe Kap. 3.5), Mm. rhomboideus major und minor (siehe Kap. 3.7).

5.10 Hüftarthrose

Bei einer Arthrose ist das Wichtigste, die Ursache ausfindig zu machen und den Teufelskreislauf zu durchbrechen. Die meisten Arthrosen entstehen auf Grund muskulärer Dysbalancen und der daraus resultierenden Fehlstellungen. Durch die muskuläre Dysbalance kommt es im betreffenden Gelenk zu einer Instabilität, die durch den Kapsel-Band-Apparat kompensiert wird, welcher eine Raffung der Gelenkkapsel einleitet. Durch diese Raffung kommt es zu einem erhöhten Gelenkdruck, der mit einer Knorpeldegeneration reagiert. Durch die Degeneration kommt es zu einer Gelenkspaltvergrößerung, welche wiederum zur Instabilität führt. Diese Instabilität wird abermals mit einer Kapsel-Band-Raffung kompensiert und der Teufelskreislauf nimmt seinen Lauf. Daher kann man die Arthrose sehr gut aufhalten und evtl. umkehren, wenn man die ursprüngliche Dysbalance oder Schwäche der Muskulatur ausfindig macht und beseitigt.

▶ **Anamnese.** Der Patient klagt über Hüftschmerzen, v. a. in der Leiste und im Bereich des Trochanter major. Die Schmerzen haben einen ziehenden und blockierenden Charakter. Der Patient klagt über Anlaufschwierigkeiten und Morgensteifigkeit, ebenso über verstärkte Schmerzen bei höherer Belastung sowie bei langem Laufen, Sitzen und Stehen.

▶ **Inspektion.** Meist ist eine leichte bis schwere Hüftbeugekontraktur ersichtlich. Man erkennt eine Fehlhaltung, indem das kontralaterale Bein deutlich mehr belastet wird. Eventuell Fehlstellungen in den benachbarten Gelenken, z. B. Hyperlordose-LWS, Genus valgus oder Fußfehlstellungen.

▶ **Untersuchung.** Bei der aktiven wie auch passiven Bewegungsüberprüfung wird eine Bewegungseinschränkung in der Hüftextension wie auch in der Rotation ersichtlich. Wichtig für das genaue Bestimmen der zu schwachen Muskulatur, welche dann zur Hüftarthrose geführt hat, ist das Überprüfen der benachbarten Gelenke. Oft kann auch eine Schwäche dieser Gelenke in den Hüften kompensiert werden. Häufig ist eine instabile LWS dafür verantwortlich oder die Fußfehlstellungen, wie z. B. der Knick-Senkfuß, der v. a. mit zunehmendem Alter auftritt. Ein ganz klassisches Zeichen für eine Hüftarthrose ist das Duchenne-Hinken (Watschelgang), dies ist ein direktes Zeichen für eine gluteale Insuffizenz.

▶ **Muskeltest.** Die häufigsten Muskeln, die direkten Einfluss auf die Hüfte nehmen, sind:

- die Glutaeen (siehe Kap. 4.5),
- der M. iliopsoas (siehe Kap. 3.9),
- M. quadratus lumborum (siehe Kap. 3.1).

Kapitel 6

Danksagung

6 Danksagung

Dieses Buch widme ich meiner Frau. Ihr gehört ein ganz besonderer Dank, denn ohne sie wäre dieses Werk nie entstanden. Sie hat mich ermutigt und in den vielen unzähligen Stunden immer wieder unterstützt. Deshalb möchte ich mich in aller Form und aus tiefstem Herzen dafür bei ihr bedanken. Ein besonderer Dank gilt auch Christine, Enzo und meinen Kindern, die immer an mich geglaubt haben.

Auch möchte ich mich für die tollen Fotos bedanken, die nur durch Marcel und Marisa realisiert werden konnten. Insbesondere danke ich Marisa, die bereits fünf Monate nach der Geburt unseres dritten Kindes wieder so fit war. Eure Darstellung verleiht dem Buch seinen spezifischen Charakter. Im Weiteren bedanke ich mich beim Thieme Verlag, der mein Buch veröffentlicht hat.

Danke allen. Ihr habt es mir ermöglicht, dieses Buch zu schreiben und die Methode Kinesio-Taping und Training in einen neuen Blickwinkel zu stellen.

Stephan Mogel

Kapitel 7

Literaturverzeichnis

7

7 Literaturverzeichnis

Adler K, Fengler A. Gesunde Faszien, Ihr Trainingsprogramm. Stuttgart: Trias; 2016

Band HJ. Sportphysiotherapie (Bd. 1). Stuttgart: Thieme; 2011

Blum I, Friedmann K. Trainingslehre. Sporttheorie für die Schule. Promos Verlag; 2001

Friedmann B. Trainingslehre Sporttheorie für die Schule. 9. Auflage. Promos Verlag; 2018

Greenman PE. Lehrbuch der osteopathischen Medizin (Bd. 3). Suttgart: Haug; 2005

Janda V. Manuelle Muskelfunktionsdiagnostik. 4. Aufl. Urban & Fischer; 2000

Myers TW. Anatomy Trains: Myofasziale Leitbahnen (für Manual- und Bewegungstherapeuten). München und Jena/Amsterdam: Urban & Fischer/ Elsevier; 2015

Schulte E, Schumacher U, Schünke M. Prometheus, Allgemeine Anatomie und Bewegungssystem: LernAtlas der Anatomie. Stuttgart: Thieme; 2018

Seifert S. Kinesiologisches Taping in Osteopathie und Manueller Therapie. Stuttgart: Haug; 2015

Starrett K, Cordoza G. Werde ein geschmeidiger Leopard: Die sportliche Leistung verbessern, Verletzungen vermeiden und Schmerzen lindern. München: Riva; 2014

Starrett K. Werde ein geschmeidiger Leopard. München: riva; 2015

Struyf-Denys G. Les chaines musculaires et articulaires. 5. Aufl. Brüssel: Institut des Chaines et des Techniques. GDS; 2000

Valerius K-P (Autor), Frank A, Kolster B, Hamilton C, Lafont EA. Das Muskelbuch: Anatomie – Untersuchung – Bewegung. Berlin: KVM; 2014

Van den Berg F. Angewandte Physiologie: Band 1: Das Bindegewebe des Bewegungsapparates verstehen und beeinflussen (Physiofachbuch). Stuttgart: Thieme; 2016

Verstegen M. Core Performance. München: riva; 2006

Verstegen M, Williams P. Core Performance: Das revolutionäre Workout-Programm für Körper und Geist. München: riva; 2011

Sachverzeichnis

M

N

O

P

Q

R

S

T

U

W

X